眩晕诊治与航空医学鉴定

主　编　徐先荣　王小成

第四军医大学出版社·西安

图书在版编目（CIP）数据

眩晕诊治与航空医学鉴定／徐先荣，王小成主编
.—西安：第四军医大学出版社，2023.3
ISBN 978－7－5662－0976－4

Ⅰ.①眩… Ⅱ.①徐… ②王… Ⅲ.①飞行员-眩晕
-诊疗-鉴定 Ⅳ.①R856.76

中国国家版本馆 CIP 数据核字（2023）第 038741 号

XUANYUN ZHENZHI YU HANGKONG YIXUE JIANDING

眩晕诊治与航空医学鉴定

出版人：朱德强　　　责任编辑：土丽艳

出版发行：第四军医大学出版社
　　　　　地址：西安市长乐西路 17 号　邮编：710032
　　　　　电话：029－84776765　　　传真：029－84776764
　　　　　网址：https://www.fmmu.edu.cn/press/

制版：西安聚创图文设计有限责任公司
印刷：陕西天意印务有限责任公司
版次：2023 年 3 月第 1 版　　2023 年 3 月第 1 次印刷
开本：787×1092　1/16　　印张：24　　字数：420 千字
书号：ISBN 978－7－5662－0976－4
定价：78.00 元

《眩晕诊治与航空医学鉴定》

编 者 名 单

主　　编　徐先荣　王小成

副主编　金占国　迟丽屹

编　　者　（按姓氏笔画排序）

马梦雨　（空军军医大学空军特色医学中心）

王　斌　（空军军医大学航空航天医学系）

王　蒙　（空军军医大学空军特色医学中心）

王小成　（空军军医大学航空航天医学系）

石婷婷　（空军军医大学空军特色医学中心）

田建全　（海军军医大学海军特色医学中心）

白秋菊　（空军第九八六医院）

冯　青　（空军第九八六医院）

冯慧敏　（空军军医大学空军特色医学中心）

刘　娟[1]　（空军军医大学空军特色医学中心）

刘　娟[2]　（陆军军医大学陆军特色医学中心）

刘　瑛　（空军第九八六医院）

刘棋洋　（空军军医大学空军特色医学中心）

刘红巾　（空军军医大学空军特色医学中心）

刘峰舟　（空军军医大学航空航天医学系）

孙男男　（空军军医大学空军特色医学中心）

孙晶晶　（95437 部队场站医院）

李　玲　（联勤保障部队第九二五医院）

李远军　（中部战区空军医院）

杨　蕾　（空军军医大学空军特色医学中心）

吴　侃　（空军军医大学航空航天医学系）

吴卓娟　（海军青岛特勤疗养中心）

汪　庆　（民航医学中心航空人员体检鉴定所）

汪斌如　（空军军医大学空军特色医学中心）

迟丽屹　（空军第九八六医院）

张　丹　（南部战区空军医院）

张　扬　（空军军医大学空军特色医学中心）

张　迁　（空军军医大学航空航天医学系）

张　青　（空军第九八六医院）

张　敏　（空军军医大学航空航天医学系）

张梦迪　（空军军医大学空军特色医学中心）

张远晨露（93427 部队航医室）

陈大伟　（空军军医大学空军特色医学中心）

欧阳汤鹏（海军第九七一医院）

金占国　（空军军医大学空军特色医学中心）

周玉彬　（空军军医大学空军特色医学中心）

孟永霞　（联勤保障部队第九八三医院）

赵功伟　（民航医学中心航空人员体检鉴定所）

段付军　（南部战区空军医院）

徐先荣　（空军军医大学空军特色医学中心）

郭　伟　（空军军医大学空军特色医学中心）

曹鹏禹　（空军军医大学空军特色医学中心）

章梦蝶　（空军军医大学空军特色医学中心）

傅卫红　（空军第九八六医院）

翟丽红　（空军军医大学空军特色医学中心）

薛军辉　（空军军医大学航空航天医学系）

鞠金涛　（海军军医大学海军特色医学中心）

前　言

眩晕是飞行人员的常见病症之一。据空军军医大学特色医学中心（原空军总医院）统计，眩晕在歼击机飞行员总住院疾病谱中排第 8 位，在歼击机飞行员停飞疾病谱中排第 6 位，在耳鼻喉科住院疾病谱中排第 2 位。眩晕发作时患者会经历和体验严重的痛苦和不适感；飞行人员如果在空中发生较长时间的眩晕，不仅会严重影响工作效能，还会危及飞行安全。而由于眩晕相关疾病病因复杂、诱因繁多，涉及耳鼻咽喉科、神经内外科、骨科、眼科、老年病科和精神心理科等多个专业学科，部分眩晕相关疾病的发病机制尚未完全阐明，有的眩晕疾病还缺乏明确的诊断依据，使得眩晕疾病的精准诊断和治疗较为困难。

面对眩晕带来的挑战，国内开展眩晕诊治研究的学术团体相继成立，眩晕疾病学习班、研讨会和学术论坛在全国广泛举办，眩晕相关的学术专著陆续出版，使得近年来国内眩晕疾病的诊治水平和科研水平得到显著提升。但是，由于飞行行业的特殊性，飞行人员眩晕疾病的发病原因、疾病特点和诊疗方法与普通眩晕患者有所不同，针对飞行人员眩晕疾病的研究仍有待加强，兼之眩晕对飞行安全具有的潜在危胁和飞行环境的复杂性，眩晕的精准航空医学鉴定更是航空医学的一个难点问题。

为了进一步提升国内航空医学工作者，尤其是从事眩晕疾病诊治和航空医学鉴定的专科医生对飞行人员眩晕疾病发病机制、疾病特点和诊治方法的认识，提高飞行人员眩晕疾病的诊疗水平和航空医学鉴定水平，我们组织国内多家航空医学医疗、教学、科研、疗养单位与基层单位的专家和学者编写《眩晕诊治与航空医学鉴定》，编者涵盖航空航天医学、耳鼻咽喉科学、神经科学和精神心理学等多个眩晕相关专业，均为从事眩晕疾病诊治、研究、教学和航空医学鉴定的一线医生和教学科研人员，在飞行人员眩晕疾病的诊治和航空医学鉴定方面具有丰富的经验。同时，我们也邀请部队航卫人员参与本书的编写，他们为飞行人员直接服务所获取的丰富经验弥足珍贵。

本书详细介绍了飞行人员常见前庭神经炎、良性阵发性位置性眩晕、梅尼埃病和空晕病、前庭性偏头痛、短暂性脑缺血发作、脑卒中等外周性和中枢性眩晕疾病的发病原因、病理机制、临床特点、诊断方法、治疗措施和航空医学鉴定原则，对飞行人员颈源性眩晕、高血压性眩晕、糖尿病致眩晕和药物中毒性眩晕等其他系统疾病所致眩晕，以及惊恐发作和持续性－知觉性头晕等精神心理疾病导致的眩晕表现也分别介绍。本书的特色内容为飞行人员眩晕疾病的航空医学鉴定。书中分类别、分层次详细阐述不同类型眩晕疾病的航空医学鉴定原则，包括招收飞行学员、飞行学员、飞行人员（包括改装体检、改换机种体检）和航天员选拔体检，以及民用航空人员体检，对于提升从业人员的眩晕疾病航空医学鉴定水平具有很强的指导价值。

需要指出的是，第一，航空医学鉴定的依据是飞行人员体格检查标准及民用航空人员体检管理规范，但目前的标准和规范均只对眩晕疾病提出了原则要求，多数疾病无具体规定，本书是对标准内容的具体展开和补充。第二，每章编著者对标准和规范的理解及撰写风格存在差异，主编对各章内容进行了相应修改，以尽可能使内容与标准原意一致、补充的内容代表着当前航空医学和前庭医学的现状，并使撰写风格一致。第三，本书提出的是每种疾病的鉴定原则，而非法规。在具体实践中，不能违背现行的法规要求。

希望本书对从事军事飞行人员及民用航空人员眩晕诊治和航空医学鉴定的临床医生、教学科研人员，以及眩晕检查技师和康复训练师等相关人员发挥重要的参考价值，使我国飞行人员眩晕疾病的诊治和航空医学鉴定水平进一步提升。

最后，感谢全体编者以及第四军医大学出版社为本书出版做出的卓有成效的工作和辛勤努力。

徐先荣　王小成

目　录

绪 论

第一节 飞行人员眩晕诊治现状和展望

飞行人员是从事特殊职业的群体,军事飞行人员更是承受着航空武器装备和飞行环境因素的巨大影响,故其所患眩晕既可能是临床疾病,也可能是空中特发疾病或生理反应。眩晕发生在地面会造成永久或暂时飞行不合格,影响飞行训练或造成战时非战斗减员;发生在空中可能突发失能,严重时会危及飞行安全或造成战时战斗力丧失。因此,要做好飞行人员眩晕的诊治须正确理解和把握以下内容。

一、飞行人员眩晕疾病的内涵

前庭感受器(包括三对半规管和两对耳石器)、前庭神经(分为前庭上神经和前庭下神经)、前庭神经核、脑干和小脑及前庭皮层的传导通路上的感染、外伤、变性、梗死、出血、肿瘤等病变统称为前庭疾病。其中,前庭神经核以下的病变称为外周前庭疾病,如良性阵发性位置性眩晕(BPPV)、梅尼埃病(MD)、前庭神经炎(VN)、突发性聋(SSHL)伴眩晕、前庭阵发症(VP)、双侧前庭神经病(BV)、听神经瘤等;前庭神经核及以上传导通路的病变称为中枢前庭疾病,如前庭性偏头痛(VM)、持续性姿势-知觉性头晕(PPPD)、颅脑外伤、短暂性脑缺血发作(TIA)、脑卒中、脑肿瘤等。前庭疾病又分为结构性和非结构性,后者包括功能性眩晕,如晕动病(症)(MS,MSD)、良性复发性眩晕等,及精神心理性疾病,如PPPD、惊恐发作等,其他大多数归为结构性眩晕。飞行人员的眩晕除了临床常见的BPPV、MD、VN、SSHL伴眩晕、VM、PPPD、TIA、颅脑外伤等疾病外,还有发生在飞行中的MS、MSD及变压性眩晕(AV)等。因此,在空中眩晕发作可能危及飞行安全。而航空飞行环境因素也可能诱发或加重眩晕发作,如气压变化可能诱发AV,加速度变化可能诱发MS和BPPV,缺氧、加速度、振动、噪声等可诱发潜在的MD、VM发作,使代偿的VN失代偿。此外,在特技飞行中还可因加速度过大而出现一过性眩晕的生理反应,应予以鉴别。

既往由于不同学科对眩晕的理解和表述存在一定的差异,习惯上所称的眩晕疾病实际包含的是由眩晕、头晕、前庭-视觉症状和姿势症状等四类症状组成的前庭疾病。为了规范前庭疾病的诊疗,世界卫生组织(WHO)决定在《国际疾病分类》第 11 版(ICD-11)中第一次加入前庭疾病国际分类(International Classification of Vestibular Disorders,ICVD-1),并委托国际跨学科前庭专业学术组织 Barany 协会负责制定分类标准。Barany 协会于 2006 年正式成立了 Barany 协会分类委员会(Classification Committee of the Barany Society,CCBS),启动 ICVD-1 的制定。其目标是建立明确的前庭疾病症状、体征、综合征和疾病的定义;建立前庭疾病的诊断、病因、功能报告标准;提倡采用国际术语标准。Barany 协会于 2009 年提出了前庭疾病的症状分类,包括四大类(表 0-1),具体定义如下。

眩晕(vertigo):是一种运动性错觉,包括没有自身运动时产生自身运动的感觉,或正常头动时产生与这种运动不一致的变形扭曲的自身运动的感觉。可以是旋转性运动错觉,也可以是线性运动错觉、相对于重力的静止性倾斜错觉。

头晕(dizziness):指空间定向能力受损或障碍,无运动的虚假或扭曲的感觉,即无或非旋转性的感觉。但不用于涉及意识或认知的界定。

前庭-视觉症状(vestibule-visual symptoms):源自前庭病变或视觉与前庭系统相互作用产生的视觉症状。

姿势症状(postural symptoms):发生在直立位(坐、站、走,但不包括身体姿势相对于重力线的改变),指与维持姿势稳定相关的平衡症状。

表 0-1 前庭疾病的症状分类

眩晕(内在的)	头晕	前庭-视觉症状	姿势症状
自发性	自发性	外在性眩晕	不稳
旋转性	无旋转性	振动幻视(视振荡)	方向性倾倒
非旋转性	非旋转性	视觉延迟	平衡相关的近乎跌倒
诱发性	诱发性	视觉倾斜	平衡相关的跌倒:不用
位置性:不用变位性眩晕	位置性	运动引起的视物模糊	Tumarkin's 耳石危象
头运动:不用运动耐受不良	头运动		
视觉诱发	视觉诱发		
声音诱发	声音诱发		
Valsalva 动作诱发:包括胸	Valsalva 动作诱发		
腔和咽鼓管压力	直立性		
直立性:不用姿势性眩晕	其他诱发性		
其他诱发性			

二、飞行人员眩晕疾病的诊断依据

(一)病史

从临床医学的角度,飞行人员的眩晕、头晕、前庭-视觉症状和姿势症状,可能分别出现于不同综合征或疾病,也可能两种以上的症状同时出现于同一综合征或疾病的同一阶段或先后见于同一综合征或疾病的不同阶段。且飞行人员的眩晕症状可能出现于地面,也可能发生于空中,在病史询问和记录时均不可忽视。并注意区分在空中发生的是眩晕还是头晕,是否有耳痛、耳胀、听力下降等症状,是出现于飞机的上升阶段还是下降阶段,是平飞阶段还是特技飞行阶段,以甄别其与气压变化和加速度改变的关系,是疾病导致还是一过性生理反应所致。

(二)耳部检查

检查方法:包括耳郭及周围皮肤有无红肿或疱疹,外耳道和鼓膜有无异常,乳突有无压痛,并进行音叉试验。

检查结果:耳郭及周围皮肤有红肿、疱疹,外耳道有耵聍阻塞,鼓膜有穿孔,乳突有压痛,受检者自身气骨导对比试验(RT)骨导 > 气导,骨导对比(WT)试验偏一侧,受检者(患耳)与检查者(健耳)气导对比试验(ST)缩短为异常。

意义:耳带状疱疹耳郭及周围皮肤可有红肿、疱疹;外耳道有耵聍阻塞会影响音叉试验和冷热试验的结果,应清理后进行检查;鼓膜穿孔时用冷热气试验不用冷热水试验。音叉试验可初步判定传导性聋(RT 骨导 > 气导,WT 偏患侧)或感音神经性聋(RT 气导 > 骨导,WT 偏健侧),听力无损害则音叉试验正常(RT 气导 > 骨导,WT 居中,ST 相等)。眩晕发生在空中飞行过程,着陆后要对患病飞行人员的鼓膜进行详细检查,并做记录。

(三)前庭功能检查

前庭功能检查在飞行学员医学选拔、飞行人员改装体检医学鉴定、飞行人员眩晕相关疾病的诊治和医学鉴定中具有重要价值,故专设一节进行介绍(见第二节)。

(四)化验检查

根据需要进行血糖、血脂、肝肾功能等血生化检查或其他化验检查。

(五)超声检查

根据需要进行颈部血管超声、心脏超声等检查。

(六)影像学检查

除了颈椎 X 线、CT、MRI、MRA 检查,颅脑 CT、MRI、MRA 等检查外,还可进行经鼓室内耳钆造影检查。

(七)其他检查

其他检查包括眩晕主观视觉拉尺、眩晕障碍量表(DHI)、匹兹堡睡眠质量指数量表(PSQI)、焦虑和抑郁自评量表(SAS、SDS)、12 条目简短生活质量量表(SF-12)等问卷,必要时进行血压和动态血压、心电图和动态心电图、脑电图和动态脑电图、睡眠监测、倾斜床立位耐力检查等。

三、飞行人员眩晕疾病的诊断现状与展望

(一)诊断现状

根据眩晕病史特点(包括空中眩晕病史)、床旁检查(包括必要的飞行现场检查)、前庭功能实验室检查及必要的化验、超声、影像和其他辅助检查,结合诊断标准可做出疾病诊断或综合征诊断。

ICVD-1按四个层面三个阶段制定标准,第一层面制定症状和体征标准,第二层面制定综合征标准,第三层面制定疾病标准,第四层面制定机制标准。但目前有的标准已经完成,有的标准正在制定或今后将制定(表0-2)。中华医学会耳鼻咽喉头颈外科分会、神经科学分会及其他学会的眩晕分会根据国内外的研究现状,也制定了部分眩晕疾病的诊疗规范或专家共识,为眩晕疾病的诊断提供了依据。但飞行人员眩晕的诊断标准尚未发布,症状诊断仍占有一定比例。空军特色医学中心徐先荣团队还起草制定了飞行人员眩晕的诊断与评定的国家军用标准。

表 0 – 2 ICVD – 1 四个层面和三个阶段的标准制定情况

分层	分层名称	举例	目前完成情况
I	症状	眩晕、头晕、前庭 – 视觉症状、姿势症状	2009 年标准发表
	体征	眼震、眼偏斜、VOR 衰竭、倾倒	2019 年眼震及眼震样眼动专家共识
II	综合征	急性、发作性、慢性眩晕综合征	2014 年标准发表
IIIA	疾病	前庭性偏头痛(VM)、良性阵发性位置性眩晕(BBPV)、前庭神经炎、梅尼埃病(MD)、前庭阵发症(VP)、双侧前庭病(BVP)、晕动病(MS)、短暂性脑缺血发作、脑卒中	2012 年 VM 标准 2015 年 BPPV 标准和 MD 标准 2016 年 VP 标准 2017 年 BVP 标准发表 2021 年 MS 标准发表
IIIB	机制	遗传性、炎症性、创伤性、血管性	尚无标准发表

(二)诊断展望

疾病治疗的效果取决于诊断的准确率。近年来由于对眩晕疾病认识的不断加深,既往"患者晕,医生也晕"的局面已经基本改观。随着国际 Barany 协会和国内中华医学会相关分会进一步完善眩晕疾病的诊断标准,及与飞行人员眩晕诊治和医学鉴定相关的国家军用标准的出台和本专著的出版,基层航卫人员对眩晕的诊治水平亦将会有明显提升。

1.病史掌握将更为准确。随着对眩晕、头晕、前庭 – 视觉症状、姿势症状的掌握,及对航空环境因素与眩晕之间的相互作用的理解,航卫人员,特别是基层航医会对飞行人员的眩晕病史掌握得更为准确。

2.现有前庭功能实验室检查手段将更为普及,新的检测手段也会应用在飞行人员前

庭功能的评价上(见第二节)。

3.眩晕的精准诊断率将会提高。随着国际 Barany 协会和国内中华医学会相关分会后续相继公布还未发表的眩晕疾病诊断标准,及与飞行人员眩晕疾病诊断相关的国家军用标准的颁布和实施,疾病实体诊断率将会提高,综合征的诊断率将会下降,症状诊断将尽可能不使用。

四、眩晕疾病的治疗现状与展望

(一)内科治疗

1.抗晕药治疗 眩晕患者急性期恶心、呕吐,可短期应用前庭抑制剂和镇吐剂等抗晕药进行对症治疗,具体用法见相关章节的疾病治疗部分。但不可长期使用(通常不超过 24 ~ 72 h),以免抑制前庭代偿。可抑制前庭代偿的药物见表 0 – 3。

2.类固醇激素治疗 类固醇激素具有抗炎、抗过敏和免疫抑制等作用,在前庭神经炎、突发性聋伴眩晕、梅尼埃病、前庭性偏头痛等多种眩晕相关性疾病中可应用,使用方法包括口服、静脉点滴、局部注射等,后者又包括中耳腔注射、耳后注射、耳前注射。激素分为短效类(半衰期 8 ~ 12 h)如氢化可的松、可的松等,中效类(半衰期大于 12 h,不超过 36 h)如泼尼松、泼尼松龙、甲强龙等,长效类(半衰期大于 36 h,不超过 54 h)如地塞米松、倍他米松等。激素具有以下等效剂量换算关系:地塞米松 0.75 mg = 泼尼松(醋酸泼尼松)5 mg = 甲强龙 4 mg = 氢化可的松 20 mg = 可的松 25 mg = 倍他米松 0.8 mg。具体用法参见相关章节。

3.改善微循环治疗

(1)银杏叶提取物:能抑制血小板活化因子(PAF,它具有广泛的病理生理作用,能引起动脉血栓、急性炎症、过敏反应及与特异受体结合,在脑血管疾病的病理过程中有着重要作用),清除过量自由基,通过扩张脑血管、增加脑血流量从而促进血液循环并抑制血栓形成;改善脑缺血、缺氧和减轻脑水肿,影响神经递质及改善学习记忆,加速前庭代偿。有注射液、片剂和胶囊等剂型。用于眩晕相关疾病的治疗,也有促进前庭康复的效果。

(2)倍他司汀:选择性作用于 H1 受体,扩张毛细血管、舒张前毛细血管括约肌、增加前毛细血管微循环血流量、降低内耳静脉压和促进内耳淋巴吸收、增加内耳动脉血流量。还通过抑制 H3 受体,抑制组胺的负反馈调节。在改善微循环的同时,也能增加内耳毛细胞的稳定性,减少前庭神经的传导,增强前庭的代偿功能,减轻膜迷路积水,也有抑制组胺释放的抗过敏作用,对各种头痛具有缓解作用。也可用于其他眩晕相关疾病的治疗。

(3)其他改善微循环药物:如甲钴胺(分散)片、腺苷钴胺片、复方丹参注射剂、前列地尔注射剂、盐酸桂哌齐特注射剂等,均可用于眩晕相关疾病的治疗。丁苯酞口服和注射剂可用于急性脑缺血发作。

表 0 - 3 可抑制前庭代偿的药物

药名	分类	抗眩晕和镇吐作用	镇静作用	副反应
异丙嗪	抗组胺、抗胆碱能、抗多巴胺能	抗眩晕 + + 镇吐 + + +	+ + +	昏睡、肌张力障碍、直立性低血压、口干等
地芬尼多	阻断前庭眩晕冲动、抑制呕吐中枢和延髓催吐化学感受区	抗眩晕 + + 镇吐 + + +	+ +	幻觉、意识模糊、精神错乱、定向障碍
苯海拉明	抗组胺、抗胆碱能	抗眩晕 + + 镇吐 + +	+ +	主要为口干
茶苯海明	抗组胺、抗胆碱能	抗眩晕 + + 镇吐 + +	+ +	主要为口干
东莨菪碱	抗组胺、抗胆碱能	抗眩晕 + + 镇吐 + + +	+	主要为口干
氟桂利嗪	钙通道阻断剂	抗眩晕 + + 镇吐 + +	+ +	疲惫感
美克洛嗪	抗组胺、抗胆碱能	抗眩晕 + 镇吐 + +	+	口干
地西泮或劳拉西泮	γ-氨基丁酸激动剂	抗眩晕 + + 镇吐 + 抗焦虑 + +	+ +	昏睡、成瘾、戒断症状
丙氯拉嗪	抗多巴胺能、抗组胺、抗胆碱能	抗眩晕 + 镇吐 + + +	+ +	肌张力障碍、帕金森综合征、直立性低血压、口干
甲氧氯普胺	抗多巴胺能	镇吐 + +	+	肌张力障碍和烦躁

4. 抗凝溶栓药治疗 阿司匹林肠溶胶囊、氯吡格雷片、华法林钠片、贝前列素钠片、蚓激酶肠溶胶囊、巴曲霉注射液、阿替普酶注射剂、尿激酶等，具体用法见突发性聋伴眩晕、短暂性脑缺血发作和脑卒中等相关章节的治疗部分。

5. 局部药物治疗

（1）鼓室用药

类固醇激素:鼓室内类固醇激素注射主要用于梅尼埃病的治疗,也可用于突发性聋伴眩晕的治疗。具体用法见梅尼埃病和突发性聋的治疗部分。

庆大霉素:鼓室内庆大霉素注射主要用于梅尼埃病的治疗,具体用法见梅尼埃病的治疗部分。

（2）耳前耳后用药:耳前耳后注射地塞米松及庆大霉素用于梅尼埃病和突发性聋伴眩晕的治疗,具体用法见相关章节的治疗部分。

6. 其他药物治疗

（1）抗焦虑抑制治疗:草酸艾司西酞普兰、圣·约翰草提取物片、盐酸杜洛西汀、盐酸舍曲林、乌灵胶囊等,可用于眩晕伴焦虑抑制的患者。

（2）抗癫痫药物：卡马西平、奥卡西平、丙戊酸钠、丙戊酸镁等，可用于前庭性偏头痛、良性复发性眩晕、伴耳鸣的眩晕等患者。

（3）促睡眠药物：地西泮、劳拉西泮、佐匹克隆、乌灵胶囊等，可用于眩晕伴睡眠障碍的患者。

（4）脱水剂：乙酰唑胺片、七叶皂苷钠、甘油果糖氯化钠注射液、螺内酯等，可用于梅尼埃病的诊断或治疗。

（5）全身其他疾病药物治疗：有血管斑块的要应用他汀类药，有糖尿病的要应用降糖药，有高血压病者要应用降压药，有心脏病的也要采用相应治疗。在眩晕中心就诊首次发现全身疾病，应当建议患者到专科获得具体用药方案。

（二）外科治疗

眩晕疾病需要外科治疗的是少数，可能的手术治疗方式包括内淋巴囊减压、半规管填塞、前庭神经切断、肿瘤切除、脓肿和血肿清除等。此外，颈动脉狭窄支架、斑块剥脱术、溶栓取栓术等，也属于眩晕的手术治疗措施。但飞行人员患眩晕疾病需要手术者极少，确需手术者应进行充分论证和制定完善的方案，对有望恢复飞行、患者又愿望强烈但现行标准却属于飞行不合格疾病者要按特殊案例特许飞行进行前瞻性设计，确保手术质量。

（三）放射治疗

小听神经瘤可以进行伽马刀治疗，空军特色医学中心已有飞行员单侧听神经瘤行手术治疗和伽马刀治疗后放飞的案例。其中小听神经瘤多行伽马刀治疗，重要的是和肿瘤放疗科进行适应证和前瞻性设计的讨论。

（四）前庭康复治疗

1. 前庭康复方案

（1）前庭 - 眼动反射（vestibulo - ocular reflex，VOR）

外周性前庭康复：包括摇头固视、交替固视、分离固视、反向固视训练。

中枢性前庭康复：包括 VOR 抑制、反扫视、记忆 VOR、记忆扫视训练。

替代性前庭康复：包括反射性扫视、颈眼反射、记忆 VOR、记忆扫视训练。

视觉强化性康复：在持续性运动视觉背景中，通过头眼协同固视中心视靶或多个视靶的训练，增强 VOR 反应和视 - 前庭交互反应能力。

（2）前庭 - 脊髓反射（vestibulo - spinal reflex，VSR）

肌张力康复：包括五次坐起、单脚站立、提跟抬趾训练等。

重心变换康复：包括双腿快速交替抬起或站立，双臂尽可能前伸后仰和侧弯，正常行走听到指令突然转髋训练等。

步态康复：包括计时坐起走、脚跟脚尖直线走、动态步态训练等。

防跌倒康复:在以上康复训练的基础上,增加脚尖行走和脚跟行走。

动态平衡系统上康复:可进行较为精确的量化对比观察。

(3)前庭自主神经反射(vestibular autonomic reflex,VAR)

针对晕动病而设计的 VAR 康复方案:见第一章晕动病的相关内容。

2.前庭康复方案的选择

(1)外周单侧损害:选用外周性康复方案。

(2)外周双侧不完全损害:选用外周性康复 + 视觉强化性康复方案。

(3)外周双侧完全损害:选用替代性康复方案。

(4)视觉高敏性反应:选用视觉强化性康复方案。

(5)中枢性 VOR 反应增高:选用中枢性康复(VOR 抑制 + 记忆 VOR)+ 视觉强化性康复方案。

(6)中枢性固视功能障碍:选用中枢性康复(反扫视 + 记忆扫视)方案。

(7)混合型损害:选用外周性康复 + 中枢性康复 + 替代性康复方案。

(8)功能性非特异性表现:试用外周性康复方案、中枢性康复方案、视觉强化性康复方案中的一种或几种方案。

对跌倒风险高的,均应增加防跌倒康复中的一种或几种方案。

3.疗效评估

(1)评估时机:前庭康复治疗后 4~6 周进行,有防跌倒康复方案时适当延长。

(2)评估内容:包括病史询问、床旁查体、前庭功能检查等。主要是针对康复前的不适症状、查体的异常、前庭功能的检查异常进行评估,同时要评估有无出现新的异常,为调整康复方案提供依据。

4.康复方案调整 在初期基础康复的基础上,参考疗效评估结果,补充进行复合前庭康复方案或针对新出现的问题进行康复,进行个体化康复,必要时进行低压舱内特殊环境下康复。

有关前庭康复治疗的内容,包括康复视频参见徐先荣等主编的《眩晕内科诊治和前庭康复》的相关内容。

(五)治疗展望

1.内科治疗 眩晕内科治疗的药物种类较多,其分类方法不同。如果按照促进神经代偿或抑制神经代偿的药理效应来分类,抗眩晕药又可被分为多巴胺兴奋剂和多巴胺抑制剂两大类。这种分类方法尚未被国内广泛采用。

(1)多巴胺兴奋剂:促进前庭代偿的药物大都属于多巴胺兴奋剂,如倍他司汀、麻黄碱、咖啡因、促肾上腺皮质激素、促甲状腺素释放激素等,其药理效应主要适合于需要促进中枢神经元代偿的病例。

(2)多巴胺抑制剂:抑制前庭代偿的药物属于多巴胺抑制剂,包括抗胆碱能药、抗组胺药、苯二氮草类药物和钙通道阻断剂等,如类固醇类或促肾上腺皮质激素抑制剂、异丙嗪、氟哌利多、美克洛嗪、苯海拉明、氯丙嗪、安定、舒必利、氯硝西泮、麦角乙脲、氟桂利嗪、地芬尼多、东莨菪碱、镇静安眠剂等,其药理效应主要适合于缓解眩晕急性发作期的症状并用于需要抑制中枢神经元代偿的病例。

由于多巴胺兴奋剂和多巴胺抑制剂对眩晕的治疗原理截然不同,因此,在哪种眩晕条件下需要应用促进平衡代偿的药物,而在哪种眩晕条件下需要应用抑制平衡代偿的药物,以及在哪种眩晕的哪个病程阶段应该积极促进平衡代偿而在哪个病程阶段需要抑制平衡代偿,是眩晕临床工作者应该慎重考虑的问题。

除了药物的选择外,有的需要控制用药时间,有的需要组合用药,有的需要逐渐增加剂量控制病情后再逐渐减量,用药途径也有口服、局部应用(包括耳前、耳后和鼓室)、肌内注射和静脉点滴等,有的副作用较大,甚至有一定风险。因此,根据不同疾病和不同个体特点,选择疗效好、副作用相对小的药物和药物组合,选择合适的给药途径、剂量增减方案,与其他治疗方法有机结合,是未来眩晕疾病药物治疗的方向。

2. 外科治疗　眩晕外科治疗的手术方案有的将会严控,如迷路切除术;而有的手术方案适应证可适当扩大,如半规管填塞术。手术后难以恢复飞行的适应证将会严控,如患 MD 的飞行员;而手术后有望恢复飞行且患者手术愿望强烈的适应证可适当放宽,如患听神经瘤的运输(轰炸)机飞行员、空中战勤人员、空中技勤人员,患 MD 的空中战勤人员、空中技勤人员等。

3. 放射治疗　眩晕放射治疗的适应证将会随着放射质量的整体提高而适当扩大。

4. 康复治疗　眩晕前庭康复治疗的适应证将会随着航卫人员和飞行人员认识的提高而进一步扩大,并强调规范康复、个体化康复、特殊环境下康复。康复治疗将会使患眩晕的飞行人员疗效明显提高,复飞率也将会提高。

第二节　飞行人员前庭功能检查现状和展望

飞行人员前庭功能检查十分重要,在飞行学员医学选拔、高性能歼击机和武装直升机飞行员改装医学鉴定、飞行人员眩晕疾病诊治和医学鉴定中均具有重要价值。

一、飞行人员前庭功能检查的现状

(一)检查分类

包括床旁检查和实验室检查。如果发生于飞行过程中,着陆后应当有飞行现场的简要床旁检查的内容描述。前庭功能的检查项目较多,应当结合病史有选择地进行。疾病诊断和医学鉴定时,必查和选查项目可能有所不同。

(二)检查仪器和设备

1. 临床通用仪器　冷热试验仪、电动转椅、前庭自旋转试验仪、视频头脉冲仪、BPPV

诊疗系统、主观视觉耳石器功能检测仪、前庭诱发肌源性电位检测仪、无线视频眼震记录仪、动态平衡系统等。

2. 航空医学专用设备 大型人体低压氧舱、大型空间定向障碍模拟器等。

(三)检查要求

1. 检查环境要求 床旁检查在安静的诊室内进行(发生于空中的可在飞行现场做简要检查后送诊室进行进一步检查)。前庭功能临床通用仪器检查应在安静、通风、温度适宜的前庭功能检查室内进行,检查室应有遮光窗帘;前庭肌源性诱发电位应当在具备电声屏蔽的隔音室进行。疑为变压性眩晕时应在大型人体低压氧舱内用无线视频眼震记录仪进行模拟检查。前庭疾病治愈后需要进行飞行错觉检测和克服错觉训练时应在大型空间定向障碍模拟器内进行。在检查过程中,除检查者和受检者外,其他人员不应出现在检查场所。

2. 检查者和受检者要求

(1)检查者:包括医师、技师和护士等航空卫生人员,应当具备为飞行人员服务的资质。

(2)受检者:即飞行人员,应当积极配合检查。如果是为医学鉴定提供前庭功能的评价依据,在检查前48 h内禁止服用中枢兴奋或抑制性药物,禁止饮酒,检查前一晚睡眠充足,无可能影响检查的不良事件。如果是为疾病诊断提供依据,对急性眩晕发作或已经服用前庭抑制剂者,可根据病史行必要的检查,待病情稳定后做必要的补充检查。

3. 检查仪器设备要求 前庭功能临床通用仪器应当符合国务院颁布的《医疗器械监督管理条例》的要求,航空医学专用仪器设备应满足模拟航空医学环境和安全要求。

(四)检查方法

【床旁检查】

1. 自发性眼震检查(在疾病诊断时和航空医学鉴定前均列入必查项目)

(1)检查方法:检查者用手指或笔做视靶,置于受检者距眼正中一侧45°以内处,受检者注视视靶,观察有无眼震。在自发性眼震消失的初期,检查者面对受检者,双手置于其颞顶部两侧,左右缓慢晃动其头部,可使潜在的自发性眼震表现出来。也可使用弗仑泽尔眼镜观察。

(2)检查结果:①规定以眼震的快相为眼震的方向。②仅向一个方向(向左或向右,通常是眼震的快相)注视时出现眼震为Ⅰ度,向一个方向和向前直视时均出现眼震为Ⅱ度,向各个方向(包括眼震的慢相方向)注视时均出现眼震为Ⅲ度。③眼震的类型包括水平性眼震、水平扭转性眼震、垂直性眼震、摆动性眼震。④检查时视靶超过45°可能出现生理性末位眼震,需注意鉴别。⑤向不同方向注视时出现方向固定的眼震为自发性眼震,方向变化的眼震为凝视性眼震,需注意鉴别。⑥观察眼震时看瞳孔的运动不如看瞳孔边缘巩膜上的微血管的运动更为清楚。

（3）意义：肉眼可见的自发性眼震见于一侧前庭受损的急性期，呈水平或水平扭转性，急性期眼震的快相朝向健侧，在自发性眼震消失之前短期内可能观测到快相朝向患侧的眼震。

2. 凝视性眼震检查（在疾病诊断时和航空医学鉴定前均列入必查项目）

（1）检查方法：检查者用手指或笔做视靶，分别置于受检者眼前30cm上下左右30°处，受检者注视每一位置处视靶20～30 s，观察有无眼震。

（2）检查结果：向左凝视出现左向眼震，向右凝视出现右向眼震，向上凝视出现垂直上向眼震，向下凝视出现垂直下向眼震，即眼震方向变，且可能幅度大。

（3）意义：外周前庭疾病不应出现凝视性眼震，凝视性眼震为中枢体征。

3. 眼跟踪检查（在疾病诊断时列入必查项目）

（1）检查方法：检查者用手指或笔做视靶，从右30°到左30°（或从上往下）缓慢移动（4～5 s），受检者注视跟踪视靶。

（2）检查结果：眼跟踪视靶出现平滑跟踪，或停顿的锯齿样跟踪。

（3）意义：外周前庭疾病行跟踪检查，眼跟踪视靶平滑，不应出现锯齿样跟踪。出现则为中枢体征，特别见于小脑病变，单侧跟踪异常为同侧中枢病变。但酒精、药物影响及60～65岁以上者也可出现不平滑跟踪。左右不对称有诊断意义，而垂直面上不对称却没有诊断意义。

4. 扫视检查（在疾病诊断时列入选查项目）

（1）检查方法：检查者用双手指或双笔做两个视靶，在受检者面前离中线左右或上下各30°，要求受检者交替注视两个固定视靶，或让患者"看我左耳－看我右耳－看我左耳"进行交替注视，观察扫视是否准确，有无欠射或超射。

（2）检查结果：异常包括扫视减慢（低于正常速度）；扫视不准出现欠射；扫视不准出现超射。

（3）意义：外周前庭疾病行扫视检查，扫视准确，不应出现异常。欠射常见但无特异，见于中枢神经系统任何部位损害；扫视过度（超射）多提示小脑病变（等同于指鼻试验的过指）；扫视减慢多提示脑干（或眼肌）病变。水平扫视异常多见于脑桥病变，垂直扫视异常多见于中脑病变。

5. 甩头测试（在疾病诊断时列入必查项目）

（1）检查方法：也称头脉冲检查，检查者双手扶住受检者双侧颞枕部，受检者颈部放松并用双眼盯住检查者鼻尖，检查者通过快速由左向右转动受检者头部（通常转动角度控制在15°～30°），再由右向左转动头部，往返几次，观察其是否能紧盯目标，可检测水平半规管的功能。

（2）检查结果：出现捕捉性眼震为异常。

（3）意义：外周前庭疾病单侧前庭功能受损行甩头测试时可出现捕捉性眼震，头转向侧即为病变侧;严重的双侧前庭功能受损,出现包括垂直方向的四个方向的捕捉性眼震。但较轻的单侧前庭功能受损,可能不一定能观察到异常,需借助仪器检查确定。

6. 转头测试(在疾病诊断时列入选查项目)

(1)检查方法:也称玩偶试验,检查时受检者颈部放松,检查者双手扶住受检者双侧颞枕部,采用 1 Hz 的频率缓慢转头,观察双眼。

(2)检查结果:出现齿样眼球运动为异常。

(3)意义:严重的双侧前庭功能受损,转头测试可出现齿样眼球运动。

7. 眼底检查(在疾病诊断时列入选查项目)

(1)检查方法:检查者用检眼镜在暗室转动受检者头时进行眼底检查,观察有无捕捉性跳视。

(2)检查结果:在视网膜上观察到的向右(向上)眼震实为向左(向下)眼震。

(3)意义:单侧前庭功能减退行检眼镜检查时面部转向侧出现捕捉性跳视为病变侧,双侧前庭功能减退两侧均有捕捉性跳视。

8. 动态视力检查(在疾病诊断时列入选查项目)

(1)检查方法:检查时先查静止时的基础视力,然后检查者按 1~2 Hz 的频率连续转动受检者头部,检测动态视力,观察动态视力和基础视力的差距。

(2)检查结果:动态视力较基础视力下降大于 2~3 行则为异常。

(3)意义:双侧前庭功能减退,动态视力检查为阳性。但检查动态视力时要连续动头,以免间断时能看清而造成假阴性。

9. 眼倾斜检查(在疾病诊断时列入必查项目)

(1)检查方法:眼倾斜检查(OTR)即观察两眼的位置关系,包括静态眼旋转、眼偏斜和头倾斜三项检查。

(2)检查结果:①一眼球内旋升高,另一眼球外旋降低,两眼球高低不同,不在同一水平上(双眼视盘不在同一水平线)即为静态眼旋转;②由于静态眼旋转使双眼球垂直轴不在正中垂直线上,从正中直线平行向一侧偏斜,即为眼偏斜;③头向一侧倾斜,即为头倾斜。在此三大体征的基础上产生知觉方面的障碍,出现主观视觉垂直线偏斜。

(3)意义:为耳石重力传导通路病变所致。

10. VOR 抑制测试(在疾病诊断时列入选查项目)

(1)检查方法:令受检者注视自己伸出的大拇指,同时整个躯干和头部按 0.5 Hz 或更低频率从一侧向另一侧转动,观察受检者有无眼震。

(2)检查结果:观察受检者有眼震为异常。

(3)意义:外周前庭疾病行 VOR 抑制测试不出现眼震;如果出现明显眼震或不对称的眼震,为中枢体征,与跟踪异常具有同等价值。

11. 指鼻试验(在疾病诊断时列入必查项目)

(1)检查方法:令受检者分别在睁眼和闭眼下伸肘用示指快速指自己的鼻尖 2~3 个

来回,左右手分别测试。

（2）检查结果:不能快速准确指到鼻尖为异常。

（3）意义:外周前庭疾病行指鼻试验正常,出现异常提示小脑病变,等同于扫视过度。

12. 闭目难立试验和强化闭目难立试验(在疾病诊断时列入必查项目)

（1）检查方法:受检者双脚并拢,双手平举闭眼,观察能站稳,为闭目难立试验阴性。当试验可疑,可行强化闭目难立试验,即受检者一脚尖对另一脚跟,双手平举闭眼,左右脚交换位置再测试,观察能否站稳。

（2）检查结果:不能站稳而向侧方或向后倾倒为异常。

（3）意义:外周前庭疾病急性期或双侧病变,可能不能站稳而向患侧或向后倾倒。但单侧脑干病变、单侧小脑病变也可能向侧方倾倒,脑干和小脑中线结构病变也可能向后方倾倒,需结合其他检查以鉴别。

13. 闭目直线行走试验(在疾病诊断时列入选查项目)

（1）检查方法:令受检者闭眼,沿直线行走,检查者在其后方进行保护。

（2）检查结果:观察到害怕跌倒的"谨慎步态"为异常。

（3）意义:双侧前庭疾病可异常;慢性主观性眩晕也可出现这种心理异常的"谨慎步态";多发性周围神经病患者无法完成该试验。

14. 原地踏步试验(在疾病诊断时列入选查项目)

（1）检查方法:检查者站在受检者对面,双方均双手抱拳拇指相对,受检者闭目在预定点上抱拳原地踏步 30 次(注意重复核对),观察检查者和受检者拇指之间的夹角。

（2）检查结果:检查者和受检者拇指之间的夹角大于 30° 为异常。

（3）意义:单侧前庭疾病可观察到受检者向患侧偏斜大于 30°。

15. 位置试验(在疾病诊断时列入选查项目)

（1）检查方法

Dix - Hallpike 试验:受检者坐在检查床上,颈部放松,检查者站在床边,双手扶住受检者双侧颞枕部,使其水平方向转头 45°,快速躺下使头悬垂并与水平面呈 20°~30°,观察有无眼震及眼震的类型和持续时间,缓慢恢复坐位;向对侧水平方向转头 45°,快速躺下使头悬垂并与水平面呈 20°~30°,观察有无眼震及眼震的类型和持续时间,缓慢恢复坐位。或采用侧卧位试验,即检查者令受检者坐在检查床并面对检查者,检查者双手扶住受检者双侧颞枕部,使其水平方向转头 45°,快速向对侧侧卧,头部的最终位置与 Dix - Hallpike 试验相似。

Supine roll 试验:受检者平卧于检查床,然后快速向一侧翻身(包括头部在内转动 90°),停止后观察有无眼震及眼震的类型和持续时间,随后回到平卧位;再向对侧翻身(同样包括头部在内转动 90°),停止后观察有无眼震及眼震的类型和持续时间,回到平卧位。

注意事项:①告知受检者即使眩晕也应盯着检查者的鼻尖,否则观察眼震困难;

②检查者应帮助患者至少一只眼能睁开;③头低位应保持超过潜伏期(一般4~5 s,也有15~20 s者);④所有怀疑 BPPV 者均应进行位置试验,而且要进行双侧试验,也应进行水平半规管位置试验,必要时行前半规管位置试验,特别是在后半规管位置试验阴性时。

(2)检查结果

Dix - Hallpike 试验:如出现以眼球上极为标志的垂直扭转性(垂直成分向眼球上极,扭转成分向地)眼震,时间小于 60 s,为后半规管管型 BPPV;时间大于 60 s 则为后半规管嵴帽型 BPPV,朝下耳为患耳。如出现以眼球上极为标志的垂直扭转性(垂直成分向眼球下极,扭转成分向地)眼震,时间小于 60 s,为前半规管管型 BPPV;时间大于 60 s,则为前半规管嵴顶型 BPPV。采用侧卧位试验,结果判断与 Dix - Hallpike 试验相同。

Supine roll 试验:如出现向地性眼震(管前部可能出现背地性眼震或方向变换的眼震),眼震时间小于 60 s,则为水平管型 BPPV,继续比较双侧眼震大小,眼震较大侧为病变侧;如为背地型眼震,眼震时间大于 60 s,则为水平嵴顶型 BPPV,继续比较眼震大小,眼震较小侧为病变侧。

(3)意义:原发性和继发性 BPPV,均可出现位置试验阳性;外周前庭疾病进行位置试验时一般不出现上跳性或下跳性眼震,如果出现应注意排除中枢性病变。

【半规管功能实验室检查】

1.**冷热试验**(在疾病诊断时和航空医学鉴定前均列入必查项目)

(1)检查准备:用眼震电图仪(ENG)或视频眼动图仪(VNG)检查,在试验前先检查有无鼓膜穿孔,如有,则温度刺激用冷热气;如无鼓膜穿孔,则冷热气或冷热水均可。

(2)检查方法:受检者先带 VNG 眼罩,在睁眼状态下进行坐位自发性眼震描记。然后改仰卧位,头抬高30°,使水平半规管呈垂直位,以获得最大刺激。先描记有无位置性眼震,然后左右外耳道交替灌注 30 ℃冷水(或 24 ℃冷气)和 44 ℃热水(或 50 ℃热气)各40 s。检查过程中让受检者通过心算(如 100 减 7、得数再减 7……)保持大脑皮质觉醒状态。两次灌注之间休息 5 min,在极盛期检查者打开 VNG 眼罩中的固视灯,受检者紧盯灯 10 s,做固视(OF)试验。

(3)结果分析:可以选用眼震的持续时间、眼震的频率和选择极盛期 10 s 眼震的最大慢相速度(SPV)均值进行计算,最常用和较可靠的是采用四次刺激极盛期 10 s SPV 均值,分别用左冷(LC)、右冷(RC)、左热(LW)、右热(RW)表示,计算管麻痹(CP)和方向优势(DP),来判断双耳水平半规管的功能状态;计算固视抑制指数(OFI)来鉴别外周或中枢病变。

$$CP = (LC + LW) - (RC + RW)/(LC + LW + RC + RW) \times 100\%$$

冷热水试验 CP > 20%、冷热气试验 CP > 25% 为异常(当灌水位描记到位置性眼震时,计算 CP 应予以校正,即与温度刺激时的眼震同方向则减去相应的 SPV 值,与温度刺激时的眼震反方向则加上相应的 SPV 值)。

$$DP = (LC + RW) - (RC + LW)/(LC + LW + RC + RW) \times 100\%$$

冷热水试验 DP > 30%、冷热气试验 DP > 30% 为异常(各试验室最好有自己的飞行人员正常值)。

$$OFI = 无固视时 SPV/固视时 SPV$$

OFI < 8 为异常(各实验室最好有自己的飞行人员正常值)。

注意事项:①当 SPV > 60°~80°/s,持续时间 > 3 min 时,表明前庭过度兴奋,见于后颅凹中线部位病变,如头外伤、小脑及脑肿瘤等。②当眼震振幅及频率时高时低,极不规则,或眼震间歇性缺失时,称为眼震节律障碍,为中枢性前庭损害的表现。③当双眼的振幅及速度各不相同时,称为失共轭,为脑干损害所致。④当灌热水时眼震的快相向对侧时,称为倒错及反向眼震,见于第四脑室底部前庭区、小脑病变。⑤当冷刺激无反应,热刺激可引出眼震时,称为冷热试验分离,见于耳毒性前庭损害之恢复期。⑥OFI 异常为中枢体征。

(4)优缺点:是最常用、最基础的单侧前庭功能的检测方法,其结果较为可靠。但温度刺激对前庭半规管是一种非生理性刺激,检测频率范围较窄,主要局限在 0.003 Hz 的超低频,远低于前庭外周感受器检测的最佳频率,且只能检测水平半规管功能,一般不能检测垂直半规管功能。

(5)意义:外周前庭疾病单侧前庭功能受损,冷热试验结果急性期可表现为 CP 和 DP 均异常,缓解期代偿后 DP 正常而 CP 异常,前庭功能恢复正常后 CP 和 DP 均正常;而 OFI 不同时期均正常。双侧前庭功能受损每侧冷热刺激反应之和均 < 10°,即(LC + LW) < 10°,且(RC + RW) < 10°。

2. 旋转试验(在疾病诊断时和航空医学鉴定前均列入选查项目)

(1)检查准备:检查者为受检者贴电极(ENG 时)或戴 VNG 眼罩。

(2)检查方法:第一种方案为恒加速模式,即受检者坐于电动转椅上,头低 30°,使水平半规管呈水平位。全身(头与躯体)同时接受被动旋转,检查者调转椅按 1°~2°/s² 的角加速度由 0°向左加速旋转至 90°~180°/s,改匀速旋转至眼震完全消失,最后突然停止(<1 s)。以相同的方式向右旋转。第二种方案为脉冲模式,即在 <1 s 时间内使转椅达到设定的角速度(60°~240°/s),然后转椅按设定的恒速旋转至眼震完全消失。第三种方案为摆动模式,即用计算机驱动和控制转椅按正弦模式(频率 0.05 Hz,峰速 30°/s、60°/s、90°~120°/s)摆动。

(3)结果分析:分别采集旋转中和旋转后极盛期 10 s SPV 均值计算 DP 值。

$$DP = (L - R)/(L + R) \times 100\%$$

>25% 为异常(各实验室最好有自己的飞行人员正常值)。

(4)优缺点:旋转刺激对前庭半规管是一种生理性刺激,在一定程度上反映了双侧前庭的整体状况,对一侧病变在一定程度上反映了前庭的代偿状况。但其检测频率仍较低,主要局限在 0.025~1 Hz 的低频(人体头部运动的频率范围主要在 0.5~5 Hz),且不能评价单侧前庭功能。

（5）意义：外周前庭疾病单侧前庭功能受损急性期和非代偿期旋转试验 DP 可异常；DP 正常表明受损的单侧前庭功能已被中枢代偿，但不一定是受损的单侧前庭功能恢复正常。

3. 前庭自旋转试验（在疾病诊断时和航空医学鉴定前均列入选查项目）

（1）检查准备：检查者为受检者行预贴电极处皮肤脱脂，两水平记录电极贴在双眼外眦部，两垂直记录电极贴在右眼眶正中上下，假想连线穿过瞳孔，参考电极贴在额正中。

（2）检查方法：受检者取端坐位，以正前方 1 m 处的视靶为中心，跟随节拍音响做速度由慢到快、幅度由大到小、持续 18 s 的水平面左右摆头或垂直方向的上下点头运动。

（3）结果分析：水平导程有非对称性、增益、相位，垂直导程有增益和相位。非对称性评定前庭损伤侧别，增益和相位评定前庭系统是否存在病损或病损的性质，仪器会在检查结束自动出示报告。

（4）优缺点：能够分别检测水平和垂直半规管功能，其检测频率范围为 1 ~ 8 Hz，但对垂直半规管功能的检测不够精准，有的受检者配合欠佳，急性期有的受检者不能耐受。

（5）意义：外周前庭疾病可出现增益降低、相位滞后、患侧降低。中枢前庭疾病可出现增益增高。

4. 视频头脉冲试验（在疾病诊断时和航空医学鉴定前均列入必查项目）

（1）检查准备：受检者戴好眼罩（右眼装配有反射镜片），检查者利用眼罩包含的两个激光定位器进行瞳孔定位校准，使有效校准值在 18 ~ 24 之间。

（2）检查方法：受检者坐位注视正前方 1 m 处的固定视靶，测试水平半规管功能时头低 30°，检查者站于受检者背后，双手置于其颞顶部两侧，快速左右甩动受检者头部（角度控制在 30° ~ 40°），达有效甩头（角速度范围在 150° ~ 300°/s 之间）20 次。测试垂直半规管功能时，受检者头位向左转（测右前和左后垂直半规管功能）或向右转（测左前和右后垂直半规管功能）35°，检查者仍站于受检者背后，一手置于其头顶、另一手置于其下颌，进行前后甩头（角度控制在向上 15° 和向下 15°），达有效甩头（角速度范围在 50° ~ 200°/s 之间）20 次。

（3）结果分析：计算增益值即眼动曲线下面积与头动曲线下面积的比值（也可计算眼动速度与头动速度的比值），平均增益值在水平方向 < 0.8，在垂直方向 < 0.7 为异常（各试验室最好有自己的飞行人员正常值），获得增益不对称比（GAR）。

GAR = （正常侧耳增益值 − 异常侧耳增益值）/（正常侧耳增益值 + 异常侧耳增益值）× 100%

纠正性扫视性眼震设定为甩头开始后 700 ms 内出现，其中甩头结束前出现者定义为隐性扫视性眼震，甩头结束后出现者定义为显性扫视性眼震。

（4）优缺点：能够分别检测每一个水平和垂直半规管功能，其检测频率范围为 2 ~ 10 Hz。稍显不足的是有的受检者配合欠佳，急性期有的受检者不能耐受。

（5）意义：外周前庭疾病单侧前庭功能受损可出现患侧增益异常、显性扫视性眼震、隐性扫视性眼震等，双侧病变可出现双侧增益异常和扫视性眼震。

【耳石器功能实验室检查】

1. 静态主观视觉耳石器功能检查（在疾病诊断时和航空医学鉴定前均列入选查项目）

（1）检查准备：检查在暗室环境中进行，视野背景为黑色，目标为白色光条投影，检查者为受检者讲解操作方法并演示，先进行主观视觉垂直线（SVV）、后进行主观视觉水平线（SVH）检查演示。

（2）检查方法：正式测试时，检查者将光条调至任意角度，SVV 检查时受检者用操纵按钮（包括粗调和微调）调节光条至自己认为达与地面垂直为止，SVH 检查时受检者用操纵按钮调节光条至自己认为达与地面平行为止，各测试 3 次。

（3）结果分析：测试 3 次取均值，精确度 ±0.1，SVV 绝对值 >2° 为异常；SVH 绝对值 >3° 为异常（各实验室最好有自己的飞行人员正常值）。

（4）优缺点：检查简单、方便，受检者无不适，结果误差小。如受检者不配合可出现假阳性为其不足。

（5）意义：外周前庭疾病急性期可出现 SVV 和 SVH 异常（异常侧为病变同侧）；慢性前庭损伤敏感性降为43%，但特异性仍维持100%；中枢前庭疾病 SVV 和 SVH 也可异常，但异常侧为病变对侧。

2. 前庭肌源性诱发电位检查（在疾病诊断时和航空医学鉴定前均列入必查项目）

（1）检查准备：前庭肌源性诱发电位检查包括眼肌源性诱发电位（oVEMP）和颈肌源性诱发电位（cVEMP）检查。oVEMP 主要检测椭圆囊和前庭上神经的功能状态，cVEMP 主要检测球囊和前庭下神经的功能状态。检查者为受检者贴电极，讲解操作过程中的注意事项，即测试 oVEMP 时嘱受检者用力向正上方注视，使下直肌紧张，测试 cVEMP 时嘱受检者抬头，使胸锁乳突肌紧张，以提高引出率和振幅。

（2）检查方法：受检者平卧位，oVEMP 检查记录电极置于眶下，参考电极置于颊部，接地电极置于前额正中。cVEMP 检查时记录电极置于胸锁乳突肌表面，于胸骨上端放置参考电极，接地电极置于前额正中。oVEMP 和 cVEMP 均采用短纯音（频率500 Hz），强度 100 dBnHL 刺激，记录到的波形分别命名为 p13（在 13 ms 左右出现的正波，也称 P1 波）和 n23（在 23 ms 左右出现的负波，也称 N1 波），VEMP 振幅是指 P1 波顶点至 N1 波顶点的垂直距离。

（3）结果分析：VEMP 不对称比 =（左侧 VEMP 振幅 − 右侧 VEMP 振幅）/（左侧 VEMP 振幅 + 右侧 VEMP 振幅）×100%。oVEMP 不对称比 >13.22%、cVEMP 不对称比 >34.21% 为异常（各实验室最好有自己的飞行人员正常值）。

（4）优缺点：VEMP 检查是耳石器最基本、最重要的工作，特别是 cVEMP 是目前唯一的球囊功能检测方法。不足之处是有的健康受试者不能引出 VEMP 波，年龄大者比例更高。

（5）意义:外周前庭疾病可出现 VEMP 异常,其中前庭上神经受损可出现 oVEMP 异常,前庭下神经受损可出现 cVEMP 异常。但须注意,并非所有正常人均可引出 oVEMP 和 cVEMP,特别是老年人。

【半规管－耳石器功能实验室检查】

1.科里奥利加速度耐力检查(在疾病诊断时和航空医学鉴定前均列入选查项目)

（1）检查准备:检查需要受检者密切配合,检查者为受检者讲解操作方法并适当演示头动幅度和跟随节拍。

（2）检查方法:受检者戴眼罩坐于电动转椅上,头直位靠在头托上,测试者调转椅向左以 180°/s 旋转。转椅旋转的同时嘱受检者沿头托按节拍器音响(1 次/2 s)做左右匀速摆头(夹角为 60°),转椅旋转 90 s(45 圈)停止。受检者在房间休息 20 min 接受观察。

（3）结果分析:将前庭自主神经反应分为四度和延迟反应。

0 度:无任何不适反应;

Ⅰ度:有轻微的头晕、恶心、颜面稍白、额头微汗,20 min 后以上反应消失;

Ⅱ度:有头晕、恶心、颜面苍白、额头有微细的汗珠、打呃,20 min 后以上反应有减轻,但仍存在;

Ⅲ度:有明显头晕、头痛、恶心、呕吐、颜面苍白、有大量汗珠、平衡失调、精神抑郁,20 min后无明显减轻;

延迟反应:转椅停止旋转以后,经过一定时间才出现Ⅲ度反应。

（4）优缺点:能够同时检测半规管和耳石器功能,且仪器条件要求不高,操作简便,能够半定量评估前庭功能敏感者。不足之处是不能完全量化,在Ⅰ度和Ⅱ度之间由于受检查者主观判断的影响,可能出现误判。

（5）意义:作为空晕病前庭自主神经敏感性和习服效果的重要评估指标之一。

2.动态平衡仪检查(在疾病诊断时和航空医学鉴定前均列入选查项目)

（1）检查准备:检查需要受检者密切配合,检查者为受检者讲解操作方法并为其佩戴好防摔倒的腰背防护带。

（2）检查方法:受检者按照以下顺序进行检测。①睁眼且视野屏幕固定、脚下支撑平台固定;②闭眼、脚下支撑平台固定;③睁眼且视野屏幕移动、脚下支撑平台固定;④闭眼、脚下支撑平台移动;⑤睁眼且视野屏幕固定、脚下支撑平台移动;⑥睁眼且视野屏幕移动、脚下支撑平台移动。

（3）结果分析:仪器自动对受检者感觉统合能力进行评分,评分在 1~100 之间,平衡功能越好,分值愈高。其分值≥70 属正常范围,分值<70 为异常。

（4）优缺点:能够综合检测半规管和耳石器功能,但仪器造价贵、需要较大的空间,在一定程度上限制其广泛应用。

（5）意义：能测试受检者维持身体平衡的综合能力，且能用于前庭疾病康复效果的评估。

【视－前庭相互作用实验室检查】（在航空医学鉴定前列入选查项目）

1. **检查准备** 检查者为受检者贴电极（ENG 时）或戴 VNG 眼罩，讲解检查过程以取得受检者的配合。

2. **检查方法** 受检者坐于全视野视动笼内的电动转椅上，头低30°，注视视动笼内的不动光条，转椅做正弦摆动（频率0.05 Hz，峰速60°/s）。前半周期逆时针旋转，左水平半规管受刺激产生左向眼震，不动光条与视觉产生相当于右向的视动刺激，也产生左向眼震，两者"叠加"在一起形成视－前庭相互作用眼震，后半周期顺时针旋转，产生右向"叠加"在一起的视－前庭相互作用眼震。

3. **结果分析** 分别采集四个周期的 SPV 均值后再计算 DP 值。

$$DP = (L - R)/(L + R) \times 100\%$$

>15% 为异常（各实验室最好有自己的飞行人员正常值）。

4. **优缺点** 能够评估视－前庭相互作用，但仪器造价贵、需要较大的空间，在一定程度上限制其广泛应用。

5. **意义** 外周前庭疾病急性期和非代偿期视－前庭相互作用检查可异常。

【视眼动实验室检查】

1. **凝视试验检查**（在疾病诊断时和航空医学鉴定前均列入选查项目）

（1）检查准备：用眼震电图仪（ENG）或视频眼动图仪（VNG）检查。

（2）检查方法：受检者按照以下顺序进行检测。①注视正前方1 m 处左侧20°的光标20 s；②注视正前方1 m 处右侧20°的光标20 s；③注视正前方1 m 处上方20°的光标20 s；④注视正前方1 m 处下方20°的光标20 s。

（3）结果分析：在20 s 向各方向凝视过程中无眼震出现为凝视试验阴性。向左凝视出现左向眼震，向右凝视出现右向眼震或向上凝视出现上向眼震，向下凝视出现下向眼震为凝视试验阳性。如果出现水平向同方向眼震，即无论向左凝视或向右凝视均出现左向或均出现右向眼震，则为自发性眼震，应予以鉴别。

（4）意义：单侧前庭受损急性期可出现自发性眼震，凝视试验阳性为中枢体征。

2. **扫视试验检查**（在疾病诊断时和航空医学鉴定前均列入选查项目）

（1）检查准备：用眼震电图仪（ENG）或视频眼动图仪（VNG）检查。

（2）检查方法：①受检者注视正前方1 m 处左右向20°快速交替跳动的光标，连续3～5个往返；②受检者注视正前方1 m 处上下向20°快速交替跳动的光标，连续3～5个往返。

（3）结果分析：在扫视过程中，出现平滑的方波为正常。如果出现扫视跟不上（欠射）

或扫视过度(超射),为扫视异常。

(4)意义:欠射或超射均为中枢体征。

3. 跟踪试验检查(在疾病诊断时和航空医学鉴定前均列入选查项目)

(1)检查准备:用眼震电图仪(ENG)或视频眼动图仪(VNG)检查。

(2)检查方法:①受检者跟踪注视正前方 1 m 处由左向右和由右向左连续移动的光标 3～5 个往返;②受检者跟踪注视正前方 1 m 处由上向下和由下向上连续移动的光标 3～5 个往返。

(3)结果分析:在跟踪注视过程中,出现平滑的正弦波为 I 型,稍欠平滑的正弦波为 II 型,出现锯齿状跟踪波为 III 型,跟踪失败为 IV 型。

(4)意义:I 型和 II 型跟踪为正常,III 型或 IV 型均为中枢体征。

4. 视动反应检查(在疾病诊断时和航空医学鉴定前均列入选查项目)

(1)检查准备:用眼震电图仪(ENG)或视频眼动图仪(VNG)检查。

(2)检查方法:①受检者注视正前方 1 m 处由左向右跳动的光标 3～5 个往返;②受检者注视正前方 1 m 处由右向左跳动的光标 3～5 个往返。

(3)结果分析:光标由左向右跳动时产生左向眼震,计算极盛期 10 s SPV 均值;光标由右向左跳动时产生右向眼震,采集极盛期 10 s SPV 均值后计算 DP 值。

$$DP = (L - R)/(L + R) \times 100\%$$

>10% 为异常(各实验室最好有自己的飞行人员正常值)。

(4)意义:视动反应异常为中枢体征。

二、飞行人员前庭功能检查展望

(一)现有前庭功能实验室检查方法

1. 现有前庭功能实验室检查将更为普及 随着航卫保障医疗机构,特别是中级航卫保障机构装备前庭功能检测仪器设备,将会使前庭功能实验室的评价能力大为提升,后送率将会降低。

2. 现有前庭功能实验室检查方法的意义将更为精准 随着对各类眩晕疾病认识的提高和前庭功能检测方法的深入研究,将会使各项检测方法的定位诊断更为准确,并向疾病诊断的方向发展。

(二)新的前庭功能实验室检查方法有望在高级航卫保障单位应用

1. 高频脉冲旋转椅(在疾病诊断时和航空医学鉴定前均列入选查项目)

(1)检查方法:通过脉冲－平台－正弦旋转(pulse－step－sine)实现。

(2)结果分析:分别计算左、右向眼震极盛期 10 s SPV 均值。

$$CP = (L - R)/(L + R) \times 100\%$$

单侧前庭功能受损失时出现异常(各实验室应有自己的飞行人员正常值)。

（3）优缺点：优势主要有四方面。①强刺激可大大提高一侧的兴奋性与另一侧的抑制性，使抑制性放电超负荷产生抑制性中断；前庭半规管对高频旋转可进行有效转换和代偿，速度储存机制在高频高速旋转时不起作用，因而可检测单侧半规管功能。②高频旋转明显超出视跟踪的有效频率范围，视动跟踪反射不起作用；与前庭眼动间无重叠作用，不会代偿或掩盖前庭损害，也不存在视觉对前庭的抑制作用；由于不需诱发前庭眼震而直接检测 VOR 慢相，因而检测的是 VOR 直接通路。③由于使用较强的刺激，相较于低频低速更容易耗竭在一般条件下的前庭储备力，一旦储备力不足，潜在的前庭功能不足容易显露出来，因此敏感性较高。④还可通过偏垂直轴旋转（OVAR）或偏轴旋转检测耳石器功能（见动态主观视觉耳石器功能检查的相关内容）。但其不足也是不能检测垂直半规管功能。

（4）意义：可以通过高频旋转，获得水平半规管的 CP 值。

2. 动态主观视觉耳石器功能检查（在航空医学鉴定前列入选查项目）

（1）检查准备：需要无线主观视觉耳石器功能检测仪和电动转椅，检查者为受检者讲解操作方法并演示。

（2）检查方法

绕垂直轴心旋转（on axis）动态 SVV 检查：椭圆囊斑离头中心 3.5 ~ 4cm，在绕垂直轴心旋转状态达匀速旋转时，双侧椭圆囊斑等同受刺激，离心力方向相反而抵消，此时令受检者用操纵按钮调节光条至自己认为达与地面垂直为止。受检者一侧椭圆囊功能降低，动态 SVV 向病侧倾斜。

偏轴心旋转（off‑center）动态 SVV 检查：受检耳置于偏离轴心 7 ~ 8cm，对侧耳则位于轴心，在 240° ~ 400°/s² 速度范围内做恒速旋转，双侧半规管和非检测耳均无反应，仅刺激受检耳椭圆囊（测试左侧 SVV 向右，测试右侧 SVV 向左），同样条件分别检测双侧椭圆囊受刺激的 SVV。

（3）结果分析：超出正常值范围（左侧较静态下高出 6.48° ± 1.81°，右侧较静态下高出约 6.5° ± 1.88°）为异常（各实验室要有自己的飞行人员正常值）。

（4）优缺点：动态 SVV 是更敏感的椭圆囊功能检测方法。但所需电动转椅条件要求高，无线主观视觉耳石器功能检测仪须固定牢靠。

（5）意义：当一侧椭圆囊功能降低，出现两侧 SVV 对称性异常，其意义与静态 SVV 相同。

3. 前庭磁刺激（MVS）　电流通过磁场内富含离子的液体产生洛伦兹（Lorentz）力。静息强磁场下，可产生足够的洛伦兹力以使内耳感受器位移，产生可观察到的眼震。该方法未来能否用于飞行人员临床检测，还处在研究阶段。

无论前庭仪器设备如何发展，人始终处于核心地位，即好的眩晕疾病诊治医生能够将病史、检查结果和具体的患者进行综合分析，以做出最佳的判断和提出最优治疗方案。优秀的航卫人员应该诊治飞行人员而不仅仅是诊治疾病。

第三节 飞行人员眩晕航空医学鉴定现状和展望

飞行人员患眩晕相关疾病治疗后能否恢复飞行,需要进行航空医学鉴定。航空医学鉴定的依据为《飞行人员体格检查标准》,此为航空卫生人员对飞行人员实施航空医学鉴定的法规性文件。各国民航部门基本参照国际民航组织的做法制定本国空勤人员的体格检查标准,但由于不同国家军事飞行人员的来源不同,管理体制、隶属关系、使命任务、文化背景等方面的差异,各国军事飞行人员之间,甚至同一国家不同军种之间的标准也有所不同。但总的原则都是为了保障飞行安全,最大限度地发挥飞行人员的作战和训练潜能。

一、飞行人员眩晕航空医学鉴定的现状

我军现行飞行人员体格检查标准中,有关眩晕的医学鉴定集中写在耳鼻喉科部分,概括起来包括空晕病、前庭功能丧失、梅尼埃病等内耳疾病,以及反复发作的眩晕等,中枢神经系统疾病的脑血管疾病、脑外伤、脑肿瘤等涉及中枢性眩晕疾病。根据不同情况,鉴定条款包括飞行不合格、个别评定和飞行合格等。

现行的《飞行人员体格检查标准》已经执行许多年,该标准颁布时国际上 Barany 协会还未出台症状体征分类标准、综合征标准和各类疾病诊断标准。国内中华医学会相关分会未对有些眩晕疾病制定相应的诊断标准或专家共识,我军也未出台飞行人员的新分类方法。因此,有必要对该标准进行修订,并制定有关眩晕航空医学鉴定的专项国家军用标准。

民用航空人员医学鉴定基本与国际民航组织的标准一致,在招收飞行学生时按《民用航空招收飞行学生体检鉴定规范》执行,对空勤人员和空中交通管制员按《民用航空人员体检合格证管理规则》执行。此外,中国民用航空局民航医学中心还专门制定了《空勤人员和空中交通管制员体检鉴定指南》。

二、飞行人员眩晕航空医学鉴定的展望

(一)结合飞行人员的分类变化制定医学鉴定原则

不同国家的民航飞行人员基本遵循国际民航组织的统一分类管理办法,但军事飞行人员在分类上则有所不同。我军飞行人员的分类与以美军为代表的北约国家军事飞行人员的分类有所差异。既往将飞行人员分为飞行员、空中领航员、空中通信员、空中射击员、空中机械师等。现把飞行人员重新分为飞行员、空中战勤人员、空中技勤人员。在制定眩晕疾病医学鉴定原则时,应注意把握以下原则。

1. 飞行员严于空中战勤人员和空中技勤人员,空中战勤人员稍严于空中技勤人员。

具体到某一疾病,不同战位的空中战勤人员之间、空中技勤人员之间可能会有差异。

2.飞行员中歼击机飞行员严于直升机和运输(轰炸)机飞行员,高性能直升机飞行员严于运输(轰炸)机飞行员和运输(搜救)直升机飞行员。

3.单座歼击机飞行员严于双座歼击机飞行员;第四代歼击机飞行员略严于第三代歼击机飞行员,第三代歼击机飞行员严于第二代歼击机飞行员;舰载直升机飞行员严于同类型直升机飞行员;舰载歼击机飞行员要求最严格。飞行教员虽驾驶的为双座机,但因其带教没有独立飞行能力的飞行学员,其严格程度应类同于第二代单座歼击机飞行员。

(二)结合眩晕疾病的分类变化制定医学鉴定原则

ICVD - 1 先把眩晕相关疾病分为急性眩晕综合征、发作性眩晕综合征、慢性眩晕综合征,然后再在每种综合征中做出疾病诊断(表 0 - 2)。在制定眩晕相关疾病医学鉴定原则时,应注意把握以下原则。

1.尽可能按疾病实体进行医学鉴定,如果属于 Barany 协会目前还未公布诊断标准的疾病,应当参照国内协会或教科书上的诊断标准,按疾病实体进行航空医学鉴定。通常中枢性眩晕比外周性眩晕对飞行安全影响大,但要结合具体疾病和飞行人员分类综合考虑。

2.如果不能做出疾病实体诊断,则按综合征对飞行的影响进行航空医学鉴定。通常发作性眩晕综合征对飞行安全影响大,急性眩晕综合征治愈后恢复飞行的概率较大,但也要结合飞行人员分类综合考虑。

3.尽可能少采用眩晕、头晕的症状诊断进行航空医学鉴定。但考虑到飞行人员眩晕的特殊性,在极特殊的情况下,如在飞行中出现的短暂性眩晕,根据飞行人员的陈述排除了变压性眩晕,分析可能是由于特技飞行时快速转弯造成的生理反应,或由于过度疲劳、睡眠欠佳造成的一过性眩晕,经检查、分析、地面观察,排除了器质性病变和复发的可能,也可按眩晕的症状诊断进行航空医学鉴定。但对按眩晕症状诊断进行医学鉴定时一定要非常谨慎,须经过 3 ~ 6 个月的地面观察,单座歼击机飞行员要观察较长时间,必要时先按双座歼击机飞行一段时间,再恢复单座飞行。

(三)结合前庭功能的评价结果制定医学鉴定原则

飞行人员前庭功能检查不只是在疾病诊断时应用,还要在航空医学鉴定前进行评价,且检测项目可能与疾病诊断时相同,也可能不同。因此,在治疗结束后进行前庭功能评定和医学鉴定时,需正确理解和把握以下内容。

1.床旁检查　有的项目如自发性眼震、凝视性眼震等列入必查项目,其他项目根据具体疾病有所侧重,如 BPPV 治愈后位置试验列为必查。

2.半规管功能检查

(1)冷热试验:列入必查项目。

(2)旋转试验:列入选查项目,单侧前庭功能减退评价代偿状况时列为必查。

（3）VAT：列入选查项目，单侧前庭功能减退评价代偿状况及确认外周和中枢疾病时列为必查。

（4）vHIT：列入必查项目。

3. 耳石器功能检查

（1）SVV 和 SVH 检查：列入选查，但半规管功能检查有异常时歼击机和高性能武装直升机飞行员列为必查项目。

（2）动态 SVV 检查：列入选查项目，第四代歼击机和舰载机歼击机飞行员必要时查。

（3）OVAR：列入选查项目，第四代歼击机和舰载机歼击机飞行员必要时查。

（4）oVEMP 和 cVEMP：列入必查项目。

4. 半规管－耳石器功能检查

（1）科里奥利加速度耐力检查：列入选查项目，飞行学员医学选拔及空晕病诊断和鉴定时列入必查。

（2）动态平衡仪检查（SOT）：列入选查项目，第三代以上单座歼击机飞行员和舰载机歼击机飞行员必要时查。

5. 视前庭相互作用检查　列入选查项目，第三代以上单座歼击机飞行员和舰载机歼击机飞行员必要时查。

6. 视眼动检查　凝视试验、扫视试验、跟踪试验、视动反应均列为选查项目，属于视动中枢检查，中枢性疾病治愈后必查。

须指出的是，前庭功能的检查，无论是用于眩晕疾病的诊断，还是用于疾病治疗后或医学选拔航空医学鉴定时前庭功能的评价，其所列的必查项目就是各类眩晕的疾病诊断和各类医学鉴定时都必须要查的基本项目，而选查项目是根据不同的疾病或不同目的医学鉴定需要检查的项目。如科里奥利加速度试验和视眼动检查，在眩晕疾病的总体诊断和医学鉴定中均被列为选查项目，但作为空晕病的诊断和治疗后的医学鉴定则是必须要检查的项目。视动中枢检查在中枢性眩晕疾病诊断或治愈后行医学鉴定前则作为必查项目。再如飞行人员疑患 VN，在疾病诊断时 VAT 为选查项目，但在需要对 VN 和 VM 进行鉴别诊断时应作为必查项目；旋转试验作为 VN 诊断选查项目，但在治愈后进行医学鉴定时，对飞行员则为必查项目，以观察其双侧前庭功能的代偿情况。对单座机飞行员进行患 VN 治愈后医学鉴定时，应提供床旁检查、冷热试验、vHIT、SVV 和 SVH、oVEMP 和 cVEMP 的资料，以证明前庭功能是否恢复；提供旋转试验资料以评价双侧半规管整体反应的一致性；提供科里奥利加速度耐力检查资料，以评价前庭自主神经功能的稳定性；提供 SOT 资料，以评价前庭功能的统合能力；提供视前庭相互作用检查资料，以评价视－前庭反应和前庭－眼动反应的协调性。

前庭功能检查并无所谓的"金标准"，各项检查均有优点和不足，对功能的评价最好是有两种以上的检查结果相互印证。对飞行人员进行医学鉴定时不仅需要按疾病进行评价，还需要进行前庭功能评价。如 VN 治愈后经 3 个月左右的前庭康复，对一般空中战勤人员和技勤人员即可做飞行合格结论,但双座机飞行员则必须是前庭功能达到代偿良好的程度,单座机歼击机飞行员则必须是前庭功能恢复正常。即飞行员要恢复飞行不但是症状消失达到疾病治愈标准,而且前庭功能要达到《飞行人员体格检查标准》要求,对未达到要求但有望恢复飞行的特殊案例,须到有资质的医疗单位进行特许飞行医学鉴定。

(四)结合飞行人员不同飞行生涯阶段制定医学鉴定原则

飞行人员作为特殊群体,医学鉴定贯穿其职业生涯全过程,但在不同阶段眩晕疾病和前庭功能评价的尺度会有所差别。

1. **飞行学员医学选拔** 包括了应届高中生参加招收飞行学员医学选拔,青少年航空学校毕业生参加招收飞行学员医学选拔。此外,将空军青少年航空学校学生入校医学选拔也在此一并阐述,以体现近年来培养飞行苗子学生和招收飞行学员的模式变化过程。对眩晕相关疾病的要求最为严格,如只要有 13 岁以后多次晕动病包括视性晕动病史,或有明确的眩晕疾病史,即不合格。即使否认 13 岁以后的晕动病史和眩晕疾病史,但科里奥利加速度达 Ⅱ 度以上反应,或有前庭功能减退的证据,也均为不合格。

2. **飞行学员医学鉴定** 包括了航空大学理论学习和初教机学习阶段学员,以及飞行学院的飞行学员。在校学习期间患明确的眩晕疾病,除非治疗后前庭功能恢复正常,并有充分的证据证明几乎无复发可能,否则按不合格做停学处理。或在学习飞行初期,反复出现空晕病表现且无适应倾向,按飞行不合格做停学处理。

3. **飞行人员体检医学鉴定** 各类飞行人员患急性眩晕,无论飞行体检医学鉴定、小体检医学鉴定,还是大体检医学鉴定,均须按暂时飞行不合格送院治疗。在院治疗后应根据不同疾病特点和不同人员类别进行鉴定,详见具体疾病章节。

4. **改装体检医学鉴定** 是指对处于飞行合格状态的飞行员为驾驶更高性能的机种(型)而进行的体检和医学鉴定。前庭功能检查作为改装三代机以上体检必查项目,近年发现有"无症状"单侧前庭功能减退的案例,其中有的追问出眩晕病史,有的未追问出病史(可能与航空环境因素的累积性损伤有关),单座歼击机均做出改装体检不合格的医学鉴定结论,今后是否可以特许飞行合格尚在研究中,表明飞行人员前庭功能评价的复杂性和重要性。

5. **改换机种医学鉴定** 是指对处于飞行合格状态的飞行员因为身体或工作需要的原因而转换性能较低或相似机种飞行器而进行的体检和医学鉴定。前庭功能检查主要通过病史询问和床旁检查排查,对有疑问者进行前庭功能实验室检查,根据所患疾病和不同人员类别进行鉴定,详见具体疾病章节。

6. **选改体检医学鉴定** 是指从地面相关专业人员中选拔改任空中战勤、技勤人员所进行的体检和医学鉴定。前庭功能的检查也主要通过病史询问和床旁检查进行排查,对有疑问者进行前庭功能实验室检查,根据所患疾病和不同人员类别进行鉴定,详见具体疾病章节。

7. 特许飞行医学鉴定 包括达到最高飞行年龄的超龄特许飞行,及因病达到现行标准中不合格条款的疾病特许飞行医学鉴定。超龄特许飞行有关前庭功能的检查主要通过病史询问和床旁检查进行排查,既往有眩晕疾病者须进行前庭功能实验室检查,根据所患疾病和不同人员类别进行鉴定。而因患眩晕疾病达飞行不合格条款,须申请特许飞行者,根据所患疾病和不同人员类别,进行系统的前庭功能评价,最后由飞行人员特许医学鉴定委员会做出特许飞行合格或特许飞行不合格的结论。

8. 民用航空人员医学鉴定 民航招收飞行学生的《民用航空招收飞行学生体检鉴定规范》,以及空勤人员和空中交通管制员的《民用航空人员体检合格证管理规则》都规定得较为原则,中国民用航空局民航医学中心制定了《空勤人员和空中交通管制员体检鉴定指南》,详见具体疾病章节。

在前庭医学发展的前提下,与其他有关眩晕诊治的专著相比,本专著除了对常见临床疾病的诊治进行系统介绍外,还全面系统地介绍了飞行人员特发性眩晕疾病的诊治,重点和特点是按最新诊断标准和最新人员分类全面介绍眩晕的航空医学鉴定原则,对全军各级各类航卫人员进行飞行人员眩晕诊治及航空医学鉴定均有很好的参考价值。

(徐先荣)

参考文献

[1] 李婷婷,张扬,徐先荣,等.飞行人员和普通人员眩晕病因的比较研究[J].中华航空航天医学杂志,2019,30(1):17 - 24.DOI:10.3760/cma.j.issn.1007 - 6239.2019.01.004.

[2] Bisdorff A, vonBM, Lempertand DT, et al. Classification of vestibular symptoms:Towards an international classification of vestibular disorders[J]. J Vestib Res,2009, 19(1 - 2):1 - 13. DOI:10.3233/VES - 2009 - 0343.

[3] Lempert T, Olesen J, Furman J, et al. Vestibular migraine:Diagnostic criteria[J]. J Vestib Res, 2012, 22(4):167 - 172. DOI:10.3233/VES - 2012 - 0453.

[4] Newman - Toker DE, Staab JP, Carey JP, et al. Vestibular syndrome definitions for the international classification of vestibular disorders.[J]. J Vestib Res,2014, 24(2 - 3):92 - 93. DOI:10.1016/j.ncl.2015.04.010.

[5] Lopez - Escamez JA, Carey J, Chung WH, et al. Diagnostic criteria for Meniere's disease[J]. J Vestib Res, 2015, 25(1):1 - 7. DOI:10.1201/9780203508596 - 55.

[6] von BM, Bertholon P, Brandt T, et al. Benign paroxysmal positional vertigo:Diagnostic criteria[J]. J Vestib Res, 2015, 25(3 - 4):105 - 117. DOI:10.3233/VES - 150553.

[7] Strupp M, Lopez - Escamez JA, Kim JS, et al. Vestibular paroxysmia:Diagnostic criteria[J]. J Vestib Res,2016, 26:409 - 415. DOI:10.3233/VES - 160589.

[8] Strupp M, Kim JS, Murofushic T, et al. Bilateral vestibulopathy:Diagnostic criteria Consensus document of the Classification Committee of the Barany Society[J]. J Vestib Res, 2017, 27:177 - 189. DOI:10.

3233/VES－170619.

［9］王智勇,苏丽娟,唐强,等.耳前耳后注射地塞米松及庆大霉素治疗梅尼埃病的疗效观察［J］.检验医学与临床,2015,12(16):2320－2322.DOI:10.3969/j.issn.1672－9455.2015.16.009.

［10］李远军,徐先荣.前庭康复的研究进展［J］.临床耳鼻咽喉头颈外科杂志,2017,31(20):1612－1616.DOI:10.13201/j.issn.1001－1781.2017.20.018.

［11］The International Classification of Headache Disorders, 3rd edition (beta version)［J］. Cephalalgia, 2013,33(9):629－808.DOI:10.1177/0333102413485658.

［12］王拥军,王春雪,缪中荣.中国缺血性脑卒中和短暂性脑缺血发作二级预防指南2014［J］.中华神经科杂志,2015,48(4):258－273.DOI:10.3760/cma.j.issn.1006－7876.2015.04.003.

［13］ScottDZE,Alexandre B,Michael von B,et al. Classification of vestibular signs and examination techniques:Nystagmus and nystagmus－like movements［J］. J Vestib Res, 2019, 29(2－3):57－87. DOI:10.3233/VES－190658.

［14］徐先荣,崔丽,金占国,等.歼击机飞行员空晕病合并蛛网膜囊肿一例并文献复习［J］.空军总医院学报,2008,24(4):187－189.DOI:10.3969/j.issn.2095－3402.2008.04.001.

［15］刘庆元,陈同欣,荣玉玺,等.军事飞行学员医学选拔淘汰原因分析［J］.空军医学杂志,2011,27(2):70－73.DOI:10.3969/j.issn.2095－3402.2011.02.004.

［16］徐先荣,张扬,金占国.前庭功能与航空航天飞行［J］.听力及言语疾病杂志,2008,16(1):29－31.DOI:10.3969/j.issn.1006－7299.2008.01.007.

［17］徐先荣.对航空医学鉴定的再认识［J］.空军医学杂志,2018,34(6):361－364.DOI:10.3969/j.issn.2095－3402.2018.06.001.

［18］欧阳汤鹏,徐先荣,翟丽红,等.晕动病4例分析及对航空医学选拔鉴定的启示［J］.解放军医学院学报,2020,41(1):32－34.DOI:10.3969/j.issn.2095－5227.2020.01.009.

［19］翟丽红,徐先荣,金占国,等.探讨军事飞行员动态视敏度和凝视稳定性的检测方法及正常参考值［J］.解放军医学院学报,2020,41(1):12－15.DOI:10.3969/j.issn.2095－5227.2020.01.004.

［20］欧阳汤鹏,徐先荣,翟丽红.军事飞行员感觉整合试验检测方法及参考值［J］.解放军医学院学报,2020,41(1):8－11.DOI:10.3969/j.issn.2095－5227.2020.01.003.

［21］徐先荣.对飞行人员体格检查的再认识［J］.解放军医学院学报,2020,41(1):1－4.DOI:10.3969/j.issn.2095－5227.2020.01.001.

［22］翟丽红,罗金叶,徐先荣,等.主观视觉耳石器功能检测仪在飞行人员医学鉴定中的应用［J］.中华航空航天医学杂志,2019,30(1):25－29.DOI:10.14725/gjtm.v2n2a496.

［23］金占国,徐先荣,刘玉华,等.军事飞行员和普通人员前庭自旋转试验参考值的比较研究［J］.中华航空航天医学杂志,2019,30(1):12－16.DOI:10.111/bjd.18072.

［24］章梦蝶,徐先荣,金占国,等.军事飞行员颈性与眼性前庭诱发肌源性电位检测方法及参考常值［J］.中华航空航天医学杂志,2019,30(1):6－11.DOI:10.37155/2717－557x－0101－8.

［25］金占国,翟丽红,徐先荣,等.军事飞行员视频头脉冲试验临床正常值的建立［J］.空军医学志,2018,34(5):289－291,294.DOI:10.3969/j.issn.2095－3402.2018.05.001.

［26］王朝霞,徐先荣.前庭神经元炎的诊治与航空医学鉴定［J］.临床耳鼻咽喉头颈外科杂志,2017,31(8):650－654.DOI:10.13201/j.issn.1001－1781.2017.08.022.

[27] 何萍,徐先荣,金占国,等.水平半规管管结石型良性阵发性位置性眩晕单纯复位与联合药物治疗的对比研究[J].临床耳鼻咽喉头颈外科科杂志,2016,30(8):598-601. DOI:10.13201/j.issn. 1001-1781.2016.08.003.

[28] 何萍,徐先荣,金占国,等.良性阵发性位置性眩晕单纯复位与联合药物治疗的对比研究[J].解放军医学院学报,2015,36(1):27-29.DOI:10.3969/j.issn.2095-5227.2015.01.009.

[29] 徐先荣,丁大连.眩晕内科诊治的现状和展望[A]// 徐先荣.眩晕内科诊治和前庭康复[M].北京:科学出版社,2020,1-4.

[30] 丁大连,徐先荣,李鹏,等.对选择和应用抗眩晕药的理性思考[J].中国耳鼻咽喉颅底外科杂志,2021,27(1):105-108. DOI:10.11798/j.issn.1007-1520.202110202.

[31] 中国民用航空局.MH/T 7013-2017 民用航空招收飞行学生体检鉴定规范[S].北京:中国民用航空局,2017. DOI:10.32629/er.v1i5.1557.

[32] 中国民用航空局.CAAR-67FS-R4 民用航空人员体检合格证管理规则[S].北京:中华人民共和国交通运输部,2018.

[33] 中国民用航空局.AC-67-FS-2018-002R1 Ⅱ级体检合格证申请人体检鉴定医学标准[S].北京:中国民用航空局,2018.

[34] 中国民用航空局.AC-67FS-001 空中交通管制员体检鉴定医学标准[S].北京:中国民用航空局,2019.

[35] 中国民用航空局民航医学中心.空勤人员和空中交通管制员体检鉴定指南[M].北京:中国民航出版社,2012.

第一章 飞行人员晕动病的诊治与航空医学鉴定

第一节 概　述

一、定义

晕动病是指在驾驶或乘坐车、船、飞行器或视觉诱发如驾驶飞行模拟器时,机体不能适应角加速度和(或)线加速度、视觉和本体觉的刺激而出现的头晕、恶心、呕吐、出冷汗、面色苍白等一系列前庭自主神经反应。空晕病、航天病或太空病、晕地球病、模拟器病均属晕动病的范畴。发生于飞行中的晕动病即为空晕病或晕机病。航天病是航天员在失重状态下体验到的晕动病,其发病率很高,可达 15%~50%,在载人航天的早期,几乎每个航天员都程度不同地体验过航天病,航天病对航天员的操作影响较大。长时间执行航天任务,对失重环境适应后返回地面的重力环境时,出现再适应不良的表现即为晕地球病。飞行员在模拟器上飞行,可以模拟飞行中的各种状态,并可体验一些飞行员在飞行中未遇到的情景,特别是体验实际飞行时可能发生的险情,积累处置经验。因此,飞行员在模拟器上飞行的时间会越来越多,但由此带来的晕动病却给飞行员带来痛苦,其发生率高达 70% 左右,有的甚至在实装飞行时没有晕机反应而在飞模拟器时发生了晕动病,该病的特点是持续时间长,因此飞模拟器当天应该休息,次日以后才可参加实装飞行。2021 年 WHO 委派 Barany 协会前庭疾病分类委员会制定的《晕动病诊断标准》(以下简称《标准》),将晕动病分为晕动症(motion sickness,MS)和晕动病(motion sickness disorder,MSD)。晕动症又分为 MS 和视觉诱发的晕动症(visual induced motion sickness,VIMS),MS 和 VIMS 属于生理反应;晕动病又分为 MSD 和视觉诱发的晕动病(visual induced motion sickness disorder,VIMSD),MSD 和 VIMSD 对生活和工作造成困扰,属于疾病范畴。该标准突出强调 VIMS/VIMSD 的地位,由于现代生活中人类应用电脑、手机、电视、电子仪表显示器的机会较多和每日累计使用上述产品的时长占据了一天中的大部分时间,导致出现 VIMS/VIMSD 者较以往明显增多,因此这样分类也有利于提升对飞行员模拟器训练所致的 VIMS/VIMSD 即模拟器病的认识。

二、演变历史

虽然运动超过机体耐受能力可能导致疾病,在两千多年前就被希波克拉底所描述,但临床上一直缺乏规范、统一的认识。1881 年,J. A. 欧文提出了晕动病(motion sickness)的概念。按诱发环境的不同,晕动病可分为晕车病、晕船病、晕机病、航天病、视性晕动病以及声音诱发的晕动病等。1989 年,W. J. 奥克尔斯在《自然》杂志上提出"晕地球病"的概念,指出航天员长时间执行航天任务,对失重环境适应后再返回地球的重力环境时,会因再适应不良而出现晕动病的表现。晕动病也有译为运动病的。本文参考《标准》结合我军实际统一采用晕动病表述。

三、流行病学

(一)年龄和性别与晕动病的关系

1. **年龄** 2 岁以下的婴儿很少发生 MS/MSD,2 ~ 12 岁前庭的敏感性高,易发生 MS/MSD,以后随着年龄的增大,敏感性下降,50 岁后 MS 罕见。如果 50 岁以后 MS/MSD 症状依然明显,或既往没有 MS/MSD 表现而新近出现症状,或既往症状轻而新近症状重,则要考虑继发于其他疾病的可能。但成人仍是 VIMS/VIMSD 的主要发病群体。

2. **性别** 同年龄者女性比男性对 MS/MSD 易感,可能由于内分泌因素导致,因为在月经期 MS/MSD 的发病率达高峰。但 Ucertinim 等的研究认为,女飞行学员 MS/MSD 患病率(32.5%)和男学员的患病率(35.1%)没有明显差别,不过女性慢适应(大于 6 次晕动病发作)的比例(38.5%)高于男性(9.3%)。此外,由于女性前庭性偏头痛等眩晕疾病的发病率高于男性,因此应注意区分继发性因素造成的对女性 MS/MSD 及 VIMS/VIMSD 比例的影响。

(二)军事飞行与晕动病的关系

Armstrong 曾报道在第二次世界大战期间飞行学员前 10 次飞行中晕动病的患病率为 10% ~ 12%,飞行人员在训练中的患病率为 50%,在极端不利条件下空运人员的患病率高达 70%。英国的资料显示,飞行人员约有 40% 患病,飞行学员中发生严重影响操纵飞机者所占比例为 15% ~ 18%,大约有 1% 的飞行学员因本病停学。Ucertinim 等的资料显示,意大利空军飞行学员晕动病的患病率为 34.8%。模拟器训练时即使在有经验的飞行员中 VIMS/VIMSD 患病率也高达 70%,但其特点是仅有恶心,很少发生呕吐,持续时间达 10 h 之久。Antunano 等曾报道 28 名跳伞员在 5 天训练中有 64% 的人患过一次晕动病,而 17 名伞兵在跳伞训练中仅 35% 的人患病。

在我军,晕动病是空军部队官兵的常见病,在空降兵部队训练中,其患病率为 20% ~ 40%,初级训练的飞行学员,晕动病的患病率为 10% ~ 18%,其中 0.5% ~ 1.5% 因不能适应空中生活而被停学。在因病停飞者中,飞行学院的学员因本病停飞者占 6.8%,部队飞行人员占 4.3%。根据原空军总医院 40 年歼击机飞行员的资料统计,晕动病排在耳鼻喉科住院疾病谱的第 6 位、所有歼击机飞行员停飞疾病谱的第 13 位,由于严格的改装体检,高性能歼击机飞行员和高性能武装直升机飞行员晕动病者很少,但也有个案发生。

飞行人员晕动病的患病率,不同作者的报道相差较大,这与飞行器不同(如运输机、歼击机机、模拟器、航天器等),环境因素(如同是运输机在气流平稳时不患病,严重气流颠簸时出现症状的就多),诊断标准(如飞行学员仅有轻度晕机反应,不同的飞行教员可能做出不同的判断),身体状态(如睡眠欠佳时可能出现轻度反应),心理状态(如执行重大任务时情绪高涨在同样的飞行环境可能不易出现症状),飞行经历(如仅有一次平稳乘机史者,不能排除今后乘机在气流颠簸的条件下会出现症状),资料来源(运输机飞行学员和歼击机飞行学员会有不同的患病率)等有关,在分析资料时要考虑这些因素。

随着我军装备、飞行人员队伍和飞行模式的不断变化,晕动病的病患也可能出现新的变化。如地震救援直升机投送救援人员、运输机接送伤员、国外撤侨行动运输机接送侨民、大型军用运输机投送医务人员到疫区,这就不仅涉及飞行人员,还涉及救援人员、伤员、侨民和医务人员等晕动病的问题。需要参考《标准》区别对待 MS/MSD 及 VIMS/VIMSD。

(三)民航飞行与晕动病的关系

民航飞行多在无气流颠簸的较平稳状态下飞行,没有特技动作,飞行员的心理负荷相对较轻,晕动病的患病率较低,乘客的患病率低于 10%,但在轻型和低性能飞机上,因气流变化较大,乘客的患病率就会上升。

随着国民经济的快速增长和灾害医学的发展,民用运输机参与大批量伤员运输的任务越来越多,对于执行特殊民航任务的人员,要考虑到晕动病的预防措施,特别是对既往有明显晕动病病史者或有颅脑损伤的伤员,要考虑空运的取舍或采取预防措施。

(四)航天飞行与晕动病的关系

航天员晕动病的发生率较高,1982 年美国 83 名航天员中有 21 名(25%)发生晕动病。苏联 84 名航天员中有 41 人(49%)发生晕动病。1989 年美国 59 名航天员中有 9 名(15%)发生晕动病,苏联 24 名航天员中有 4 人(17%)发生晕动病。美国在阿波罗系统 14 次飞行中,有 50% 航天员发生晕动病,在空间实验室 9 人中有 5 人发生晕动病。

航天飞行突出的医学问题就是失重所引起的一系列反应,其中重力消失所致耳石器停止向中枢神经系统输入信号,仅半规管向中枢神经系统输入信号,使航天员在进入航天飞行的初期产生晕动病。随着飞行时间的延长航天员逐渐适应了失重环境,晕动病的症状会逐渐减轻和消失,但当返回地球重力环境时由于耳石器恢复向中枢神经系统输入信号,会再次出现晕动病表现。此外,为了减轻在太空站长时间停留所引起的失重反应,太空站内设计有旋转舱以产生人工重力,但航天员在这种旋转环境下前庭系统易受到科里奥利加速度的作用产生晕动病。随着在太空站停留时间的延长,发生晕动病的症状会逐渐减轻和消失,但当航天员脱离太空站的旋转环境,还会再出现晕动病的症状。所以,发生晕动病是航天飞行中的一个十分突出的问题。

四、病因及发病机制

(一)生理解剖特点

引起晕动病的感觉系统是前庭系统和视觉系统,前者包括三对半规管感知角加速度和两对耳石器感知线加速度,半规管和耳石器为内耳的重要组成部分,属于力环境感觉系统。其他感受器如本体感受器在晕动病的发病过程中与耳石器起协同作用。

1. 前庭器 飞行器在三维空间运动可以产生线加速度(如起飞、着陆、加减速等)、径向加速度(如盘旋、转弯、筋斗和退出俯冲等)、角加速度(如横滚、进入螺旋状态),甚至可以产生科里奥利加速度(在一个旋转参考系同时具有线性运动,如飞机转弯时飞行员做低头和仰头动作),这些加速度均为前庭器的适宜刺激。正常前庭器对加速度刺激有一定的耐受能力,在耐受范围以内的加速度刺激不会产生 MS/MSD,超出正常耐受范围的加速度刺激(包括刺激强度过大或持续时间过长),或个体的前庭器过度敏感均会出现 MS/MSD 的表现,这就是所谓前庭器过度刺激学说。对加速度刺激的耐受能力个体之间有差别,这是飞行学员选拔、飞行员改装医学鉴定、航天员医学选拔的理论基础。同一个体在不同的状态有差别,如睡眠好坏会有不同、适量进餐后和空腹或饱腹会有不同、身体状况好坏也会有不同,这是 MS/MSD 预防的理论基础。同一个体是否进行前庭功能训练会有很大不同,这是 MS/MSD 前庭康复的理论基础。

2. 前庭 - 视觉 - 中枢神经系统 神经匹配不当学说能更好地解释科里奥利加速度刺激引起的 MS/MSD、由模拟器等所致的 VIMS/VIMSD。该学说的基本含义是:中枢神经系统存在着对运动刺激的储存器和比较器,由视觉、前庭器等感觉器输入的运动信号与储存器相联系,比较器与储存器和新的运动信号相联系,如果比较器分析新的运动信号与储存器的运动信号相匹配时就不会产生 MS/MSD 或 VIMS/VIMSD。如果比较器分析新的运动信号与储存器内过去已储存的运动信号不匹配时,视新运动信号的强弱产生两种结果,一是弱而持续的匹配不当信号使储存器的信号重新排列,使 MS/MSD 及 VIMS/VIMSD 产生适应;二是强烈而持续的匹配不当信号产生明显的 MS/MSD 或 VIMS/VIMSD症状,同时也引起储存器明显的重新排列。按神经匹配不当学说,可分为视觉 - 前庭匹配不当型(如飞行人员在模拟器内训练时,模拟器并未运动无前庭加速度信号,但视景运动有强烈的视觉运动信号因而产生症状)和半规管 - 耳石器匹配不当型(如在航天失重情况下,耳石器失去重力刺激,只有半规管信号因而产生症状)。视觉强化康复是基于视觉 - 前庭匹配不当型理论而设计的前庭康复方案,航天员失重训练是基于半规管 - 耳石器匹配不当型理论而设计的前庭康复方案。还可分为 Ⅰ 型匹配不当,是指对应的两个感受器同时向中枢报告相互矛盾的信息,如科里奥利加速度所致的 MS/MSD 或飞行中飞行员向窗外观察所致的 MS/MSD 或 VIMS/VIMSD,科里奥利加速度耐力训练是基于 Ⅰ 型匹配不当理论而设计的前庭康复方案。Ⅱ型匹配不当,是指对应的两个感受器中只有一个向中枢报告信息,另一个不向中枢报告信息,如模拟器病、航天病、<0.5 Hz 的低频直线摆动所致的 MS/MSD 或 VIMS/VIMSD 等,飞行员视觉强化康复、航天员失重训练、四柱秋千训练是基于 Ⅱ 型匹配不当理论而设计的前庭康复方案。

3. 中枢神经系统的递质 中枢神经系统递质失平衡理论认为,晕动病与异常运动刺激引起的脑桥前庭核等部位的乙酰胆碱能递质的功能增强或脑内去甲肾上腺递质的功能减弱有关,也可能与组胺能递质的功能增强有关。目前应用的抗晕动病药物,是基于该理论而研制的。

4. 大脑皮质等高级中枢 前庭和视觉中枢均在大脑,前庭 - 自主神经反射受下丘脑和大脑皮质等高级中枢控制,大脑皮质等高级中枢失调控假说认为,当这些高级中枢功能紊乱时即可发生晕动病。中枢前庭康复是基于高级中枢失调控假说而设计的前庭康复方案。

(二)诱发因素

1. 舱外环境因素 航空飞行中,舱外不稳定的气流,特别是垂直气流会造成飞机的颠簸,对内脏器官和本体感受器是过强的刺激,容易诱发 MS/MSD。航天飞行中,进入轨道阶段舱外处于失重环境,因耳石 - 半规管匹配不当容易诱发晕动病,返回大气层阶段可能会因再适应障碍而再度出现晕动病。

2. 舱内环境因素 航空飞行中,舱内卫生条件不良,如煤油味、废气等影响,可诱发晕动病。在飞模拟器时,视觉 - 前庭匹配不当容易产生 VIMS/VIMSD。航天飞行中舱内卫生条件不良、空间站上产生人工重力的旋转所致的科里奥利加速度容易诱发 MS/MSD,旋转舱停止旋转可能因再适应不良而再度出现 MS/MSD。运输机的后舱较前舱易受到气流的影响而诱发 MS/MSD。

3. 飞行器的状态 航空飞行中起降速度太快,特技飞行中加速度太大,模拟器飞行中视屏景象运动太快,航天飞机从 Z 轴(头 - 足向)运动转变成 X 轴(前 - 后向)运动等均是晕动病的诱发因素。

4. 飞行科目 连续飞行或多次复杂特技飞行所产生的加速度积累、复杂气象及夜间飞行等飞行科目是晕动病的诱发因素。

5. 飞行器 不同机种飞行人员所受的加速度和视觉刺激有一定的差别,如直升机的视觉负荷和震动刺激较大,歼击机的角加速度刺激较大,强击机俯冲所受的直线加速度刺激较大,运输机和轰炸机的垂直气流刺激及长航时的累积刺激。而且,随着飞行器的变化,对飞行人员的影响也会变化,如第三代和第四代歼击机能够实现空中加油和跨岛链飞行,对飞行员的视觉刺激和疲劳程度都会产生新的影响;舰载战斗机着舰时,对飞行员的视觉和耳石器的刺激都产生新的影响;高性能武装直升机则可因快速对地攻击而新增较大的直线加速度刺激。空间站与航天器相比,对航天员的失重影响将更为长久,航天员返回地球后的再适应问题将更为突出。

6.人的因素　感冒未愈参加飞行,过度疲劳、睡眠不足参加飞行,空腹、过饱、酒后参加飞行,飞行中情绪紧张和焦虑等是晕动病的诱发因素,飞行员技术不熟练、动作不协调也是晕动病的诱发因素。双座机处于被动位置的飞行员较主动驾驶的飞行员易患晕动病。此外,运输(轰炸)机、直升机上的战勤人员、技勤人员均处于被动位置,且其改选标准明显低于飞行员,特别是技勤人员,可能更易诱发晕动病。

第二节　诊断治疗

一、诊断

(一)病史

早期表现为驾驶或乘坐车、船、航空(天)器时出现头晕、胃部不适、唾液多和不愿活动,继而出现恶心、倦怠嗜睡、冷汗、面色苍白、表情淡漠、手指颤动等症状,最后出现呕吐、眩晕。呕吐前常有血压降低、脉搏减缓等表现,呕吐后症状暂缓,不久后可再呕吐,甚至出现脱水。重者出现心理异常,甚至想自杀以解脱痛苦。离开航空(天)器后,症状逐渐消失,有的持续数日。但 VIMS/VIMSD 出现呕吐者较少。

(二)前庭功能检查

1.必查项目　根据不同情况,必查项目会有所不同。

(1)床旁检查:发病现场或急诊就医者,应当进行生命体征(血压、脉搏、呼吸、体温)检查,患者可出现面色苍白、额部冷汗、表情淡漠、恶心、呕吐,血压可能降低。缓解期可能无异常发现(具体方法见绪论部分)。

(2)科里奥利加速度耐力检查:在未乘坐或驾驶车、船、飞行器的非发病期进行。只要考虑 MS/MSD 时,均应择机进行此项检查,出现Ⅱ度以上的前庭－自主神经反应,对 MS/MSD 的诊断有较重要的价值(具体方法见绪论部分)。

(3)视动刺激下胃肠电图检查:考虑 VIMS/VIMSD 时,列为必查检查,在视动刺激下胃肠电图记录到频率增快(3~6/min),对 VIMS/VIMSD 的诊断有重要的价值。

2.选查项目

(1)双温试验:考虑半规管型 MS/MSD 或由双侧半规管功能不对称所致 MS/MSD 时,选做此项检查,出现眼震的频率增快或幅度增高或仅有 DP 异常,对半规管型 MS/MSD 诊断有参考价值;或 CP 异常,对由双侧半规管功能不对称所致 MS/MSD 的诊断有参考价值(具体方法见绪论部分)。

(2)前庭自旋转试验(VAT):考虑半规管型 MS/MSD 或由双侧半规管功能不对称所致 MS/MSD 时,选做此项检查,水平导程的增益和相位异常、垂直导程的增益和相位异

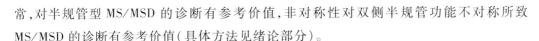

常,对半规管型 MS/MSD 的诊断有参考价值,非对称性对双侧半规管功能不对称所致 MS/MSD 的诊断有参考价值(具体方法见绪论部分)。

(3)视频头脉冲试验(vHIT):考虑由双侧半规管功能不对称所致 MS/MSD 时,选做此项检查,出现一侧半规管的平均增益低于正常,对由双侧半规管功能不对称所致 MS/MSD 的诊断有参考价值(具体方法见绪论部分)。

(4)主观视觉耳石器功能检查:SVV 和 SVH 检查,考虑由双侧耳石器功能不对称所致 MS/MSD 时,选做此项检查,出现一侧 SVV 或 SVH 超过正常值,对由双侧耳石器功能不对称所致 MS/MSD 的诊断有参考价值(具体方法见绪论部分)。

(5)前庭肌源性诱发电位检查:oVEMP 和 cVEMP 检查,考虑由双侧耳石器功能不对称所致 MS/MSD 时,选做此项检查,出现一侧 oVEMP 或 cVEMP 降低或消失,对由双侧耳石器功能不对称所致 MS/MSD 的诊断有参考价值(具体方法见绪论部分)。

(6)四柱秋千试验:考虑耳石器型 MS/MSD 时,选做此项检查,出现 Ⅱ 度及以上的前庭 - 自主神经反应,或胃肠电图记录到频率增快(3 ~ 6/min),对耳石器型 MS/MSD 的诊断有重要价值。

(三)分类诊断

晕动病的诊断主要依据病史,其中科里奥利加速度耐力检查在飞行学员医学选拔、四柱秋千试验结合科里奥利加速度耐力检查在预备航天员医学选拔中具有重要价值。飞行人员晕动病的诊断依据病史结合前庭功能检查,参考《晕动病诊断标准》,做出以下分类诊断。

1. 按病史和发病情况分类

(1)原发性晕动病:幼年时即有晕车、晕船等病史,飞行或模拟飞行时表现出症状,包括 MSD 和 VIMSD。具有明显的遗传倾向,未来可能找到敏感基因,难以产生适应而最终会被淘汰。

(2)继发性晕动症:既往无晕动病史,前庭功能检查正常,仅在一些诱发因素(头颅外伤、慢性胃肠疾病、休息欠佳、饱腹或空腹、加速度过强、剧烈颠簸、被动飞行等)的作用下方出现症状,包括 MS 和 VIMS。在诱因去除后症状可消失,有的需经过前庭康复才能消除症状,而诱因难以去除者(如有些难以治愈的慢性胃肠病、有些涉及前庭和视通路的颅脑疾病和外伤等)最终会被淘汰。

2. 按症状轻重分类

(1)轻度晕动病:有轻微头晕、恶心症状,但无呕吐,包括 MS/VIMS 及 MSD/VIMSD。

(2)中度晕动病:有恶心,偶有呕吐,包括 MS/MSD,但 VIMS/VIMSD 很少呕吐。

(3)重度晕动病:反复呕吐,包括 MS 和 MSD。

3. 按发病的频率分类

(1)偶发型晕动病:偶尔出现症状。

（2）中间型晕动病：有时出现症状。

（3）频发型晕动病：经常出现症状。

4.按感受器对加速度刺激的反应分类

（1）前庭感受器敏感性晕动病，即 MS/MSD，包括：

①耳石器过敏型。对线加速度刺激过敏，多见于运输机、轰炸机或其他大型飞机的飞行人员或乘客，气流大、颠簸时出现症状，四柱秋千检查耐受能力较正常人差。

②半规管过敏型。对角加速度刺激过敏，多见于歼击机飞行员飞特技动作时，冷热试验和旋转试验时自主神经反应症状重，可有眼震快频率或高振幅的眼震电图表现。

③耳石器半规管过敏型。对线加速度刺激和角加速度刺激均过敏，气流颠簸和飞特技动作时均出现症状，四柱秋千检查和科里奥利加速度耐力检查均出现过敏症状。

（2）视觉诱发性晕动病，即 VIMS/VIMSD，指在飞行中由于视野中运动物体或景象的刺激而诱发的自主神经反应，模拟器病多属此种类型，检查在视动刺激下自主神经反应重，胃电图显示频率增快。

根据原空军总医院的资料，飞行人员 112 例晕动病者中，轻度 37 例（33.0%）、中度 57 例（50.9%）、重度 18 例（16.1%）。112 例中耳石器过敏型 19 例（16.9%）、半规管过敏型 18 例（16.1%）、耳石器半规管过敏型 75 例（67.0%）。

晕动病是飞行学员的常见（症）病，有许多飞行学员直接在飞行学院被停学而不送院，飞行人员也在病情较重时才送院诊治。

5.按巴拉尼协会制定的《标准》分类 由于巴拉尼协会的诊断标准 2021 年始公布，其诊断依据主要是根据病史、症状和体征，主要适用于临床医师。尽管与以上飞行人员晕动病诊断时设定的诊断依据有所不同，但仍有较大的参考价值，故在此予以列出。

（1）MS/VIMS 诊断标准：《标准》中规定，MS 是指人的物理运动诱发的晕动病症状，而 VIMS 是指由于视觉运动诱发的晕动病症状，二者共用一个诊断标准，须满足下述 A ~ D 条件：

A.人的物理运动或视觉运动诱发的下列一个方面严重的而非轻度的症状和体征：

①恶心或胃肠紊乱；

②体温调节紊乱（出冷汗或皮肤苍白）；

③觉醒改变（嗜睡）；

④头晕和（或）眩晕；

⑤头痛或眼部不适感。

B.症状/体征在运动过程中出现，并随着运动时间的延长而逐渐增强。

C.运动停止后症状/体征最终停止。

D.症状/体征不能用其他紊乱或疾病更好地解释。

（2）MSD/VIMSD 诊断标准：《标准》中规定，MSD 是指人的物理运动诱发的晕动病症状，而 VIMSD 是指由于视觉运动诱发的晕动病症状，二者共用一个诊断标准，须满足下述

A~E 条件：

A. 至少五次在同样的或相似的运动或视觉运动刺激触发下发生的 MS/VIMS 发作。

B. MS/VIMS 症状/体征的出现依赖于相同或相似的运动或视觉运动刺激。

C. 反复暴露在同样的或相似的运动或视觉运动刺激条件下，MS/VIMS 症状/体征并不显著减弱。

D. 症状/体征导致下列一个或多个行为及情绪反应：

①主动改变刺激以终止 MS/VIMS 症状/体征；

②躲避触发晕动病的运动或视觉运动刺激；

③在暴露于晕动病刺激之前出现厌恶情绪反应。

E. 症状/体征不能用其他紊乱或疾病更好地解释。

二、鉴别诊断

（一）不同类型晕动病的鉴别

多数人既晕航空（天）器，又晕车、晕船，但也有少数人只晕车或晕船，不晕航空器，在病史询问时应予以鉴别。此外，按《标准》应鉴别 MS、VIMS、MSD 和 VIMSD。

（二）和初期反应的鉴别

飞行学员刚进入飞行阶段出现的晕机反应与原发性晕动病不同，前者随着对飞行环境的适应晕机反应会在短期内（通常约 10 个飞行训练日或 20 h 左右的飞行时间）消失。晕机反应分为快适应（在 6 次晕机反应内产生适应）和慢适应（6 次以上晕机反应后才产生适应）。航天员刚进入太空也会出现短暂的适应不良表现，并逐步适应太空环境。这些过去所称的飞行学员和航天员的初期反应，即为 MS 和 VIMS。

（三）登陆不良综合征（mal de debarquement syndrome，MdDS）

mal 在法语中有疾病的意思，de 是介词，debarquement 是下船、下飞机、登陆的意思，登陆不良综合征是指运动刺激（乘船、飞机、汽车等）至少数小时后而出现的一种持续性不稳状态。在被动运动时（如乘车）症状明显缓解是其特征，有人将其称为登陆病（land sickness），其实两者是有差别的。为避免与强迫性抑郁症（manic depress syndrome，MDS）的缩写相混淆，而以 MdDS 作为其缩写。除表现出姿势控制异常外，还伴随更高比例的运动恐惧和焦虑，具有以下特点。

1. **发病率** 为 1.3%，年龄范围 15~77 岁，30~40 岁常见，80% 以上为女性。误诊率高，患者可能要平均就诊 19 次才能被明确诊断。病程平均 3.5 年（半年至 10 年）。

2. **症状** 2~3 天消失为登陆病（land sickness），超过 3 天要考虑此综合征，持续超过 1 个月、数月，甚至数年。

3. **分型** 分为运动诱发型和自发型，前者为由运动诱发的慢性摇晃性头晕发作；后者为与运动诱发性类似，可亚急性发病，有时突然起病。

4. 机制 可能的机制是不适当地过度依赖本体觉、不适当的内在预测模式、不适当的摇晃 – 摇摆适应性，即本体觉系统在 MdDS 的发生过程中起重要作用。

5. 实验室检查 前庭功能和听功能检查不易提供有价值的诊断依据。

6. 影像学检查 功能 MR 研究发现，MdDS 患者内嗅皮层和杏仁核代谢增高，其与后部的视觉和前庭信息加工区域包括颞中回之间的连接增强；运动敏感区 MT/V5、顶上小叶、初级视觉皮质与多个前额叶的连接呈现出下降趋势。

7. 治疗 特点为传统的前庭抑制剂基本无效；苯二氮草类有成瘾性，可小剂量应用氯硝西泮 0.25 ~ 0.50 mg，每天 2 次，或 2 ~ 5 mg 地西泮，每天 2 ~ 3 次也有效，但症状会波动；选择性 5 – 羟色胺再摄取抑制剂 SSRI，帕罗西汀、舍曲林有助改善症状（证实了心理因素与发病有关）；抗偏头痛药文拉法辛、阿米替林、丙戊酸镁等；中医中药治疗：如乌灵胶囊、针灸等。

（四）与其他疾病的鉴别

除了 MdDS 外，晕动病还应与前庭性偏头痛在运动刺激下出现头晕、恶心、呕吐，持续性姿势知觉性头晕等相鉴别，见表 1 – 1。

表 1 – 1　晕动病的鉴别诊断

	晕动病	MdDS	前庭性偏头痛	持续性姿势知觉性头晕
症状出现时机	运动中或停止运动后数十分钟	数小时运动刺激后	头动或无运动刺激	行走过程中
恶心呕吐	有	无	有	无
头静止	症状轻或消失	症状重	症状轻	症状轻或无
走路时	症状加重	症状轻或无	症状加重	症状加重
持续时间	数小时，最多数天	3 天以上，数月、数年	5 分钟至 72 小时	3 个月以上
前庭抑制剂	有效	无效	有效	不明显
抗焦虑抑郁	—	有效	有效	有效
前庭康复	有效	有效	有效	有效

三、治疗

（一）一般治疗

发生晕动病后，如有可能，应快速离开航空器的刺激环境（如模拟器飞行训练时先停止训练，或飞行器已经着陆），闭目安静休息，轻症者多可自行缓解。

（二）药物治疗

1. 中度患者 仅靠休息不能缓解头晕、恶心症状者，可以选用以下药物中的一种或两种药物口服。

（1）抗胆碱药：如东莨菪碱、山莨菪碱、盐酸苯环壬酯、扎非那新、邻甲苯海拉明、苯氨哌二酮等。其中以东莨菪碱最为常用。

（2）抗组胺药：如异丙嗪、茶苯海明（晕海宁、乘晕宁）、赛克力嗪、桂利嗪、苯海拉明等。

（3）拟交感药：常用药物有苯丙胺、麻黄素、苯甲吗啉、苯异妥英、哌醋甲酯、可卡因等。其中苯丙胺和麻黄碱是常用药。

（4）钙离子拮抗剂：常用药物主要有氟桂利嗪和桂利嗪。

（5）胃动力药：常用药为多潘立酮。

（6）中草药：如生姜粉、生姜合剂等。

2. 重度患者 对于反复呕吐的重症患者可进行以下治疗。

（1）肌内注射：前庭抑制剂如异丙嗪 25 ~ 50 mg 即刻肌内注射，和止吐药，如甲氧氯普胺 25 ~ 50 mg 即刻肌内注射。

（2）静脉给药：频繁呕吐者要适当静脉补液，并监测电解质，必要时补钾。

（3）呕吐停止：改用口服前庭抑制剂。

（三）前庭康复治疗

由于药物治疗的副作用，限制了其在飞行人员中的应用。前庭习服训练作为晕动病前庭康复治疗的主要手段，就成为飞行人（学）员晕动病的最有效的治疗方法，它可提高前庭系统的稳定性，降低敏感性。

1. 康复方案 凡是带有旋转性运动并很快变换头位或体位的运动，都能增强前庭功能的稳定性。

（1）徒手体操前庭康复：常用的包括以下几种。

徒手操－1：头部依次做四种运动，即左右转头、前后俯仰、左右摆头、左右转身。

徒手操－2：顺时针 360°旋转后下蹲并站起，再逆时针 360°旋转后下蹲并站起，连续做 5 ~ 10 次，再闭双眼做 5 ~ 10 次。

徒手操－3：弯腰 90°，左手绕拽住右耳垂，右手伸直与地面垂直，然后顺时针 360°旋转和逆时针 360°旋转；同样方式右手拽住左耳垂，左手伸直与地面垂直，然后顺时针 360°旋转和逆时针 360°旋转。上述徒手旋转体操可以重复进行，并根据个体的实际情况决定重复的次数，但应循序渐进，以不出现明显恶心为依据，逐渐增加强度。

对 VIMS/VIMSD 如模拟器病者还可进行家庭康复，包括视觉强化性康复。

（2）户外器械前庭康复：在户外进行旋梯、滚轮的康复训练，也可在四柱秋千上进行康复，普通乘客可以进行户外四柱秋千康复。主要用于 MS/MSD。

（3）实验室前庭康复：MS/MSD 在实验室进行科里奥利加速度耐力康复训练；VIMS/VIMSD（如模拟器病）者可在视动笼（屋）内有视动刺激的背景下进行固视脱敏训练；或在电动转椅旋转的背景下固视安装在转椅上的视靶，进行视前庭相互作用的康复训练。

有关晕动病的前庭自主神经功能康复,参见徐先荣主编的《眩晕内科诊治和前庭康复》的绪论内容及相关视频(视频 0-32~视频 0-40)。

2. 前庭特殊现象　了解以下几种与前庭康复相关的前庭特殊现象,有利于对前庭康复的理解。

(1)疲劳(fatigue):对于持续存在的或反复给予的刺激,前庭系统出现反应性降低或消失的现象。具有以下特点:刺激强度加大,疲劳程度随即加重;刺激停止,疲劳缓慢消失;疲劳现象产生部位可能与前庭神经突触有关。

(2)前庭习服(vestibular habituation):前庭系统由于受到一系列相同的刺激所表现出适应性逐渐降低或衰减的现象。具有以下特点:易为相同的反复刺激所引起;产生的时间以小时或日计;具有方向性,如顺时针旋转产生的眼震反应降低并不影响相反方向的旋转后眼震;一侧前庭习服可传递到对侧,使对侧也产生相应的改变,但耳石器和半规管、水平半规管和垂直半规管之间存在转移差;可存在数周至数月,如果以后继续刺激可使之延续很久;部位一般认为产生于前庭中枢;可用神经匹配学说来解释。

(3)前庭适应(vestibular adaptation):临床上常将前庭习服和前庭适应等同看待。有的认为适应的发生除了前庭冲动传入,尚需视觉信号参与。有研究认为小脑对适应的产生有重要作用,小脑损伤后不能出现前庭适应。实际上三级中枢都参与了前庭适应,两者的比较见表1-2。

(4)前庭冲动的复制:当机体受到复杂而有节律的综合刺激时,中枢神经系统即可将这种传入的前庭冲动作为母型加以复制(pattern-copy),以便加以对抗和控制。在刺激消失后,这种前庭冲动的复制品尚可保留数小时至数日。如航天员在太空由于失重耳石器感知重力的功能丧失,半规管-视觉-中枢神经系统重新建立复杂的关系,长期驻留后返回地面,虽然重力已经恢复,但航天员在太空中复制的半规管-视觉-中枢神经系统模式依然发挥作用,使航天员出现"晕地球"的表现,经过数日的再适应,前庭器(半规管-耳石器)-视觉-中枢神经系统模式恢复主导作用,症状慢慢消失。

表 1-2　前庭习服和前庭适应的比较

	前庭习服	前庭适应
强调	方法和过程	状态和结果(晕动病习服训练,达到空中适应)
反映	局部(前庭觉、视觉)	整体(角加速度、线加速度、视动均习服,中枢调节稳定,才能达到空中适应)
参与中枢	少(一、二级)	多(一、二、三级)
改变特点	功能改变为主	功能和结构改变(功能降低或有结构改变),或与种族遗传有关

3. 晕动病前庭康复的注意点　晕动病具有敏感性(即对加速度刺激敏感)、适应性(即通过前庭康复训练可以使症状减轻甚至消失)和保持性(即如果长时间间断训练则可使症状复发)的特点,因此,前庭康复需注意以下几点。

（1）晕动病的前庭康复训练，过去称前庭功能锻炼或前庭习服锻炼或前庭适应性锻炼，无论如何称谓，其基本原则是由低强度开始阶梯式循序渐进地进行。

（2）晕动病的诊断与许多航空性疾病的诊断一样，是一个相对概念。比如一个歼击机飞行员仅在横滚动作时出现前庭自主神经症状，诊断为半规管型晕动病，如果其改飞运输机可能就是一个健康飞行员。再如一个士官如果乘坐飞机时没有前庭自主神经症状，就可以认为其为健康者，但如其改为空中战勤人员或者技勤人员在机上执行某项操作任务，如反复出现前庭自主神经症状，就可诊断为晕动病。因此，飞行人员患晕动病后前庭康复的适应目标，应当与其所飞机种（型）和飞行人员类别相一致，即与其岗位胜任性目标一致。

（3）晕动病的前庭康复训练，要持之以恒地坚持进行，这是一个比较艰苦的过程，也是作为乘客的非职业人员不易做到的地方和影响效果的重要原因之一。

（4）航天员在航天飞行前针对太空失重环境的适应性训练和返回地球的再适应训练都是非常重要和更为艰苦的。

四、预防

晕动病对飞行人员和航天员等职业人员来说，不能在疾病发作时进行治疗，而是要提前采取预防措施，以胜任其岗位需求。因此，晕动病的预防应根据职业和岗位特点分别采取措施。

（一）军事飞行人员晕动病的预防

1. 做好招收飞行学员的医学选拔 招收军事飞行学员的选拔有多种途径（应届高中生、青少年航空学校、在校大学生、大学毕业生等），无论何种途径均须进行医学选拔。医学选拔时要详细询问病史，包括有无乘机晕机史、晕车晕船史、眩晕史、颅脑外伤史等，并经旋转椅科里奥利加速度耐力检查评价半规管和耳石器的功能，必要时选择单独评价半规管功能、单独评价耳石器功能的检查方法，做出客观评价（检查方法和评价原则见绪论部分），既要排除前庭功能减退者又要拒绝前庭功能敏感者，只能使前庭功能稳定的受检者入选。须指出的是，在询问病史时，一定要问受检者在 13 岁以后是否有晕机、晕车、晕船史，而不能笼统地问有无晕动病史，因为 2～12 岁是前庭发育期，这个时期都会或轻或重地出现 MS/MSD 表现，但大多数人随着年龄增长、前庭发育完善，症状会逐步减轻和消失。如果不针对性询问，则会出现两个结果，其一是回答"没有"，可能近 5 年左右没有再发生晕车、晕船和晕机而把童年经历的晕动病史遗忘，也可能担心被淘汰而隐瞒 13 岁以后存在的晕动病史，后者则可能因假阴性病史被误入选。其二是回答"有"，可能近 5 年来确实存在晕车、晕船和晕机史，也可能陈述的是 2～12 岁期间的经历，以后再未有晕动病史，后者则可能因假阳性病史被误淘汰。"误入选"是造成飞行学员阶段晕动病淘汰率高的重要原因，"误淘汰"则造成优质生源的流失，两种情况都是损失。在询问家庭成员有无晕动病史时也要注意此点，以使遗传病史更为可靠。此外，还要询问颅脑外伤史、眼科疾病史等,特别要注意询问有无头痛史。

2. 做好空中战勤人员的医学选拔 随着军事斗争的需求变化,近年来空中战勤人员的队伍在增大,这类人员在空中执行任务处于被动状态、飞行时间较长、对前庭功能有较高的要求,且多有视景移动的视觉负荷,因此,晕动病是需要高度关注的问题。但由于此类人员来源有限,身体素质总体不如参加飞行学员终审体检的受检者,因此在选拔或改选过程中其与晕动病相关的选拔应当独立对待。

3. 做好空中技勤人员的医学选拔 技勤人员不像飞行员和战勤人员那样与飞行安全和作战直接相关,身体素质总体要求没有他们高,但因其由地面人员选改而成,在机上为被动飞行,且在飞行中要执行机上勤务任务,因此其与晕动病相关的选拔应当独立对待。

4. 做好飞行学员理论学习阶段的前庭功能适应性训练 由于晕动病的高发病率,尽管招飞体检时进行过病史询问和前庭功能检查,但其属于筛查性的,在航空大学进行理论学习的飞行学员也不能排除进入学习飞行阶段可能发生晕动病。因此,进入航空大学学习的飞行学员应长期不懈地进行身体素质和有针对性的前庭功能适应性训练。

(1)主动锻炼:凡是带有旋转性运动并很快变换头位或体位的体操,都能增强前庭功能的稳定性。主动锻炼就是飞行学员在全面增强体质的基础上主动进行各种徒手旋转体操锻炼和器械(旋梯、滚轮、秋千、铁饼、单杠)运动锻炼,还可进行垫上运动、跳跃、滑冰、游泳、长跑等主动前庭功能锻炼。其中徒手旋转体操简单易行,不用他人帮助,不受场地和器械限制(如前述的徒手操-1、徒手操-2、徒手操-3、视觉强化性前庭康复锻炼)。

(2)被动锻炼:在前庭康复器具上进行锻炼,如前述在户外进行旋梯、滚轮的康复锻炼,在四柱秋千上进行康复锻炼,在电动转椅上进行科里奥利加速度耐力锻炼,VIMS/VIMSD(如模拟器病)者可在视动笼(屋)内有视动刺激的背景下进行固视脱敏训练,在电动转椅旋转的背景下固视安装在转椅上的视靶,进行视前庭相互作用的康复训练。过去对 VIMS/VIMSD 预防性训练在此阶段重视不够,需要加强。

5. 做好飞行学员飞行阶段的前庭功能适应性训练 由于很多飞行学员初期进入飞行环境都有一个适应过程,因此,要注意区分初期的晕机反应与真正的原发性晕动病的不同(即区别 MS 与 MSD,VIMS 与 VIMSD),但如何界定区别有时是困难的。无论是以前10 次或前 10 小时飞行还是以前 6 次呕吐后是否产生适应来判定,都存在着每位学员飞行的环境条件(如起飞降落速度、各种动作的轻柔与粗暴、加速度大小、气流的方向和大小等)和飞行教员的判断尺度的差别。因此,要真正提高未来飞行人员的质量,就要尽可能准确筛查,对原发性晕动病者及时予以停学,使晕机反应者尽快产生适应。要指导飞行学员继续强化前庭功能训练,同时建议部队循序渐进地安排与前庭功能相关的训练,如特技飞行训练、夜航训练、长航时训练等。同时要强化 VIMS/VIMSD 预防性训练。

6. 做好现役飞行人员前庭功能的保持性训练 现役飞行人员也要坚持前庭功能锻

练,以保持前庭功能的稳定性。对于在飞行学院曾有轻度晕机反应的歼击机飞行员来说,此点显得尤为重要。对继发性晕动病者,在原发疾病治愈后也要恢复前庭功能锻炼。对新改装机型的歼击机和高性能武装直升机飞行员要强化前庭功能锻炼,对地面人员新改空中战勤和技勤人员的,要逐步开始进行规范的前庭功能锻炼。

(二)民航飞行人员晕动病的预防

现代民用航空飞机自动化、信息化程度很高,机组成员主要是飞行员、乘务员和空中安保人员,晕动病发生率较军事飞行人员低,程度也较轻,但也同样存在预防的问题。

1. 做好飞行学生的医学选拔 民航飞行学院在招飞体检时同样要详细询问包括有无晕机、晕车、晕船史,眩晕史,颅脑外伤史,头痛史等病史,并经前庭功能检查,使前庭功能正常的受检者入选。

2. 做好飞行学生的前庭功能锻炼 像军事飞行学员一样,民航飞行学生也要进行地面前庭功能锻炼和初期进入飞行环境的适应性训练。

3. 做好飞行员前庭功能的保持性训练 尽管民用航空加速度相对较小,但轻型飞机遇有气流颠簸时对前庭的刺激仍较大,民航飞行员发生晕动病的可能性依然存在,特别是在飞行学院曾有轻度晕机反应的飞行员应坚持进行前庭功能锻炼。

4. 做好机组其他人员的体检 空中乘务员和空中安保人员等在上岗前应进行体检,耳鼻喉科体检应询问有无晕机、晕车、晕船史,眩晕史,颅脑外伤史和头痛等病史,并经前庭功能检查,将可能发生晕动病者排除在外。

(三)乘客晕动病的预防

患晕动病的乘客坚持进行前庭功能锻炼的概率较小,主要依靠临时性措施,如乘机前睡眠充足、不饱腹或空腹、保持情绪稳定等。同时由于乘客在飞行中没有操作任务,采用药物或其他措施不会因副作用而危及飞行安全。因此,既往晕动病症状重者,可提前服用1~2种药物或辅以其他措施。有晕动病史的伤病员转运时要结合所转运的伤病考虑晕动病的预防问题。

1. 药物预防 主要包括抗胆碱药、抗组胺药、拟交感药、钙离子拮抗剂、胃动力药、中草药等。

(1)抗胆碱药:如东莨菪碱、山莨菪碱、盐酸苯环壬酯、扎非那新、奥芬那君、苯胺哌二酮等。其中以东莨菪碱最为常用,可经口服或透皮给药,也可两种途径同时用药。为抵消此类药物的中枢镇静作用,常将其与中枢兴奋药物联合用药。研究证明,东莨菪碱与苯丙胺联合应用效果显著。

(2)抗组胺药:如异丙嗪、茶苯海明(晕海宁、乘晕宁)、赛克力嗪、桂利嗪、苯海拉明等。

(3)拟交感药:常联合东莨菪碱用药,以减少中枢抑制的副作用。但拟交感药有成瘾性,所以应严格控制用药。常用药物有苯丙胺、麻黄素、维洛沙素、匹莫林、哌甲酯、可卡因等。其中苯丙胺和麻黄碱是常用药。

(4)钙离子拮抗剂:常用药物主要有氟桂利嗪和桂利嗪。

(5)胃动力药:常用药为多潘立酮。

(6)中草药:如生姜粉、生姜合剂等。

2.其他措施 如减少交通工具内的异味、前排就座、正面就座、减少头部晃动、咀嚼生姜片等,能减轻晕动病的症状。

(四)航天员晕动症的预防

1.做好航天员的医学选拔 航天员的医学选拔在前庭功能检查上要比高性能歼击机飞行员的标准更高。在前庭功能检查方面要分别进行半规管功能检查、耳石器功能检查和半规管 – 耳石器功能检查(具体检查方法和评价见绪论部分)。

2.做好航天员前的前庭功能训练 航天员的前庭功能锻炼除了飞行员的主动和被动训练及飞行训练外,还要模拟失重或微重力条件下的前庭功能训练及模拟再适应条件下的前庭功能训练,其训练更为艰苦,要求更高。需要指出的是,世界上拥有航天员的国家,其航天员都是从空军歼(强)击机飞行员中选拔而来的。选拔无晕动病病史的歼击机飞行员成为航天员,并进行系统的失重等训练,是预防航天晕动症的主要措施。

五、晕动病的综合防治

1.体能训练 在部队日常体能训练中完成,提高飞行人员和航天员身心素质。

2.前庭功能锻炼 在部队日常训练中完成,提高飞行人员和航天员前庭功能的稳定性。

3.疗养机构康复治疗 在部队进行前庭功能训练效果欠佳者,可送疗养机构进行康复疗养,疗养期间利用疗养机构的特殊环境进行系统康复。

(1)健康宣教:教育飞行人员把握好疗养机会,充分利用空气清新、气候适宜、景观优美的环境优势进行系统康复,同时注意保持生活规律,避免过度疲劳。

(2)自然因子疗法:利用日光、空气负离子、浸浴等自然因子进行日光浴、空气浴、森林浴、海水浴、矿泉浴等,达到调节机体代谢、改善微循环、消除疲劳、增强体质的作用。在海滨、湖滨、山林散步或登山观赏大自然奇丽、壮观的景色,愉悦精神,调节神经系统。

(3)心理疗法:可以采用心理测试、心理咨询、音乐治疗、生物反馈放松训练,以及文娱活动等系列方法进行治疗。

生物反馈疗法治疗晕动病是 1987 年 Richard 报道的。他认为晕动病是受自主神经系统调节的,让患者学习主动控制运动病的自主神经反应,阻断这个自主神经反应,可以使晕动病的症状消失或减轻。设备要有一个自动化的转椅,可向逆时针方向转动,每分钟 1～20 转,向右或向左倾斜40°,以皮肤反射电流、皮肤表面温度和肌电作为观察指标。

运动刺激引起生理反应参数的变化常常发生在主观症状被感觉到之前。因此每次治疗时,通过观察生理参数的变化,患者会在症状到来之前有意识地先做放松动作,以预防晕动病症状的出现。

(4)进行系统的前庭康复操:悬梯、滚轮、秋千,在前庭功能检测仪器上进行系统的前庭康复等。视性晕动病者可进行视觉强化性康复。

4. 医疗单位治疗 对在疗养机构康复治疗效果不佳,或在飞行后症状较重治疗效果欠佳者,可送特色医学中心或体系医院进行中西医综合治疗。可采用包括前庭抑制剂、止吐剂、补液补电解质、耳针、山莨菪碱穴位注射、服用中药、生物反馈疗法、前庭功能锻炼等方法。病情得到控制后,其他疗法均逐步停用,只保留前庭康复训练。

第三节　疗效评估

一、评估时机

1. 偶发型晕动病

(1)轻度:有明确诱因,为继发性晕动病,休息数小时后症状消失,未用前庭抑制剂治疗,24 小时后即可进行疗效评估。

(2)中重度:有明确诱因,为继发性晕动病,除休息外,采用了包括前庭抑制剂在内的药物治疗,待症状消失,停药后 24 ~ 48 h,运输(轰炸)机飞行员、战勤人员、技勤人员可进行疗效评估。停药后 48 ~ 72 h,直升机飞行员可进行疗效评估。停药后 72 ~ 96 h,歼击机飞行员和飞行学员可进行疗效评估。

(3)VIMS(模拟器病):未用前庭抑制剂治疗,72 小时后可进行疗效评估,采用了包括前庭抑制剂在内的药物治疗,待症状消失,停药后参照上述飞行机种、飞行人员分类的时间,进行疗效评估。

2. 中间型和频发型晕动病

(1)现役飞行人员:经药物治疗、系统检查、排除其他疾病后进行前庭康复训练,在前庭康复治疗后 4 ~ 6 周进行疗效评估。

(2)学生和飞行学员:为预防晕动病的发生而进行的前庭功能锻炼,青少年航空学校的学生,在前庭功能锻炼后 3 ~ 6 个月进行疗效评估,飞行学院的飞行学员,在前庭功能锻炼后 1 ~ 3 个月进行疗效评估。

二、评估内容

1. 病史询问 询问包括乘坐或驾驶飞行器、模拟器、车和船等各类交通工具时头晕和前庭自主神经症状是否完全消失,或减轻及减轻的程度,对症状进行评估。同时,还要询问为预防晕动病而进行前庭功能锻炼的青少年航空学校的学生和飞行学院的飞行学员,在锻炼前后头晕和前庭自主神经症状是否完全消失,或减轻及减轻的程度,对症状进行评估。

2. **床旁查体** 主要针对晕动病发作时基线评估发现的异常情况进行复查,对体征进行评估。

3. **实验室前庭功能检测** 主要针对基线评估时发现的异常情况进行复查,对客观指标进行评估。

第四节 航空医学鉴定

一、招收飞行学员航空医学鉴定原则

(一)应届高中毕业生参加招收飞行学员医学选拔原则

出现下列情况之一,选拔不合格:

1. 13 岁之后仍有持续晕车、晕船、晕机等晕动病史即存在 MSD;

2. 13 岁之后仍有间断性晕车、晕船、晕机等晕动病史即存在 MS/MSD,且父母或兄弟姐妹中有 2 人以上存在 13 岁之后仍有持续晕动病史即存在 MSD;

3. 13 岁之后偶有晕车、晕船、晕机等晕动病史,科里奥利加速度耐力检查前庭自主神经反应达Ⅱ度以上(具体检查方法见绪论部分);

4. 有头部外伤史,但对病史描述不清,科里奥利加速度耐力检查前庭自主神经反应达Ⅱ度以上;

5. 偶有视觉敏感的病史,在视动刺激下的胃肠电图显示胃电频率达每分钟 3～6 次;

6. 有头部外伤史,但对病史描述不清,偶有晕动病史,其父母、兄弟姐妹中无晕动病史,前庭功能检查双温试验出现单侧或双侧前庭功能减退,或视频头脉冲试验(vHIT)显示半规管功能异常,或主观视觉垂直(水平)线测试(SVV、SVH)异常,或科里奥利加速度耐力检查前庭自主神经反应达Ⅱ度以上(具体检查方法见绪论部分)。

(二)青少年航空学校毕业生参加招收飞行学员医学选拔原则

1. **出现下列情况之一,选拔不合格**

(1)与入青少年航空学校时相比,晕动病表现没有减轻,或新出现晕动病表现;

(2)与入青少年航空学校时相比,科里奥利加速度耐力检查没有改善,前庭自主神经反应仍达Ⅱ度以上;

(3)在校学习期间有明确的头部外伤,前庭功能检查未见异常,现复查前庭功能有异常;

(4)在校学习期间有明确的单次眩晕和晕动病表现,前庭功能检查未见异常,现复查前庭功能有异常。

2. 直升机、运输（轰炸）机飞行学员选拔,出现下列情况之一,选拔合格

（1）与入青少年航空学校时相比,晕动症表现明显减轻;

（2）与入青少年航空学校时相比,科里奥利加速度耐力检查有改善,前庭自主神经反应在Ⅰ度至Ⅱ度之间;

（3）在校学习期间有明确的头部外伤或单次眩晕并轻度晕动症表现,前庭功能检查未见异常,经半年以上的观察,前庭功能检查仍处于正常状态,未再出现晕动症表现。

（三）青少年航空学校学生入校医学选拔原则

1. 出现下列情况之一,选拔不合格

（1）12岁后仍有持续晕车、晕船、晕机等晕动病病史,且父母或兄弟姐妹中有2人以上存在12岁之后仍有持续晕动病病史;

（2）12岁之后仍有间断性晕车、晕船、晕机等晕动病病史,科里奥利加速度耐力检查前庭自主神经反应达Ⅱ度以上;

（3）头部外伤或有单次眩晕病史并晕动病表现,半规管功能检测、耳石器功能检测、半规管－耳石器功能检测,有一项功能异常（具体检查方法见绪论部分）;

（4）偶有VIMS病史,在视动刺激下的胃肠电图监测显示胃电频率达每分钟3~6次;

（5）否认12岁之后晕车、晕船、晕机等晕动病病史,否认父母、兄弟姐妹中有持续晕动病病史,但科里奥利加速度耐力检查,前庭自主神经反应达Ⅲ度。

2. 出现下列情况之一,选拔合格

（1）12岁后虽然仍有轻度晕车、晕船、晕机等晕动病病史,但其程度呈阶梯式明显下降,且否认父母或兄弟姐妹中存在12岁之后有持续晕动病病史;

（2）否认12岁之后晕车、晕船、晕机等晕动病病史,否认父母或兄弟姐妹中存在12岁之后有持续晕动病病史,但科里奥利加速度耐力检查,前庭自主神经反应达Ⅱ度。

二、航空大学学员航空医学鉴定原则

1. 理论学习阶段的学员　如果出现较为频繁的晕动病表现,则:

（1）应当对其家族史进行补充调查,如果确认三代直系亲属有多名成员成年后仍有晕动病表现,飞行学员本人前庭功能复查结果与入校体检鉴定资料相比,前庭功能的敏感性没有降低反而有增加,则建议停学。

（2）确无家族史,无论晕动病症状是否明显,均应在自身前庭功能敏感性基线的基础上,持续进行阶梯式前庭功能锻炼,即使在锻炼过程中因为强度尺度掌握出现偏差而有晕动病症状,也应调整前庭功能锻炼方案继续进行前庭功能锻炼。锻炼效果明显者,合格。

2. 初教机学习阶段的学员　飞行学员开始体验空中生活、学习飞行技能,空晕病淘汰率高,应当把握以下原则:

（1）最初进入飞行体验时,出现头晕和前庭自主神经症状,要严格区分是晕机反应还是真正的空晕病,即是 MS、VIMS,还是 MSD、VIMSD,只有反复出现症状且无适应表现,并经实验室检查确认者,才按晕动病即 MSD/VIMSD 停飞。

(2)出现空晕病表现时,不能只由飞行教员的个人经验判断就做停飞处理,应该由航空医学专家从航空医学的角度进行家族史再调查,查阅在青少年航空学校和(或)航空大学学习阶段的前庭功能锻炼资料,分析其动态变换趋势,寻找有无紧张、睡眠不佳、空腹饱腹、空中气流的剧烈颠簸、流动云的剧烈刺激等诱因,做前庭功能检测,做出分类、分型、分度诊断,对确实难以产生适应的达中间型以上的空晕病学员做停飞处理。

(3)对仅为初期晕机反应、没有家族史、既往无症状、前庭功能锻炼资料显示有明显适应趋势的不做停飞,继续进行适应性训练后再评价和鉴定。

(4)对症状不重,可以明确为半规管型空晕病的飞行学员,可以改学运输(轰炸)机。

航空大学学习期间只要没有停学停飞,都要持续进行前庭功能锻炼。停学停飞者,建议改学其他专业。

三、飞行学院学员航空医学鉴定原则

高教机学习阶段,无论有无空晕病表现,前庭功能持续性锻炼应与飞行训练结合进行。对有空晕病表现者,要有航空医学专家介入,共同寻找原因,针对原因进行处置并行前庭功能锻炼,原因解除、前庭功能恢复正常,飞行合格。确实找不到原因,且前庭功能锻炼无效,并经实验室检查证实,做停飞处理,建议改学其他专业。

四、地面人员改空中战勤、技勤人员航空医学鉴定原则

1. 地面人员改空中技勤人员,下列情况不合格

(1)12 岁后晕动病病史达中间型以上,且父母或兄弟姐妹中有 2 人以上存在 12 岁之后仍有持续晕动病病史;

(2)否认晕动病病史,但科里奥利加速度耐力检查,前庭自主神经反应多次复查达 Ⅱ 度以上(具体检查方法见绪论部分)。

2. 地面人员改空中战勤人员,下列情况不合格

(1)12 岁后晕动病病史达中间型以上,且父母或兄弟姐妹中有 2 人以上存在 12 岁之后仍有持续晕动病病史;

(2)否认晕动病病史,但科里奥利加速度耐力检查,前庭自主神经反应多次复查达 Ⅱ 度以上。

五、飞行人员航空医学鉴定原则

(一)空中技勤人员

1. 下列情况不合格

(1)反复出现晕动病表现,未找到明确诱因,经 3~6 个月的系统治疗无改善,前庭自

主神经反应多次复查达Ⅱ度以上；

（2）晕动病表现有明确诱因，属于继发性晕动病，原发病医学鉴定结论为不合格。

2. 下列情况合格

（1）飞行前应用抗晕药预防，飞行中无症状，不影响战位任务完成；

（2）晕动病表现有明确诱因，属于继发性晕动病，原发病治愈后晕动病症状明显改善，原发病医学鉴定结论为合格。

（二）空中战勤人员

1. 下列情况不合格

（1）反复出现晕动病表现，未找到明确诱因，经3~6个月的系统治疗无改善，前庭自主神经反应多次复查达Ⅱ度以上。

（2）晕动病表现有明确诱因，属于继发性晕动病，原发病医学鉴定结论为不合格。

2. 下列情况合格

（1）经治疗后科里奥利加速度耐力检测达Ⅰ度或更好；

（2）晕动病表现有明确诱因，属于继发性晕动病，原发病治愈后晕动病症状明显改善，原发病医学鉴定结论为合格。

（三）飞行员

1. 下列情况不合格

（1）未找到明确诱因，经6~12个月的系统治疗效果不佳，前庭自主神经反应多次复查达Ⅱ度以上。

（2）属于继发性晕动病，晕动病表现有明确诱因，原发病医学鉴定结论为不合格。

2. 下列情况合格

（1）运输（轰炸）机和直升机飞行员，经治疗后科里奥利加速度耐力检测达Ⅰ度或更好；

（2）歼击机、高性能武装直升机、舰载直升机飞行员经治疗后，科里奥利加速度耐力检查达Ⅰ度或更好，且 ENG 或 VNG 示温度试验 CP 和 DP 正常、试验过程中无明显自主神经反应（具体检查方法见绪论部分）；

（3）舰载战斗机飞行员经治疗后，科里奥利加速度耐力检测达 0 度，温度试验 CP 和 DP 正常，试验过程中无明显自主神经反应，动态 SVV 正常，oVEMP 和 cVEMP 正常，VAT 或 vHIT 正常（具体检查方法见绪论部分）。

高性能歼击机和舰载歼击机飞行员改装体检鉴定时，近一年有因晕动病影响飞行的病史，改装飞行不合格，原机种（型）飞行合格。

航天员医学选拔鉴定时，有晕动病病史者，选拔飞行不合格，原机种（型）飞行合格。

对各类飞行人员未达飞行合格要求但有望恢复飞行者，可按特许飞行程序进行特许飞行医学鉴定。

必要时，歼击机飞行员可进行转换机种医学鉴定。

六、民用航空人员医学鉴定

1. 招收飞行学生 《民用航空招收飞行学生体检鉴定规范》规定:不应有前庭功能障碍,旋转双重试验检查不应出现Ⅱ度及以上或延迟反应;不应有内耳疾病及其病史;不应有眩晕病史。据此,晕动病及其病史,鉴定为不合格。

2. 空勤人员和空中交通管制员 《民用航空人员体检合格证管理规则》规定:不应有前庭功能障碍。对晕动病未规定具体的鉴定标准,发病时应及时进行停飞等中止履行执照职责,对于临床治愈后的Ⅰ、Ⅲa级体检合格证申请人,应从症状体征消失(至少观察6个月)、药物使用、前庭功能检查情况等多因素,进行个别评定。

(徐先荣　欧阳汤鹏　孙晶晶)

参考文献

[1] Ucertinim L, Ugliv L, Asagrandem C, et al. Effects of airsickness in male and female student pilots: adaptation rates and 4 - year outcomes[J]. Aviat Space Environ Med, 2008, 79(7): 677 - 684. DOI: 10.3357/asem.2146.2008.

[2] Estarad A, Leduc PA, Curry IP, et al. Airsickness prevention in helicopter passengers[J]. Aviat Space Environ Med, 2007, 78(4): 677 - 68. DOI: 10.3357/asem.2146.2008.

[3] Howarth PA, Hodder SG. Characteristics of habituation to motion in a virtual environment[J]. Displays, 2008, 29(2): 117 - 123. DOI: 10.1016/j.displa.2007.09.009.

[4] Chang CH, Pan WW, Chen FC, et al. Console video games, postural activity, and motion sickness during passive restraint[J]. Experimental Brain Research, 2013, 229(2): 235 - 242. DOI: 10.1007/s00221 - 013 - 3609 - y. Epub 2013 Jun 14.

[5] Diels C, Howarth PA. Frequency characteristics of visually induced motion sickness[J]. Human Factors: The Journal of the Human Factors and Ergonomics Society, 2013, 55(3): 595 - 604. DOI: 10.1177/0018720812469046.

[6] Horing B, Weimer K, Schrade D, et al. Reduction of motion sickness with an enhanced placebo instruction: an experimental study with healthy participants[J]. Psychosomatic Medicine, 2013, 75(5): 497 - 504. DOI: 10.1097/PSY.0b013e3182915ee7. Epub 2013 May 22.

[7] Lackner J R. Motion sickness: more than nausea and vomiting[J]. Experimental Brain Research, 2014, 232(8): 2493 - 2510. DOI: 10.1007/s00221 - 014 - 4008 - 8. Epub 2014 Jun 25.

[8] Murdin L, Chamberlain F, Cheema S, et al. Motion sickness in migraine and vestibular disorders[J]. J Neurol Neurosurg Psychiatry, 2014, 69(s1): 862 - 865. DOI: 10.1136/jnnp - 2014 - 308331.

[9] 谭祖林,徐先荣,张扬,等.飞行人员晕动病的诊治和医学鉴定[J].中华航空航天医学杂志,2010,21(1):1 - 4. DOI: 10.3724/sp.j.1008.2009.00464.

[10] 徐先荣,张扬,金占国.前庭功能与航空航天飞行[J].听力学及言语疾病杂志,2008,16(1):29 -

31. DOI:10.7498/aps.54.4776.

[11]徐先荣,崔丽,金占国,等.歼击机飞行员晕动病合并蛛网膜囊肿一例并文献复习[J].空军总医院学报,2008,24(4):187－189.DOI:10.12677/acm.2021.113160.

[12]刘庆元,陈同欣,荣玉玺,等.军事飞行学员医学选拔淘汰原因分析[J].空军医学杂志,2011,27(2):70－73.DOI:10.3969/j.issn.2095－3402.2011.02.004.

[13]欧阳汤鹏,徐先荣,翟丽红,等.晕动病4例分析及对航空医学选拔鉴定的启示[J].解放军医学院学报,2020,41(1):32－34.DOI:10.3969/j.issn.2095－5227.2020.01.009.

[14]徐先荣,杨军.眩晕内科诊治和前庭康复[M].北京:科学出版社,2020:272－276.

[15]中国民用航空局.MH/T 7013－2017民用航空招收飞行学生体检鉴定规范[S].北京:中国民用航空局,2017:5.DOI:10.32629/er.v1i5.1557.

[16]中国民用航空局.CAAR－67FS－R4民用航空人员体检合格证管理规则[S].北京:中华人民共和国交通运输部,2018:25.

第二章

飞行人员变压性眩晕的诊治与航空医学鉴定

第一节 概 述

一、定义

变压性眩晕(alternobaric vertigo,AV)是指在外界压力突然变化、中耳腔内形成相对高压时所发生的一种急性发作的短暂性眩晕,是常见的航空医学问题。

二、演变历史

1896 年 Alt 等报道了潜水员在潜水上升过程中出现了短暂眩晕发作等前庭反应。1937 年 Armstrong 等发现,这种与中耳高压有关的眩晕症状也可发生在航空飞行环境。1957 年 Jones 调查发现,约 10%的飞行员曾发生过随气压变化而产生的前庭反应,提出了"压力性眩晕"的概念,并推测这种眩晕症状随着飞机速度、飞行高度的增加而增加。1966 年 Lundgren 发现,约 16.6%的瑞典皇家空军飞行员曾出现过变压性眩晕,变压性眩晕又称为"Lundgren 综合征"。

三、流行病学

军事飞行员中 AV 的发生率为 10%～17%,高性能战斗机部队其发病率高达 29%。徐先荣团队对 193 名歼击机飞行员调查发现其发生率为 20.7%。飞行员和空中战勤人员、技勤人员易发生在飞机迅速上升或下降的关键时刻。随着飞机更新换代,飞机速度的提升和性能的提高,AV 的发生率会上升。

四、病因及发病机制

(一)诱发因素

1. 感冒或感冒未愈参加飞行,此时咽鼓管平衡中耳压力的功能下降,中耳腔内易形成较高的相对压力从而刺激前庭器产生眩晕症状。

2. 飞行时间和眩晕的发生率有着显著的相关性,因为中耳内压力变化的次数会随着飞行时间的增加而增多。

3. 驾驶飞行器的类型也可能是 AV 的因素,驾驶快速爬升性能的飞行器较易发生 AV。

4. 耳气压伤和 AV 在统计学上有着显著的相关性。

5. 一侧前庭功能异常或反复的耳气压伤造成前庭的累积性损害,气压改变对前庭的较弱刺激就有可能引起较强的眩晕症状。

6. 如果内耳存在潜在性疾病,地面生活时可能没有临床表现,但在飞行或潜水时就可能诱发短暂眩晕发作。比如徐先荣团队曾诊治一名飞行员,其有潜在的内淋巴积水存在而尚无急性眩晕发作,在一次飞行时出现眩晕,先被诊断为 AV,后被确诊为梅尼埃病(MD)继发 AV。

7. 内耳前庭系统的先天畸形和迷路漏等,在有气压改变时表现为 AV。

(二)发生时机

飞行员 AV 常出现在低空飞行时,多数产生过 AV 的飞行员述眩晕症状发生在低海拔平面,这与越接近地面,气压变化率越大有关。飞机上升期间,外界压力迅速减小,这样在短时间内中耳腔就会形成较大的相对高压,此时这种额外的压力就足以引起前庭的刺激症状。然而在飞行下降期间,如果突然实施瓦尔萨瓦动作(Valsalva 动作)也可引起 AV,原因是此动作造成了中耳压力的突然增加而诱导出短暂眩晕症状。一般情况下只要因耳部不适行 Valsalva 动作时都有可能突发眩晕症状。

(三)发病机制

有关 AV 的发病机制尚不十分明确,主要与以下因素有关:

1. 两侧中耳压力不平衡 由于大气压力的特点,即越接近地面气压变化率越大。因此,如果飞机上升速度很快,飞行员又不做吞咽等平衡中耳内外压力的动作,或即使做吞咽等动作但因咽鼓管功能不良使平衡压力的效率很低,中耳腔内就会在短时间形成较大的相对高压,其强度足以引起前庭的刺激症状。另外,在下降期间采用 Valsalva 动作也同样会引起中耳腔内压力的突然变化而产生这种短暂的眩晕。有资料证明两侧中耳压力不平衡在眩晕组比非眩晕组更为普遍,具有统计学意义。1990 年 Waack 等详细描述了 1 例曾接受单耳鼓膜置管术的美国海军飞行员发生变压性眩晕的典型病例,认为导致 AV 的两个预先存在因素可能是:第一,上呼吸道感染引起的咽鼓管功能障碍延缓了非手术耳的中耳与外界之间的压力平衡;第二,手术耳通过置管的鼓膜经外耳道快速地平衡了中耳与外界之间的压力。这样就造成两侧中耳压力的不平衡,因此产生了 AV。然而实验证明,双耳压力不平衡的幅度在不超过 $10cmH_2O(1\ cmH_2O = 0.098\ kPa)$ 的情况下,不会影响中耳相对高压对前庭器的刺激强度,只有中耳相对高压达到约 $60cmH_2O$ 时才会产生 AV。

2. 中耳与内耳压力不平衡 中耳压力通过圆窗和前庭窗传至内耳,圆窗和前庭窗具有一定的顺应性,可防止内耳压力的突然变化,内耳压力变化的稳定过程取决于前庭导水管和蜗导水管对压力的疏导。内耳和中耳压力的完全平衡由体内的脑脊液和体外的空气压力控制,蜗导水管、前庭导水管和咽鼓管通过单向连接方式对内耳和中耳压力进行调节。如果调节途径中出现问题,比如咽鼓管功能障碍、内淋巴积水等就可导致前庭功能和形态的损伤。蜗导水管对内耳压力变化起着主要调节作用,然而蜗导水管对正负压力的疏导是不对称的,为单向阀门形式,即脑脊液流向耳蜗比外淋巴从耳蜗到脑脊液方向的流动要更容易一些。因此,当外界气压下降形成中耳相对高压时,外淋巴就必须通过蜗导水管流向蛛网膜下腔才能使跨蜗窗压力重新达到平衡,但此时外淋巴液通过蜗导水管是很难的,所以旧的平衡容易被打破而新的平衡难以建立。

3. 内耳微循环障碍 当外界压力变化而产生中耳相对高压时,可以通过听骨链和圆窗传至内耳,由于砧骨及其韧带可以在中耳压力变化期间阻止听骨链的显著位移,因而圆窗在压力传导过程中起着决定性的作用。内耳压力升高时,除蜗轴外,内耳血流明显减少,尤为重要的是耳蜗内的毛细血管或微循环在内耳压力上升时极易被破坏,耳蜗血流减小程度取决于内耳压力上升的幅度。中耳和内耳压力的增加导致内耳静脉和毛细血管内血流淤滞从而产生微循环障碍,引起血氧含量降低而影响前庭系统的功能。由于中耳和内耳之间存在着相互连接的血管,中耳高压使这些连接血管受到影响而打乱内耳的正常循环。外界压力突然变化导致中耳在短时间内产生相对高压并通过圆窗传递至内耳,由于内耳压力突然增加使内淋巴管和蜗导水管暂时性阻塞,进一步加重内耳微循环障碍。

4. 前庭神经元反应增强 外耳道和中耳腔的压力变化可改变初级前庭神经元的电反应。中耳压力变化越大,前庭神经元反应率越高,且中耳正压比负压更容易改变前庭神经元的放电率。外淋巴压力的变化方式与前庭器反应程度相似,在外淋巴压力突然改变时前庭神经元放电率的变化也很大,这表明前庭神经元的活动受内耳压力突然变化的影响。中耳相对高压和较高的压力变化会显著地改变前庭器的活动,耳石膜的压缩和变形都可能与压力诱导的前庭反应有关。对中耳施加压力并阻塞圆窗可见前庭神经元的反应率下降,而在阻塞前庭窗时前庭神经元的反应率上升,这说明压力诱导的前庭反应不仅与内耳压力变化的幅度和变化率有关,同时与圆窗和前庭窗的运动也存在密切关系。

(四)危害

变压性眩晕的危害视不同的情况有较大的差别,主要包括:

1. 在地面因耳部不适做捏鼻鼓气的 Valsalva 动作或乘客在乘机中发生 AV,只要确定为功能性的,则一般无大的危害。

2. 飞行员在压力不断变化的环境中工作,尤其在黑夜飞行时视觉获取信息受到限制,身体平衡更多地依赖于前庭功能,在这种情况下前庭器受刺激所产生的异常反应可能影响飞行员的正常操作而危及飞行安全。

3. 确定为咽鼓管周围病变所致的继发性病变或病理性变压性眩晕者,还要分析鼻腔、鼻窦、鼻咽部疾病对咽鼓管功能的影响,及原发病对飞行安全的影响,如潜在的 MD 所致者,对飞行安全的影响将增大。

4.要将几种航空病的相互影响联系在一起分析,才能准确地把握其危害性。如某飞行员有一侧咽鼓管功能明显异常,在下降过程中患耳明显压痛,如果做 Valsalva 动作产生了变压性眩晕,由于难以操作飞机,又出现了飞行错觉,在这种情况下航空性中耳炎产生的耳压痛、耳鸣、听力下降和流泪等分散了飞行员的精力和注意力,AV 所产生的眩晕、恶心甚至呕吐进一步分散飞行员的精力、注意力,影响操作能力,而飞行错觉所产生的对飞机和身体状态的错误认知,使飞行员无法操作飞机,或做完全相反的操作,使发生飞行事故的危险性大增。因此,单一航空病与是否由此而引发一连串的航空病,其危害性是大不相同的。

5.要将普通医学问题放在航空特殊环境进行分析,才能准确地把握其危害性。比如患前庭神经炎遗有一侧前庭功能减弱但已经被代偿,地面生活甚至驾驶运输机可能不受影响,但如驾驶歼击机又有咽鼓管功能不良,则产生变压性眩晕和晕动病、飞行错觉的机会就会增加。

(五)实验依据

豚鼠低压舱升降试验提示,上升率增加比下降率增加更容易引发豚鼠 AV 的躯体反应。AV 与正压导致内淋巴液向壶腹流动而负压导致内淋巴液离壶腹流动有关。豚鼠低压舱升降试验提示,双侧中耳压力不平衡及中耳相对高压,可引起豚鼠前庭终器形态学改变和前庭功能变化。

第二节　诊断治疗

一、诊断

(一)病史

飞行环境下 AV 的病史特点如下:

1.典型的短暂性眩晕症状多发生在飞机上升、下降等有显著气压变化的过程中,严重者低压舱模拟飞行时眩晕症状可被再现;

2.持续时间多较短暂,但反复复发造成了前庭终器以及耳蜗的器质性损伤后,症状持续时间就可延长;

3.除眩晕外,可伴有听力下降、耳鸣以及恶心、呕吐等耳蜗和前庭自主神经症状;

4.多数患者是在患有上呼吸道感染未完全治愈、咽鼓管功能不良,或存在咽鼓管咽口周围如鼻腔、鼻窦、鼻咽部、中耳以及内耳的器质性病变的情况下发生的;

5.发作次数较少未造成前庭终器以及耳蜗器质性损伤的,可自行缓解或经过营养神经、改善微循环等对症支持治疗,多可好转或完全治愈,已造成器质性损伤者治疗效果欠佳。

(二)检查

低压舱模拟飞行前后分别进行鼻镜和鼻内镜、电耳镜及听力学和前庭功能的对照检查,包括低压舱模拟飞行中的视频眼动图(VNG)的动态监测(图 2 - 1),必要时行影像学检查。

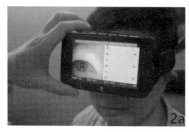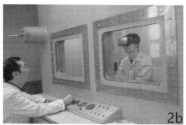

图 2 - 1　低压舱内模拟飞行检测变压性眩晕

受检者在低压舱内模拟飞行,"上升"前戴无线 VNG 记录无眼震;"上升"过程中有眩晕,VNG 可记录到眼震为阳性。

(三)诊断依据

1. **诱发因素**　除了飞机升降速度,鼻腔、鼻窦、鼻咽部畸形、炎症息肉、变态反应、肿瘤疾病,内耳的潜在性疾病(单侧前庭功能异常、潜在的梅尼埃病、迷路炎等)、Valsalva 动作均可在中耳压力变化时诱发眩晕发作。徐先荣团队通过对 193 名歼击机飞行员的调查发现,变压性眩晕发生的升降高度多为 1000～3000m,持续时间 2 秒至 2 分钟;诱发因素有加压面罩吸氧(35%)、特技飞行动作(35%)、Valsalva 动作(20%)。产生变压性眩晕飞行员的平均飞行时间为(1791.42±1387.74)小时。

2. **发生时机**　常出现在低空飞行的上升阶段,这与越接近地面气压变化率越大有关。但在飞行下降期间,如果持续实施 Valsalva 动作也可引起眩晕。

3. **持续时间**　一般为数秒到十余分钟,多数持续时间短暂、症状轻微,无明显先兆且具有可逆性,少数有中耳和内耳的病理因素存在,症状重,持续时间长。

4. **临床症状**　AV 不是由单一因素引发,而是由多种疾病造成的、两侧中耳之间及中耳和内耳之间的压力变化所引起的一组综合征。主要症状为眩晕,可伴发听力下降、耳压痛、耳闷胀感、恶心呕吐等症状,甚至有视物旋转、复视。

5. **航空医学危害**　变压性眩晕多发生在飞行员、空中战勤人员、空中技勤人员等特殊职业的从业人群,虽多数情况为一种良性疾病,但也有器质性病变,均可造成严重后果。例如,在飞机迅速升降的关键时刻,突发的 AV 易造成飞行员无法看清仪表以及视野缩小等症状,导致飞行操作困难而引起坠机等灾难性后果。

6. **听功能和前庭功能检查**　这些检查为变压性眩晕分度提供依据。

(四)分类诊断

1.按病变可逆程度分类 AV 的持续时间一般为数秒到十余分钟,多数持续时间短暂、症状轻微,无明显先兆且具有可逆性,少数有中耳和内耳的病理因素存在,症状重,持续时间长。因此,徐先荣团队将变压性眩晕分为功能性和器质性两类。

(1)功能性变压性眩晕:短时间的咽鼓管功能障碍所导致,一过性的前庭功能紊乱,在咽鼓管功能恢复正常后眩晕无复发。

(2)器质性变压性眩晕:咽鼓管功能不良持续存在,反复出现眩晕发作,造成前庭器的器质性病理改变和不可恢复的功能异常,或内耳疾病因气压改变而诱发的眩晕发作。

2.按病变严重程度分类

根据徐先荣团队起草的国家《职业性航空病诊断标准》,按病变的严重程度分为轻度和重度。

(1)轻度变压性眩晕:气压变化过程中出现眩晕伴水平型或水平旋转型眼震,前庭功能和听功能正常。

(2)重度变压性眩晕:除眼震外,伴有前庭功能异常或感音神经性聋。

二、鉴别诊断

气压变化是诊断 AV 的前提条件。注意鼻腔、鼻窦、鼻咽部病变的排查,及与早期梅尼埃病等内耳器质性疾病,以及快速转弯和特技飞行时角加速度所致的短暂性生理反应等其他眩晕相鉴别。

三、治疗

1.一般治疗 AV 常采取保守治疗,轻度患者可以观察,必要时口服抗眩晕药、抗生素、镇痛药和类固醇类药物可缓解症状。减充血剂滴鼻、鼻腔喷雾剂等对早期咽鼓管功能不良治疗效果较显著。同时积极治疗咽鼓管周围疾病,如变应性鼻炎、鼻窦炎、鼻息肉、鼻中隔偏曲、鼻咽炎、腺样体肥大、鼻腔鼻窦鼻咽部肿瘤等。

2.口服药物治疗 针对 AV,除治疗原发病外,应采用抗病毒、改善微循环、营养神经、高压氧等治疗。

3.前庭康复治疗 见下一节内容。

四、预防措施

1.采取积极的应对方法进行预防,告诫飞行员和乘客在飞行过程中,尤其在上升和下降期间不断地通过吞咽等动作平衡中耳较小的压力变化,使中耳腔与飞机舱内难以建立较大的压力差。

2.避免感冒或感冒未愈参加飞行。

3.飞行员在飞行过程中避免采用 Valsalva 动作平衡中耳压力,以免发生 AV,危及飞行安全。

4.地面人员因眩晕主诉而就诊者,医生应注意询问是否有 Valsalva 动作为诱因。

5.对发生 AV 者要想到排除早期梅尼埃病、一侧前庭功能异常、内耳前庭系统的先天畸形和迷路漏等所致的可能性,对此类飞行人员果断地予以临时停飞并进行有关咽鼓管功能、听力学、前庭功能的检查及低压舱模拟变压性眩晕检查,甚至要进行中耳 CT 和内耳 MRI 等影像学检查和手术探查,以明确是否有病理性变压性眩晕的存在,这是减少 AV 再次发生的必要措施。

6.发生 AV 后,要全面检查咽鼓管功能和咽口周围如鼻腔、鼻窦和鼻咽部有无影响咽鼓管功能的疾患,并进行鼻内镜、前庭功能和听功能检查,以及鼻窦 CT,了解是否存在鼻腔、鼻窦、鼻咽部疾病。解除单侧咽鼓管周围的病变,是防治气压变化时造成双侧中耳腔压力差和 AV 再发的重要手段。

7.最根本的预防措施是航空医学知识培训和指导,即将 AV 的普遍性和其潜在的危害性告知医务人员及飞行人员,也包括乘客,共同预防变压性眩晕的发生。

五、综合防治

1.对功能性变压性眩晕者,主要是治疗感冒,应用减充血剂(如赛洛唑啉、羟甲唑啉)消除咽鼓管肿胀,对合并细菌感染或不排除继发感染者适当应用抗生素,对分泌物较多者可加用纤毛运动恢复剂如切诺等促进中耳和鼻腔分泌物的排出,也可加做中耳和鼻部理疗促进局部血液循环,对咽鼓管周围病变导致者(如鼻中隔偏曲、下鼻甲肥大、鼻息肉、腺样体肥大等)可采取相应的手术治疗。

2.对器质性变压性眩晕者,主要是治疗原发疾病,如对存在内耳潜在疾病者按其治疗原则采取保守态度(如早期梅尼埃病、特发性一侧前庭功能异常和内耳发育异常等)或手术治疗(如迷路瘘管等)。

第三节　康复治疗

一、咽鼓管功能康复

(一)咽鼓管功能的基线评估

飞行人员在气压变化环境发生眩晕,除了病史询问外,应当进行咽鼓管功能检查,既为 AV 诊断提供依据,也为咽鼓管功能康复提供基线。

1.电耳镜或内窥镜检查　观察鼓膜有无充血,并将充血分为四度:

0 度:鼓膜无充血;

Ⅰ度:鼓膜松弛部和紧张部边缘充血;

Ⅱ度:鼓膜紧张部中央部也充血;

Ⅲ度:鼓膜弥漫性充血或出现穿孔。

2.**纯音测听检查** 分为纯音听阈正常、感音神经性聋、传导性聋。

3.**声导抗检查** 鼓室图分为 A 型、C 型、B 型。

4.**鼻内窥镜检查** 分为正常,结构异常型(存在明显下鼻甲肥大、鼻中隔偏曲)、炎症型(存在急慢性鼻窦炎、鼻息肉)、变态反应型(存在变态反应性鼻炎、鼻窦炎)和肿瘤型(鼻腔肿瘤、鼻窦肿瘤、鼻咽部肿瘤)。

(二)咽鼓管功能康复的禁忌证

1.未明确 AV 的病因。

2.鼓膜充血未消失。

3.纯音测听为传导性聋,气骨导差 >30 dB。

4.鼓室图为 B 型。

5.鼻内窥镜检查所发现的病变没有消除或控制。

6.鼻腔、鼻窦、鼻咽部病变虽已治愈,但黏膜肿胀尚未消除、上皮化尚未形成。

7.恶性肿瘤治愈后尚未达到最低观察期。

8.器质性变压性眩晕,一侧前庭功能减退,尚未代偿。

(三)咽鼓管功能康复的适应证

1.连续发生两次以上的功能性变压性眩晕。

2.连续发生多次航空性中耳炎。

3.AV 经过治疗,低压舱耳气压机能评价仍存在耳气压机能不良。

4.低压舱内行缺氧体验、迅速减压体验、高空耐力检查、耳(鼻窦)气压机能检查时,出现耳气压功能异常。

5.鼻内窥镜检查发现的结构异常型、炎症型、变态反应型、肿瘤型、混合型,经过治疗后必要时先进行咽鼓管功能康复,然后再进行咽鼓管功能评价。

(四)咽鼓管功能康复前准备

1.**医务人员准备**

(1)医师:接受过耳科和航空医学训练的医师完成基线评估,决策康复实施或临时取消,选择康复方案,评价康复效果。

(2)技师:听力技师负责声导抗和纯音测听检查,向患者介绍康复方法、讲解注意事项。

2.**受训者准备**

(1)急性耳气压伤和 AV 保守治疗后经 1～4 周、手术治疗后经 4～8 周、放射治疗后经 3 个月的地面观察。

(2)排除禁忌证。

(3)阶梯式训练当天无上呼吸道感染,可按计划实施阶梯式训练。

(五)咽鼓管功能康复方案

1.直升机飞行人员康复方案

(1)飞行员在低压舱中以 5 m/s 速度(高性能武装直升机飞行员以 8 m/s 速度)"上升"到 2000 m 海拔高度,停留 5 min,以 2 m/s 的速度(高性能武装直升机飞行员以3 m/s 速度)"下降"至地面;休息 10 min 后,以 8 m/s 速度(高性能武装直升机飞行员以 10 m/s 速度)"上升"到 2000 m 海拔高度,停留 5 min,以 4 m/s 的速度(高性能武装直升机飞行员以 5 m/s 速度)"下降"至地面;休息 10 min 后,以 10 m/s 速度(高性能武装直升机飞行员以 12 m/s 速度)"上升"到 2000 m 海拔高度,停留 5 min,以 5 m/s 的速度(高性能武装直升机飞行员以 7 m/s 速度)"下降"至地面。在阶梯式上升/下降过程中,均不断做吞咽动作。该阶梯式训练方案每日一次,共进行 5 天。

(2)空中战勤人员、技勤人员在阶梯式上升/下降过程中,除采用吞咽动作外,也可采用捏鼻鼓气(Valsalva 法)动作。其他与飞行员的阶梯式训练方案相同。

2.运输(轰炸)机飞行人员康复方案

(1)飞行员在低压舱中以 6 m/s 速度"上升"到 2000 m 海拔高度,停留 5 min,以 3 m/s的速度"下降"至地面;休息 10 min 后,以 10 m/s 速度"上升"到 2000 m 海拔高度,停留 5 min,以 5 m/s 的速度"下降"至地面;休息 10 min 后,以 12 m/s 速度"上升"到 2000 m 海拔高度,停留 5 min,以 6 m/s 的速度"下降"至地面。在阶梯式上升/下降过程中,均不断做吞咽动作。该阶梯式训练方案每日一次,共进行 5 天。

(2)空中战勤人员、技勤人员在阶梯式上升/下降过程中,除采用吞咽动作外,也可采用捏鼻鼓气(Valsalva 法)动作。其他与飞行员的阶梯式训练方案相同。

3.歼击机飞行员康复方案 受训飞行员在低压舱中,以 15 m/s"上升"到 2000 m 海拔高度,停留 5 min,以 8 m/s 的速度"下降"至地面;休息 10 min 后,以 20 m/s 速度"上升"到 2000 m 海拔高度,停留 5 min,以 12 m/s 的速度"下降"至地面;休息 10 min 后,以 25 m/s 速度"上升"到 2000 m 的海拔高度,停留 5 min,以 15 m/s 的速度"下降"至地面。在阶梯式上升/下降过程中,均不断做吞咽动作。该阶梯式训练方案每日一次,共进行 5 天。

二、前庭功能康复

1.前庭功能康复的基线评估 见绪论部分。

2.前庭功能康复 无禁忌证。

3.前庭功能康复的适应证

(1)地面前庭康复的适应证:存在前庭功能异常的器质性变压性眩晕。

(2)低压舱内前庭康复的适应证:器质性变压性眩晕完成地面前庭康复后,必要时增加低压舱内前庭康复。

4.前庭功能康复方案

(1)地面前庭康复方案:见绪论部分。

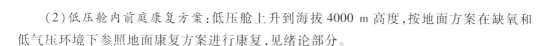

（2）低压舱内前庭康复方案:低压舱上升到海拔 4000 m 高度,按地面方案在缺氧和低气压环境下参照地面康复方案进行康复,见绪论部分。

第四节　疗效评估

一、评估时机

（一）轻度变压性眩晕

1. **鼻内镜检查正常型**　有明确飞行快速升降、Valsalva 动作的诱因,为首次发生,仅有轻度数秒钟眩晕,休息后症状消失,未用前庭抑制剂治疗、未行鼻腔(窦)和鼻咽部治疗,24 h 后即可进行疗效估;仅用前庭抑制剂治疗,症状消失,停药后 24 ~ 48 h,运输(轰炸)机飞行员、战勤人员、技勤人员可进行疗效评估。停药后 48 ~ 72 h,直升机飞行员可进行疗效评估。停药后 72 ~ 96 h,歼击机飞行员和飞行学员可进行疗效评估。

2. **鼻内镜检查异常型**　无需手术的炎症型、变态反应型药物治愈后,需要手术的结构异常型、炎症型和肿瘤型,手术、药物、放化疗(恶性肿瘤)治愈后进行第一次疗效评估。

3. **行咽鼓管功能康复治疗者**　咽鼓管功能康复后 2 天,进行第二次疗效评估。

（二）重度变压性眩晕

1. **鼻内镜检查正常型**

（1）器质性变压性眩晕出现听功能异常而前庭功能正常者,按感音神经性聋治疗结束后可进行疗效评估。

（2）器质性变压性眩晕出现前庭功能异常而听功能正常者,或出现前庭功能和听功能均异常者按感音神经性聋和急性前庭功能损伤治疗结束后可进行第一次疗效评估。

（3）行前庭功能康复治疗者,在康复治疗后 4 ~ 6 周进行第二次疗效评估。

2. **鼻内镜检查异常型**

（1）器质性变压性眩晕出现前庭功能异常而听功能正常者,或出现前庭功能和听功能均异常者按感音神经性聋和急性前庭功能损伤治疗结束后可进行第一次疗效评估。

（2）无需手术的炎症型、变态反应型药物治愈后,需要手术的结构异常型、炎症型和肿瘤型,手术、药物、放化疗(恶性肿瘤)治愈后进行第二次疗效评估。

（3）行前庭功能康复治疗者,在康复治疗后 4 ~ 6 周进行第三次疗效评估。

（4）行咽鼓管功能康复治疗者,咽鼓管功能康复后 2 天,进行第四次疗效评估。

二、评估内容

（一）病史询问

1. 眩晕是否消失,有无复发。

2．鼻腔(窦)和鼻咽部有无不适症状。

3．有无耳鸣和听力下降。

(二)听功能评估

1．纯音测听。

2．声导抗检测。

(三)前庭功能康复评估

1．**床旁查体**　必查,检查方法和评价详见绪论。

2．**温度试验**　必查,检查方法和评价详见绪论。

3．**vHIT**　必查,检查方法和评价详见绪论。

4．**静态 SVV 和 SVH**　选查,检查方法和评价详见绪论。

5．**oVEMP 和 cVEMP**　必查,检查方法和评价详见绪论。

6．**旋转试验**　有单侧前庭功能减退的飞行员必查,检查方法和评价详见绪论。

7．**SOT、动态 SVV**　单座三代以上歼击机飞行员选查,检查方法和评价详见绪论。

(四)咽鼓管功能康复评估

1．评估方案

(1)直升机飞行人员:受检者在低压舱中以 10 ~ 15 m/s 的速度"上升"到 4000 m 海拔高度,停留 5 min;在 4000 m 海拔高度以下 2000 m 海拔高度以上以 8 ~ 10 m/s 的速度"下降";在 2000 m 海拔高度以下以 5 ~ 8 m/s 的速度"下降"至地面。在上升/下降过程中,飞行员均不断做吞咽动作,空中战勤人员或空中技勤人员,除采用吞咽动作外,也可采用捏鼻鼓气(Valsalva 法)动作。特别指出:高性能武装直升机飞行人员均采取高值。

(2)运输(轰炸)机飞行人员:受检者在低压舱中以 15 ~ 20 m/s 速度"上升"到 4000 m 海拔高度,停留 5 min;在 4000 m 海拔高度以下 2000 m 海拔高度以上以 15 ~ 20 m/s的速度"下降";在 2000 m 海拔高度以下以 8 ~ 10 m/s 的速度"下降"至地面。在上升/下降过程中,飞行员均不断做吞咽动作,空中战勤人员或空中技勤人员,除采用吞咽动作外,也可采用捏鼻鼓气(Valsalva 法)动作。

(3)歼击机飞行员:受检者在低压舱中以 20 ~ 30 m/s 速度"上升"到 4000 m 海拔高度,停留 5 min;在 4000 m 海拔高度以下 2000 m 海拔高度以上以 25 ~ 30 m/s 的速度"下降";在 2000 m 海拔高度以下以 15 ~ 20 m/s 速度"下降"至地面。在上升/下降过程中,飞行员均不断做吞咽动作。

2．评价结论

(1)咽鼓管功能良好:上升/下降过程中,受检者无明显耳痛,返回地面检查鼓膜无明显充血、纯音听阈正常、声导抗显示 A 型曲线。

(2)咽鼓管功能较好:上升/下降过程中,受检者轻微耳痛,返回地面检查鼓膜Ⅰ度充血、纯音听阈示轻度传导性聋、声导抗显示 C 型曲线。

（3）咽鼓管功能不良：上升/下降过程中，受检者明显耳痛，返回地面检查鼓膜Ⅱ度以上充血、纯音听阈示中度传导性聋、声导抗显示 B 型曲线。

第五节　航空医学鉴定

一、招收飞行学员航空医学鉴定原则

（一）应届高中生参加招收飞行学员医学选拔

出现下列情况之一，选拔不合格：

1. 有反复乘机耳压痛病史。

2. 有乘机（或者乘电梯、潜水）上升时，出现旋转性眩晕，左右晃动伴恶心和出冷汗、站立不稳伴恶心呕吐等病史。

3. 有多次因耳部不适做 Valsalva 动作诱发眩晕史。

4. 鼻内镜检查有明确可能导致咽鼓管功能异常的鼻腔、鼻窦、鼻咽部疾病。

（二）青少年航空学校毕业生参加招收飞行学员医学选拔

其标准与应届高中生参加招收飞行学员医学选拔标准相当。

（三）青少年航空学校学生入校医学选拔

其标准与应届高中生参加招收飞行学员医学选拔标准相当，但稍严格，如有做 Valsalva 动作诱发眩晕者即不合格。

二、航空大学学员航空医学鉴定原则

（一）轻度 AV

1. **鼻内镜检查正常型**　行咽鼓管功能康复后功能评价达较好以上，合格。

2. **鼻内镜检查异常型**　鼻腔、鼻窦、鼻咽部疾病 3～6 个月治愈，且咽鼓管功能评价达较好以上，合格。短期内难以治愈，或咽鼓管功能康复后仍为功能不良，建议停学或转学其他专业。

（二）重度 AV

1. **鼻内镜检查正常型**

（1）感应神经性聋者经治疗纯音测听达到听功能要求，咽鼓管功能评价达较好以上，合格。

（2）前庭功能受损者经治疗前庭功能恢复正常，咽鼓管功能康复后达较好以上，合格。经治疗纯音测听未达到听功能要求，或前庭功能未恢复正常，建议停学或转学其他专业。

2. 鼻内镜检查异常型

（1）感应神经性聋者鼻腔、鼻窦、鼻咽部疾病 3~6 个月治愈,咽鼓管功能评价达较好以上,且感应神经性聋经治疗纯音测听达到听功能要求,合格。

（2）前庭功能受损者鼻腔、鼻窦、鼻咽部疾病 3~6 个月治愈,咽鼓管功能评价达较好以上,且前庭功能恢复正常,合格。短期内难以治愈,或咽鼓管功能康复后仍为功能不良,或感应神经性聋经治疗纯音测听达不到听功能要求,或前庭功能未恢复正常,建议停学或转学其他专业。

三、飞行学院学员航空医学鉴定原则

（一）轻度 AV

1. 鼻内镜检查正常型　咽鼓管功能评价达较好以上,飞行合格。

2. 鼻内镜检查异常型　鼻腔、鼻窦、鼻咽部疾病 1~3 个月治愈,且咽鼓管功能评价达较好以上,飞行合格。短期内难以治愈,或咽鼓管功能康复后仍为功能不良,建议停学或转学其他专业。

（二）重度 AV

1. 鼻内镜检查正常型

（1）感应神经性聋者经 1~3 个月治疗纯音测听达到听功能要求,咽鼓管功能评价达较好以上,飞行合格。

（2）前庭功能受损者经 1~3 个月治疗前庭功能恢复正常,咽鼓管功能评价达较好以上,飞行合格。

感应神经性聋经 1~3 个月治疗纯音测听未达到听功能要求,或前庭功能未恢复正常,建议停学或转学其他专业。

2. 鼻内镜检查异常型

（1）感应神经性聋者鼻腔、鼻窦、鼻咽部疾病经 1~3 个月治愈,咽鼓管功能评价达较好以上,且纯音测听达到听功能要求,飞行合格。

（2）前庭功能受损者鼻腔、鼻窦、鼻咽部疾病经 1~3 个月治愈,咽鼓管功能评价达较好以上,且前庭功能恢复正常,飞行合格。短期内难以治愈,或咽鼓管功能康复后仍为功能不良,或纯音测听达不到听功能要求,或前庭功能未恢复正常,建议停学或转学其他专业。

四、地面人员改空中战勤、技勤人员航空医学鉴定原则

（一）轻度 AV

1. 鼻内镜检查正常型　偶发病史,改选合格;反复发作病史改选不合格。

2. 鼻内镜检查异常型

下列情况之一与变压性眩晕相关,改选不合格:

(1)明显鼻中隔偏曲或明显鼻甲肥大致鼻腔结构异常;

(2)鼻腔(鼻窦)炎症息肉;

(3)鼻腔(窦)和鼻咽部肿瘤。

下列情况之一与变压性眩晕相关,改选个别评定:

(1)鼻腔、鼻窦、鼻咽部疾病已经治愈者(恶性肿瘤除外)声导抗 C 型曲线;

(2)变应性鼻(窦)炎。

鼻腔、鼻窦、鼻咽部疾病已经治愈者(恶性肿瘤除外)声导抗 A 型曲线,改选合格。

(二)重度 AV

1. 鼻内镜检查正常型

下列情况之一,改选不合格:

(1)听功能检查听阈未达标;

(2)声导抗 B 型曲线;

(3)单侧前庭功能减退、代偿不良。

听功能检查听阈达标、单侧前庭功能减退且代偿良好,声导抗 C 型曲线,个别评定。

听功能检查听阈达标、声导抗 A 型曲线、单侧前庭功能减退且代偿良好,改选合格。

2. 鼻内镜检查异常型

下列情况之一,改选不合格:

(1)鼻腔、鼻窦、鼻咽部疾病致变压性眩晕;

(2)听功能检查听阈未达标;

(3)单侧前庭功能减退、代偿不良。

鼻腔、鼻窦、鼻咽部疾病已经治愈者(恶性肿瘤除外)且声导抗 C 型曲线,听功能检查听阈达标、单侧前庭功能减退且代偿良好,个别评定。

鼻腔、鼻窦、鼻咽部疾病已经治愈者(恶性肿瘤除外)且声导抗 A 型曲线,听功能检查听阈达标、单侧前庭功能减退且代偿良好,改选合格。

五、飞行人员航空医学鉴定原则

(一)轻度 AV

1. 鼻内镜检查正常型　歼击机飞行员(含飞行教员)咽鼓管功能评价达良好,其他飞行人员达较好以上,飞行合格。

2. 鼻内镜检查异常型

(1)鼻腔、鼻窦、鼻咽部疾病治愈,且咽鼓管功能评价歼击机飞行员(含飞行教员)达良好,其他飞行人员达较好以上,飞行合格。

（2）空中战勤、技勤人员鼻腔、鼻窦、鼻咽部疾病治疗效果尚可，对鼻腔、鼻窦功能影响小、遗留轻度并发症，个别评定。

（3）下列情况之一，飞行不合格：

鼻腔、鼻窦、鼻咽部疾病治疗效果欠佳，或遗留后遗症；

咽鼓管功能康复后仍为功能不良。

（二）重度 AV

1. 鼻内镜检查正常型

（1）感应神经性聋者经治疗纯音测听达到相应人员听功能要求，且咽鼓管功能评价歼击机飞行员（含飞行教员）达良好，其他飞行人员达较好以上，飞行合格。

（2）前庭功能受损者下列情况之一，飞行合格：

歼击机飞行员（含飞行教员）经治疗后前庭功能恢复正常，且咽鼓管功能评价达良好；

双座机飞行员、空中战勤、技勤人员经治疗后前庭功能恢复正常，且咽鼓管功能康复后达较好以上；

空中战勤、技勤人员单侧前庭功能受损经治疗前庭功能虽未恢复正常，但代偿良好，且咽鼓管功能康复后达较好以上。

（3）双座机飞行员单侧前庭功能受损经治疗前庭功能虽未恢复正常，但代偿良好，且咽鼓管功能评价达较好以上，个别评定。

（4）下列情况之一，飞行不合格：

感应神经性聋经治疗纯音测听未达到相应人员听功能要求；

咽鼓管功能康复后仍为功能不良；

前庭功能受损经治疗前庭功能未恢复，且代偿不良。

2. 鼻内镜检查异常型

（1）感应神经性聋者：鼻腔、鼻窦、鼻咽部疾病治愈，且咽鼓管功能检测歼击机飞行员（含飞行教员）达良好，其他飞行人员达较好以上，纯音测听达到相应人员听功能要求，飞行合格。

空中战勤、技勤人员鼻腔、鼻窦、鼻咽部疾病治疗效果尚可，对鼻腔、鼻窦功能影响小、遗留轻度并发症，个别评定。

下列情况之一，飞行不合格：

鼻腔、鼻窦、鼻咽部疾病治疗效果欠佳；

咽鼓管功能康复后仍为功能不良；

纯音测听未达到相应人员听功能要求。

（2）前庭功能受损者，下列情况之一，飞行合格：

歼击机飞行员（含飞行教员）鼻腔、鼻窦、鼻咽部疾病治愈，咽鼓管功能评价达良好，且前庭功能恢复正常；

双座机飞行员鼻腔、鼻窦、鼻咽部疾病治愈，咽鼓管功能评价达较好以上，且前庭功能恢复正常；

空中战勤、技勤人员鼻腔、鼻窦、鼻咽部疾病治疗效果尚可，咽鼓管功能评价达较好以上，单侧前庭功能受损经治疗前庭功能虽未恢复正常，但代偿良好。

（3）下列情况之一，个别评定：

双座机飞行员鼻腔、鼻窦、鼻咽部疾病治愈，咽鼓管功能评价达较好以上，单侧前庭功能受损经治疗前庭功能虽未恢复正常，但代偿良好；

空中战勤人员、技勤人员，鼻腔、鼻窦、鼻咽部疾病治疗效果尚可，对鼻腔、鼻窦功能影响小，遗留轻度并发症，单侧前庭功能受损经治疗前庭功能虽未恢复正常，但代偿良好。

（4）下列情况之一，飞行不合格：

鼻腔、鼻窦、鼻咽部疾病治疗效果欠佳，或遗留并发症；

咽鼓管功能康复后仍为功能不良；

感应神经性聋经治疗纯音测听未达到相应人员听功能要求；

前庭功能受损经治疗前庭功能未恢复，且代偿不良。

无论轻度或中度，无论何种类型的 AV，歼击机飞行员咽鼓管功能评价达较好或前庭功能单侧减退代偿良好，必要时可进行转换机种医学鉴定。

六、民用航空人员医学鉴定

1. **招收飞行学生** 《民用航空招收飞行学生体检鉴定规范》规定：不应有前庭功能障碍；不应有内耳疾病及其病史；不应有眩晕病史。据此，变压性眩晕及其病史，鉴定为不合格。

2. **空勤人员和空中交通管制员** 《民用航空人员体检合格证管理规则》规定：不应有前庭功能障碍。对变压性眩晕未规定具体的鉴定标准，发病时应及时进行停飞等中止履行执照职责，对于临床治愈后的 Ⅰ、Ⅲa 级体检合格证申请人，诱发因素彻底治愈并且符合相应体检标准后，从症状体征消失（必要时观察 3～6 个月）、药物使用、前庭功能检查情况等多因素综合考虑，进行个别评定。

（徐先荣　赵功伟　金占国）

参考文献

［1］徐先荣,熊巍.飞行人员眩晕的航空医学鉴定［J］.解放军医学院学报,2011,32(9):879 – 882. DOI: CNKI:11 – 3275/R.20110422.1554.002.

［2］Groth P, Ivarsson A, Nettmark A, et al. Eustachian Tube Function in Selection of Airmen［J］. Aviat

Space Environ Med,1980,51(1):11 – 17. DOI:10.3357/ asem. 2966.2011.

[3] Lundgren CEG. Alternobaric Vertigo: a Diving Hazard[J]. British Medical Journal, 1965,2(5460):511 – 513. DOI:10.1136/bmj. 2. 5460.511.

[4] Subtil J, Varandas J, Galrão F, et al. Alternobaric vertigo: prevalence in Portuguese Air Force pilots [J]. Acta Otolaryngol, 2007,127(8):843 – 846. DOI:10.1080/00016480601075415.

[5] 全占国,徐先荣,王健,等.歼击机飞行员变压性眩晕的调查及相关因素分析[J].解放军医学院学报,2015,36(01):21 – 23. DOI:10.3969/j. issn. 2095 – 5227.2015.01.007.

[6] 全占国,徐先荣,张扬,等.飞行变压性眩晕动物模型的建立[J].中华航空航天医学杂志,2006,17 (02):92 – 96. DOI:10.1360/csb1994 – 39 – 9 – 863.

[7] 全占国,徐先荣,张扬,等.飞行员变压性眩晕临床病例分析[J].中华航空航天医学杂志,2006,17 (03):226 – 227. DOI:10.35541/cjd. 20180620.

[8] Deveze A, Bernard – Demanze L, Xavier F, et al. Vestibular compensation and vestibular rehabilitation. Current concepts and new trends[J]. Neurophysiologie Clinique/clinical Neurophysiology,2014,44(1): 49 – 57. DOI:10.1016/j. neucli. 2013. 10. 138. Epub2013Nov 6.

[9] Lacour M, Helmchen C, Vidal PP. Vestibular compensation: the neurootologist's best friend[J]. J Neurol,2016,263: 54 – 64. DOI:10.1007/s00415 – 015 – 7903 – 4. Epub 2016 Apr15.

[10] 孔维佳,刘波,冷样名.眩晕疾病的个体化综合治疗[J].临床耳鼻咽喉头颈外科杂志,2008,22 (04):145 – 150. DOI:10.3969/j. issn. 1001 – 1781.2008.04.001.

[11] Bittar RSM. Clinical characteristics of patients with persistent postural – perceptual dizziness[J]. Brazilian Journal of Otorhinolaryngology,2015,81(3):276 – 282. DOI:10.1016/ j. borl. 2014. 08. 012.

[12] 汪斌如,徐先荣.变压性眩晕[A]// 徐先荣.眩晕内科诊治和前庭康复[M]. 北京:科学出版社, 2020:277 – 284.

[13] 全军航空航天医学专委会.军事飞行员耳气压功能训练方法与评定指南(2021)[J]. 解放军医学院学报, 2021, 421(7):695 – 698. DOI: 10.33142/jscs. v1i1.4699.

[14] 中国民用航空局. MH/T 7013 – 2017 民用航空招收飞行学生体检鉴定规范[S]. 北京:中国民用航空局,2017:5. DOI:10.32629/er. v1i5.1557.

[15] 中国民用航空局.CAAR – 67FS – R4 民用航空人员体检合格证管理规则[S]. 北京:中华人民共和国交通运输部,2018:25.

第三章 飞行人员良性阵发性位置性眩晕的诊治与航空医学鉴定

第一节 概　述

一、定义

良性阵发性位置性眩晕（benign paroxysm positional vertigo，BPPV）是一种相对于重力方向的头位变化所诱发的、以反复发作的短暂性眩晕和特征性眼球震颤为表现的外周性前庭疾病，常具有自限性，易复发。

二、演变历史

1897 年 Adler 首次提出良性位置性眩晕（benign positional vertigo，BPV）的概念。Barany 于 1921 年观察到一位女性患者仰卧位时从一侧转头向另一侧引发眩晕和眼震，并首先在文献中描述出这种由位置改变而产生的特征性眩晕和眼震，并把这些症状归因于耳石器受损引起。1953 年 Dix 和 Hallpike 将 BPV 正式命名为"良性阵发性位置性眩晕综合征"，并详细描述了其临床特征，创建了沿用至今的 BPPV 诊断性检测方法"Dix – Hallpike"试验，认为耳石器异常为此病的病因。此后，Schnknecht 等于 1969 年提出了 BPPV 的病理生理概念，提出 BPPV 可能是由椭圆囊脱落的耳石在半规管内流动引起的假说，且在 BPPV 患者半规管内发现嗜碱性染色颗粒而证实假说，该学说被命名为壶腹嵴顶结石学说。1979 年 Hall 等及 1993 年 Epley 和 Arenber 提出耳石结晶来源于椭圆囊并部分移行进入半规管引发眩晕和眼震，称之为管结石理论，为 BPPV 的诊治奠定了理论基础。20 世纪 80 年代初，人们普遍认为 BPPV 仅发生在后半规管。然而，1985 年 McClure 提出了水平半规管 BPPV 的概念和临床特点，他描述了 7 例患者进行 Dix – Hallpike 诱发试验过程中出现了跳向地板方向（即向地性眼震）的位置性眼震。1995 年 Robert 等报道了 3 例 Roll 试验中表现为持续背地性眼震的水平半规管 BPPV，即在仰卧位侧向转头时出现跳向天花板方向的眼震。人们对前半规管的认识相对较晚，直到 1994 年 Herdman 等对 77 例 BPPV 患者分析发现，其中 9 例是前半规管受累导致。1999 年，Honrubia 等应用红外线摄像机和 Frenzels 镜对 292 例 BPPV 患者进行研究，又发现 4 例为前半规管 BPPV。迄今，前半规管 BPPV 的研究史仅 20 余年，Honrubia 等认为在没有中枢病变的情况下,Dix - Hallpike试验中出现扭转下跳性眼震则可认为是累及了前半规管的BPPV。

三、流行病学

BPPV是引起眩晕和头晕的最常见疾病,约占眩晕门诊的25%,周围性眩晕的60%,其发病率高峰在50～70岁,男女比例为1:2.0～1:1.5,具有自限性,可复发。人群患病率为8%,终生患病率为2.4%,年发病率为(10.7～600)/10万。以后半规管BPPV在临床中最为常见,约占70%～90%,外半规管BPPV约占10%～30%,前半规管BPPV少见,约占1%～2%,多半规管BPPV为同侧多个半规管或双侧半规管同时受累,约占9.3%～12%。von Brevern等研究发现高脂血症、高血压病、偏头痛是BPPV的独立好发因素。此外还有一些代谢性疾病,如2型糖尿病、骨质疏松、痛风、维生素D缺乏症等均是BPPV好发因素。年龄也是BPPV的影响因素。

我军飞行人员BPPV并不少见,原空军总医院回顾性研究发现2000—2012年因BPPV住院治疗的飞行人员共7例,均为男性,年龄25～45岁,其中飞行员4名(歼击机3人,轰炸机1人),飞行教员3名(均为歼击机教练机)。徐先荣团队对2012年10月至2014年6月期间因眩晕主诉就诊的军事飞行员调查发现,BPPV共17例,位居首位。美空军流行病学调查250例外周性眩晕(截至2019年1月),其中飞行学员9例(5例飞行不合格),现役飞行人员135例(36例飞行不合格),无人机飞行员5例(2例飞行不合格),非现役飞行人员71例(38例飞行不合格),空中交通管制人员及飞行地面管控人员25例(12例不合格),航天和火箭操作人员5例(3例不合格)。但是,BPPV仅作为外周性眩晕的一类疾病,并未标注其具体发病数量。

四、病因及发病机制

(一)病因

正常情况下,耳石脱落与吸收保持动态平衡,任何原因打破脱落与吸收之间动态平衡,都会引起BPPV。大多数BPPV为原发性,多与退行性变相关,老化与退行性变是老年人BPPV好发的原因。已知引起继发性BPPV的因素包括外伤、炎症、内耳血管痉挛、钙代谢异常、梅尼埃病、糖尿病、高血压病、高血脂等。其中头部外伤是长期以来得到广泛共识的引发BPPV的原因,振动因素可造成耳石脱落。另有报道剧烈运动也可影响BPPV的发生,可能与剧烈活动时造成耳石损伤脱落有关。长期卧床可能导致耳石与椭圆囊黏附关系松动而引发BPPV。

除了上述常规因素外,飞行人员由于职业特殊性,BPPV发病因素呈现不同的特点。过载引起的前庭功能失常(G - induced vestibular dysfunction,GIVD)是指飞行人员受航空器高过载作用引发的前庭功能紊乱,尤其是军事战斗机,具有机动性强、角加速度大的特点,飞行过程中可产生巨大过载。过载属于一种机械外力,飞行活动中高过载主要见于俯冲、转弯、盘旋等空战动作,容易诱发GIVD,导致BPPV。贾宏博等发现地面人员高过载暴露后可发生前庭功能紊乱,动物实验也表明高过载暴露可导致前庭功能障碍,且可在扫描电镜下观察到高过载暴露豚鼠耳石遭到破坏并移位。因此,当战斗机高过载作用于飞行员耳石,由于剪切力作用使耳石与下方的胶质层链接的稳定性下降,导致耳石移位,从而引发飞行员眩晕症状。单次航空飞行不一定可以引发 BPPV,但由于长期飞行造成的间断、累积高过载效应,可使飞行人员出现 BPPV 的风险明显增高。

(二)发病机制

BPPV 确切的发病机制尚不清楚,目前公认的学说包括以下两种。

1. 嵴顶结石症 1969 年 Schuknect 提出变性的耳石颗粒或碎片从椭圆囊脱落,此种碱性颗粒沉积黏附于后半规管壶腹嵴,因为这些颗粒增加了壶腹嵴顶的比重,导致内淋巴与壶腹嵴顶密度不同,使嵴顶与内淋巴液间的比重差发生了变化,导致嵴顶对重力牵引及直线加速度刺激的敏感性明显增高。根据半规管生理学原则,当头部处于直立位置时,后半规管嵴顶处于垂直位置,故不可能产生重力矢量。若侧卧于患耳侧,则后半规管嵴顶成为水平位,有颗粒附着的嵴顶因重力作用引起壶腹嵴偏斜,导致眩晕和眼震的发生,从而证实了嵴顶结石症假说。Cack 发现后壶腹神经被切断后 BPPV 症状消失,进一步支持嵴顶结石症学说。

2. 管结石症 1979 年 Hall 等提出管结石症概念,指出由于各种原因导致耳石脱落聚集于后半规管壶腹处,当头位移动至悬头位时,耳石颗粒在重力作用下向远离壶腹嵴的方向流动并同时诱导内淋巴液流动。由于壶腹嵴顶本身具有弹性以及半规管内淋巴具有惯性,数秒钟后壶腹嵴顶及内淋巴才产生移位,此学说也解释了眩晕及眼震的产生具有潜伏期。当耳石颗粒移动至重力线最低点时停止流动,此时对内淋巴的牵引减少或停止,壶腹嵴顶在弹性作用下回复至中间位置,故眩晕和眼震停止。当头位回复至直立位时,耳石颗粒的重力作用与悬头位时相反,故眼震的方向与悬头位相反。反复进行诱发试验时,耳石颗粒散开,在半规管内往返移动的次数减少,故眩晕或眼震减弱。

第二节　诊断治疗

一、病史和检查

(一)症状

患者多起病突然,在头位变化时出现强烈眩晕,持续时间 60 秒之内,同时伴有眼震、恶心及呕吐。患者多自诉于坐位躺下、从卧位至坐位或于床上翻身时,部分患者可察觉一侧翻身时可诱发,甚至有患者在睡眠过程中可因眩晕发作而惊醒。眩晕程度因人而异,症状重者头部轻微活动即可出现,眩晕发作后患者可出现较长时间的头部昏沉感、不稳感。整个发病过程为数小时或数日,少数患者可达数月或数年。症状的出现可呈周期性或自行缓解,间歇期长短不一。

(二)辅助检查

1.**床旁检查** 位置试验是 BPPV 主要的床旁检查。在进行位置试验前,首先检查患者是否存在自发性眼震,特别是检查患者是否存在假性自发性眼震,假性自发性眼震亦可受头位改变影响。检查前应提前告知患者检查方法可能会引起短时间的眩晕或头晕,使其有所准备,取得积极配合。

(1)外半规管 BPPV 的检查方法 ①Roll test 试验:即滚转试验,是诊断外半规管 BPPV 的重要方法。患者仰卧于检查床正中,头位抬高 30°,快速将头向一侧(右)转 90°,停留在此位置至少 30~60 s,观察是否存在眼震。观察时间到或眼震消失后,再将头向相反方向(左)回转 90°,回到正中仰卧头位抬高 30°位,观察 0~60 s 或眼震消失后,再快速将头向另一侧(左)转 90°观察有否眼震。②低头 - 仰头试验:在外半规管 BPPV 检查中,当根据症状严重程度判断受累侧别有一定难度时,低头 - 仰头试验可作为滚转试验的补充,用于判定外半规管 BPPV 的受累侧别。

(2)垂直半规管 BPPV 的检查方法 ①Dix - Hallpike 试验:是诊断后半规管 BPPV 的重要方法。检测右侧后半规管时,患者睁眼端坐于检查床上,颈部放松,目视前方,检查者站在患者右侧,双手扶住其双侧枕部,将患者的头向右转 45°,快速躺下使头悬垂,与水平面呈 30°(右耳向下),停留至少 30 s 以观察有无眼震及眼震的类型和持续时间,然后缓慢恢复坐位,停留至少 30 s 以观察是否出现眼震。检测左侧后半规管时,检查者站在患者左侧并把患者头向左转 45°,再重复以上过程,快速将患者从坐位转至卧位,且以相同角度(左转 45°,左耳向下)将头垂悬于检查床大约 20°~30°,停留至少 30 s 以观察是否出现眼震。然后再把患者扶起恢复到原先的坐位,停留至少 30 s 以观察是否出现眼震。②侧卧试验:侧卧试验(Side - lying test)适用于颈部或背部疾病而不耐受以上 BPPV 检查体位的患者。检查右侧后半规管时,患者睁眼坐在检查床上,颈部放松,检查者站在患者对面,双手扶住其双侧枕部,将患者的头向左转 45°,然后迅速向右躺下(右耳向下与床面呈 45°),停留至少 30 s 以观察是否出现眼震,随后缓慢回到坐位,停留至少 30 s 以观察是否出现眼震。检查左侧后半规管时,患者的头向右转 45°,然后迅速向左躺下(左耳向下与床面呈 45°),其他步骤和注意点与右侧检查相同。

2.**其他检查** ①BPPV 的仪器检测:BPPV 的位置试验通常用床旁手法操作即可,但特殊情况如颈椎手术或急性损伤期出现眩晕怀疑 BPPV 时可行仪器检测,操作步骤按仪器设定的 Roll test 试验和 Dix - Hallpike 试验程序进行即可。②前庭功能仪器检查:原发性 BPPV 无需进行前庭功能仪器检查,但对继发于前庭性偏头痛、前庭神经炎、梅尼埃病、突发性聋伴眩晕、头颅外伤后等继发性 BPPV,可根据原发病的特点有选择地进行前庭功能仪器检查,包括自发性眼震、凝视性眼震、视动性眼震、平稳跟踪试验、扫视试验、冷热试验、旋转试验、摇头试验、头脉冲试验、前庭自旋转试验、前庭诱发肌源性电位、主观垂直视觉/主观水平视觉等。

3. **听力学检查** 纯音测听、声导抗、听性脑干反应、耳声发射、耳蜗电图等检测一般无异常改变,若半规管结石如继发于某些耳源性疾病,则可出现异常。

4. **影像学检查** 颞骨高分辨率 CT、含内听道-桥小脑角的颅脑 MRI 可用于检测内耳及听神经是否存在结构异常。颅脑 CT、MRI 可用于与其他神经系统疾病鉴别或病因诊断。

5. **平衡功能检查** 包括静态或动态姿势描记、平衡感觉整合能力测试及步态评价等。患者可出现平衡功能降低,虽无特异性,但可作为评估疗效的方法之一。

6. **病因学检查** 包括钙离子、血糖、血脂、尿酸、性激素相关检测。

二、诊断依据

(一)诊断标准

1. 相对于重力方向改变头位后出现反复发作的、短暂的眩晕和头晕(通常时间不超过 1 分钟)。

2. 位置试验中出现眩晕及特征性位置性眼震。

3. 排除其他疾病,如前庭性偏头痛、前庭阵发症、中枢性位置性眩晕、梅尼埃病、前庭神经炎、迷路炎、上半规管裂综合征、后循环缺血、体位性低血压、心理精神源性眩晕等。

(二)眼震特征

1. 概述

(1)潜伏期:管结石症引发眼震常发生于激发头位后数秒至数十秒,而嵴顶结石症常无潜伏期。

(2)时程:管结石症眼震持续时间短于 1 分钟,而嵴顶结石症眼震持续时间长于 1 分钟。

(3)强度:管结石症呈渐强—渐弱改变,而嵴顶结石症可持续不衰减。

(4)疲劳性:后半规管多见。

2. 各类 BPPV 位置试验眼震特点

(1)后半规管 BPPV:在 Dix-Hallpike 试验或侧卧位试验中,出现以眼球上极为标志的垂直扭转性眼震,即垂直成分向眼球上极,扭转成分向下位耳,由激发头位回复至坐位时眼震方向逆转,则向地耳为患耳。

(2)外半规管 BPPV:①眼震分型。水平向地性——若双侧 Roll-test 均可诱发水平向地性眼震(可略带扭转成分),且持续时间短于 1 分钟,则可判断为漂浮于外半规管后臂内的管结石症;水平离地性——若双侧 Roll-test 均可诱发水平离地性眼震(可略带扭转成分),经转换手法或能自发转变为水平向地性眼震,且持续时间短于 1 分钟,则可判断为漂浮于外半规管前臂内的管结石症;若诱发的水平离地性眼震不可转换,且持续时间大于或等于 1 分钟,则可判断为外半规管嵴顶结石症。②患侧判定。Roll - test 中水平向地性眼震诱发眼震强度大且持续时间长的一侧为患侧;水平离地性眼震中诱发眼震强度小且持续时间短的一侧为患侧。如遇到判断患侧困难时,可选择假性自发性眼震、眼震消失平面、低头 - 仰头试验、坐位 - 仰卧位试验等加以辅助判断。

(3)前半规管 BPPV:在 Dix - Hallpike 试验或正中深悬头位试验中,出现垂直成分向下,扭转成分向患耳,若扭转成分较弱,可仅表现为垂直下跳性眼震,则背地耳为患耳,即与同平面后半规管管石症 Dix - Hallpike 试验由悬头位回到坐位时的眼震相同。

(4)多半规管 BPPV:多种位置试验可诱发相对应半规管的特征性眼震。需要注意的是,在描述眼震垂直方向时,向上为指向眶上缘,向下为指向眶下缘。眼震扭转方向是以眼球上级为标志、其快相所指的方向。

(三)诊断分级

1. 确定的 BPPV 诊断　须同时满足以下条件:

(1)相对于重力方向改变头位后出现反复发作的、短暂的眩晕或头晕。

(2)位置实验可诱发眩晕及眼震,且眼震表现符合相应半规管兴奋或抑制表现:①后半规管 BPPV。患耳向地时出现带扭转成分的垂直上跳性眼震(垂直成分向上,扭转成分向下位耳),回到坐位时眼震方向逆转,旋转及眼震持续时间通常不超过 1 分钟;②外半规管 BPPV。双侧位置试验均可诱发水平向地或离地性眼震。

(3)排除其他疾病。

2. 可能的 BPPV 诊断　须同时满足以下条件:

(1)相对于重力方向改变头位后出现反复发作的、短暂的眩晕或头晕。

(2)位置实验未诱发出眩晕及眼震。

(3)排除其他疾病。

需要注意的是,部分病史符合 BPPV 诊断,但位置实验未诱发出眩晕及眼震,可能是 BPPV 已经自愈或因反复处于激发头位导致的疲劳现象,择期复查位置试验可能有助于提高诊断的正确性。

3. 存在争议的综合征　须同时满足以下条件:

(1)相对于重力方向改变头位后出现反复发作的、短暂的眩晕或头晕。

(2)位置实验诱发出的眼震不符合相应半规管兴奋或抑制表现,难以和中枢性位置性眼震相鉴别,或多个位置出现位置性眼震但无法确定责任半规管,或同时出现外周和中枢性位置性眼震,或位置试验中出现眩晕但未观察到眼震。

需要注意的是,存在争议的综合征是指具有位置性眩晕的症状,但可能不是 BPPV 的一类疾病,包括前半规管管结石症、后半规管嵴帽结石症、多半规管管结石症,对此类患者需要重点和中枢性位置性眩晕相鉴别。

另外,轻嵴帽是近年来新提出的一种外周性位置性眩晕学说,可部分解释持续向地性位置性眼震的产生原因,但尚需进一步验证。此类眩晕多源于外半规管,其临床特征包括:双侧滚转实验中持续出现向地性位置性眼震,且无潜伏期,无疲劳性;低头位及俯卧位时水平眼震向患侧,仰卧位时水平眼震向健侧,可以找到眼震消失平面。考虑轻嵴帽时,需要排除中枢性病变。

三、鉴别诊断

可引起发作性眩晕的疾病都需要与 BPPV 进行鉴别诊断,如梅尼埃病、前庭性偏头痛、前庭阵发症、脑血管性头晕或眩晕等,同时也要警惕共同患病的可能。

1. **梅尼埃病** 每次眩晕持续时间较 BPPV 长,多伴有波动性听力下降、耳鸣、耳闷胀感等耳蜗症状。前庭功能检查提示前庭功能异常且有内淋巴积水。

2. **前庭性偏头痛** 前庭症状不局限于位置性眩晕,发作时长不等,数秒至数天,听力学症状不明显,常伴偏头痛、畏光畏声、视觉先兆、焦虑等表现。部分患者家族史较明显。

3. **前庭阵发症** 眩晕发作持续数秒至数分钟,卡马西平治疗有效,部分患者 MRI 提示血管与神经位置关系密切。

4. **脑血管性头晕或眩晕** 发病年龄多在 60 岁以上,伴有多种脑血管病危险因素,常有中枢神经系统症状和体征,如单侧肢体无力或麻木、复视、构音障碍、饮水呛咳等。结合影像学检查可明确病因。

四、治疗

(一)复位治疗

复位治疗是 BPPV 的主要治疗方法,操作简便,效果良好,可徒手操作亦可使用专业复位仪器,需根据不同类型 BPPV 选择合适的复位方法。

1. **后半规管管石症** 常选择 Epley 耳石复位法和 Semont 手法,必要时两种方法可重复或交替使用。

(1)Eply 复位方法:①患者端坐于检查床,头向患耳方向侧转45°。②迅速后躺至头垂悬于床沿下30°,此时耳石可沿重力移动至后半规管中心,若诱发出远离壶腹方向的眼震,即垂直上跳性带扭转成分眼震,则说明耳石向远离壶腹方向移动。③将患者头向对侧方向转90°,即头位转到面向对侧45°位置,此时脱落的耳石继续向远离壶腹方向移动,亦能观察到垂直上跳性带扭转成分眼震。④头和身体同时向同侧方向转90°,侧卧于检查床上,面部斜向下,鼻尖与仰卧位成135°,此时耳石可继续移动并跨过后半规管结合部。⑤患者迅速起身坐起于床沿,将头转至正中位并将下颌下倾20°,若顺利完成,则耳石进入椭圆囊。这五个步骤构成的复位周期中所产生的眼震应与耳石移动方向一致。每个位置观察30秒,直到眼震消失再进入下一步骤。若患者无眩晕、无眼震提示复位成功。若不成功可重复复位数次,也可用仪器进行复位。

（2）Semont复位方法:主要用于Eply复位效果不好或有颈腰部疾病患者。操作方法为检查者站于患者面前,进行以下3个步骤。①患者端坐于检查床中间,头向健侧转45°。②迅速向患侧卧90°,后枕部位于检查床上,与右侧Dix－Hallpike位置相同。脱落的管石在重力的作用下远离壶腹移动而诱发垂直上跳带扭转成分的眼震,在此位置停留2分钟,待眼震消失后进行下一步骤。③头和身体迅速向健侧转180°成侧卧位,头与肩膀之间需保持45°。此步骤旨在诱发患侧半规管内的加速度,使耳石从垂直半规管结合处甩入椭圆囊。若耳石继续远离壶腹方向移动,则可观察到持续垂直上跳带扭转成分的眼震直到脱落耳石颗粒进入椭圆囊,患者在此体位停2分钟左右直至眼震消失。④缓慢恢复直立坐位,并保持头稍向前倾20°。复位成功后患者应无眩晕、无眼震,否则继续复位数次。

2. 外半规管耳石症　常选择BBQ复位法和Gufoni手法,它们均利用重力作用使脱落的耳石回归椭圆囊。

（1）BBQ复位方法:①患者面部朝上呈仰卧位,使外半规管由水平位转变成垂直位。②头快速向健侧转向90°,观察60秒或直至眼震消失。③再向健侧做第二次快速转头90°,肩膀和身体也同时转动,呈鼻尖朝下的俯卧位,观察60秒,若在患耳转到朝下的位置时可见强烈向地性眼震,说明耳石向壶腹运动,提示复位可能成功。

（2）Gufoni复位方法:包括后臂管石症、嵴顶结石症、前臂管石复位,具体操作如下。

后臂管石症复位:①患者直立坐于检查床,面部朝前。②检查者双手扶紧患者快速向健侧侧卧,当头接触到床时迅速减速。③将患者头部向下转45°使鼻尖碰触到床,在此位停留2分钟观察患者眼震。在这个复位过程中脱落的耳石受到迅速减速时产生的一个远离壶腹的力以及直立位到卧位时的重力。在这两种力的作用下,耳石颗粒从半规管向椭圆囊流动。④患者缓慢恢复直立坐位。可连续重复此法2~3次。

嵴顶结石症复位:①患者直立坐于检查床,面部朝前。②检查者双手扶紧患者快速向患侧侧卧,当头接触到床时迅速减速。③将患者头部向下转45°使鼻尖碰触到床。在此位置停留2分钟并观察眼震。④患者缓慢恢复直立坐位。可连续重复2~3次,观察症状是否消失。

前臂管石症复位:①患者直立坐于检查床,面部朝前。②检查者双手扶紧患者快速向患侧侧卧,当头接触到床时迅速减速。③将患者头向上转45°,使鼻尖朝上。在此位置停留2分钟并观察眼震。④患者缓慢恢复直立坐位。可连续重复2~3次,观察症状是否消失。

3. 前半规管耳石症　常选择Yacovino法,又称深悬头位法,复位时无需区分左右。操作方法为:①患者正坐于检查床上,背部朝向检查者,迅速后躺,使患者正位垂直悬头于床下至少30°~75°,保持30秒。②将患者头部上抬至下颌抵住胸部,保持30秒。

③使患者坐起,头略向前倾,待眩晕及眼震消失后,嘱患者坐直,头位恢复至起始位。

4. 多半规管耳石症 在准确判断耳石症类型的基础上,采用相应的复位方法依次治疗不同半规管耳石。优先复位诱发更加强烈眩晕和眼震的半规管,待复位成功后,再进行其他责任半规管的复位,视患者耐受程度可间隔数天复位。

(二)药物治疗

1. 用药原则 药物本身并不能使脱落的耳石回归至椭圆囊,故药物并不是 BPPV 的必要治疗手段,但是考虑到 BPPV 可能与退行性病变并发或合并其他眩晕疾病,下列情况可以考虑将药物治疗作为 BPPV 的辅助治疗手段。

(1)当合并或继发于其他疾病时,应同时应用药物治疗合并疾病或原发疾病。

(2)复位治疗后患者眩晕或头晕感仍持续存在。

(3)部分患者前庭症状发作时自主神经症状重,可考虑予以前庭抑制剂,但因其具有抑制前庭代偿的作用,故不推荐作为常规使用。

2. 用药方法

(1)甲磺酸倍他司汀,12 mg,每日 3 次。

(2)银杏叶提取物,2 片,每日 3 次。

(3)尼麦角林,20 mg,每日 2 次。

(4)氟桂利嗪,5~10 mg,每晚 1 次。

(三)前庭康复

前庭康复可作为 BPPV 患者耳石复位的辅助治疗,主要用于多次复位无效、无法配合医生复位以及复位治疗后仍有头晕或平衡障碍的患者。也可在复位治疗前使用,用以增加患者复位治疗的耐受性。在临床中遇见拒绝或不耐受复位治疗的 BPPV 患者,前庭康复可以作为替代治疗。具体方法如下:

1. 针对 BPPV 的前庭康复训练 采用 Brandt - Daroff 习服训练法,最早是基于嵴顶结石症提出的用于患者自我训练的方法,已被证实对不同类型耳石症均具良好效果,可有效改善 BPPV 患者复位治疗后残余头晕等不适症状。其可能机制为在患者体位变换过程中脱落的耳石受到机械力分散溶解,同时也增强中枢代偿功能从而缓解眩晕症状。具体操作方法为:①患者直立坐于检查床,面部朝前。②患者自行迅速倒向患侧呈侧卧位,保持鼻尖朝天,待眩晕或头晕缓解后停留 30 秒,然后坐起至初始坐位。自觉头晕消失后,再迅速倒向对侧呈侧卧位,保持鼻尖朝天,停留 30 秒待眩晕或头晕感缓解后再坐起。

2. 针对前庭功能障碍的前庭康复训练 由于部分患者可能合并或继发于其他前庭疾病,若存在前庭功能异常,应在做 Brandt - Daroff 习服训练法的同时进行前庭眼动反射康复、前庭脊髓反射康复、前庭 - 自主神经反射康复。

第三节 疗效评估

一、评估时机

BPPV 尽管被称为良性疾病,但对于飞行人员来说,如果这种眩晕在飞行中关键操作阶段发作,可能造成空间定向障碍,引起空中失能,严重威胁飞行安全。因此,对于原发性 BPPV,军事飞行人员需要在治疗后给予 3~6 个月的地面观察后进行疗效评估和航空医学鉴定。民航飞行人员由于飞行动作相对安全平稳,无须做复杂动作,且 BPPV 复发概率不高,可于治疗后 1~3 个月进行疗效评估及航空医学鉴定。对于有明确病因(如外伤、前庭神经炎、梅尼埃病、偏头痛等)导致的继发性 BPPV,需同时结合原发病进行疗效评估和航空医学鉴定。

二、评估内容

主要包括评估指标和疗效分级。

(一)评估指标

1.**主要评估指标** 位置性眩晕(主观评估)。

2.**次要评估指标** 位置性眼震及前庭功能检查(客观评估)。

3.**辅助评估指标** 生活质量评估,最常用的评估工具为头晕残障问卷(dizziness handicap inventory,DHI),见表 3-1。

表 3-1 头晕残障问卷

项目	内容	
P1	向上看会加重眩晕或平衡障碍吗?	A. 是 B. 否 C. 有时
E2	是否会因为眩晕或平衡障碍而感到失落?	A. 是 B. 否 C. 有时
F3	是否会因为眩晕或平衡障碍而限制您的工作或休闲旅行?	A. 是 B. 否 C. 有时
P4	在超市的货架道中行走会加重眩晕或平衡障碍吗?	A. 是 B. 否 C. 有时
F5	是否会因为眩晕或平衡障碍,使下床困难?	A. 是 B. 否 C. 有时
F6	是否会因为眩晕或平衡障碍限制了社交活动,比如出去晚餐、跳舞或聚会?	A. 是 B. 否 C. 有时
F7	是否会因为眩晕或平衡障碍导致阅读困难?	A. 是 B. 否 C. 有时
P8	进行剧烈活动时,比如运动、跳舞;或者做家务,比如扫除,放置物品会加重眩晕或平衡障碍?	A. 是 B. 否 C. 有时
E9	是否会因为眩晕或平衡障碍,使您害怕没人陪伴时独自在家?	A. 是 B. 否 C. 有时
E10	是否会因为眩晕或平衡障碍,使您在他人面前感到局促不安?	A. 是 B. 否 C. 有时
P11	做快速的头部运动是否会加重眩晕或平衡障碍?	A. 是 B. 否 C. 有时

项目	内容	
F12	是否会因为眩晕或平衡障碍而使您恐高?	A. 是 B. 否 C. 有时
P13	在床上翻身会加重眩晕或平衡障碍吗?	A. 是 B. 否 C. 有时
F14	是否会因为眩晕或平衡障碍,而使您做较重的家务或体力劳动时感到有困难?	A. 是 B. 否 C. 有时
E15	是否会因为眩晕或平衡障碍,而使您害怕别人误认为您喝醉了?	A. 是 B. 否 C. 有时
F16	是否会因为眩晕或平衡障碍使您无法独立完成工作?	A. 是 B. 否 C. 有时
P17	在行人道上行走会加重眩晕或平衡障碍吗?	A. 是 B. 否 C. 有时
E18	是否会因为眩晕或平衡障碍而使您很难集中精力?	A. 是 B. 否 C. 有时
F19	是否会因为眩晕或平衡障碍使您夜间在房子里行走有困难?	A. 是 B. 否 C. 有时
E20	是否会因为眩晕或平衡障碍而害怕独自在家?	A. 是 B. 否 C. 有时
E21	是否会因为眩晕或平衡障碍而感到自己有残疾?	A. 是 B. 否 C. 有时
E22	是否会因为眩晕或平衡障碍给您与家人或朋友关系带来压力?	A. 是 B. 否 C. 有时
E23	是否会因为眩晕或平衡障碍而感到沮丧?	A. 是 B. 否 C. 有时
F24	是否会因为眩晕或平衡障碍而影响到工作或家庭责任?	A. 是 B. 否 C. 有时
P25	弯腰会加重眩晕或平衡障碍吗?	A. 是 B. 否 C. 有时
总分	DHI - P = DHI - E = DHI - F =	

DHI 分为躯体 P、情绪 E、功能 F 三个指数,每个问题中回答"是"为 4 分,"有时"为 2 分,"否"为 0 分。0~30 分为轻微障碍,31~60 分为中等障碍,61~100 为严重障碍。呈严重障碍时,为跌倒高风险。

(二)疗效分级

1. **治愈** 位置性眩晕消失。
2. **改善** 位置性眩晕和(或)位置性眼震减轻,但未消失。
3. **无效** 位置性眩晕和(或)位置性眼震未减轻,甚至加剧。

需要注意的是,位置性眩晕及眼震判别需符合确定 BPPV 的诊断标准。

第四节　航空医学鉴定

一、招收飞行学员航空医学鉴定原则

(一)应届高中生参加招收飞行学员医学选拔

关于 BPPV 的航空医学鉴定需注意以下几点:

1. **原发性 BPPV** 与退行性变密切相关,50 岁以上人群好发,若在青少年期发病,多提示其前庭功能紊乱,现有的前庭功能检查技术因检查手段的局限性而未必能发现,即使前庭功能检查结果正常,但考虑 BPPV 是一种发作性的疾病,再发风险高,威胁飞行安全,故结论为不合格。

2. 继发性 BPPV 因外伤原因造成者,患者多存在前庭器官损害,前庭功能检查多提示异常,故不予合格。对于其他目前已知的有明确诱发因素继发性 BPPV 患者,原发病本身就不符合飞行员选拔标准,故继发性 BPPV 大多不予合格。

(二)青少年航空学校毕业生参加招收飞行学员医学选拔

其标准与应届高中生参加招收飞行学员医学选拔标准相当。

(三)青少年航空学校学生入校医学选拔

其标准与应届高中生参加招收飞行学员医学选拔标准相当,甚至要更高。

二、航空大学学员航空医学鉴定原则

在航空大学进行理论学习的学员,关于 BPPV 的航空医学鉴定需注意以下几点:

1. 原发性 BPPV 与退行性变密切相关,但是由于初次发病年龄较为年轻,再发风险相比普通人群高,威胁飞行安全,故建议转学其他专业。

2. 继发性 BPPV 因外伤原因造成者,患者多存在前庭器官损害,前庭功能检查多提示异常,故不予合格。对于其他目前已知的有明确诱发因素继发性 BPPV 患者,原发病本身就不符合飞行员体格检查标准,故继发性 BPPV 大多不予合格。

三、飞行学院学员航空医学鉴定原则

对处于飞行学院学习飞行阶段的学员,其航空医学鉴定原则与航空大学学员基本相同。对不能排除复发可能的歼击机飞行学员可转学运输(轰炸)机或直升机。

四、地面人员改空中战(技)勤人员航空医学鉴定原则

地面人员改空中战(技)勤人员,关于 BPPV 的航空医学鉴定需注意以下几点:

1. 原发性 BPPV 经过治疗后,经过 3~6 个月的观察无复发,复查位置实验阴性,前庭功能正常,飞行合格(地改空)。BPPV 反复发作(≥3 次)威胁飞行安全,飞行不合格(地改空)。

2. 继发性 BPPV 需结合原发病的情况和 BPPV 的疗效综合评定。

3. 对于耳石康复治疗后,仍有漂浮感、不平衡感,多次检查前庭功能异常,或并发严重心理疾患,综合治疗效果不佳,威胁到飞行安全给予飞行不合格(地改空)。

五、飞行人员航空医学鉴定原则

1. 当出现 BPPV 时应临时停飞。

2. 原发性 BPPV 复位治疗后,经过 3~6 个月的观察无复发,复查位置实验阴性,前庭

功能正常,双座机飞行人员可做飞行合格结论,并进行随访;单座机飞行员须再经 3~6 个月的双座限制飞行无复发,前庭功能正常,方可做特许飞行合格结论,并进行随访。反复发作(≥3 次),持续地面观察超过 1 年,仍不能排除再复发的风险、威胁飞行安全做飞行不合格结论。

3. 对于有明确病因导致的 BPPV,须结合原发病的情况和 BPPV 的疗效综合评定,必要时可考虑转换机种鉴定。

4. 对于耳石康复治疗后,仍有漂浮感、不平衡感,多次检查前庭功能异常,或并发严重心理疾患,综合治疗效果不佳,持续地面观察超过 1 年,症状仍持续存在,可能危及飞行安全按飞行不合格做停飞处理。

六、民用航空体检鉴定原则

1. **招收飞行学生** 《民用航空招收飞行学生体检鉴定规范》规定:不应有前庭功能障碍,旋转双重试验检查不应出现Ⅱ度及以上或延迟反应;不应有内耳疾病及其病史;不应有眩晕病史。据此,BPPV 及其病史,鉴定为不合格。

2. **空勤人员和空中交通管制员** 《民用航空人员体检合格证管理规则》规定:不应有前庭功能障碍。其中良性阵发性位置性眩晕或前庭神经炎临床治愈后,病情稳定(Ⅲ、Ⅳ级体检合格证申请人需要至少 3 个月观察期),前庭功能正常,听力符合标准可鉴定为合格。对于临床治愈后的Ⅰ级体检合格证申请人,应依据症状体征消失(至少观察 6 个月)、药物使用、前庭功能检查情况等多因素进行个别评定。

(欧阳汤鹏 李 玲 鞠金涛)

参考文献

[1] 中华耳鼻咽喉头颈外科杂志编辑委员会,中华医学会耳鼻咽喉头颈外科学分会,良性阵发性位置性眩晕诊断和治疗指南(2017)[J].中华耳鼻咽喉头颈外科杂志,2017,52(3):173-177.

[2] Bhattacharyya N,Gubbels SP,Schwartz SR,et al. Clinical Practice Guideline:Benign Paroxysmal Positional Vertigo (Update)[J]. Otolaryngol Head Neck Surg,2017,156 (3suppl):S1-S47.

[3] Von Brevern M,Radtke A,Lezius F,et al. Epidemiology of benign paroxysmal positional vertigo:a population based study[J]. J Neurol Neurosurg Psychiatry,2007,78(7):710-715.

[4] 刘玉华,王健,徐先荣,等. 47 例军事飞行人员眩晕病分析[J].解放军医学院学报,2015,36(1):24-26.

[5] 李婷婷,张扬,徐先荣.飞行人员和普通人员眩晕病因的比较研究[J].中华航空航天医学杂志,2019,30(1):17-24.

[6] 孙雪蕾,郑颖娟,谢溯江,等.飞行员水平型良性阵发性位置性眩晕一例[J].空军总医院学报,2009,25(4):187.

[7] Thomas UM. G-induced vestibular dysfunction ('the wobblies') among aerobatic pilots:a case report and review[J]. ENT-Ear,Nose & Throat Journal,2002,81(2):269-272.

[8] Hongbo J,Guangbin C,Sujiang X,et al. Vestibular function in military pilots bdfore and after 10 s at +

9Gz on a centrifuge[J]. Aviation,Space,and Enviromental Medcine,2019,80(1):20－23.

[9] 贾宏博,于立身,孙建和,等. 持续高 G 对豚鼠前庭耳石器的损伤[J]. 中华航空航天医学杂志,2001,12(2):73－76.

[10] 贾宏博,耿喜臣,田大为,等. 高过载引起前庭功能紊乱的初步观察[J]. 中华耳科学杂志,2006,4(4):272－275.

[11] 梁雪清,刘丽,于立身,等. 加速度反复暴露对前庭功能影响的分子生物学基础[J]. 军医进修学院学报,2001,22(4):271－273.

[12] 熊巍,徐先荣,郑军. 飞行人员良性阵发性位置性眩晕的特点及航空医学鉴定[J]. 解放军医学院学报,2013,39(9):907－909.

[13] Ahmet S,Louai S,Tansel M. Benign paroxysmal positional vertigo in an airline pilot[J]. Aviat Space Environ Med,2007,78(11):1060－1063.

[14] 徐先荣,熊巍. 飞行人员眩晕的航空医学鉴定[J]. 军医进修学院学报,2011,32(9):879－882.

[15] 张炜,刘博,王拥军,等. 头晕评价量表中文版信度和效度分析[J]. 中华耳鼻喉头颈外科杂志,2015,50(9):738－743.

[16] Gresty M. BPPV and fitness to fly－or drive[J]. Aviat Space Environ Med,2008,79(5):541.

[17] Matthew P,Kirschen,Joel A,et al. Grounded for an ethical dilemma:disequilibrium in a commercial airline pilot[J]. Continuum Lifelong Learning Neurol,2012,18(5):1158－1162.

[18] 徐先荣. 对飞行人员体格检查的再认识[J]. 解放军医学院学报,2020,41(1):1－4.

[19] 徐先荣. 重视航空医学鉴定特殊病例和特许飞行鉴定[J]. 中华航空航天医学杂志,2015,26(2):81－84.

[20] 徐先荣. 临床航空医学的思维模式和工作方法[J]. 解放军医学院学报,2015,36(1):1－4.

[21] 中国民用航空局. MH/T 7013－2017 民用航空招收飞行学生体检鉴定规范[S]. 北京:中国民用航空局,2017:5. DOI:10.32629/er.v1i5.1557.

[22] 中国民用航空局.CAAR－67FS－R4 民用航空人员体检合格证管理规则[S]. 北京:中华人民共和国交通运输部,2018:25.

第四章 飞行人员前庭神经元炎的诊治与航空医学鉴定

第一节 概 述

一、定义

前庭神经元炎(vestibular neuritis,VN)亦称前庭神经炎、病毒性迷路神经炎,指由于周围前庭器官炎症而引起的急性前庭功能损伤综合征,典型表现是急性眩晕发作,其临床特征包括:眩晕、恶心、呕吐、振动幻视以及身体不稳感等,体征有朝向健侧的水平扭转性眼震,一般不伴有听力障碍。当合并同侧听力损失和耳鸣时,称为迷路炎。

二、演变历史

前庭神经元炎首先由 Ruttin(1909 年)报道,Nylen(1924 年)称此病为前庭神经炎,Dix及 Hallpike(1952 年)总结本病的临床表现后改名为前庭神经元炎。直到 1981 年Schuknecht 对 4 名患者进行组织病理学研究,发现前庭神经和外周感受器同时受损,又定名为前庭神经炎。目前两种命名均被沿用。

三、流行病学

1. 年龄和性别与前庭神经元炎的关系

(1)年龄:全年龄段均可发病,发病率约为(3.5~15.5)/10 万。最新研究显示成人发病高峰年龄为 40~50 岁,最常见的并存疾病包括高血压病、糖尿病、高血脂、甲状腺功能减退等。儿童无明显发病高峰年龄,前庭神经元炎约占儿童眩晕疾病的 7.46%~9.55%,并且多数有上呼吸道感染病史。

(2)性别:男女对前庭神经元炎均易感,患病率无明显差异。

2. 军事飞行与前庭神经元炎的关系 我军及外军尚未系统统计过飞行人员前庭神经元炎的发病率。薛善益等报道原空军总医院耳鼻喉科曾收治 102 例因前庭系统疾病需行医学鉴定的现役飞行员,50 例前庭功能存在异常,其中 10 例明确诊断为前庭神经元炎,1 例因前庭神经元炎停飞;徐先荣团队曾报道原空军总医院空勤科在 1966—2011 年之间共收治 14 例因前庭神经元炎入院的飞行人员,均为急性发作和单次发作型;2013 年海军飞行员出现1例,之后仍可见少量个案报道。外军也多见个案报道,以色列 Shupak 等报道12年期间共18名军事飞行员被确诊为前庭神经元炎,美军报道1例飞行员为典型的前庭神经元炎,其他个案报道有因出现空间定向障碍就诊,推测其青春期曾罹患前庭神经元炎。由于前庭神经元炎复发风险较低,也是美军特许标准中唯一一种可豁免的外周性眩晕。

前庭神经元炎的发病率,不同作者的报道相差较大,主要考虑是否与飞行环境相关或是否在飞行中发病可能,在分析资料时要考虑这些因素。

3. 民航飞行与前庭神经元炎的关系 民航飞行员停飞疾病谱及临时停飞主要疾病谱中均未见前庭神经元炎的报道,主要考虑与前庭神经元炎发病率较低,治愈后前庭功能可恢复代偿,无前庭功能障碍者均可恢复飞行有关。

4. 航天飞行与前庭神经元炎的关系 目前尚缺乏航天飞行中出现前庭神经元炎的病案报道。

四、病因及发病机制

目前对前庭神经元炎病因及发病机制的研究尚无定论,多数人认为前庭神经元炎可能与病毒感染相关,少部分人认为前庭神经元炎的病因可能与自身免疫和前庭微循环障碍有关。此外,还有学者提出前庭神经元炎与心血管疾病等危险因素有关。

1. 生理解剖特点

(1)前庭神经:前庭神经(vestibular nerve)(图4-1)位于内耳道底的前庭神经节,由双极感觉神经元组成,其周围突穿内耳道底分为三支:①上支为椭圆囊壶腹神经,穿前庭上区小孔分布于椭圆囊斑和前膜半规管和外膜半规管的壶腹嵴;②下支为球囊神经,穿前庭下区小孔分布至球囊斑;③后支为后壶腹神经,穿内耳道底后下部的单孔分布至后膜半规管的壶腹嵴;中枢突组成前庭神经,经内耳门入颅,在桥脑小脑三角处,经延髓桥脑沟外侧部入脑,终止于前庭神经核群和小脑等部位,传导平衡感觉。

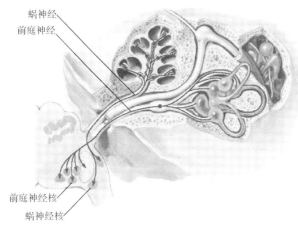

蜗神经
前庭神经

前庭神经核
蜗神经核

图4-1 前庭神经与蜗神经

（2）前庭脊髓束：前庭脊髓束（vestibulospinal tract）起于前庭神经核，在同侧前索外侧部下行，止于Ⅷ层和部分Ⅶ层。主要兴奋伸肌运动神经元，抑制屈肌运动神经元，在调节身体平衡中起作用。

（3）平衡觉区：平衡觉区（vestibular area）位于中央后回下端，头面部感觉区的附近。但关于此中枢的位置存在争议。

（4）平衡觉传导通路：平衡觉传导通路（equilibrium pathway）（图4-2）的第一级神经元是前庭神经节内的双极神经元，其周围突分布于内耳半规管的壶腹嵴及前庭内的球囊斑和椭圆囊斑；中枢突组成前庭神经，与蜗神经一起经延髓和脑桥交界处入脑，止于前庭神经核群。第二级神经元为前庭神经核群，由此核群发出的纤维向大脑皮质的投射径路尚不清楚，可能是在背侧丘脑的腹后核换神经元，再投射到颞上回前方的大脑皮质。由前庭神经核群发出纤维至中线两侧组成内侧纵束。其中，上升的纤维止于动眼、滑车和展神经核，完成眼肌前庭反射（如眼球震颤）；下降的纤维至副神经脊髓核和上段颈髓前角细胞，完成转眼、转头的协调运动。此外，由前庭神经外侧核发出纤维组成前庭脊髓束，完成躯干、四肢的姿势反射（伸肌兴奋、屈肌抑制）。前庭神经核群还发出纤维与部分前庭神经直接来的纤维，共同经小脑下脚进入小脑，参与平衡调节。前庭神经核群还发出纤维与脑干网状结构、迷走神经背核及疑核联系，故当平衡觉传导通路或前庭器受刺激时，可引起眩晕、恶心、呕吐等症状。

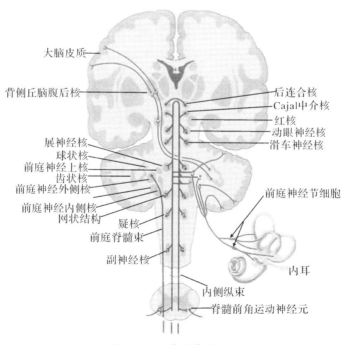

图4-2　平衡觉传导通路

（5）前庭神经血供：前庭神经的血供（图4-3）多来自迷路动脉和茎乳动脉。迷路动脉多发自小脑下前动脉或基底动脉，少数发自小脑下后动脉和椎动脉的颅内段。迷路动脉在内耳道底分为前庭支和蜗支，前庭支分布于椭圆囊、球囊和半规管；蜗支分布于蜗螺旋管。茎乳动脉发自耳后动脉，分布到部分半规管。颈椎肥大、椎动脉血运不足、基底动脉供血不足等均可影响内耳的血液供应，产生眩晕。内耳的静脉汇入岩上、下窦或横窦。

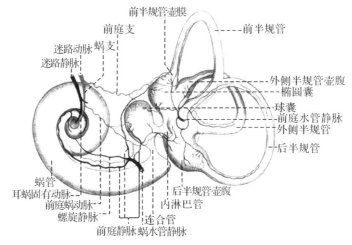

前半规管壶膜
前半规管
前庭支
蜗支
外侧半规管壶腹
迷路动脉
椭圆囊
迷路静脉
球囊
前庭水管静脉
外侧半规管
后半规管
蜗管
后半规管壶腹
耳蜗固有动脉
内淋巴管
前庭蜗动脉
螺旋静脉
连合管
前庭静脉蜗水管静脉

图4-3　迷路血管

2.诱发因素

（1）缺氧：高空座舱失密或高原飞行降落时，容易出现急性缺氧，引起神经缺氧变性而发病。

（2）其他疾病：慢性中耳疾病可能导致局部骨质侵蚀，引起前庭神经的感染；心血管疾病等可能导致小血管闭塞导致出现迷路缺血和前庭神经元炎症状；脑血管疾病可能导致前庭神经遭受临近血管压迫或蛛网膜粘连，甚至因内听道狭窄而发病。

第二节　诊断治疗

一、病史和检查

（一）病史

该病起病急，眩晕症状在数分钟或数小时内达高峰，伴有恶心、呕吐、眼球震颤和向一侧倾倒的趋势，但无听力障碍。头位改变会加重眩晕，患者喜静卧不动。部分患者可有振动幻视，或飞行中出现错觉或视物模糊。严重的眩晕症状可持续数日至数周。

（二）前庭功能检查

1.必查项目　根据不同情况，必查项目会有所不同。

(1)床旁检查:发病现场或急诊就医者,应当进行生命体征(血压、脉搏、呼吸、体温)检查,患者可出现面色苍白、额部冷汗、表情淡漠、恶心、呕吐,血压可能降低。可行自发眼震、Romberg 试验、音叉试验等检查,检查方法和评价详见绪论。

(2)温度试验:可判断病变的侧别和前庭功能障碍的程度,对前庭神经元炎的诊断有很大的价值,但阴性结果不能排除前庭神经元炎,检查方法和评价详见绪论。

(3)视频头脉冲试验(vHIT):可以评价每个半规管功能,该试验简便,敏感性较高,可弥补温度试验阴性的前庭神经元炎诊断,检查方法和评价详见绪论。

(4)前庭肌源性诱发电位(VEMP):包括眼肌源性诱发电位(oVEMP)和颈肌源性诱发电位(cVEMP)检查。也有学者通过观察 VEMP 的动态变化了解前庭功能在损伤后的恢复情况,检查方法和评价详见绪论。

2. 选查项目

(1)前庭自旋转试验(VAT):检测 2.0~6.0 Hz 高频区的前庭功能,可对眩晕患者进行简单定性及定位诊断,检查方法和评价详见绪论。

(2)主观视觉耳石器功能检查:包括主观视觉垂直线(SVV)和主观视觉水平线(SVH)检查,对鉴别前庭外周与前庭中枢的病变有重要意义,检查方法和评价详见绪论。

二、诊断依据

前庭神经元炎的诊断主要依据病史和前庭功能检查。根据病史,结合前庭功能检查,可对前庭神经元炎做出以下分类诊断。

1. 按病变部位分类

(1)前庭上神经元炎:累及前庭上神经、前半规管、水平半规管及椭圆囊。

(2)前庭下神经元炎:累及前庭下神经、后半规管及球囊。

(3)全前庭神经元炎:同时累及前庭上下神经或前庭神经主干。

2. 按发病频率分类

(1)单次发作型:表现为急性单次发作性眩晕与平衡障碍。

(2)多次发作型:表现为反复发作性眩晕或持续性头晕,阵发性加重,无听觉及其他脑神经的症状和体征。

3. 按病变侧别分类

(1)单侧前庭神经元炎:累及一侧前庭神经。

(2)双侧前庭神经元炎:同时累及双侧,发病较少。

三、鉴别诊断

1. 中枢性眩晕 多以平衡障碍表现为主,眩晕症状较轻,一般这种症状持续时间较长。眩晕程度与自主神经功能紊乱不一致,平衡障碍与眩晕程度不一致,眼震多为垂直性眼震,还可伴有黑视等脑干缺血情况或伴有头痛,另外有些中枢系统病变可出现发音困难、共济失调、麻木感或无力等相关的脑神经体征。但中枢性眩晕的不典型临床表现与前庭神经元炎的鉴别较困难,因此必要时需行相关影像学及其他检查进一步明确有无中枢病变。

2. **良性阵发性位置性眩晕** 该病也是飞行人员常见眩晕疾病,其眩晕持续时间较短,一般不超过 1 min,且与某种头位或体位变化有关,无明显耳蜗及中枢神经受累症状。

3. **梅尼埃病** 梅尼埃病临床上主要以听力下降、耳鸣和眩晕为特点。发作性眩晕、反复波动渐进性听力下降,到完全耳聋时,迷路功能丧失,眩晕发作亦停止。发作期甘油试验阳性。

4. **迷路炎** 该病常继发于中耳乳突炎或中耳炎,出现发热、头痛、耳部疼痛、外耳道流脓等。典型表现为骤起的阵发性眩晕、剧烈耳鸣,伴恶心、呕吐,出现自发性眼震,1 ~ 2 d听力可完全丧失。

5. **颈源性眩晕** 颈源性眩晕是由颈部疾病所导致的眩晕。其特征是既有颈部疾病的表现,又有前庭 – 耳蜗系统受累的表现,颈源性眩晕患者温度试验结果一般正常。其病因可能为颈椎病、颈部外伤、枕大孔畸形等。

四、治疗

(一)一般治疗

发生前庭神经元炎后,暂时可闭目安静休息,减少自主神经症状。如有可能,快速就医。

(二)药物治疗

1. **糖皮质激素** 对机体代谢以及免疫功能等起着重要调节作用,具有广泛而有效的抗炎作用。

2. **前庭抑制剂** 对于自主神经症状较重、反复呕吐的患者可给予前庭抑制剂治疗,注意避免长期应用。①肌内注射:如异丙嗪25 ~ 50 mg 即刻肌内注射,甲氧氯普胺25 ~ 50 mg 即刻肌内注射。②静脉给药后频繁呕吐者要适当静脉补液,并监测电解质,必要时补钾。③呕吐停止后改用口服前庭抑制剂或直接停用。具体药物参见绪论表 0 – 3。

3. **甲钴胺** 甲钴胺属于维生素 B_{12} 的一种,可促进神经细胞内核酸、蛋白质的生成,修复损伤的神经组织,并有较高的神经亲和力,可快速导入神经组织而发生作用。

4. **抗病毒药物** 根据前庭神经元炎病毒感染学说,原则上可给予抗病毒药物,但有研究发现抗病毒组与安慰剂组的差异无统计学意义,激素联合抗病毒治疗组同单激素治疗组相比差异无统计学意义,所以无明确病毒感染指征者暂不建议常规抗病毒治疗。

5. **中成药** 有研究显示天麻素在联合治疗前庭神经元炎时可改善头晕等症状。

(三)前庭功能康复

虽然前庭神经元炎是一种良性病变,但是仅有约 40% ~ 63% 患者的前庭功能可以完全恢复代偿,而前庭功能康复通过前庭适应、前庭习服、前庭代偿能使受损的前庭功能得以恢复,适用于各类前庭功能障碍疾病。

1. **前庭适应** 前庭适应锻炼又称为视觉 – 前庭交互锻炼,是通过摇头等刺激促使存留的前庭功能得以重新适应。适应锻炼对于凝视欠佳等治疗有效,并可以提高平衡能力、缓解头晕等。

2. **前庭习服** 前庭习服锻炼指反复暴露于诱发眩晕的状况,反复暴露可使人体对刺激做出的反应程度逐渐减轻。对于未明确诊断的眩晕患者,主要治疗目的是改善眩晕症状,而前庭习服可达到这一目的。习服锻炼与诱发眩晕的刺激类型、方式、程度及方向大致相同,通过不断练习,中枢代偿建立,眩晕症状最终会消失。

3. **感觉代偿** 代偿锻炼依靠其他感觉刺激,如视觉或本体觉来维持姿势平衡并减少跌倒的发生。前庭功能丧失或受损的患者,急性期主要依靠本体觉代偿,后期依靠视觉代偿。大视野的视觉信号输入较小范围的视觉刺激,对视觉代偿的建立更为有效。前庭功能受损的患者,视觉信号可为其位置定位提供参考,此现象称为视觉依赖。对于视觉依赖的患者,移动的视觉目标可造成自身移动的错觉,导致姿势不稳。因此,建议在进行视觉代偿训练的初始阶段,要使视觉目标有规律地移动。

4. **眼动训练** 眼动训练的主要目的是再建感觉冲突,刺激前庭系统,提供持续的低频(<0.3 Hz)视觉信息。这个频段的眼动信息主要刺激耳石系统,还可以刺激视网膜黄斑,促进前庭 – 眼反射适应。单向的眼动训练提高同侧前庭反射,眼动或前庭 – 眼动训练可以促进单侧外周性前庭功能受损患者前庭 – 眼反射建立。

5. **前庭功能康复方法及方案** 见绪论部分。

6. **前庭功能康复的注意点** 前庭神经元炎患者疾病初期自主神经症状较重,对外界刺激较为敏感,因此,需注意以下几点。

(1)前庭功能康复的时机建议从可耐受前庭功能康复的早期尽早进行,其基本原则是由低强度开始阶梯式循序渐进地进行。

(2)前庭功能康复要持之以恒地坚持进行,直至前庭症状消失,而飞行人员应坚持至前庭功能检查均正常为止。

五、预防措施

由于前庭神经元炎治愈后可遗留前庭功能障碍,在空中出现不典型前庭自主神经症状,如视物模糊、飞行错觉等,因此在招飞时应提前进行病史询问及前庭功能检查,以胜任岗位需求。

1. 做好招收飞行学员的医学选拔 在招收飞行学员医学选拔时要详细询问病史,包括有无眩晕史、慢性中耳炎病史等,必要时选择单独评价半规管功能、耳石器功能的检查方法(检查方法和评价详见绪论),做出客观评价,淘汰前庭功能减退者。

2. 做好空中战勤人员的医学选拔 空中战勤不直接参与飞行,但由于前庭神经元炎治愈后,在空中可出现视物模糊、飞行错觉等症状,应根据具体岗位区别对待。

3. 做好空中技勤人员的医学选拔 同空中战勤人员的医学选拔。

4. 做好航天员的医学选拔 应严格进行前庭功能检查,排除前庭功能减退者及明确前庭神经元炎病史者。

第三节　疗效评估

一、评估时机

1. 单次发作型

(1)现役飞行人员:经药物治疗,系统检查,排除其他疾病后进行前庭功能康复,在前庭功能康复治疗后3～6个月进行疗效评估和鉴定。

(2)航空大学学生和飞行学员:同现役飞行人员,标准把握应较严格。

2. 多次发作型

(1)现役飞行人员:同单次发作型。单座机飞行员应做停飞处理,双座机或空中战勤、空中技勤应根据具体岗位及空中适应情况进行个别评定。

(2)航空大学学生和飞行学员:多次发作型应做停飞处理。

二、评估内容

1. 病史询问 询问治愈后3～6个月内,包括乘坐或驾驶飞行器、模拟器、车和船等各类交通工具时头晕和前庭自主神经症状是否完全消失,或减轻及减轻的程度,是否出现其他症状,比如视物模糊、飞行错觉等。

2. 床旁查体 主要针对前庭神经元炎发作时基线评估时发现的异常情况进行复查,对体征进行评估。

3. 实验室前庭功能检测 主要针对前庭神经元炎发作时基线评估时发现的异常情况进行复查,对客观指标进行评估,必要时进行感觉整合试验(sensory organization test, SOT),在视觉/本体觉反馈信息发生改变时,测量身体晃动,用计算机评价姿势稳定性水平。

第四节 航空医学鉴定

一、招收飞行学员航空医学鉴定原则

(一)应届高中生参加招收飞行学员医学选拔

出现下列情况之一,选拔不合格:

1. 有明确前庭神经元炎证据,前庭功能检查结果异常。

2. 既往有可疑前庭功能障碍疾病史,前庭功能检查结果异常。

(二)青少年航空学校毕业生参加招收飞行学员医学选拔

1. 出现下列情况之一,选拔不合格:

(1)在校学习期间有明确的前庭神经元炎病史,并排除其他疾病,治愈后经 6 个月以上的观察,前庭功能检查结果仍处于异常状态。

(2)在校学习期间有明确的多次发作型前庭神经元炎病史。

2. 出现下列情况之一,选拔合格:

(1)在校学习期间有明确的前庭神经元炎病史,并排除其他疾病,治愈后前庭功能检查结果正常。

(2)在校学习期间有明确病因导致的前庭神经元炎,原发疾病治愈后,前庭功能检查结果正常,原发病医学鉴定结论为飞行合格。

(三)青少年航空学校学生入校医学选拔

其标准与应届高中生参加招收飞行学员医学选拔标准相当,甚至更高。

二、航空大学学员航空医学鉴定原则

下列情况合格:

1. 在校学习期间有明确的前庭神经元炎病史,并排除其他疾病,治愈后经 6 个月以上的观察,前庭功能检查正常。

2. 在校学习期间有明确病因导致的前庭神经元炎,原发疾病治愈后,前庭功能检查正常,原发病医学鉴定结论为飞行合格。

三、飞行学院学员航空医学鉴定原则

在飞行学院,飞行学员开始体验飞行、学习飞行技能,以往曾罹患前庭神经元炎者,飞行时可检验是否容易发生飞行错觉或出现空中不适应,应当把握以下原则:

1. 最初飞行体验时,出现头晕和前庭自主神经症状或飞行错觉时,要严格区分是晕动病还是空中初期适应不良(晕动症),排除晕动病等其他疾病后,按前庭功能状况进行鉴定。

2. 对症状不重,前庭功能正常者,带飞后逐渐适应,可单飞合格。

3. 对单侧前庭功能减退但代偿良好者,可以改学运输(轰炸)机。

4. 对症状持续存在或单侧前庭功能减退且代偿不良者,应停学或转学其他专业处理。

四、地面人员改空中战勤、技勤人员航空医学鉴定原则

1. 地面人员改空中技勤人员,下列情况不合格:

(1)明确诊断为前庭神经元炎,前庭功能检查单侧减退且代偿不良。(但明确诊断为前庭神经元炎,前庭功能检查正常者合格;前庭功能检查单侧减退代偿良好者个别评定)。

(2)既往有可疑前庭功能障碍疾病史,科里奥利加速度耐力检查,前庭自主神经反应达Ⅱ度以上或出现延迟反应。

2. 地面人员改空中战勤人员,同空中技勤人员,标准把握应较严格。

五、飞行人员航空医学鉴定原则

(一)空中技勤人员

1. 下列情况不合格

(1)经3～6个月系统治疗症状无改善。

(2)前庭功能检查示单侧减退且代偿不良。

(3)地面无症状,前庭功能单侧减退已代偿,但空中适应不良。

2. 下列情况可合格

(1)前庭功能正常或单侧前庭功能减退已代偿良好。

(2)前庭神经元炎有明确诱因或病因,原发病治愈后前庭功能检查正常,原发病医学鉴定结论为飞行合格。

(二)空中战勤人员

同空中技勤人员鉴定原则。

(三)飞行员

1. 下列情况不合格

(1)未找到明确诱因或病因,经长时间系统治疗效果不佳,前庭功能检查示单侧减退且代偿不良。

(2)多次发作型或诱发晕动病、严重飞行错觉。

(3)有明确诱因或病因,原发病医学鉴定结论为飞行不合格。

2. 下列情况合格

(1)运输(轰炸)机和直升机飞行员,治愈后经3～6个月地面观察,前庭功能检查正常或前庭功能减退但代偿良好,并适应空中环境。

（2）歼击机、高性能武装直升机、舰载直升机飞行员，治愈后经 3 ~ 6 个月地面观察，前庭功能检查必查和选查项目均正常（具体见绪论部分），并适应空中环境。单侧前庭功能减退已代偿，可考虑转换机种医学鉴定。

（3）舰载战斗机飞行员，治愈后经 3 ~ 6 个月地面观察，前庭功能检查必查和选查项目均正常（具体见绪论部分），并适应空中环境。

高性能歼击机、高性能武装直升机和舰载战斗机飞行员改装体检鉴定时，近 1 年有前庭神经元炎病史，改装飞行不合格，原机种（型）根据以上情况进行个别评定。

航天员医学选拔鉴定时，有前庭神经元炎病史者，选拔不合格，原机种飞行合格。

六、民用航空人员医学鉴定原则

1. **招收飞行学生** 《民用航空招收飞行学生体检鉴定规范》规定：不应有前庭功能障碍，旋转双重试验检查不应出现Ⅱ度及以上或延迟反应；不应有内耳疾病及其病史；不应有眩晕病史。据此前庭神经元炎及其病史，鉴定为不合格。

2. **空勤人员和空中交通管制员** 《民用航空人员体检合格证管理规则》规定：不应有前庭功能障碍。其中前庭神经元炎临床治愈后，病情稳定（Ⅲ、Ⅳ级体检合格证申请人需要至少 3 个月观察期）、前庭功能正常，可鉴定为合格。对于临床治愈后的Ⅰ级体检合格证申请人，应根据症状体征消失（至少观察 6 个月）、药物使用、前庭功能检查情况等多因素进行个别评定。

（段付军　鞠金涛　孙晶晶）

参考文献

［1］李远军，徐先荣. 前庭神经元炎的研究进展［J］. 中华耳科学杂志，2016，14（04）：515 – 520.

［2］Le TN，Westerberg BD，Lea J. Vestibular Neuritis：Recent Advances in Etiology，Diagnostic Evaluation，and Treatment［J］. Adv Otorhinolaryngol，2019，82：87 – 92.

［3］杨江东. 前庭神经炎的诊治研究进展［D］. 河北医科大学，2018.

［4］Davitt M，Delvecchio MT，Aronoff SC. The Differential Diagnosis of Vertigo in Children：A Systematic Review of 2726 Cases［J］. Pediatr Emerg Care，2020，36（8）：368 – 371.

［5］薛善益，安定一，宋燕哲. 飞行人员前庭功能异常的临床研究［J］. 空军总医院学报，1991（03）：5 – 7.

［6］Rudge FW. Cases from the aerospace medicine residents' teaching file. Case 61. A pilot with vestibular neuritis［J］. Aviat Space Environ Med，1995，66（9）：903 – 904.

［7］Shupak A，Nachum Z，Stern Y，et al. Vestibular neuronitis in pilots：follow – up results and implications for flight safety［J］. Laryngoscope，2003，113（2）：316 – 321.

［8］丁文龙，刘学政. 系统解剖学［M］. 9 版. 北京：人民卫生出版社，2018.

［9］吴曙辉，刘丹，阎勇，等. 大电导钙激活钾通道参与缺氧致前庭内侧核神经元兴奋性异常［J］. 听力学及言语疾病杂志，2017，25（01）：44 – 48.

［10］Østevik L，Rudlang K，Holt Jahr T，et al. Bilateral tympanokeratomas（cholesteatomas）with bilateral otitis media，unilateral otitis interna and acoustic neuritis in a dog［J］. Acta Vet Scand，2018，60（1）：31.

［11］Oron Y，Shemesh S，Shushan S，et al. Cardiovascular Risk Factors Among Patients With Vestibular Neuritis［J］. Ann Otol Rhinol Laryngol，2017，126（8）：597 - 601.

［12］Brodsky JR，Cusick BA，Zhou G. Vestibular neuritis in children and adolescents：Clinical features and recovery［J］. InternationalJournalofPediatric Otorhinolaryngology，2016，83：104 - 108.

［13］Zingier VC，Cnyrim C，Jahn K，et al. Causative factors and epidemiology of bilateral vestibulopathy in 255 patients［J］. Ann Neural，2007，61（6）：524 - 532.

［14］Strupp M，Arbusow V，Brandt T. Exercise and drug therapy alter recovery from labyrinth lesion in humans［J］. Ann NY Acad Sci，2001（942）：79 - 94.

［15］Brandt T，Huppert T，Hüfner K，et al. Long - term course and relapses of vestibular and balance disorders［J］. Restor Neurol Neurosci，2010，28（1）：69 - 82.

［16］李远军，徐先荣. 前庭康复的研究进展［J］. 临床耳鼻咽喉头颈外科杂志，2017，31（20）：1612 - 1616.

［17］徐先荣，熊巍. 飞行人员眩晕的航空医学鉴定［J］. 军医进修学院学报，2011，32（09）：879 - 882.

［18］谢溯江，贾宏博，陈勇胜. 军事飞行员前庭神经炎的医学鉴定［J］. 中华航空航天医学杂志，2007，18（03）：202 - 205.

［19］中国民用航空局. 民用航空招收飞行学生体检鉴定规范（MH/T 7013 - 2017）［S］，2017：4 - 5.

［20］中国民用航空局. 空勤人员和空中交通管制员体检合格证医学标准（AC - 67FS - 001）［S］，2018.

［21］中国民用航空局. MH/T 7013 - 2017 民用航空招收飞行学生体检鉴定规范［S］. 北京：中国民用航空局，2017：5. DOI：10.32629/er. v1i5.1557.

［22］中国民用航空局. CAAR - 67FS - R4 民用航空人员体检合格证管理规则［S］. 北京：中华人民共和国交通运输部，2018：25.

第五章 飞行人员突发性聋伴眩晕诊治与航空医学鉴定

第一节 概 述

一、定义

突发性聋(简称突聋)伴眩晕是指突然发生原因不明的感音神经性听力损失并在短时间内出现眩晕,也有患者表现为眩晕继而出现听力下降症状,可伴有恶心、呕吐等症状。突聋是指72小时内突然发生的、原因不明的感音神经性听力损失,至少在相邻的两个频率听力下降≥20 dB。

二、流行病学

我国突聋发病率近年呈上升趋势,多中心研究显示,发病年龄中位数为41岁,男女性发病率无明显差异,左侧略多于右侧。双侧突聋患者较少见,约占全部患者的1.7% ~ 4.9%。国外突聋流行病学调查显示突聋发病率为5 ~ 20/10万,每年新发约4000 ~ 25 000例。2004年德国突聋指南报告中发病率为20/10万,2011年新指南中增加到每年160 ~ 400/10万,总体呈逐年上升趋势。其中突聋伴眩晕发病率统计缺乏大样本流行病学数据,且各国差异较大,大致为突聋患者总体的30%,但患者前庭功能损伤与突聋症状并不一定同步。Park等对125例突聋患者研究发现,单侧前庭功能不良占30.6%,良性阵发性位置性眩晕占25.7%,优势偏向者占8.3%,前庭功能正常者占19.4%。眩晕症状常出现于高频区重度聋患者,且突聋伴眩晕患者听力恢复较不伴眩晕突聋患者差。因此提示前庭功能是否损害是评估听力恢复及预后的重要指标。Nakashima等对1313例突聋患者研究发现,大约30%的突聋患者在听力损失症状2周内出现眩晕,且高频听力损失患者发生眩晕概率明显高于其他类型患者。

在我军飞行人员中突聋并不少见,原空军总医院对2002—2011年期间耳鼻喉科447例住院飞行人员统计分析发现,因突聋住院飞行人员共56例。突聋位于飞行人员耳鼻喉科住院疾病谱第二位,是飞行人员耳鼻喉科停飞疾病谱第二位原因。但是突聋伴眩晕并未独立统计,据大样本流行病学调查显示,约有30%的突聋患者会出现眩晕。因此我军飞行人员中突聋伴眩晕并不少见。以色列空军于1985针对777名飞行员的流行病学调查研究显示,13.5%的飞行员存在不同程度的听力损失,但其中患突聋伴眩晕飞行员具体人数不详。

三、病因及发病机制

突聋的病因和病理机制尚未完全阐明,局部因素和全身因素均可能引起突聋,主要发病理论有病毒感染、微循环障碍、应激和内淋巴积水等。

(一)病毒感染

疱疹病毒、流感病毒、风疹病毒、腮腺炎病毒均被认为是引起突聋的常见病原体,病毒通过中耳、血液循环或脑脊液途径进入内淋巴感染螺旋器,激活血管内皮细胞后释放大量血管活性因子,导致内耳微循环障碍。另外,当内耳细胞中的休眠病毒激活后,引发内耳组织发生病理学改变,亦可导致突聋。既往研究认为内耳组织中因存在血-迷路屏障而具有免疫豁免权。近些年已有研究证实内淋巴囊及周围组织中存在大量淋巴细胞,提示内耳具有免疫应答能力。当病毒侵入内耳毛细血管会激发内耳免疫反应,释放大量炎性因子,导致内耳免疫炎症反应引发突聋。

(二)微循环障碍

内耳微循环障碍是指内耳缺血、缺氧状态。内耳由迷路动脉和内听动脉供血,源自基底动脉、小脑前下动脉或小脑后下动脉。当上述血管发生硬化、狭窄或闭塞时,由于内耳迷路动脉的分支均为终末动脉,没有丰富的侧支循环,故此时内耳极易发生循环障碍。有研究表明突聋患者红细胞变形指数增高,变形能力降低,且血液黏稠度增高,引发红细胞聚集,血小板黏附增加,导致患者血液处于高凝状态。陆飞彩等发现平坦型和全聋型突聋患者血栓弹力图显示纤维蛋白原及血小板功能增强,提示患者血液高凝,继而可引发患者内耳缺血、缺氧状态,且血栓生成风险明显增高,加重内耳微循环障碍。

(三)应激

应激是各种内在或外在环境改变时机体的适应性非特异性全身反应。情绪波动、过度劳累、负性生活事件、焦虑、精神紧张、失眠等可引起神经内分泌系统、免疫系统及微循环系统失调,导致突聋。应激反应通过激活下丘脑-垂体-肾上腺皮质轴,促进机体合成糖皮质激素,进而促进骨骼肌蛋白分解。同时机体在应激条件下免疫系统持续激活,大量儿茶酚胺释放可激活单核细胞和中枢神经系统活化的小胶质细胞,大量分泌的促炎细胞因子攻击内耳组织。另有研究表明突聋患者焦虑和抑郁评分明显高于正常人群,这种负性情绪亦对患者预后不利。

(四)内淋巴积水

内淋巴积水为变态反应、内耳缺氧导致的血管纹及内淋巴囊等处离子交换异常引起的内淋巴产生过多或回流受阻的病理学变化。患者可表现为耳鸣、眩晕及耳聋。内耳磁共振成像检查突聋患者患耳信号增高,膜迷路积水,提示突聋患者存在内淋巴积水,证实了内淋巴积水可能为突聋的发病机制。

第二节 诊断治疗

一、病史和检查

(一)症状

本病患者发病前大多无明显的全身不适感,但大部分患者有过度劳累、情绪激动、焦虑、抑郁、受凉或感冒病史。多数患者能准确回忆发病的具体时间、地点及当时从事的活动。

1.突然发生的听力下降 为多数患者的首发症状。患者听力可在数分钟或数小时内下降至最低点,少数患者听力下降较为缓慢,在3天之内下降至最低点。听力损失为感音神经性聋。症状轻者在相邻的3个频率内听力下降达30 dB以上;而多数患者听力损失可达中度或重度。当眩晕为首发症状时,部分患者可因严重的眩晕、耳鸣而忽视听力下降症状。

2.耳鸣 可为始发症状。患者突然发生一侧高调性耳鸣,同时或相继出现突发听力下降。治疗后多数患者听力可恢复,但耳鸣长期不消失。

3.眩晕 部分患者在突发听力下降前或下降后发生眩晕。这种眩晕多呈旋转性,少数为颠簸、不稳感,同时伴有恶心、呕吐等前庭自主神经症状。

4.其他 部分患者耳内可有堵塞感、压迫感,以及耳周麻木及耳闷感。

(二)检查

1.床旁检查

(1)前庭功能相关检查:伴有眩晕的突聋患者急性期可观察到自发性眼震,眼震方向朝向患侧。急性期过后多数患者可观察到朝向健侧的麻痹性眼震,强度在Ⅰ~Ⅲ度。患者若单侧前庭功能受损行床旁甩头检查时可见补偿性眼震。若患者有严重的双侧前庭功能减退,则在水平和垂直方向均可见捕捉性眼震。Romberg试验可见患者不能站稳或向患侧偏斜。Fukuda试验患者偏斜角度大于30°。Dix-hallpike试验和(或)Roll试验可用于检测患者是否存在位置性眼震。

(2)耳部相关检查:检查耳部是否有外伤、炎症、瘘口及疱疹等。耳镜检查为必查项目,观察外耳道有无异物、耵聍嵌顿及液体积聚,鼓膜是否完整,标志是否清晰,有无充血、分泌物等。通过音叉可粗略判断听力损失类型及损伤侧别。

2.实验室检查

(1)前庭功能检查:可根据患者病史、症状、体征有针对性地选择前庭功能检查,包括自发性眼震、凝视试验、视动试验、平稳跟踪试验、扫视试验、冷热试验、旋转试验、摇头试验、视频头脉冲试验、前庭自旋转试验、前庭诱发肌源性电位检测等。具体检查方法见绪论部分。

（2）听力学检查　纯音测听和声导抗检查为必查项目。纯音测听可检测250、500、1000、2000、3000、4000及8000 Hz的骨导和气导听阈，对于突聋的分型具有重要意义；声导抗检查用于排除传导性聋及是否存在重振。其余可选择性的听力学检查项目包括耳蜗电图、耳声发射、听性脑干反应检测等。

3. **影像学检查**　包含内听道的颅脑或内耳MRI，应注意除外听神经瘤等桥小脑角病变。对于低频下降型的突聋患者，可行内耳造影检查以明确是否存在内淋巴积水。

4. **病因学检查**　通过询问病史、体格检查和实验室检查明确病因。

二、诊断依据

突聋的临床诊断属于症状诊断。在72小时内突然发生的，至少在相邻的两个频率听力下降≥20 dBHL的感音神经性听力损失，多为单侧，少数为双侧同时或先后发生；未发现明确病因（包括全身或局部因素）；可伴耳鸣、耳闷胀感、耳周皮肤感觉异常等；可伴眩晕、恶心、呕吐。根据突聋听力累及的频率和程度，分型如下：

（一）低频下降型

1000 Hz（含）以下频率听力下降，至少250、500 Hz处听力损失≥20 dBHL。

（二）高频下降型

2000 Hz（含）以上频率听力下降，至少4000、8000 Hz处听力损失≥20 dBHL。

（三）平坦下降型

所有频率听力下降，250～8000 Hz（250、500、1000、2000、3000、4000、8000 Hz）平均听阈≤80 dBHL。

（四）全聋型

所有频率听力下降，250～8000 Hz（250、500、1000、2000、3000、4000、8000 Hz）平均听阈≥81 dBHL。

三、鉴别诊断

（一）大前庭导水管综合征

部分大前庭导水管综合征以突聋为首发症状。宽大的前庭水管如不伴有其他畸形，患者听力可从正常突然下降至重度听力下降。此症多见于幼儿，且多为双侧同时发病，也有患者单侧发病，听力呈波动性下降。此类患者多有明确的发病诱因，如头部碰撞等。

（二）梅尼埃病

部分梅尼埃病患者在发病初期听力可迅速下降，无论是否有眩晕发作，都有可能被误诊为突聋伴或不伴眩晕。随着疾病发展，后期梅尼埃病患者听力可出现波动性下降，纯音测听显示主要以低频下降为主，发作性眩晕症状明显。

（三）桥小脑角肿瘤

桥小脑区域肿瘤，如神经纤维瘤可因压迫内耳动脉，引起听力突然下降，并诱发眩晕症状,影像学检查即可确诊。

(四)其他

如果怀疑内耳动脉栓塞,应尽早确定栓塞来源。风湿性或先天性心脏病患者心脏瓣膜赘生物脱落,导致内耳动脉栓塞引发突聋伴眩晕、椎基底动脉阻塞引发的突聋可危及生命,大部分患者合并有枕部及颈后疼痛,必须迅速作出诊断。耳鼻喉科医生对突发的全聋或中重度听力损失伴眩晕患者应详细询问病史并仔细检查听力和神经系统,必要时做颅脑 MRI 检查,及时转科会诊。

四、治疗

突聋的治疗需要掌握准确的治疗时机和合适的治疗措施,特别是对于突聋伴发眩晕的临床决策更应非常果断,否则会错过最佳治疗时机而延误病情。其治疗主要包括对症治疗、血液流变学治疗及激素治疗。据中国突聋多中心研究显示,听力曲线分型对突聋的治疗及预后具有重要指导意义。改善内耳循环治疗和激素治疗对各型突聋均有效,联合用药比单一用药效果好。其中低频下降型疗效最好,平坦下降型次之,高频下降型和全聋型效果不佳。

(一)基本治疗

1.急性发作期(3 周以内) 以内耳血管病变为主,采用糖皮质激素治疗和血液流变学治疗,血液流变学治疗包括血液稀释、降低血液黏稠度及改善血液流动度。具体药物有银杏叶提取物、巴曲酶(使用时需密切监测患者凝血功能)。

2.糖皮质激素治疗 给药方式包括口服给药、静脉注射、鼓室注射或耳后注射。激素治疗首先建议全身用药,鼓室注射及耳后注射作为补救性治疗措施。

(1)口服治疗:泼尼松 1 mg/kg(最大剂量建议为 60 mg),晨起顿服,连续三天。有效可继续服用 2 d 后停药,不必逐渐减量;如无效则直接停药。

(2)静脉注射:按照泼尼松剂量推算,甲泼尼龙 40 mg 或地塞米松 10 mg,疗程同口服激素。

(3)鼓室注射:地塞米松 5 mg 或甲强龙 20 mg,隔日 1 次,连用 4～5 次。

(4)耳后注射:甲强龙 20～40 mg 或地塞米松 5～10 mg,隔日 1 次,连用 4～5 次;亦可使用复方倍他米松 2 mg(1 ml),耳后注射 1 次。

(5)其他:对于有高血压、糖尿病等病史的患者,使用全身激素治疗时需密切监测血压、血糖变化。

(二)分型治疗推荐方案

全聋型、高频下降型、平坦下降型痊愈的可能性较低,应尽早治疗。

1.低频下降型

(1)由于存在膜迷路积水,需对患者限盐,且控制输液总量,最好不用 0.9% 氯化钠。

(2)对于平均听力损失 <30 dB 的患者,自愈的可能性大,可通过口服方式服药,药物

主要包括糖皮质激素、甲磺酸倍他司汀、改善静脉回流药物等,也可选择鼓室注射或耳后注射糖皮质激素。如果此方案治疗无效或患者耳闷加重时,可使用降低纤维蛋白原或其他改善静脉回流药物。

（3）对于听力损失≥30 dB的患者,可采用银杏叶提取物及糖皮质激素注射治疗。

2. 高频下降型　可采用改善微循环药物（如银杏叶提取物）及糖皮质激素。如患者伴有耳鸣,可加用离子通道阻断剂（利多卡因等）。另外,营养神经药物（如甲钴胺等）可作为辅助用药。

3. 全频下降型　建议尽早联合使用降低纤维蛋白原药物、糖皮质激素及改善内耳微循环药物。

（三）其他治疗

1. 部分突聋患者会出现继发性听神经损伤,急性期过后可采用营养神经药物和抗氧化剂。

2. 不建议同种类型药物联合使用。

3. 高压氧治疗突聋是否有效现仍存争议,不推荐将其作为首选治疗方案。若常规治疗后效果不佳可考虑使用。

4. 治疗过程中若患者听力完全恢复可考虑停药,听力恢复效果不佳者可适当延长治疗时间。对于最终治疗效果不佳者待听力稳定后可根据患者听力损失程度选择助听器或人工耳蜗等辅助听觉装置。

5. 突聋伴眩晕患者应在急性期过后及时进行前庭康复锻炼。

（四）前庭康复

1. 前庭康复原则

（1）突聋伴眩晕患者在急性发作期过后应尽早开始前庭康复。

（2）前庭康复训练包括共性康复训练及个体化康复训练方案,应当在疾病不同阶段交替进行。

（3）前庭康复训练应由简到繁、由慢到快、由小角度到大角度,康复期间通常不使用前庭抑制剂,但可根据需要选用促进前庭代偿的药物。

（4）须耐心向患者及家属解释前庭康复锻炼的目的及意义,使其认识到前庭康复不是普通意义上的体育锻炼,而是经过专业化设计的治疗方案,提高患者及家属的配合度。

2. 前庭康复方案　突聋伴眩晕患者多以单侧前庭外周功能受损表现为主,双侧突聋患者可能以双侧前庭功能受损表现为主,病情严重者或老年患者可能出现平衡障碍。因此突聋伴眩晕患者可从以下方案中进行选择。

（1）前庭外周康复:适合单侧外周性前庭功能受损突聋伴眩晕患者,其主要机制通过前庭代偿实现康复。包括摇头固视:双眼紧盯前方中心静止的视靶,头上下、左右摇动;交替固视:头在前方两个静止视靶之间转动,双眼交替注视视靶并与头转动方向一致;分离固视:前方设置两个静止视靶,双眼注视一个视靶后再转头,接着双眼固视另一视靶再转头;反向固视:双眼随一个移动视靶转动,头向视靶反方向转动。

（2）替代性前庭康复：适合双侧前庭功能受损突聋伴眩晕患者，其主要机制为通过加强视反射训练实现康复。因视眼动通路和前庭眼动通路之间具有交互反应机制，双侧外周前庭功能受损后，反复进行视眼动训练有助于补偿低下的前庭眼动增益，使滞后的眼动速度跟上头动速度，以保持清晰的动态视力。包括反射性扫视：头部保持稳定，双眼快速交替注视两侧静止的视靶；颈眼反射：前方设置两个静止的视靶，转动颈部使头对准一个视靶，双眼随后注视同一视靶，再转动颈部使头对准另一个视靶，双眼随后注视；记忆前庭眼反射：头部和双眼同时对准一个视靶，迅速闭眼后头转向一侧，眼不随头动，注视记忆中的视靶位置。睁眼后观察视线是否还在视靶上以及偏离角度；记忆扫视：头和双眼同时对准非中心视靶，记住视靶位置后迅速闭眼，头和双眼同时转向正中位，双眼不随头部转动，注视记忆中的视靶位置。睁眼后观察视线与视靶偏离角度。

（3）防跌倒康复：老年患者突聋后可能出现平衡障碍，具有跌倒风险，可选择该方案。包括：①肌张力康复——行坐起训练五次，即患者先端坐于椅子上，然后迅速坐起，再缓慢坐下，再迅速坐起。重症患者或术后患者可坐位单脚抬起，轻症患者行单脚站立训练，从有辅助支撑到独立完成需逐步过渡。此外，亦可进行提跟抬趾训练，逐步加大难度，待能独立训练时可踩海绵垫进行训练。②重心变换康复——身体分别前倾、后仰和侧弯，双腿快速进行交替抬起，正常行走听到指令后迅速转髋训练。③平衡协调康复——进行马步站立时头眼随手移动、弓步站立双手一上一下传球、双脚脚跟脚尖行走等训练。④步态功能康复训练——坐位变站位后计时走、脚跟挨脚尖直线走、常速变速行走或转头摇头条件下行走。

（4）其他前庭康复训练：若突聋患者伴发良性阵发性位置性眩晕，可采用 Brandt - Daroff 习服训练。

（5）前庭康复效果评估：经过 4～6 周系统性的前庭康复锻炼后，根据患者病史、体格检查、前庭功能检查结果等进行综合评价，主管医生再决定是否需要调整当前前庭康复方案。

（6）前庭康复后随访：根据患者眩晕发作严重程度及对日常生活的影响，可划分为 5 级。0 分——日常活动不受影响；1 分——日常活动受轻度影响，可进行大部分活动；2 分——日常活动受中度影响，需付出巨大努力；3 分——日常活动受限，影响正常工作，必须在家中休息；4 分——日常活动严重受限，长期卧床或无法进行绝大多数活动。

五、预防措施

突聋的病因和病理生理机制尚未阐明，局部因素和全身因素均可导致突聋，常见的病因如血管性疾病、病毒感染、自身免疫性疾病、肿瘤、传染性疾病等。研究表明只有约 10%～15% 的突聋患者可在发病过程中明确病因。一般认为精神紧张、压力大、情绪波动、生活不规律、睡眠障碍是导致突聋的主要诱因。因此航空军医平时需加强飞行人员卫生宣教，讲解本病常见诱因；飞行人员应保证充足睡眠，维持膳食平衡，防止过度疲劳，提高机体免疫力，同时保持良好心态。

第三节　疗效评估

一、评估时机

突聋具有一定的自愈率，但不同类型预后不尽相同。低频下降型预后较好，全聋型和高频下降型预后较差；听力损失的程度越重，预后越差；发病一开始就全聋或接近全聋，预后差；开始治疗的时间越早，预后越好；突聋伴眩晕预后较不伴突聋差。因此，需根据患者听力损失程度及眩晕状况每隔数周对患者听力及前庭功能状况进行一次疗效评估。待听力及前庭功能恢复相对稳定时即可进行航空医学鉴定。

二、评估内容

（一）听力疗效评估

目前国内外对突聋疗效判定的指标主要为：①痊愈率；②有效率；③各个下降频率听力提高的绝对值；④听力提高的比例；⑤言语识别率。中华医学会耳鼻咽喉头颈外科学分会发布的《突发性聋诊断和治疗指南（2015）》中建议计算痊愈率和有效率。全频听力下降（包括平坦下降型和全聋型）需要计算所有频率的听阈值，而高频下降型和低频下降型只需计算受损频率的听阈值即可。

1. **痊愈**　受损频率听力恢复至正常，或达健耳水平，或达此次患前水平。

2. **显效**　受损频率听力平均提高 30 dB。

3. **有效**　受损频率听力平均提高 15～30 dB。

4. **无效**　受损频率听力平均提高不足 15 dB。

（二）耳鸣评价

部分突聋伴眩晕患者会出现耳鸣症状，对其生活造成一定程度影响。通过耳鸣匹配或掩盖试验可了解耳鸣的特征。改良版的耳鸣痛苦程度可对其评价：

0 级　无耳鸣。

1 级　偶有（间歇性）耳鸣，但不影响工作及睡眠。

2 级　安静时有持续耳鸣，但不影响睡眠。

3 级　持续耳鸣，影响睡眠。

4 级　持续耳鸣，影响睡眠及工作。

5 级　持续严重耳鸣，不能耐受。

（三）眩晕症状评估

飞行人员若在空中眩晕发作，会导致空中失能，危及飞行安全。因此主管医生及医学鉴定委员会成员需根据眩晕病史(临床表现、诱因、发作频率、持续时间等)、体征、体格检查、家族史及前庭功能检查结果进行综合评估,分析患者预后及眩晕复发风险。生活质量评估,最常用的评估工具为头晕残障问卷(dizziness handicap inventory,DHI),见表3-1。

第四节　航空医学鉴定

一、招收飞行学员航空医学鉴定原则

(一)应届高中毕业生参加招收飞行学员医学选拔

关于突聋伴眩晕的航空医学鉴定考虑如下:流行病学调查显示突聋患者中位年龄为41岁,因此青少年人群中突聋伴眩晕比较少见。若青少年出现突聋伴眩晕症状,多数可发现内耳解剖结构异常;即使结构无异常,也提示内耳功能较差,日后出现听力及前庭症状的风险较其他人高,对飞行活动造成潜在威胁。因此,无论听力是否恢复正常,眩晕症状是否缓解,对有突聋伴眩晕病史的应征者的鉴定原则为不合格。

(二)青少年航空学校毕业生参加招收飞行学员医学选拔

其标准与应届高中生参加招收飞行学员医学选拔标准相当。

(三)青少年航空学校学生入校医学选拔

其标准与应届高中生参加招收飞行学员医学选拔标准相当,甚至稍严。

二、航空大学学员航空医学鉴定原则

在航空大学进行理论学习的学员,如果出现突聋伴眩晕,经治愈后听力达标,眩晕消失且无复发,前庭功能检查提示前庭功能正常者航空医学鉴定合格;如果经治愈后听力达标,眩晕消失,前庭功能检查提示单侧前庭功能减退,如代偿良好可转学运输(轰炸)机,如代偿不良,建议转学其他专业。

三、飞行学院学员航空医学鉴定原则

其标准与航空大学学员航空医学鉴定标准相当,但对已经掌握飞行技术的学员,做停学处理要更谨慎,必要时歼击机飞行学员可转学运输(轰炸)机、直升机。

四、地面人员改空中战(技)勤人员航空医学鉴定原则

地面人员改空中战(技)勤人员有突聋伴眩晕病史者,听力达标,眩晕无复发,前庭功能正常,合格;对单侧前庭功能减退代偿良好者,个别评定。

五、飞行人员航空医学鉴定原则

飞行人员出现突聋伴眩晕者,听力达标,眩晕消失,经 3 个月地面观察眩晕无复发、前庭功能正常可恢复飞行;若听力达标,眩晕消失,经过 3 个月地面观察眩晕无复发,前庭功能检查提示单侧前庭功能减退但代偿良好者,双座机飞行人员需个别评定,单座机飞行员经 3 ~ 6 个月双座机飞行观察后再个别评定,前庭功能恢复正常者取消限制;不能恢复正常者,改飞双座歼击机,或转换为轰炸(运输)机、直升机。

六、民用航空体检鉴定原则

1. **招收飞行学生** 《民用航空招收飞行学生体检鉴定规范》规定:纯音气导听阈每耳在 250 Hz、500 Hz、1000 Hz、2000 Hz、3000 Hz 任意频率不应大于 25 dB;4000 Hz、6000 Hz、8000 Hz 三个频率的双耳听阈总值不应大于 270 dB,且每耳 4000 Hz 不应大于 45 dB。据此,对突发性聋伴眩晕病史者,鉴定为不合格。

2. **空勤人员和空中交通管制员** 《民用航空人员体检合格证管理规则》规定:不应有前庭功能障碍。如果眩晕仅作为突发性聋的一个伴随症状,在突发性聋临床治疗后,听力符合相应体检标准,应根据症状体征消失(至少观察 6 个月)、药物使用、前庭功能检查情况等多因素进行个别评定。

(欧阳汤鹏 石婷婷 张远晨露)

参考文献

[1] Kuhn M,Heman - Ackah SE,Shaikh JA,et al. Sudden sensorineural hearing loss:a review of diagnosis, treatment,and prognosis[J]. Trends Amplif,2011,15(3):91 - 105.

[2] 徐先荣,汪斌如,张扬,等.住院飞行人员耳鼻咽喉头颈外科疾病谱分析(2002 - 2011).解放军医学院学报[J], 2013,34(9):938 - 944.

[3] 徐先荣,刘华凤,郭丽英.感觉性神经性耳聋及其与航空航天飞行的关系[J].航天医学与医学工程,2000,13(1):58 - 60.

[4] 张丹涛,张丽君.飞行人员双耳突发性聋暂时停飞一例[J].中华航空航天医学杂志,2003,14(2): 95 - 96.

[5] 刘庆东,郝英,张锁良,等.飞行学员患突发性聋一例[J].中华航空航天医学杂志,2004,15(2): 73 - 74.

[6] 刘洁,王媛,牟杰,等.19 例空勤突聋患者高压氧综合治疗的护理干预[J].世界最新医学信息文摘, 2016,16(83):173 - 174.

[7] 刘丹,单春光,张玉波.突发性聋病因学研究进展[J].听力学及言语疾病杂志, 2019,27(6): 677 - 680.

［8］中华耳鼻咽喉头颈外科杂志编辑委员会,中华医学会耳鼻咽喉头颈外科学分会.突发性聋诊断和治疗(2015).中华耳鼻咽喉头颈外科杂志,2015,50(6):443-447.

［9］徐先荣,熊巍.飞行人员眩晕的航空医学鉴定［J］.军医进修学院学报,2011,32(9):879-882.

［10］张炜,刘博,王拥军,等.头晕评价量表中文版信度和效度分析［J］.中华耳鼻喉头颈外科杂志,2015,50(9):738-743.

［11］Matthew P, Kirschen, Joel A, et al. Grounded for an ethical dilemma:disequilibrium in a commercial airline pilot［J］. Continuum Lifelong Learning Neurol, 2012,18(5):1158-1162.

［12］徐先荣.对飞行人员体格检查的再认识［J］.解放军医学院学报,2020,41(1):1-4.

［13］徐先荣.重视航空医学鉴定特殊病例和特许飞行鉴定［J］.中华航空航天医学杂志,2015,26(2):81-84.

［14］徐先荣.临床航空医学的思维模式和工作方法［J］.解放军医学院学报,2015,36(1):1-4.

［15］中国民用航空局. MH/T 7013-2017 民用航空招收飞行学生体检鉴定规范［S］.北京:中国民用航空局,2017:5. DOI:10.32629/er.v1i5.1557.

［16］中国民用航空局.CAAR-67FS-R4 民用航空人员体检合格证管理规则［S］.北京:中华人民共和国交通运输部,2018:25.

第六章

飞行人员梅尼埃病的诊治与航空医学鉴定

第一节 概 述

一、定义

梅尼埃病是一种原因不明的、以膜迷路积水为主要病理特征的内耳病。临床表现为反复发作的旋转性眩晕、波动性听力下降、耳鸣和(或)耳闷胀感。在飞行员住院病谱和停飞疾病谱中,眩晕排在住院疾病谱的第 8 位,停飞疾病谱的第 6 位,耳鼻咽喉科住院疾谱的第 2 位;高性能战斗机飞行员也有眩晕的病例。其中,梅尼埃病是引起飞行员眩晕的主要原因之一。由于该病病因不明、发病无法预测,空中发生眩晕会产生飞行错觉、视觉识别异常、躯体和四肢肌肉调节障碍、自主神经功能紊乱等症状影响飞行操作,耳鸣及听力下降会影响空中通信,严重危及飞行安全,故通常做停飞处理。

二、演变历史

1861 年,法国人 Prosper Meniere 首先报告内耳疾病可引起眩晕、耳鸣、耳聋,因此有此症状的这类疾病冠以 Meniere 的名字。1871 年,Knapp 第一次提出,梅尼埃病是由耳蜗内压力升高引起并认为梅尼埃病与青光眼类似,因此将其命名为"青光耳"。1952 年,Hallpike 和 Dix M. 博士一起发表文章为梅尼埃病正名,纠正如"急性前庭刺激""梅尼埃症状复合体""听性眩晕""迷路中风""梅尼埃疾病"等混乱命名。1989 年,中国国家科学技术名词审定委员会认为,法国人名 Meniere 翻译为梅尼埃更为贴切,因此,目前统一译为梅尼埃病。

三、流行病学

(一)年龄和性别与梅尼埃病的关系

梅尼埃病发病及患病率差异较大,发病率(10～157)/10 万,患病率(16～513)/10 万。女性多于男性(约 1.3∶1),40～60 岁高发。儿童梅尼埃病患者约占 3%。部分梅尼埃病患者存在家族聚集倾向。据估计在飞行人员中,本病的发病率为(20～80)/10 万,占耳源性眩晕的 60% 左右,是飞行人员常见的眩晕疾病,也是危及飞行安全的常见疾病之一。

（二）军事飞行与梅尼埃病的关系

根据空军特色医学中心 40 年歼击机飞行员的资料统计,梅尼埃病排在耳鼻喉科住院疾病谱的第 10 位,歼击机飞行员停飞疾病谱的第 11 位。1979—1988 年 10 年间提交到美国航空航天医学研究院鉴定的可能梅尼埃病有 11 例。2011 年统计空军特色医学中心 45 年的飞行人员资料,梅尼埃病有 35 例,首发症状有眩晕者 31 例,耳鸣 23 例,听力下降 10 例,提示飞行人员梅尼埃病首发症状中,眩晕和耳鸣症状较常见。对于首发症状不典型的飞行人员,一定要考虑到梅尼埃病的可能。梅尼埃病主要通过以下几条途径危及军事飞行安全。

1. **眩晕**　一旦空中发生眩晕就会影响飞行人员的工作能力,严重时会造成工作失能。由于梅尼埃病眩晕的突发和不可预测性,且可反复发作,故会对飞行安全构成威胁。

2. **耳鸣耳聋**　因为梅尼埃病一般均有程度不同的耳鸣、耳聋,而且其耳聋早期多为低频听力损失,影响语频听力,因而可能会影响空中通信。

3. **前庭功能障碍**　梅尼埃病患者,无论单侧和（或）双侧的前庭功能减弱或增强,只要出现双侧前庭功能不对称都有可能出现空间定向障碍,可表现为前庭性或前庭－视性错觉,严重的飞行错觉可能危及飞行安全。

（三）航天飞行与梅尼埃病的关系

航天飞行中人体处于失重状态,而感知重力的器官和系统－前庭系统也处于失重条件下,与处于地面重力下感受到的信息不同,失重信息输入中枢以后,引起人体一系列不适反应,表现在以下三个方面:自主神经功能紊乱——运动病,空间定向障碍——错觉和主动运动性障碍——姿态平衡障碍。这三方面互相影响,直接影响到航天员的健康和安全。由于航天飞行的失重环境,可能会扩大梅尼埃病患者的前庭功能不对称性,产生航天运动病,严重影响航天飞行。

四、病因及发病机制

1. **生理解剖特点**　梅尼埃病的基本病理表现为膜迷路积水膨大,膜蜗管和球囊较椭圆囊和壶腹明显。膜半规管与内淋巴囊不膨大。膜蜗管膨大,前庭膜被推向前庭阶,重者可贴近骨壁而阻断外淋巴流动。前庭膜内皮细胞可增生。球囊膨大,充满前庭,向外抵达镫骨足板,向后上压挤椭圆囊使之扭曲移位。椭圆囊膨胀可使壶腹发生类似改变。内淋巴压力极高时可使前庭膜破裂,内外淋巴混合。裂孔小者多能自愈,亦可反复破裂。裂孔大者可形成永久性瘘道。内淋巴囊虽不膨大,但其上皮皱褶可因长期受压而变浅或消失,上皮细胞亦可由柱状、立方变扁平,甚或部分脱落,上皮下纤维组织增生,毛细血管减少。积水持久,尤当膜迷路反复破裂或长期不愈时,血管纹、盖膜、耳蜗毛细胞及其支持细胞、传入神经纤维及其螺旋神经节细胞均可退变。而前庭终器病变常较耳蜗为轻。内、外淋巴交混而导致离子平衡破坏,生化紊乱,是梅尼埃病临床发病的病理生理基础,膜迷路扩张与变形亦为其发病机制之一。

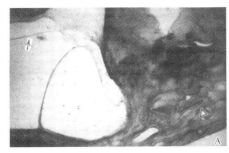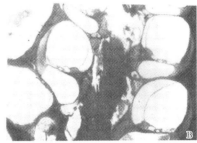

图 6-1　动物内淋巴积水模型

A. 豚鼠内淋巴囊阻塞 30 天呈纤维化改变(三角所示),球囊积水靠近镫骨底板(箭头所示);

B. 豚鼠内淋巴囊阻塞 30 天耳蜗蜗管积水

资料来源:徐先荣,中华航空航天医学杂志 1997(引自徐先荣,中华耳鼻咽喉科杂志,1995)。

2. 诱发因素　通常认为梅尼埃病的发病有多种因素参与,其诱因包括劳累、精神紧张及情绪波动、睡眠不佳、生活节律改变、天气或季节变化等。

第二节　诊断治疗

一、病史和检查

(一)病史

MD 的病史采集极为重要。患者在不同阶段会有不同的表现,要将眩晕、头晕、前庭视觉症状和姿势症状都询问完整。此外,还要注意追问头痛病史和睡眠情况,有无心理负担等为诊断和鉴别诊断提供依据。

(二)检查

1. 床旁检查

(1)前庭功能相关检查:眩晕发作期可能观察到自发性眼震,少数情况可观察到朝向患侧的刺激性眼震,多数情况观察到的是朝向健侧的麻痹性眼震,强度 Ⅰ～Ⅲ 度均有可能。单侧前庭功能受损时行甩头测试可观察到捕捉性眼震,头转向侧即为病变侧;严重的双侧前庭功能受损时,出现包括垂直方向的四个方向的捕捉性眼震。急性期或双侧前庭功能受损时,Romberg 试验或强化 Romberg 试验可能不能站稳而向患侧或向后倾倒。前庭功能受损时,行 30 次原地踏步试验(安特布格尔试验),可观察到受检者向患侧偏斜

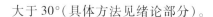

大于30°(具体方法见绪论部分)。

(2)耳部相关检查:检查耳廓及周围有无红肿及疱疹、瘘管。耳镜检查应为必查内容,观察外耳道有无耵聍和分泌物,鼓膜是否完整,为进一步的实验室检查提供保障。当听力受损较明显时,音叉试验可粗略判断是否存在感音神经性听力损失。

2. 实验室检查

(1)前庭功能检查:可选择地进行前庭功能仪器检查,包括自发性眼震、凝视性眼震、视动、平稳跟踪、扫视、冷热试验、旋转试验、摇头试验、头脉冲试验、前庭自旋转试验、前庭诱发肌源性电位、主观垂直视觉/主观水平视觉等(具体方法见绪论部分)。如果患者在病史中陈述有与体位变化相关的眩晕,疑为继发良性阵发性位置性眩晕时,应进行位置试验。

(2)听功能检查:纯音测听和声导抗检查应为必查项目,其中前者可获得听阈曲线图,为 MD 诊断和分期提供重要依据。后者为排除传导性聋和是否存在重振提供依据。可选查的项目包括耳蜗电图、耳声发射(OAE)、听性脑干反应(ABR)、脱水试验等。

其中,静脉甘油试验为徐先荣团队首创,方法为在先做一次纯音测试后,静脉注射 250 ml 甘油果糖,然后在注射结束后 1、2、3 小时再行纯音测试三次,对比应用甘油后的听阈变化,阳性评判标准与口服甘油试验相同。该方法有两大优势,第一,几乎没有口服甘油试验的副作用,患者均能耐受该试验,配合度高。第二,在静脉注射甘油后 1 小时就开始显示阳性结果,与内耳轧造影对比契合度高。

(3)影像学检查:MD 行影像学检查有两个目的,第一为排除听神经瘤和中枢性病变。第二为内耳轧造影检查提供影像学支持,观察是否存在内淋巴积水。

(4)病因学检查:根据病史,可选择免疫学检查、变应原检查、遗传学检查、内分泌功能检查等。

二、诊断依据

MD 的诊断和鉴别诊断依据完整详实的病史和必要的听 – 平衡功能检查、影像学检查做出判断。根据中华医学会耳鼻咽喉头颈外科分会制定的 2017 年度指南,分为临床诊断标准和疑似诊断标准。

(一)临床诊断标准

1. 诊断标准

(1)2 次或 2 次以上眩晕发作,每次持续 20 分钟至 12 小时。

(2)病程中至少有一次听力学检查证实患耳有低到中频的感音神经性听力下降。

(3)患耳有波动性听力下降、耳鸣和(或)耳闷胀感。

(4)排除其他疾病引起的眩晕,如前庭性偏头痛、突发性聋、良性阵发性位置性眩晕、迷路炎、前庭神经炎、前庭阵发症、药物中毒性眩晕、后循环缺血、颅内占位性病变等;此外,还需要排除继发性膜迷路积水。

如 MD 合并其他不同类型的眩晕疾病,则需分别做出多个眩晕疾病的诊断。最常见的类型是 MD 与前庭性偏头痛共患和 MD 继发良性阵发性位置性眩晕。

2.临床分期　MD 的临床分期与选择治疗方法和判断预后有关。根据患者最近 6 个月内间歇期听力最差时 0.5 kHZ、1.0 kHZ 及 2.0 kHZ 纯音的平均听阈进行分期。

一期:平均听阈≤25 dBHL;

二期:平均听阈为 26 ~ 40 dBHL;

三期:平均听阈为 41 ~ 70 dBHL;

四期:平均听阈 >70 dBHL。

双侧 MD,需分别确定两侧的临床分期。部分患者的耳蜗症状和前庭症状不是同时出现,中间有可能间隔数月至数年。

(二)疑似诊断标准

1. 2 次或 2 次以上眩晕发作,每次持续 20 分钟至 24 小时。

2. 患耳有波动性听力下降、耳鸣和(或)耳闷胀感。

3. 排除其他疾病引起的眩晕,如前庭性偏头痛、突发性聋、良性阵发性位置性眩晕、迷路炎、前庭神经炎、前庭阵发症、药物中毒性眩晕、后循环缺血、颅内占位性病变等;此外,还需要排除继发性膜迷路积水。

三、鉴别诊断

1. **前庭性偏头痛**　与 MD 表现在很多地方相似,但其眩晕发作持续时间,短时小于 20 分钟,长时多于 12 小时,有时甚至可长达 1 ~ 3 天;眩晕前很长时间如数月、数年甚至数十年前有头痛病史,当头痛和眩晕同时或先后出现时易于诊断;一般无听功能和前庭功能受损,即使有也是暂时性的;有时 MD 与前庭性偏头痛共患;有时 MD 与前庭性偏头痛难以鉴别,须随访,从流行病学上看,前庭性偏头痛的发病率是 MD 的 10 ~ 100 倍,可作为鉴别的依据之一。

2. **良性阵发性位置性眩晕**　系特定头位诱发的短暂性眩晕,有特征眼震,且不伴耳蜗症状而易与 MD 鉴别,但 MD 可能继发良性阵发性位置性眩晕,不能遗漏诊断。

3. **前庭神经炎**　可能因病毒感染所致,前庭功能减弱而无耳鸣和耳聋等耳蜗症状,眩晕持续数天后症状才逐渐缓解,痊愈后极少复发,以及无耳蜗症状等,是与 MD 的主要鉴别点。

4. **药物中毒性眩晕**　有应用耳毒性药物的病史,眩晕起病慢,程度轻,持续时间长,非发作性,可因逐渐被代偿而缓解,伴耳聋和耳鸣,是与 MD 的主要鉴别点。

5. **突发性聋**　约半数伴眩晕,但极少反复发作,与 MD 的首次发作,特别是低频区听力下降者不易区别,应随访。

6. **Hunt 综合征** 可伴轻度眩晕、耳鸣和听力障碍,耳廓或其周围皮肤的带状疱疹及周围性面瘫有助于鉴别。

7. **Cogan 综合征** 除眩晕及双侧耳鸣、耳聋外,非梅毒性角膜实质炎与脉管炎为其特点,糖皮质激素治疗效果显著,可资区别。

8. **迟发性膜迷路积水** 先出现单耳或双耳听力下降,一至数年后才出现发作性眩晕;头部外伤、迷路炎、乳突炎、中耳炎,甚至白喉等可为其病因。

9. **良性复发性眩晕** 其发作性眩晕症状与梅尼埃病类似,但无耳蜗症状;病因可能为病毒感染。

10. **外淋巴瘘** 蜗窗或前庭窗自发性或继手术、外伤等之后的继发性外淋巴瘘,除波动性听力减退外,可合并眩晕及平衡障碍;可疑者宜行窗膜探查证实并修补之。

11. **迷路炎** 有化脓性中耳炎及中耳手术病史,易于鉴别。

12. **听神经瘤** 出现眩晕较少,以头晕、耳鸣、前庭姿势症状为主,影像学可鉴别。

13. **各类损伤** 包括头部外伤、颈部外伤、中枢神经系统外伤、前庭外周部损伤等皆可引起前庭症状而导致眩晕、自发眼震、耳鸣、耳聋和面瘫等,也应与 MD 进行鉴别(参见本书相关章节)。

四、治疗

梅尼埃病的治疗目的是:减少或控制眩晕发作,保存听力,减轻耳鸣及耳闷胀感。梅尼埃病分期不同,治疗方法也有所差异。

(一)发作期的治疗

治疗原则:控制眩晕、对症治疗。

1. **前庭抑制剂** 包括抗组胺类、苯二氮䓬类、抗胆碱能类以及抗多巴胺类药物,可有效控制眩晕急性发作,原则上使用不超过 72 小时。临床常用药物包括异丙嗪、苯海拉明、安定、美克洛嗪、普鲁氯嗪、氟哌利多等。

2. **糖皮质激素** 如果急性期眩晕症状严重或听力下降明显,可酌情口服或静脉给予糖皮质激素。

3. **支持治疗** 如恶心、呕吐症状严重,可加用补液支持治疗。

注:对诊断明确的患者,按上述方案治疗的同时可加用甘露醇、碳酸氢钠等脱水剂。

(二)间歇期的治疗

治疗原则:减少、控制或预防眩晕发作,同时最大限度地保护患者现存的内耳功能。

1. **患者教育** 向患者解释梅尼埃病相关知识,使其了解疾病的自然病程规律、可能的诱发因素、治疗方法及预后。做好心理咨询和辅导工作,消除患者恐惧心理。

2.**调整生活方式** 规律作息,避免不良情绪、压力等诱发因素。建议患者减少盐分摄入,避免咖啡因制品、烟草和酒精类制品的摄入。

3.**倍他司汀** 可以改善内耳血供、平衡双侧前庭神经核放电率以及通过与中枢组胺受体的结合,达到控制眩晕发作的目的。

4.**利尿剂** 有减轻内淋巴积水的作用,可以控制眩晕的发作。临床常用药物包括氢氯噻嗪、氨苯蝶啶等,用药期间需定期监测血钾浓度。

5.**鼓室注射糖皮质激素** 可控制患者眩晕发作,治疗机制可能与其改善内淋巴积水状态、调节免疫功能等有关。该方法对患者耳蜗及前庭功能无损伤,初始注射效果不佳者可重复鼓室给药,以提高眩晕控制率。

6.**鼓室低压脉冲治疗** 可减少眩晕发作频率,对听力无明显影响。其治疗机制不清,可能与压力促进内淋巴吸收有关。通常先行鼓膜置通气管,治疗次数根据症状的发作频率和严重程度而定。

7.**鼓室注射庆大霉素** 可有效控制大部分患者的眩晕症状(80%~90%),注射耳听力损失的发生率约为10%~30%,其机制与单侧化学迷路切除有关。对于单侧发病、年龄小于65岁、眩晕发作频繁、剧烈,保守治疗无效的三期及以上梅尼埃病患者,可考虑鼓室注射庆大霉素(建议采用低浓度、长间隔的方式),治疗前应充分告知患者发生听力损失的风险。

8.**手术治疗** 包括内淋巴囊手术、三个半规管阻塞术、前庭神经切断术、迷路切除术等。适应证为眩晕发作频繁、剧烈,6个月非手术治疗无效的患者。

(1)内淋巴囊手术:包括内淋巴囊减压术和内淋巴囊引流术,手术旨在减轻内淋巴压力,对听力和前庭功能多无损伤。适应证:三期及部分眩晕症状严重、有强烈手术意愿的二期梅尼埃病患者。鉴于晚期梅尼埃病患者常发生内淋巴囊萎缩和内淋巴管闭塞,因此四期梅尼埃病患者不建议行内淋巴囊手术。

(2)半规管阻塞术:可有效控制梅尼埃病的眩晕发作,机制尚未明确,部分患者的听力和前庭功能可能会受到损伤。适应证:原则上适用于四期梅尼埃病患者;对于部分三期患者、内淋巴囊手术无效、言语识别率小于50%且强烈要求手术者也可以行该手术治疗。

(3)前庭神经切断术:旨在去除前庭神经传入,手术完全破坏前庭功能,对听力可能会产生影响。适应证:前期治疗(包括非手术及手术)无效的四期梅尼埃病患者。

(4)迷路切除术:旨在破坏前庭终器,手术完全破坏听力及前庭功能。适应证:无实用听力、多种治疗方法(包括非手术及手术)无效的四期梅尼埃病患者。

(三)MD治疗方案的选择原则

MD的治疗方法有多种,如何按疾病分期选择治疗方案,中华医学会耳鼻咽喉头颈外

科分会提出如下建议(表6-1):

表6-1 梅尼埃病治疗方案的选择

临床分期	治疗方案
一期	进行患者教育,改善其生活方式,应用改善内耳血供和利尿剂等药物,可用糖皮质激素鼓室注射,进行前庭康复。
二期	进行患者教育,改善其生活方式,应用改善内耳血供和利尿剂等药物,可用糖皮质激素鼓室注射,低压脉冲治疗,进行前庭康复。
三期	进行患者教育,改善其生活方式,应用改善内耳血供和利尿剂等药物,可用糖皮质激素鼓室注射,低压脉冲治疗,可用庆大霉素鼓室注射,内淋巴囊手术,进行前庭康复。
四期	进行患者教育,改善其生活方式,应用改善内耳血供和利尿剂等药物,可用糖皮质激素鼓室注射,低压脉冲治疗,可用庆大霉素鼓室注射,三个半规管填塞术、前庭神经切断术、迷路切除术,进行前庭康复。

注:对于部分眩晕发作频繁、剧烈,效果有强烈手术意愿的二期患者也可以考虑行内淋巴囊手术;对于部分眩晕发作频繁、剧烈,内淋巴囊手术效果不佳,言语识别率<50%,患者又强烈要求手术的三期患者,可考虑行三个半规管填塞术。

(四)前庭康复治疗

MD的康复治疗包括听力康复和前庭康复,适用于病情稳定的患者。

1.听力康复方案 根据听功能基线评估结果,可为三期、四期MD患者提出选配助听器或行人工耳蜗植入的建议。

2.前庭康复方案 MD患者的前庭功能受损,主要表现为外周前庭功能异常,多数情况为单侧外周前庭功能受损,双侧MD的患者可能出现双侧外周前庭功能受损,病情严重的或老年患者,或手术后的患者可能出现平衡障碍。因此,MD患者可从以下康复方案中进行选择。

(1)前庭外周康复方案:当MD患者基线评估时显示单侧外周性前庭功能受损,可选择该方案,其机制主要是通过前庭代偿实现康复。

摇头固视:头上下、左右摇动时,眼固视前方中心静止的视靶。

交替固视:头在前方两个静止视靶间转动,眼交替固视视靶并与头动方向一致。

分离固视:前方置两个静止视靶,眼固视抵达一个视靶后再动头,接着眼再移固视抵达另一视靶后再动头。

反向固视:眼随一个移动视靶转动,头向视靶相反方向移动。

(2)替代性康复:当MD患者基线评估时显示双侧前庭功能受损,可选择该方案,其机制主要是通过视反射的特点实现康复。即视眼动通路与前庭眼动通路共享脑干的某些结构。因此,两系统间有交互反应机制。双侧前庭外周受损后,反复进行视眼动训练有助于补偿低下的前庭眼动增益,使滞后的眼速能跟上头速,保持清晰的动态视力。

反射性扫视:头不动,眼快速交替固视两个静止的视靶。

颈眼反射:前方置两个静止视靶,转颈头对准一个视靶,眼随后跟进固视同一视靶,再转颈头对准另一个视靶,眼随后跟进固视。

记忆 VOR:头眼同时对准中心静止视靶,然后闭目,头转向一侧,眼不随头动,固视记忆中视靶位置。然后再睁开眼,看看眼睛是否还在视靶上,偏离多少。

记忆扫视:头眼同时对准非中心静止视靶,记住后闭目,头眼同时转向正中位,头不动眼扫视记忆中的视靶。然后再睁开眼,看看眼睛是否在视靶上,偏离多少。

(3)防跌倒康复:当 MD 患者基线评估时显示前庭本体觉异常,有跌倒风险,可选择该方案。

肌张力康复:进行五次坐起训练,即先坐在椅子上,然后迅速站起,再慢慢坐下,再迅速站起。重患者或刚手术后的患者,可坐位单脚抬起;轻患者进行单脚站立训练,可从扶凳子到徒手。还可进行提跟抬趾训练,可从坐位到徒手,再到海绵垫子上。

重心变换康复:进行双腿快速交替抬起或站立,双臂尽可能前伸,正常行走听到指令突然转髋训练。

平衡协调康复:进行马步站立头眼随手移动、弓步站立双手一上一下传球或扑克牌、双足跟足尖行走等训练。

步态功能康复:进行从坐位站起计时走、脚跟脚尖成一条直线走、常速变速行走或转头条件下行走等训练。

(4)其他康复训练:当 MD 并发良性阵发性位置性眩晕时,采用 Brandt - Daroff 习服训练,当 MD 与前庭性偏头痛共患时,配合后者的康复方案进行综合前庭康复。

3. MD 前庭康复效果评估　MD 患者经过 4~6 周系统前庭康复后,到医院进行效果评估,包括病史询问、眩晕量表填写和前庭功能评价等,与基线评估资料进行对照,最好包括动态平衡仪的评价,根据评价结果可对康复方案进行调整。

五、预防措施

主要为生活治疗,包括规律的生活方式、避免过度劳累、保持情绪稳定、加强体育锻炼、低盐饮食以及禁烟酒、咖啡及浓茶等。

第三节　疗效评估

一、眩晕疗效评定

1. 眩晕发作次数评定　采用治疗后 18~24 个月期间眩晕发作次数与治疗之前 6 个月眩晕发作次数进行比较,按分值计。

得分 =(结束治疗后 18~24 个月期间发作次数/开始治疗前 6 个月发作次数)×100。

据得分值将眩晕控制程度分为 5 级:

A 级:0 分(完全控制);

B 级:1 ~ 40 分(基本控制);

C 级:41 ~ 80 分(部分控制);

D 级:81 ~ 120 分(未控制);

E 级:>120 分(加重)。

需要指出的是,MD 可能继发 BPPV,也可能和前庭性偏头痛共患,在评定 MD 疗效的眩晕发作次数时,应排除这些非梅尼埃病的眩晕发作。

2. 眩晕发作的严重程度及对日常生活的影响的评定 从轻到重,划分为 5 级:

0 分:活动不受眩晕影响;

1 分:轻度受影响,可进行大部分活动;

2 分:中度受影响,活动需付出巨大努力;

3 分:日常活动受限,无法工作,必须在家休息;

4 分:活动严重受限,整日卧床或无法进行绝大多数活动。

生活质量评价:可采用头晕残障问卷(DHI)等量表进行评价。

改善:位置性眩晕和(或)位置性眼震减轻,但未消失。

无效:位置性眩晕和(或)位置性眼震未减轻,甚至加剧。

二、听力疗效评定

以治疗前 6 个月最差一次纯音测听 0.5、1.0、2.0 kHz 的平均听阈减去治疗后 18 ~ 24 个月期间最差一次的相应频率平均听阈进行评定。

A 级:改善(>30 dB 或各频率听阈 <20 dBHL);

B 级:改善(15 ~ 30 dB);

C 级:改善(0 ~ 14 dB);

D 级:改善(<0 dB)。

双侧梅尼埃病,应分别进行听力评定。

三、耳鸣评价

耳鸣是梅尼埃病的伴随症状,部分患者的耳鸣可影响其生活质量。通过耳鸣匹配或掩蔽试验可以了解耳鸣声的特征。改良的患者"耳鸣痛苦程度"分级如下:

0 级:没有耳鸣;

1 级:偶有(间歇性)耳鸣,但不影响睡眠及工作;

2 级:安静时持续耳鸣,但不影响睡眠;

3 级:持续耳鸣,影响睡眠;

4 级:持续耳鸣,影响睡眠及工作;

5 级:持续严重耳鸣,不能耐受。

此外,可以采用耳鸣残障问卷(tinnitus handicap inventory,THI)等量表评价耳鸣对患者生活质量的影响。

第四节 航空医学鉴定

一、招收飞行学员航空医学鉴定原则

(一)应届高中毕业生参加招收飞行学员医学选拔

确诊梅尼埃病,不合格,即使仅有典型眩晕发作史也不能排除可能的梅尼埃病,也不合格。

(二)青少年航空学校毕业生参加招收飞行学员医学选拔

其标准与应届高中生参加招收飞行学员医学选拔标准相当。

(三)青少年航空学校学生入校医学选拔

其标准与应届高中生参加招收飞行学员医学选拔标准相当,甚至更为严格。

二、航空大学学员航空医学鉴定原则

确诊梅尼埃病,不合格,即使只有典型的眩晕发作,也应终止其飞行。

三、飞行学院学员航空医学鉴定原则

其标准与航空大学学员航空医学鉴定标准相当。

四、地面人员改空中战(技)勤人员航空医学鉴定原则

确诊梅尼埃病无论治疗效果如何,均不得选改为空中战勤和空中技勤人员。

五、飞行人员航空医学鉴定原则

(一)梅尼埃病诊治鉴定经验

《美国陆军飞行人员医学健康标准》规定"梅尼埃病及其病史不合格"。《美国空军飞行人员医学标准》规定"迷路功能异常、发作性眩晕及影响前庭或听觉功能的疾病不合格"。根据《美国空军特许飞行指南》,由于梅尼埃病的无法预测性及复发性,发作时突然失能以及缺乏有效治疗,特许飞行情况非常罕见。《美国海军航空医学参考及特许飞行指南》也规定,考虑到梅尼埃病的突发性及无法预测性,以及潜在双侧发病的趋势,潜在病因无法解决,因此一旦诊断为梅尼埃病,极少有特许飞行的情况。而无论采取何种治

疗方法(手术或药物)及治疗效果如何,对单座机的特许飞行都是被禁止的。美国空军航空航天医学院1979—1988年的飞行员病历资料显示,11例可能梅尼埃病者,不管治疗结果如何,所有的梅尼埃病的飞行员被建议永久停飞,11例单纯耳蜗积水患者经1年观察期后返回飞行岗位。徐先荣等报道22例飞行人员梅尼埃病有典型的眩晕发作,均永久停飞。

虽然梅尼埃病特许飞行的情况罕见,但是也有极少数患者获得特许飞行资格的报道。美军2例海军飞行人员接受了前庭神经切断术后,经过1年的观察以及平衡检查后,获得了具有一定限制的特许飞行资格。经鼓膜微针注射庆大霉素对眩晕症状可能有一定缓解,但没有被考虑到特许飞行的范围内。迷路切除术、内淋巴囊减压术、前庭神经切断术等外科手术效果不一,虽然可以减轻一些严重的症状,但也有破坏作用,患者会遗留前庭功能障碍,因此特许的情况极为个体化。瑞士曾有1例梅尼埃病飞行员放飞的报道:在梅尼埃病恢复后,该患者得到了飞行合格的结论,该作者认为放飞是建立在对飞行员充分信任的基础上,该飞行员从未否定过眩晕发作,并且同意一旦复发则放弃飞行。作者认为如果规定无论治疗结果如何,梅尼埃病的患者都要停止飞行的话,那么会有人隐瞒自己的病情,继续飞行会带来安全隐患。

(二)飞行人员梅尼埃病鉴定建议

我军目前没有梅尼埃病确诊病例特许飞行的报道,因其病因不明,无法根治,复发性高,飞行人员一旦确诊为梅尼埃病,即给予飞行不合格结论。虽然现阶段对我军飞行人员体格标准中梅尼埃病飞行不合格条款进行修改的时机尚不成熟,但徐先荣等认为,紧跟外军特别是美军的经验,在有合适病例的情况下按医学特许尝试是有必要的。建议医学特许尝试的条件应包括:

1.飞行人员诚实陈述病史;

2.检查资料齐全、诊断为梅尼埃病的静止期,听力损失未超过规定标准,前庭功能稳定;

3.飞行职务属于空中战勤人员和空中技勤人员;

4.飞行人员有强烈的飞行愿望,有医学特许书面申请并经所在单位同意;

5.由飞行人员医学特许专家委员会讨论通过,并严密随访。

六、民用航空体检鉴定原则

1.招收飞行学生 《民用航空招收飞行学生体检鉴定规范》规定:不应有前庭功能障碍,旋转双重试验检查不应出现Ⅱ度及以上或延迟反应;不应有内耳疾病及其病史;不应有眩晕病史。据此,梅尼埃病及其病史,鉴定为不合格。

2.空勤人员和空中交通管制员 《民用航空人员体检合格证管理规则》规定:不应有前庭功能障碍。各级体检合格证申请人,一经确诊梅尼埃病,鉴定为不合格,并且不适用于特许鉴定。

(王 蒙 金占国 张梦迪)

参考文献

[1] 刘福祥.飞行人员疾病诊疗规范[M].北京:人民军医出版社,2007:41-43.

[2] 刘红巾,黄美良.飞行人员常见病诊治及鉴定[M].北京:人民卫生出版社,2017:266-270.

[3] 王洪田,陈维礼,王荣光.梅尼埃病的历史[J].中华耳科学杂志,2004,2(4):307-313.

[4] Lustig LR, Lalwani A. The history of Meniere's disease[J]. Otolaryngol Clin NoAh Am, 1997,30:917-945.

[5] Radtke A,yon Brevern M,Feldmann M,et al. Screening for Meniere's disease in the general population-the needle in the haystack[J]. Acta Otolaryngol,2008,128(3):272-276.

[6] Hamid MA. Meniere's disease[J]. Pract NeuroI,2009,9(3):157-162.

[7] Johnson GP. Cases from the aerospace medicine residents' teaching file. Case#39. Meniere's disease[J]. Aviat Space Environ Med,1991,61(12):1160-1162.

[8] 徐先荣,刘华凤,郭丽英.飞行人员梅尼埃病的特点[J].航天医学与医学工程,1999,12(5):368-370.

[9] 徐先荣,熊巍.飞行人员眩晕的航空医学鉴定[J].军医进修学院学报,2011,32(9):879-882.

[10] 熊巍,徐先荣,张扬,等.飞行人员梅尼埃病的特点及航空医学鉴定[J].临床耳鼻咽喉头颈外科杂志,2013,37(1):16-19.

[11] 谢溯江,毕红哲,贾宏博,等.军事飞行人员梅尼埃病的医学鉴定[J].中华航空航天医学杂志,2010,9(3):234-237.

[12] 徐先荣,刘华凤,郭丽英,等.感觉神经性耳聋与航空航天飞行的关系[J].航天医学与医学工程,2000,13(1):58.

[13] US Department of the Army. Army regulation 40-501 standards of medical fitness[S]. 2007-06-29.

[14] US Air Force. Air Force Waiver Guide[S]. 2007-12-20.

[15] LT Joel Metzger. MC(FS), USN and LT Eric Maur, MC, USNR. U.S Navy Aeromedical Reference and Waiver Guide[S]. Revision Date:2006-6-22.

[16] 贾宏博,李仓明,谢溯江,等.我军招飞体检前庭功能检查现状与分析[J].航空军医,2004,4(2):87-89.

[17] 裴静琛,常磊,刘志,等.航天员前庭功能的选拔[J].航天医学与医学工程.2003,12(16):494-499.

[18] 中华耳鼻咽喉头颈外科杂志编辑委员会,中华医学会耳鼻咽喉科学分会.梅尼埃病诊断和治疗指南(2017)[J].中华耳鼻咽喉头颈外科杂志,2017,(3):167-172.

[19] 徐先荣,杨军.眩晕内科诊治和前庭康复[M].北京:科学出版社,2020:92-100.

[20] 马立中,王建昌.临床航空医学进展:2010[M].北京:人民卫生出版社,2011:150-152.

[21] 中国民用航空局.MH/T 7013-2017民用航空招收飞行学生体检鉴定规范[S].北京:中国民用航空局,2017:5. DOI:10.32629/er.v1i5.1557.

[22] 中国民用航空局.CAAR-67FS-R4民用航空人员体检合格证管理规则[S].北京:中华人民共和国交通运输部,2018:25.

第七章 飞行人员迷路炎的诊治与航空医学鉴定

第一节 概　述

一、定义

迷路炎（labyrinthitis）亦称内耳炎，指系由细菌、病毒、毒物或药物等多种病因所引起的一组迷路炎性或变性疾病。

迷路炎的分类方法目前尚不统一，按照感染途径分为耳源性和非耳源性迷路炎两种；根据病因的不同，可分为细菌性、病毒性、中毒性迷路炎；根据其病理改变又可分为浆液性、化脓性及骨化性迷路炎；按病情进展的快慢又可分为急性和慢性迷路炎；按其病变范围的大小又有局限性和弥漫性之分。本章从临床及病理表现只叙述耳源性迷路炎（局限性、浆液性、化脓性及骨化性迷路炎），以及非耳源性的病毒性迷路炎。

二、流行病学

目前尚缺乏大规模普通人群和飞行人员迷路炎流行病学相关研究。一项对眩晕患者临床特征分析的研究表明，在所收集的168例患者中，中耳炎并发迷路炎的患者有5例（2.98%），另外一项研究总结了骨疡型及胆脂瘤型中耳炎并发弥漫性浆液性迷路炎的病例，发病率为0.4%（4/1112）。也有研究表明，慢性中耳炎患者并发局限性迷路瘘管者占比10.22%（38/372）。针对军事飞行人员和民航飞行人员群体的迷路炎研究均为个案报道，尚无迷路炎发病率相关数据。

三、病因和发病机制

耳源性迷路炎是急性或慢性化脓性中耳炎时，细菌毒素经过圆窗、卵圆窗、鼓岬直接侵犯内耳，胆脂瘤侵蚀骨迷路及黏骨膜形成迷路瘘管而侵及内耳；镫骨底板手术或内耳开窗术不慎时亦可引起内耳感染，外伤后继发感染亦可延伸至迷路。当无细菌侵入内耳时，膜迷路处于充血期，血管渗透性增加，迷路内有反应性浆液或浆液纤维素渗出，即为浆液性迷路炎，而当细菌侵入内耳后扩散至整个迷路形成化脓性炎症，即为化脓性迷路炎。非耳源性迷路炎又可分为细菌性及病毒性迷路炎两种，前者为细菌经过蛛网膜下隙感染外淋巴液而引起化脓性迷路炎;而后者为病毒经血行感染侵入迷路,常见病毒为腮腺炎病毒、麻疹病毒及风疹病毒。

第二节 诊断治疗

一、临床表现和检查

(一)临床表现

局限性迷路炎多见于慢性化脓性中耳炎和(或)乳突炎患者,以较重的阵发性眩晕、恶心和呕吐为其主要临床表现,常伴有自发性眼球震颤,头动和睁眼时上述症状可明显加重。瘘管试验阳性(向外耳道加压可诱发眩晕或使原有眩晕加重),若瘘管被肉芽组织阻塞或迷路已被完全破坏则呈阴性。前庭功能检查正常或稍低下,听力检查多为不同程度的传导性聋。眩晕等临床症状的复发和持续时间常与患耳炎症的加重和中耳脓汁引流不畅相关。

弥漫性浆液性迷路炎表现为眩晕、恶心和呕吐严重,呈阵发性或持续性,伴有明显的不稳和倾倒等平衡功能障碍。听力迅速下降且较严重,多呈不完全性聋。患者常诉耳深部疼痛。查体可见明显的自发性眼球震颤(快相朝向健侧)、行立不稳和向病灶侧倾倒(闭眼时加重),病灶侧不完全性神经性聋和前庭功能减退,瘘管试验阳性。如迷路外的感染控制,眩晕等前庭症状可逐渐改善和消失,听力可逐渐恢复。重症者常可遗留有不同程度的平衡和听力障碍。

弥漫性化脓性迷路炎主要表现为急性发病,眩晕及恶心、呕吐严重,声光刺激和头动均可促使症状明显加重,行立不稳和向病灶侧倾倒,病灶侧听力迅速丧失,伴有体温轻度升高、严重的头痛和耳深部疼痛。体检可见明显的自发性眼球震颤(快相朝向健侧),病灶侧的前庭和听力功能完全丧失,昂白试验阳性,瘘管试验多阴性。经正确治疗后,眩晕一般持续 3~4 天即可逐渐缓解和消退,但病灶侧的前庭和听力功能仍未恢复。由于健侧迷路功能的代偿,眼球震颤和倾倒等平衡障碍症状可逐渐缓解甚至消失。如体温继续升高,头痛、后颈痛,恶心、呕吐加重,并出现颈强直和克氏征阳性等脑膜刺激征甚至意识障碍时,提示感染已侵入颅内。

病毒性迷路炎多见于儿童,成年人较少见。发病一般较急,可同时出现前庭和耳蜗受损症状,但耳蜗损伤一般较剧而持续。如在学习语言前患病,严重影响患儿听力和语言学习功能时常易导致聋哑症。前庭损伤症状一般相对较轻,且多能逐渐获得代偿。病前多有相应的病毒感染史。流行性感冒病毒性迷路炎:常以单侧、双侧或双侧不一致的短暂性或永久性耳聋或突发性聋为其主要临床表现;眩晕、恶心、呕吐和平衡障碍等前庭神经损伤症状可早期同时出现,但多较轻。流行性腮腺炎病毒性迷路炎:一般多表现为单侧永久性耳聋,极少为双侧,多不伴有耳鸣;早期可伴有不同程度的眩晕、恶心、呕吐和平衡障碍等前庭功能损伤症状。麻疹病毒性迷路炎:常表现为双侧耳聋,程度不一,且以高频损失为主;前庭神经系统损伤主要集中在半规管壶腹嵴处,故早期多伴有较严重的眩晕、恶心、呕吐和平衡障碍等前庭功能损伤症状。水痘－带状疱疹病毒性迷路炎:发病率低,多表现为单侧受损;主要侵犯一侧面神经膝状神经节,其邻近的位听神经系间接受损;临床表现除病灶侧出现周围性面瘫外,还可伴发耳聋和眩晕等耳蜗、前庭功能受损症状,部分患者可在外耳道和(或)耳廓部位出现疱疹(Ramsay－Hunt syndrome 拉姆斯－亨特综合征)。风疹病毒性迷路炎:病毒大部分是经胎盘侵入胎儿迷路内淋巴,造成先天性神经性聋和前庭平衡功能障碍。其母有风疹病史。

(二)检查

1.床旁检查

(1)前庭功能相关检查:局限性迷路炎可观察到自发性眼震,其快相向患侧,眩晕发作时外物向患侧旋转。浆液性迷路炎的自发性眼震的特点为:病症轻时快相向患侧,若迷路由兴奋转为抑制状态,前庭功能减退,眼震快相向健侧。化脓性迷路炎急性期自发性眼震快相向健侧,幅度大,站立时向患侧倾倒。

(2)耳部相关检查:外耳道及中耳可见脓性分泌物,鼓膜多呈松弛部穿孔,或紧张部大穿孔,局限性迷路炎时可见胆脂瘤皮质或肉芽组织位于中上鼓室。

(3)瘘管实验:当节律性压迫耳屏、Valsalva 吹张、Siegel 耳镜按摩出现眩晕及眼震为瘘管实验阳性,弱阳性者不出现眼震,但患者常在摆头时有眩晕。局限性迷路炎时,瘘管实验呈阳性,但当肉芽组织或胆脂瘤阻塞瘘管亦可出现阴性反应。浆液性迷路炎时,瘘管实验可呈阳性,亦可呈阴性。

2.实验室检查

(1)前庭功能检查:可选择地进行前庭功能仪器检查,应该在眩晕发作间歇期进行。以冷热空气试验或转椅试验为宜,一般不用冷热水灌注法,为防止中耳炎急性发作,可用空气行 Hallpike 冷热实验。局限性迷路炎前庭功能一般为正常或亢进,化脓性迷路炎前庭功能检查患耳无冷热反应,代偿期前庭功能丧失,自发性眼震可消失。

(2)听功能检查:局限性迷路炎多表现为传导性聋,若瘘管位于鼓岬,可为混合聋;浆液性迷路炎在鼓膜穿孔时表现为感音性聋;化脓性迷路炎患耳为全聋。麻疹病毒引起的迷路炎可导致永久性中重度耳聋,风疹病毒致内耳损伤为双耳全聋,妊娠期患风疹者,8%～33%的胎儿出生后为聋哑症。

(3)中耳细胞学检查:局限性迷路炎可见嗜中性粒细胞增多;弥漫性浆液性迷路炎可见淋巴细胞增多;弥漫性化脓性迷路炎呈以嗜中性粒细胞增多为主的化脓性炎性反应;病毒性迷路炎以一般淋巴和异型淋巴细胞增多为主的细胞学反应。

3.影像学检查
耳部和乳突 X 线、CT 或 MRI 等影像学检查可见炎性异常,包括半规管和内淋巴管肿胀、骨迷路破损、积脓等,可据此确定病变范围及骨质破坏程度。

4.病因学检查
对于急性或慢性化脓性迷路炎或病毒性迷路炎,可进行临床病因学检查。利用临床细菌学检测技术和病毒免疫学检查等方法确定病原体;利用细菌耐药性检查方法进行细菌药物敏感性试验,确定最佳用药选择。

二、诊断依据

1. **局限性迷路炎** 有慢性化脓性中耳炎病史,长期流脓,伴发胆脂瘤并出现阵发性眩晕应考虑局限性迷路炎。此外,根据中耳炎、乳突炎患者伴发眩晕发作的特点,患耳瘘管试验阳性,听力检查呈传导性聋,前庭功能检查正常或稍低下,耳和乳突部位的阳性影像学以及中耳液细胞学等检查所见,常可做出诊断。

2. **弥漫性浆液性迷路炎** 根据急性中耳炎和乳突炎患者伴发眩晕发作的特点、前庭和听力功能检查的不完全性下降,瘘管试验阳性,中耳液细胞学以及耳和乳突影像学检查的相应阳性所见,常可做出诊断。根据其他迷路炎的相应临床特点和影像学等辅助检查所见,常可做出鉴别。但弥漫性浆液性迷路炎与弥漫性化脓性迷路炎的临床症状相似,有时很难鉴别。两者的主要区别,前者的眩晕等临床症状较轻,前庭和听力功能减退不完全、有部分保留,中耳液细胞学检查以淋巴细胞增多为主,少有颅内并发症;后者的眩晕等临床症状较重,前庭和听力功能完全丧失,中耳液细胞学检查以嗜中性粒细胞增多为主,易伴发颅内并发症;弥漫性化脓性迷路炎的影像学检查明显较弥漫性浆液性迷路炎为重,且可见脓液积存。

3. **弥漫性化脓性迷路炎** 根据急性发病,明显的眩晕和眼球震颤等前庭症状,病灶侧的前庭和听力功能迅速且完全消失,影像学和中耳液检查出现的相应异常,抗感染治疗有效,以及原有的耳病史和耳部病灶的并存等常可做出诊断。如脑压和以嗜中性粒细胞为主的脑脊液白细胞计数升高提示伴发颅内感染。

4. **病毒性迷路炎** 根据临床症状和体征特点、辅助检查和相应的病毒感染史,常可予以诊断。进一步的病因诊断可通过病毒免疫学检查予以确认。

三、鉴别诊断

1. **梅尼埃病** 好发于 30～50 岁,临床上以听力障碍、耳鸣和眩晕为特点。眩晕常突然发作,多为旋转性,发作前耳鸣常加重,发作时伴短暂性水平眼震,以向健侧注视时明显,严重时伴恶心、呕吐、面色苍白、出汗等迷走神经刺激症状。发作历时数分钟、数小时或数天不等,间歇期长短不一。每次发作使听力进一步减退,发作次数随耳聋加重而减少。到完全耳聋时,迷路功能丧失,眩晕发作亦终止。甘油试验呈阳性。

2. **位置性眩晕** 眩晕发作常与特定的头位有关,无耳鸣、耳聋。中枢性位置性眩晕,常伴有特定头位的垂直性眼震,且常无潜伏期,反复试验可反复出现,呈相对无疲劳现象。外周性位置性眩晕,又称良性阵发性位置性眩晕,眼震常有一定的潜伏期,呈水平旋转型,多次检查可消失或逐渐减轻,属疲劳性。预后良好,能够自愈。

3. **前庭神经元炎** 常发生于上呼吸道感染后数日之内,可能与前庭神经元遭受病毒侵害有关。临床特征为急性起病的眩晕、恶心、呕吐、眼球震颤和姿势不平衡。一侧前庭功能减退,但无听力障碍。眩晕常持续 15 d 左右,冷热试验显示前庭功能减退,治愈后可恢复。另外,急性前庭神经炎:80% 患者在呼吸道或胃肠道感染后发病,多于晚上睡醒时突然发作眩晕,数小时达到高峰,伴有恶心、呕吐,可持续数天或数周,尔后逐渐恢复正常;老年人恢复慢,可长达数月;多为单侧耳患病,偶有双耳先后发病者;眼震检查自发性水平或水平旋转性眼震的快相均朝向健侧;可以一家数人患病,亦有集体发病呈小流行现象;发病过程中无耳鸣、耳聋现象是其特点。慢性前庭神经炎:多为中年以上人群患病,可反复发作眩晕,程度较轻,直立行走时明显,可持续数年,恶心、呕吐少见,常表现为长久不稳感。

4. 颈源性眩晕 由颈部疾病所致的眩晕。因颈部病变而在神经外科就诊的患者中,9% 主诉有眩晕。其特征是既有颈部疾病的表现,又有前庭 - 耳蜗系统受累的表现,冷热试验一般为正常。其病因可能为颈椎病、颈部外伤、枕大孔畸形、后颈部交感神经综合征。

5. 听神经瘤 是颅内神经鞘瘤中发病率最高的一种,多发生在内听道内或内耳孔区具有神经鞘膜的前庭神经。首发症状多为听神经的刺激或破坏症状,表现为患侧耳鸣、耳聋或眩晕,占 74%,耳鸣为高声性、连续性。听力减退多与耳鸣同时出现,但常不能为患者所觉察,不少系因其他症状做听力测验时才被发现。肿瘤向小脑脑桥隐窝发展压迫三叉神经及面神经,引起同侧面部麻木,痛觉减退,角膜反射减退,三叉神经痛及面肌抽搐等;向内侧发展,压迫脑干可出现对侧肢体轻瘫及锥体束征,对侧肢体感觉减退;脑干移位,压迫对侧天幕切迹时则可出现同侧锥体束征及感觉减退。小脑脑桥角受压可引起同侧小脑性共济失调、步态不稳、辨距不良、语言不清和言语困难。同时可出现颅内压增高的症状与体征,如头痛、呕吐、视乳头水肿及继发性视神经萎缩等。影像学检查显示内听道扩大,小脑脑桥角占位。

四、治疗

迷路炎的治疗包括外科手术治疗和内科治疗。瘘管实验阳性者应进行中耳乳突手术探查,根据中耳及乳突腔的病变范围、听骨链的情况完成乳突根治及鼓室成形手术。急性化脓性中耳炎引起的浆液性迷路炎可在急性炎症得到控制后考虑手术,慢性化脓性中耳炎并发胆脂瘤者应在抗生素和激素的控制下进行中耳及乳突手术。化脓性迷路炎如无颅内并发症,待急性炎症期控制后进行中耳乳突手术,清除骨腐蚀或肉芽组织,以利内耳引流通畅;有颅内并发症者应立即行乳突凿开术,并凿开鼓岬,去除镫骨,使内耳分泌物充分引流。内科治疗包括病因治疗、血液流变学治疗以及对症支持治疗。

1. 病因治疗 迷路炎的发生由细菌感染引起时,应根据中耳内分泌物的培养及药敏实验结果,选用适宜的广谱抗生素。Sun 等提出头孢他啶(头孢羧甲噻肟)为首选治疗急慢性化脓性中耳炎并发迷路炎的药物。当迷路炎的发生由病毒感染引起时,应当进行抗病毒治疗:可选用阿昔洛韦(aciclovir)200 mg 口服,3 ~ 4 d,或 15 ~ 30 mg/(kg·d)分 3 次缓慢静滴,5~7 d;更昔洛韦(ganciclovir)5 mg/(kg·d),分 3 次缓慢静滴 5~7 d;万乃洛韦 0.3 g,口服,2 d;奥司他韦(oseltamivir)亦称达菲(tamiflu)75 mg,口服,2/d,5~7 d;利巴韦林(ribavirin)300 mg,口服,3/d,或 15~20 mg/(kg·d)分 2 次缓慢静滴或肌注,5~7 d。利巴韦林喷剂和阿昔洛韦滴剂还可通过鼻、咽部用药。前三者对疱疹病毒(特别是单疱病毒)、奥司他韦对流感病毒、利巴韦林对其他上呼吸道病毒更为有效。药物中毒引起的迷路炎应当及时停用毒性药物,改用其他药物。

2. **血液流变学治疗** 如选服西比灵(5 mg)、洛斯宝(1~2 ml)、必来循宁(200 mg)等药物改善血液循环。

3. **对症支持治疗** 眩晕较重者可选服西比灵(每晚 5 mg)、非那根(12.5~25 mg,2~3/d)、美可乐(8 mg,2~3/d)或敏使朗(6 mg,2~3/d)。呕吐较重者可选用胃复安、普罗苯辛、吗丁啉、普鲁博斯等药物。可据情选用或合用复合维生素 B、胞二磷胆碱、ATP、辅酶 A、辅酶 Q_{10}、弥可保(0.5 mg 口服或肌注)、培磊能(2.5 mg 口服)、GM-1(20~40 mg 肌注)、bFGF(1600 μg 肌注)等神经营养、代谢药物。外科手术后,应用广谱抗生素及激素(地塞米松、泼尼松)以抗炎消肿,缓解症状,纠正水、电解质紊乱,补充缺失的钠和钾,如因呕吐严重而引起衰竭,可补充氨基酸及脂肪乳。

第三节　疗效评估

一、评估时机

针对迷路炎的疗效评估应在药物治疗后实时进行,术后即时评估,随访时间为 0.5 年至 2 年,以评估长期疗效。

二、评估内容

迷路炎可表现为:眩晕、恶心和呕吐,伴有耳部疼痛或不稳和倾倒等平衡功能障碍以及听力下降、耳鸣,在进行疗效评估时,重点关注于上述临床症状的改善程度。眩晕的评估可以采用眩晕残障程度评定量表(Dizziness Handicap Inventory,DHI),DHI 量表共 25 个问题,每个问题分别有"是、有时、无"三个选项,计分分别为"4、2、0"分,得分越高,头晕残障程度越重。根据 DHI 量表分值划为 3 个等级,0~30 分为轻度障碍,31~60 分为中度障碍,61~100 分为重度障碍。平衡障碍症状改善程度利用前庭功能检查进行评估,包括:感觉统合实验、姿势平衡检查等。利用纯音测听、言语测听、听觉脑干电位等检查反应听力改善程度。耳鸣症状改善情况可以使用量表进行评估,包括:耳鸣障碍量表(tinnitus handicap inventory,THI)、耳鸣问卷(tinnitus questionnaire,TQ)、耳鸣反应量表(tinnitus reaction questionnaire,TRQ)、耳鸣残疾评估量表(tinnitus handicap questionnaire,THQ)和耳鸣严重程度量表(tinnitus severity questionnaire,TSQ)等。

第四节　航空医学鉴定

一、招收飞行学员航空医学鉴定原则

1. 应届高中生参加招收飞行学员医学选拔,出现下列情况之一,选拔不合格

(1)有急性中耳炎、中枢系统感染、病毒感染等疾病并发迷路炎治愈后,仍间断出现眩晕、恶心、倾倒、听力下降等症状,或观察期不足 2 年者。

(2)慢性中耳炎并发迷路炎,无论是否伴有眩晕、恶心、倾倒、听力下降等症状。

2. 青少年航空学校毕业生参加招收飞行学员医学选拔,出现下列情况之一,选拔不合格

(1)就读青少年航校期间,患急性中耳炎、中枢神经系统感染或病毒感染并发迷路炎治愈后,间断出现眩晕、恶心、倾倒、听力下降等症状,前庭功能检查异常,或治愈后观察期不足 1 年者。

(2)就读青少年航校期间,患慢性中耳炎并发迷路炎,无论是否伴有眩晕、恶心、倾倒、听力下降等症状。

3. 青少年航空学校学生入校医学选拔,出现下列情况之一,选拔不合格

(1)有急性中耳炎、中枢系统感染、病毒感染等疾病并发迷路炎病史。

(2)有慢性中耳炎并发迷路炎病史。

二、航空大学学员航空医学鉴定原则

在航空大学进行理论学习的学员,如果出现前庭性眩晕等内耳疾病、急慢性中耳炎、中枢系统感染或病毒感染等疾病并发迷路炎,在积极治疗取得临床治愈后,进行全面前庭功能检查、听力检查,并定期评估眩晕、恶心、倾倒、听力下降等症状,如出现前庭功能检查异常持续不缓解,或症状反复,应当从严把握,必要时应果断停飞,但应观察 6 ~ 12 个月。

三、飞行学院学员航空医学鉴定原则

在飞行学院,飞行学员已经开始飞行,因迷路炎表现为眩晕、恶心、呕吐、倾倒等,对飞行安全构成威胁。因此,由于各种原因引起的迷路炎应当及时临时停飞,积极进行治疗,达到临床治愈后,仍需进行全面前庭功能检查、听力检查,评估眩晕、恶心、倾倒、听力下降等症状,出现异常时需从严把握,必要时果断停飞,但应观察 6 ~ 12 个月。

四、地面人员改空中战(技)勤人员航空医学鉴定原则

1. 地面人员改空中技勤人员

下列情况不合格:

(1)急性中耳炎、中枢系统感染、病毒感染等疾病并发迷路炎治愈后,仍间断出现眩晕、恶心、倾倒、听力下降等症状,或观察期不足 6 个月。

(2)慢性中耳炎并发迷路炎,无论是否伴有眩晕、恶心、倾倒、听力下降等症状。

2. 地面人员改空中战勤人员

下列情况不合格:

(1)急性中耳炎、中枢系统感染、病毒感染等疾病并发迷路炎治愈后,仍间断出现眩晕、恶心、倾倒、听力下降等症状,或观察期不足 1 年。

(2)慢性中耳炎并发迷路炎,无论是否伴有眩晕、恶心、倾倒、听力下降等症状。

五、飞行人员航空医学鉴定原则

(一)空中技勤人员

急、慢性中耳炎、中枢系统感染、病毒感染等疾病并发迷路炎治愈后,仍间断出现眩晕、恶心、倾倒、听力下降等症状,前庭功能检查异常,或观察期不足 3 个月,飞行不合格。

(二)空中战勤人员

急、慢性中耳炎、中枢系统感染、病毒感染等疾病并发迷路炎治愈后,仍间断出现眩晕、恶心、倾倒、听力下降等症状,前庭功能检查异常,或观察期不足 6 个月,飞行不合格。

(三)飞行员

1. 飞行员患感染性迷路炎经系统治疗后

(1)下列情况不合格:①经 6 ~ 12 个月系统治疗和前庭康复训练,效果不明显,仍有眩晕、恶心、倾倒、听力下降等症状。②经 6 ~ 12 个月系统治疗和前庭康复训练,无眩晕、恶心、倾倒、听力下降等症状,但前庭功能检查表现为前庭自主神经反应敏感或前庭眼动反应减退甚至完全损害。

(2)下列情况合格:①运输(轰炸)机和直升机飞行员,治愈后地面观察 6 个月,在此期间无眩晕、恶心、倾倒、听力下降等症状,前庭功能检查正常。②歼击机、舰载战斗机飞行员,高性能武装直升机、舰载直升机飞行员治愈后地面观察 1 年,在此期间无眩晕、恶心、倾倒、听力下降等症状,前庭功能检查正常。③运输(轰炸)机和直升机飞行员,治愈后地面观察 6 个月,在此期间无眩晕、恶心、倾倒、听力下降等症状,前庭功能检查单侧减退代偿良好,听功能正常,个别评定。

歼击机飞行员前庭功能检查单侧减退已代偿,听功能正常,必要时转换机种医学鉴定。

2.**高性能歼击机、高性能武装直升机和舰载战斗机飞行员改装体检鉴定时** 近2年有迷路炎病史,改装飞行不合格,原机种(型)飞行合格。

3.**航天员医学选拔鉴定时** 有迷路炎病史者,选拔飞行不合格,原机种(型)飞行合格。

六、民用航空体检鉴定原则

1.**招收飞行学生** 《民用航空招收飞行学生体检鉴定规范》规定:不应有前庭功能障碍,旋转双重试验检查不应出现Ⅱ度及以上或延迟反应;不应有内耳疾病及其病史;不应有眩晕病史。据此,迷路炎及其病史,鉴定为不合格。

2.**空勤人员和空中交通管制员** 《民用航空人员体检合格证管理规则》规定:不应有前庭功能障碍。对迷路炎未规定具体的鉴定标准,发病时应及时进行停飞等中止履行执照职责,对于临床治愈后的Ⅰ、Ⅲa级体检合格证申请人,应依据症状体征消失(至少观察6个月)、药物使用情况、前庭功能检查和听功能等综合因素进行个别评定。

(张 敏 王小成 孟永霞)

参考文献

[1] 卢兢哲,钟萍,郑芸.欧洲多学科耳鸣指南:诊断、评估和治疗[J].听力学及言语疾病杂志,2020,28(01):110-114.

[2] 丁欢,吴雯娟.飞行员迷路炎临时停飞1例[J].人民军医,2015,58(05):504.

[3] 刘宇.胆脂瘤中耳炎并发迷路瘘管38例的临床诊断及治疗[J].中国医药指南,2011,9(04):112-113.

[4] 于何,田卓莎.181例耳科急性眩晕病的临床分析[J].大连医科大学学报,2009,31(02):182-184.

[5] 米拉吉·卡地尔.150例眩晕患者临床分析[J].听力学及言语疾病杂志,2007(04):320-322.

[6] 王建明,王斌全,张芬娜,等.眩晕疾病鉴别诊断的模糊综合评判[J].山东大学基础医学院学报,2003(06):321-322.

[7] 姚卓华,丘华光,沈志忠.慢性化脓性中耳炎并发弥漫性浆液性迷路炎(附4例报告)[J].汕头大学医学院学报,1998(04):3-5.

[8] 赵质彬,车惠林,符征,等.168例眩晕患者临床特征分析[J].临床耳鼻咽喉头颈外科杂志,2010,24(19):880-882.

[9] 吴子明,李新民,张庆泉.169例急性前庭性眩晕的临床研究[J].中国听力语言康复科学杂志,2007(02):14-17.

[10] 中国民用航空局.MH/T 7013-2017民用航空招收飞行学生体检鉴定规范[S].北京:中国民用航空局,2017:5.DOI:10.32629/er.v1i5.1557.

[11] 中国民用航空局.CAAR-67FS-R4民用航空人员体检合格证管理规则[S].北京:中华人民共和国交通运输部,2018:25.

第八章 飞行人员半规管裂的诊治与航空医学鉴定

第一节 概 述

一、定义

上半规管裂综合征(superior canal dehiscence syndrom,SCDS)为一种新揭示的内耳疾病。正常骨迷路只有两个开口:圆窗和卵圆窗。覆盖上半规管的骨层中断出现裂口(称作上半规管闭合不全),使骨迷路出现第三个开口。主要临床表现为前庭(眩晕)与耳蜗(耳聋)症状,是由于半规管骨裂形成的内耳第三个活动窗所致。

二、演变历史

一百年以前人们就知道某些病理情况下,强声或压力传至内耳可诱发眩晕或头晕等前庭症状。20世纪初期,Pietro Tullio通过手术给鸽子的半规管造孔后,证实手术后动物的迷路对外界的声音刺激变得敏感,可以诱发与刺激半规管平面一致的眼球和头部运动。后来将强声刺激或咳嗽等Valsalva动作引起的前庭症状,包括眩晕、垂直扭转性眼震等称为Tüllio现象。Huizinga随后证实以上现象是由于半规管造孔,相当于给内耳创造了一条低阻力声能传导通道所致。Cawthorne发现耳硬化症的患者行内耳开窗手术治疗后可出现Tüllio现象,而且认为这是由于镫骨没有进行很好的固定导致内耳形成"第三窗"所致。Hennebert发现改变先天性梅毒患者外耳道压力值可诱发出前庭相关症状和表现。目前,一般将强声刺激诱发的前庭相关症状称为Tüllio现象,将外耳道压力改变诱发的前庭相关症状称为Hennebert征。研究证实,由声音导致眩晕或眼震的Tüllio现象可出现于下列疾病:外淋巴瘘、梅尼埃病、胆脂瘤中耳炎、迷路炎、内耳梅毒和Lyme病等。随着磁性巩膜电极等眼球运动记录技术的出现,使得眼球运动记录的准确性和敏感性大大提高,而且可以记录三维眼球运动。多个研究发现,给予强声刺激或改变外耳道压力,一些患者可诱发出垂直性或扭转性眼球运动。

1998年霍普金斯大学Minor首次报告上半规管骨裂可产生一组症状,表现为强声刺激、中耳压力或颅内压改变诱发的眩晕、耳内震动感及平衡紊乱等临床表现,包括由声音和(或)压力导致眩晕的前庭症状,及骨导听觉过敏与低频传导性聋而声反射正常的听力障碍,其诱发的眼震方向与上半规管平面一致,颞骨薄层 CT 显示上半规管顶部骨质部分缺损(图 8-1),其中 2 例经颅中窝进路手术探查证实上半规管顶裂,而且部分患者接受上半规管填塞手术或裂口修补手术后以上症状显著缓解。从而证明其典型临床表现是由上半规管裂所致,故将与上半规管骨裂相关且有独特临床表现的疾病命名为"上半规管裂综合征"。此后不断有个案病例报道,累计报道了 600 余例 SCDS 病例。

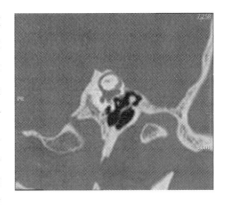

图 8-1 高分辨 CT 扫描 SCDS

三、流行病学

Carey 等(2000)随机检测尸体颞骨标本 1000 个,发现上半规管骨管完全裂开占 0.5%,上半规管裂加上顶部骨质菲薄者共计占 2%,低分辨率 CT 对骨质菲薄很难显示。Tsunoda 与 Terasaki(2002)检测尸体颞骨 244 个,4 例显示骨裂,占 1.6%。Mittmann P.(2018)解剖了 44 块尸体的颞骨,发现上半规管裂的发生率为 11%,而高分辨率 CT 扫描显示上半规管裂阳性率为 16%,明显高于颞骨解剖证实的阳性率,而且 CT 图像测量的裂口的长度显著长于解剖测量的长度。

目前认为,SCDS 为一种发育异常,少数患者表现为双侧 SCDS。但部分存在上半规管裂的患者不出现症状或双侧上半规管裂仅表现为单侧症状,因此人群中出现症状的 SCDS 发病率尚不明确。儿童进行 CT 检查发现上半规管解剖性开裂的发生率比成年人高,但儿童 SCDS 病例报道很少,接受手术修复的儿童更少,可能与目前认为 SCDS 的发生为先天性发育异常与后天性因素共同作用有关。男女发病率没有显著差异。

我国上半规管裂的总发生率约为 4.10‰,其发生率与年龄及性别无关,裂隙较窄,且多位于上半规管顶壁中部。

四、病因和发病机制

(一)病因

上半规管裂的发生原因有两种学说:先天性发育异常学说和后天获得性学说。目前,SCDS 的病因尚不明确。一方面,如果是先天性发育异常,那为什么不是出生就出现症状而是出生后几年、几十年才出现症状?另一方面,如果是后天获得性,有些患者是由于创伤后或颅内压力突然升高导致症状发作,但大部分患者没有明显的诱因。因此,SCDS 很有可能是先天性和后天性因素共同作用所致。

1. **先天性发育异常学说**　通过大量的颞骨解剖证实,上半规管骨裂口或骨壁薄是先天性发育不良所致。而且研究证实,虽然耳囊骨新陈代谢率很低,发育很慢,但耳囊骨的发育可以持续到出生后数年。CT 扫描检查显示新生儿上半规管裂的发生率较高,但 10 岁之前发生率逐渐下降,也证明了上半规管裂是先天性发育缺陷。25% SCDS 患者表现为双侧上半规管裂,也支持上半规管裂为先天性发育异常。部分 SCDS 患者有家族性聚集表现,而且最新研究证实 CDH23 变异型(1D 型 Usher 综合征)患者上半规管裂发生率较高,但确切的基因相关性尚没有被证实。研究发现 SCDS 患者常常伴发脑部其他部位骨质发育缺陷,包括膝状神经节裂口等。

2. **后天获得性学说**　有研究证实,CT 扫描结果显示随着年龄增大上半规管骨壁逐渐变薄,证实 SCDS 与后天获得有关。有研究者认为 SCDS 是由于出生后颞骨发育障碍所致,耳囊紧邻迅速发育中的大脑,受其挤压,若无足够发育空间,则上半规管出现裂隙。而且 SCDS 的裂损常呈典型的哑铃形,易受创伤或压力作用而破裂。故常在外伤及中耳或颅内压力改变时而诱发症状。大约四分之一的病例是由于其他诱发性损伤比如脑外伤或 Valsalva 动作后症状发作。另外,胆脂瘤或者感染造成对骨质的侵蚀以及外伤造成的骨折,都是导致上半规管发生裂口的原因。

(二)发病机制

临床经验和实验研究证实,SCDS 的发生是由于内耳迷路除了卵圆窗和圆窗外的第三个活动窗形成所致。研究认为,内耳任何部位的裂口,即使很小的裂口或变薄,都可以改变内耳能量传输的模式和路径,使得内耳生物动力学发生了改变,形成内耳功能性"第三窗"而出现 SCDS 典型表现。临床治疗也证实填塞或封闭上半规管裂口后相应症状缓解或消失。

正常情况下,声波压力经过卵圆窗进入迷路,在内耳经过半规管、前庭和耳蜗传导消耗后,剩余压力从圆窗释放。上半规管裂口的存在给进入内耳迷路的压力提供了一个低阻力的释放通道,大部分进入内耳的压力从裂口处释放,而不是经过耳蜗从圆窗释放,从而改变了内耳压力传导的路径,对听觉功能和前庭功能造成影响,典型表现为声音感知障碍以及声音和压力诱发眩晕和头晕症状。

1. **前庭功能变化**　上半规管裂口的存在,相当于内耳形成第三个活动窗,导致上半规管裂口处的膜半规管及周围内淋巴液的顺应性增大,强声刺激或压力改变时就会使上半规管内淋巴液流动,壶腹嵴受到刺激而出现前庭症状。当强声刺激、外耳道给予正压或封闭鼻孔做Valsalva动作时,鼓室压力升高,经迷路窗传递,使得椭圆囊内和上半规管内的内淋巴液压力增高,上半规管骨裂处膜部向外膨起,内淋巴液流动致上半规管壶腹嵴毛细胞纤毛向远离椭圆囊方向倒伏,壶腹嵴毛细胞及前庭传入神经出现兴奋性反应。反之,外耳道施加负压或压迫颈静脉,以及紧闭声门做 Valsalva 动作等可使颅内压升高,使得骨裂处膜部向内陷移,致上半规管壶腹嵴毛细胞纤毛向椭圆囊方向倒伏,壶腹嵴毛细胞及前庭传入神经出现抑制性反应。

上半规管壶腹嵴和前庭神经受到刺激就会诱发眩晕和眼震等前庭相关症状和体征。根据 Ewald 第一定律:上半规管壶腹嵴受刺激,则眼球在同一平面出现向上、向外扭转的运动,显示为向上的扭转性眼球震颤,患者伴有眩晕等前庭反应。动物上半规管造裂研究表明,上半规管前庭传入神经对压力改变的敏感性远高于水平半规管前庭传入神经,因此上半规管裂患者受到强声或压力刺激会表现出眩晕、平衡障碍和眼震等前庭相关症状。

如果上半规管裂裂口长度较长(通常为 > 5 mm)的患者,也可能由于颞硬脑膜通过裂口突入上半规管并压迫膜管,造成"自堵"而使受影响的上半规管功能受损。

2.听觉功能变化 SCDS 患者听觉功能变化有两个特征,即低频传导性聋及骨导敏感性增高。

(1)低频传导性聋:声音通过气导通路传导时,由于声能经骨裂窗发生逸散与分流,导致气导听阈升高。动物实验对上半规管造孔封闭,以及 SCDS 患者将骨裂手术封闭后,气导听力均改善,证明了部分声能确实通过骨裂逸散导致听阈升高。

(2)骨导敏感性增高:由于上半规管裂口的低阻抗特性使得骨导传递的声波能量通过骨裂口更容易进入内耳,导致骨导听阈降低而且低于正常人标准,因此骨导听力阈值可为负值。

五、临床表现

SCDS 为先天性发育障碍和后天性因素共同作用所致,多在成年发病,有的患者为耳部与头部外伤后或上感后起病。多数为单侧发病,少数可双侧发病,男女发病无差异。SCDS 的典型临床表现为声音骨导敏感性增高,气导传导性耳聋,自听过响,搏动性耳鸣以及声音和压力诱发的眩晕。

SCDS 的病程是否具有发展性尚不明确,但研究证实听力下降没有波动性和进展性。如果具有进展性,症状会随着年龄增大裂口变大而加重。SCDS 患者可单独或合并出现下列三类症状。

(一)前庭症状

主要表现为声音和压力诱发的眩晕发作和视振荡。强声刺激、中耳压力变化或颅内压力变化,如封闭鼻孔做 Valsalva 吹张动作或强烈咳嗽时出现眩晕发作及垂直扭转性眼震,眩晕发作特点和眼震特点多与受累上半规管平面一致,可有头位偏斜。有的患者表现为慢性平衡功能障碍,可有跌倒发作、运动困难、步态不稳。发作时可表现为振动幻视(oscillopsia),即看远处物体有晃动,导致对人物面相和标志物识别功能减退。

可由高调声音诱发 Tüllio 现象,潜伏期很短,眼震大约持续 3 ~ 10 s,约 82% 诱发出眼震。外耳道压力改变可诱发 Hennebert 征,外耳道压力改变传入中耳,引起镫骨向内运动,内淋巴离壶腹兴奋性运动,约 75% 诱发出眼震。紧闭声门做 Valsalva 吹张动作可引起颅内压增高,使裂口处的膜上半规管管壁受到压力压迫,引起上半规管内淋巴向壶腹流动诱发壶腹嵴毛细胞和前庭神经出现抑制性反应,约 45% 可诱发出眼震。

声音和(或)压力诱发的眼震是 SCDS 的特征性临床表现,也是诊断的重要依据。SCDS 患者声音和(或)压力诱发的眼震特点是:诱发试验后出现眼震的潜伏期很短,大约与 VOR 的潜伏期一致(7～10 ms);根据 Ewald 第一定律,所诱发的眼震与裂口的上半规管平面一致,裂口大且伴前庭功能降低时,可导致眼震特点与其他半规管平面一致;所诱发眼震的方向与上半规管内淋巴流动方向有关。应注意要在无固视条件下观察眼震。

(二)听功能症状

主要表现为自听增强,搏动性耳鸣,骨导听力敏感和气导听力下降。有些患者会有明显的耳闷,少数患者当头在受累半规管平面运动时会有耳鸣。

大约 52% 患者会出现自听增强,听见自己说话声音很大或者失真,试图降低自己说话声音以避免引起患耳不适。患者能听见自己的心跳、眼球运动、脚步、咀嚼和肠道蠕动声音等。大部分患者在仰卧位时自听过响症状缓解,而咽鼓管异常开放患者在仰卧位时自音增强表现明显或加重,为两者主要的鉴别点。

患者有轻度至中度听力减退,为传导性聋或混合性聋。纯音听阈检查的典型表现为低频区(250 Hz、500 Hz 和 1000 Hz)较大的气骨导差,而镫骨肌反射正常,为其与耳硬化症的主要鉴别点。研究证实气骨导差值与裂口长度相关,裂口长度越长,气骨导差值越大。骨导阈值较正常人低,往往为负值。临床检查时将音叉敲击后放置到下肢骨或其他远侧骨,患侧耳甚至都能听到声音。

(三)其他症状

许多 SCDS 患者伴有偏头痛症状,与 SCDS 为偏头痛的有效诱发因素有关。部分患者受到强声刺激时会出现不自主的垂直方向(与上半规管平面一致)的头部运动,与前庭系统受刺激后影响控制颈部肌肉运动的反射有关,部分 SCDS 患者的颈部肌肉紧张度增强可能也与此机制有关。

五、实验室检查

(一)前庭功能检查

1. 前庭诱发肌源性电位　SCDS 患者对声音和振动刺激更加敏感,SCDS 患者的 VEMP 有两个特点:①VEMP 阈值比正常人低约 15～30 dB nHL;②VEMP 振幅比正常人高 2.5 倍以上。oVEMP 波幅是诊断 SCDS 的敏感性和特异性指标。VEMP 有助于分析电测听气骨导分离的原因,如果气导听力异常来自中耳问题,通常 VEMP 振幅会降低或消失。

2. 前庭眼球反射　声刺激 SCDS 患者诱发的前庭眼球反射(vestibulo – ocular reflex,VOR)阈值比正常人低,振幅比正常人高 15～30 倍。

3. 眼震描图　SCDS 患者平静时记录不到自发性眼震,但头部水平摇动后少数可有自发性眼震。强声刺激或外耳道加压可诱发多数患者出现垂直 – 扭转性眼震。

4. 耳蜗电图 SCDS 患者 SP/AP 比值变大,手术填塞患侧半规管后比值恢复正常。

(二)听功能检查

1. 纯音测听和音叉试验

(1)音叉试验(256 Hz):Rinne 试验阴性,Weber 试验偏患侧。将音叉敲击后放置到下肢骨或其他远侧骨,患侧耳甚至都能听到声音。

(2)听力图:SCDS 患者的典型听力图表现为以低频听力下降为主的传导性聋,气导阈值上升,而骨导阈值有时会下降,低频部分听阈常为负数。

(3)语音测听:语言辨别率正常。

2. 声导抗测试 SCDS 患者虽有明显低频传导性聋,但声导抗测试鼓室图正常,且镫骨肌反射可引出,是其特征之一。

(三)放射学检查

对有典型症状及前庭功能与听觉功能检查有异常,疑似 SCDS 者,行高分辨率 CT 检查有助确诊。CT 行水平位和冠状位检查,CT 三维重建的显示准确率最高,高分辨率 CT 可降低误诊率。

CT 扫描 SCDS 患者可合并其他特征:①单侧 SCDS 患者的对侧上半规管顶部骨质厚度可比正常人薄些。②SCDS 患侧和无症状的对侧颞骨鼓室盖和鼓窦盖的骨质可有发育不良或缺失。

六、诊断和鉴别诊断

(一)诊断

SCDS 的诊断必须结合 CT 显示上半规管裂征象、典型症状以及压力通过第三个移动窗口异常传导三方面的证据,手术探查和治疗结果可辅助诊断。

1. 影像学诊断 CT 显示上半规管裂是诊断 SCDS 的重要依据,但仅凭 CT 结果进行确诊,往往可能造成误诊。对 1000 例颞骨进行的研究显示,解剖发现上半规管裂的发生率为 0.5%,然而 1 mm 层厚冠状颞骨 CT 显示上半规管裂发生率为 9%,CT 检查上半规管裂显示率明显偏高。而且部分 CT 显示上半规管裂但患者并没有症状,推测可能是由于无弹性的硬脑膜对裂口的保护作用所致。另一方面,研究证实一些有典型 SCDS 症状表现、第三窗形成的生理学证据的患者并没有明显的骨裂,只是骨壁变薄,而且修补手术后症状改善不显著。提高 CT 扫描的分辨率可以提高影像学诊断的准确性。进行 SCDS 诊断时,颞骨 CT 扫描的层厚应小于 1 mm(理想情况下为 0.625 mm 或更薄),而且要进行上半规管平面以及其垂直平面的图像重建。锥形梁或平板 CT 等新型的 CT 技术应用可以提高 CT 诊断的准确性。MRI 由于高分辨率的优点也被用于 SCDS 诊断、手术方案制定和术后效果评估。MRI 诊断 SCDS 时应该进行 T2 加权序列成像,在此序列中半规管中淋巴液的图像为白色。

由于影像学检查结果与实际发病之间存在较大的不一致性,因此,诊断 SCDS 除了 CT 等影像证据外,还要有典型的症状和"第三窗"形成的生理学证据。

2. **典型症状** 强声及中耳或颅内压力改变引起眩晕和向上扭转性眼震,慢性平衡障碍,搏动性耳鸣,自听过强和低频区传导性耳聋等。

3. **第三窗形成证据** 声音或外耳道压力变化以及颅内压力升高诱发的与上半规管平面一致的眼球运动或眼震。但不是所有 SCDS 患者能够诱发出,而且部分患者眼震并不与上半规管平面一致,约 20% 患者可以诱发出与上半规管平面一致的头动。

4. **实验室检查** 前庭功能检查显示 VEMP 特征为低反应阈值,高振幅;听功能检查表现为骨导敏感性增高、低频传导性聋、耳声反射正常。

5. **SCDS 诊断标准** 有研究者认为,诊断 SCDS 必须满足以下条件:

(1)高分辨率 CT(≤0.625 mm 层厚)重建上半规管平面图像上显示裂口征象。

(2)至少有一项下列症状:①骨传导亢进以及自声过响(可以听见眼动、脚步声等);②声音诱发的眩晕;③压力诱发的眩晕(封闭鼻腔或声门做 Valsalva 动作,外耳道压力改变等);④搏动性耳鸣。

(3)至少一项诊断检查显示第三活动窗形成:①纯音测听骨传导阈值为负值;②VEMP 反应增强(cVEMP 阈值降低或 oVEMP 振幅变大);③AP/SP 比值升高,且排除感音神经性听力损失。

(二)鉴别诊断

1. **迷路膜破裂** 因外伤或压力变化等因素致迷路窗膜和(或)迷路内膜结构如前庭膜等破裂,症状复杂多样,主要表现为眩晕或慢性平衡障碍,突聋或波动性感音神经性聋。病史以及 VEMP 及听觉功能检查有助于与 SCDS 鉴别,窗膜破裂确诊靠手术探查。

2. **梅尼埃病** 为特发性膜迷路积水,反复发作眩晕、耳鸣、耳聋、耳胀四联征。症状与声刺激或压力改变无明显关系。听功能检查具迷路积水特征,为感音神经性聋。VEMP 一般为高反应阈值和低振幅。

3. **良性阵发性位置性眩晕** 目前认为后半规管良性位置性眩晕系椭圆囊斑耳石脱落,沉积在后半规管壶腹嵴的嵴帽引起,特定体位可诱发短暂眩晕发作。听功能检查及 VEMP 检查正常。

4. **大前庭水管综合征** 是由于耳发育障碍致前庭水管扩大。耳蜗及前庭功能障碍出现于幼儿期。多在外伤或感冒后出现眩晕或感音神经性聋,镫骨肌反射及 VEMP 可正常。颞骨影像检查显示前庭导水管扩大有助确诊。

5. **耳硬化症** 多有家族耳聋史。典型表现为进行性耳聋,耳鸣非搏动性。声刺激或压力变化不诱发眩晕,不局限于低频的传导性聋,无骨导听觉过敏,鼓室导抗图可不正常。镫骨肌声反射引不出为两者主要的鉴别点。可引出 VEMP,一般反应阈值升高,振幅低。

6.**咽鼓管异常开放症** 主诉耳闷、耳胀、搏动性耳鸣和自音增强。自音增强在仰卧位时明显或加重，而 SCDS 患者在仰卧位时自听过响症状缓解，为两者主要的鉴别点。可见鼓膜随呼吸运动而扇动。声导抗曲线呈锯齿状。听力图及 VEMP 检查结果正常。

第二节 治疗和前庭康复

一、保守治疗

通过保守治疗措施多数轻度患者可控制症状，重症患者可减少发作次数和减轻症状。保守治疗主要为避免声音和压力刺激等诱发眩晕的有关因素，如避免做 Valsalva 动作，避免耳部和头部外伤，预防上呼吸道感染等。

二、手术治疗

手术治疗适应于症状严重，工作和生活质量受严重影响的患者。手术治疗的目的是通过封闭形成的第三活动窗从而消除其导致的病理生理学改变。SCDS 的发病原因为上半规管顶部骨质缺损，通过手术填塞上半规管或封闭骨质缺损（plug or resurfacing）是可行的。

1.**术前控制偏头痛** 由于部分患者有偏头痛症状，术前控制偏头痛症状就非常重要，这有利于对拟手术患者进行筛查，对于经过针对偏头痛治疗后症状明显好转的患者可不用手术治疗，对于施行手术治疗患者可以预防术后偏头痛加重。研究证实 SCDS 合并偏头痛患者头晕症状比不合并偏头痛患者严重，术后症状改善效果也差。

2.**手术径路** 手术可取经中颅窝径路及经乳突径路，封闭上半规管骨裂。手术径路的选择取决于患者的颞骨解剖结构特点、裂口的位置和手术医生的经验和特长。不同手术径路的效果缺少设计严密的临床实验研究比较。神经外科医生熟练使用经颅中窝径路，这条径路的优点是能够直接观察到半规管裂口，手术时能够确保裂口两边半规管得到充分填塞。对于靠近岩上窦的裂口、位于后部靠近总脚的裂口，大多选择经迷路径路。内窥镜的使用可以扩大颅中窝途径的术野范围，弥补术野范围小的缺点。

耳鼻喉科医生对中耳和内耳的解剖结构熟悉，因此习惯使用经乳突径路。经乳突径路的优点是对脑部组织和结构侵袭扰动小，最大缺点是不能直接观察到上半规管裂的位置，因此容易发生裂口两侧填塞不完全。

3.**手术方式** 有两种手术方式：①骨裂填塞术（plugging）；②骨裂修补术（resurfacing）。研究报道，只进行修补骨裂而不填塞半规管，术后症状容易复发。填塞材料可用中胚叶组织（颞筋膜、软骨膜、骨膜），骨蜡，骨粉和纤维蛋白胶等，修补材料可用软骨、筋膜、骨粉、纤维蛋白胶、羟基磷灰石水泥。

4. 手术预后 不论修补手术还是填塞手术,术后的复发率都很低。总体来说,半规管填塞后大部分 SCDS 患者自听过响、头晕以及生活质量得到很大改善。术后 cVEMP 阈值、oVEMP 波幅值、SP/AP 比值以及低频区气骨导阈值差恢复到正常值范围,说明手术消除了第三活动窗。术后大约三分之一的患者有暂时的全迷路性功能减退,15% 的患者术后会影响后半规管功能,术后 BPPV 的发生率为 25%。总体来说术后听力下降的发生率较低,然而大约 25% 的患者出现高频感音神经性耳聋。

5. 手术治疗进展 近年来,一些手术医生探索通过封闭圆窗消除 SCDS 的症状,他们认为封闭圆窗后留下椭圆窗和裂口作为内耳的活动窗,可以消除第三活动窗以及其所导致的病理生理学改变,而且具有创伤小和侵袭性小等优点。但是从内耳生物动力学分析,这种手术处理后会使声波压力优先通过前庭壶腹嵴进行传递从而诱发眩晕,也证实 SCDS 患者进行完全性圆窗封闭手术后,症状暂时性缓解后复发或术后发生明显的眩晕。而且,实践证明封闭圆窗后容易出现听力下降和耳鸣,甚至部分手术患者出现了非手术耳听力下降。因此,这种手术方式的应用还需进一步的研究。

三、前庭康复

外伤或上呼吸道感染导致的上半规管裂可出现急性前庭症状,主要表现为严重眩晕和平衡障碍等。这一阶段不宜进行前庭康复,主要以保守对症治疗为主。急性期后可较长期表现为慢性平衡功能障碍,可有跌倒发作,步态不稳。看远处物体有晃动,即振动幻视,对人物面相和标志物识别功能减退。在这一阶段开展针对性的前庭康复治疗和训练,可大大改善平衡功能和动态视力,降低跌倒风险,提高生活和工作质量。

(一)前庭康复前的基线评估

前庭康复的效果与很多因素有关,前庭康复的诊断和选择适当的康复方法均是其中的重要因素。因此,前庭康复治疗前的基线评估非常重要,需要根据康复诊断提供的信息选择适当的康复方法。上半规管裂患者前庭康复前基线评估的内容有:详细采集眩晕病史,明确有无外伤史以及外伤的方式和程度;主要的症状特点、严重程度和持续时间;细致的眩晕查体,包括肌力、协调性、平衡能力等;全面的前庭功能检测和评估。通过前庭康复基线评估确定上半规管裂患者的前庭功能损害的状态:损害程度的轻重?是双侧损害还是单侧损害?双侧损害是否对称?对患者平衡功能和动态视力的影响如何?患者的情绪状态如何?患者的主观感觉以及对生活的影响程度如何?同时还要了解听觉功能等。通过分析以上采集的信息和检测的结果,就可以做出准确的前庭康复前的基线评估,建立康复诊断,并以此为依据制定适当的康复方案。根据基线评估,提出前庭康复的量化指标,建立本阶段康复治疗达到的现实性目标,并可作为前庭康复治疗再评估的对比依据。

(二)前庭康复方案

前庭康复由两大部分组成,前庭眼动反射康复和前庭脊髓反射康复。前庭康复要循序渐进,逐渐增大训练量和训练难度。

1. 前庭眼动反射康复 前庭眼动反射康复主要通过头眼协调性固视机制进行康复,以提高视觉稳定性。康复方法可分为外周性康复、中枢性康复、替代性康复和视觉强化康复等。

(1)外周性康复:上半规管裂一般为单侧发生,多导致单侧不完全性外周前庭损害,外周性前庭康复通常效果较好。如果是双侧损害且程度严重,单靠外周性前庭康复效果有限,还需要其他康复方法,如替代性康复等。

康复的方法包括摇头固视、交替固视、分离固视和反向固视等。按照先易后难的训练步骤。前述四种康复方法可以在以下几种难度条件下由易到难进行训练,先从患者可以接受和适应的难度开始。①坐位训练;②站位训练:设定两脚间距,逐渐由宽变窄;③海绵垫上站位训练:设定两脚间距,逐渐由宽变窄;④视靶变化训练:由远距离逐步到近距离;⑤行走训练:由慢速开始,逐步增加行走的速度以及头动的速度和频率;⑥先进行水平方向训练,再进行垂直方向训练。

(2)中枢性康复:有些患者可伴发前庭中枢损伤,主要表现为前庭眼动调节功能异常或其他中枢性异常,可进行中枢性前庭康复。康复的方法包括 VOR 抑制、反扫视、记忆 VOR 和记忆扫视等。按照先易后难的训练步骤,由坐位到站位训练,远视靶和近视靶相间使用,逐步增加速度。

(3)替代性康复:上半规管裂导致的完全性前庭功能丧失的患者,由于缺乏残存的前庭功能,单纯的外周性康复效果有限,需要配合替代性康复。主要通过视眼动系统、颈反射系统、高级知觉和认知功能来进行 VOR 替代康复。康复方法包括反射性扫视、颈眼反射、记忆 VOR 和记忆扫视。按照先易后难的训练步骤,由坐位到站位训练,远视靶和近视靶相间使用,逐步增加速度。

(4)视觉强化康复:上半规管裂导致双侧前庭系统损伤和中枢性损伤等,可出现振动幻视、头晕和对视觉刺激敏感等,可进行视觉强化训练。视觉强化康复训练可通过视觉背景提供视觉冲突,增强 VOR 反应和视 – 前庭交互反应能力,降低对运动和视觉刺激的敏感性。

2. 前庭脊髓反射康复 前庭脊髓反射康复主要是进行步态平衡训练,主要涉及躯体和下肢的康复治疗,以提高机体的稳定性和平衡能力。康复方法分为肌力强度康复、重心变换康复、步态功能康复和平衡协调康复等。

(1)肌力强度康复:上半规管裂眩晕患者由于长时间卧床或活动受限,可导致下肢肌力减退,进行肌力强度康复是恢复平衡功能的基础,包括起坐训练、双腿站立、单腿站立和提跟抬趾训练,以提高下肢和足部的肌力。循序渐进,逐步增加站立次数和时间,增加每日训练次数。

（2）重心变换康复：通过进行重心变换康复，增强活动时灵活变化重心的能力，加强维持重心的能力，可增强活动时的平衡能力。方法包括重心变换练习、功能性前伸训练和行走转髋训练。

（3）平衡协调康复：进行头、眼、肢体协调性康复训练，同时加强感觉与运动间的协调，增强活动时的调节能力和维持平衡能力。方法包括：马步云手、马步传球、足跟足尖行、踝关节摆动、髋关节摆动、平衡板练习和平衡木练习等训练。

（4）步态功能康复：主要是训练行走时步态的功能性协调。训练方法包括计时站立走、脚跟脚尖一线走以及步行转头、步行转身和步行急停等动态步态训练等。

以上训练先从比较稳定的体位训练开始，然后转至不太稳定的体位。先睁眼训练后闭眼训练。

3. 前庭康复注意事项　在前庭康复过程中，动作幅度、强度、力量以及训练量不宜过大，逐渐提高训练量、力量标准和强度、难度，避免外耳道压力变化、颅内压升高和高强度声音刺激等。

（三）前庭康复后的随访

前庭康复治疗后，一般以 4～6 周为一个周期，应进行康复后再评估和随访。康复后随访和再评估的内容与前庭康复基线评估的内容相同。通过随访和再评估评价前庭康复的效果，根据效果决定是否继续康复以及对康复治疗方案进行调整。

综上所述，SCDS 是新近认识的一种内耳疾病，有前庭及听觉功能障碍，是由于内耳存在第三个活动窗所致，其听觉功能检查表现为骨导听觉过敏和低频传导性聋而镫骨肌反射正常。传导性聋而镫骨肌反射正常者，或放射学检查有鼓室盖及鼓窦盖缺损提示有潜在的 SCDS，VEMP 在诊断 SCDS 上有重要作用。诊断主要依据病史、声音和压力刺激诱发眩晕与向上扭转的眼震、听觉与前庭功能检测（VEMP）及颞骨放射学检查。多数SCDS 患者保守疗法有效。严重者需行骨管填塞术或骨管裂面重建术。术后少数病例症状可复发或并发感音神经性聋。适宜的前庭康复方案可加速前庭功能障碍的恢复过程。对 SCDS 的诊治还须深入研究。

第三节　疗效评估

一、评估时机

检查发现上半规管裂征象，应询问有无眩晕发作史，如果有，应询问发作的次数、频度、诱发条件、表现形式以及治疗方案等，并对前庭功能和听觉功能进行全面评估。以后每半年对病情进行一次评估，评估内容包括病史询问、影像学检查以及对前庭功能和听觉功能进行全面评估。手术治疗后 1 个月对手术治疗效果进行评估,评估内容包括病史询问,重点询问术后眩晕有无发作及严重程度、有无缓解,以及术后有无听力下降、耳鸣、听觉敏感和耳闷等症状和体征。同时,进行影像学检查,以评估裂口是否完全封闭,并对前庭功能和听觉功能进行全面评估。以后每半年进行一次评估,评估内容包括病史询问、影像学检查以及前庭功能和听觉功能检查。

二、评估内容

1.**病史询问** 询问有无眩晕发作史以及眩晕发作的频度,每次持续的时间,诱发条件,眩晕的表现形式和严重程度以及治疗方案,眩晕发作与外界压力变化和强声刺激有无关系等;有没有听力下降、耳鸣、听觉过敏和耳闷等。

2.**床旁查体** 对前庭功能和听觉功能等进行初步评估。

3.**实验室检测** 运用专业的仪器设备对前庭功能和听觉功能、动态视力等进行全面评估,进行影像学检查以评估裂口的变化以及手术封堵的效果。

第四节　航空医学鉴定

一、招收飞行学员航空医学鉴定原则

应届高中生参加招收飞行学员医学选拔,青少年航空学校毕业生参加招收飞行学员医学选拔,青少年航空学校学生入校医学选拔和入校医学选拔,有前半规管裂手术史和前半规管裂征象,不合格。

二、航空大学学员航空医学鉴定原则

有前半规管裂手术史和前半规管裂征象,不合格。

三、飞行学院学员航空医学鉴定原则

有前半规管裂手术史和前半规管裂征象,不合格。

四、地面人员改空中战勤、技勤人员航空医学鉴定原则

有前半规管裂手术史和前半规管裂征象,不合格。

五、飞行人员航空医学鉴定原则

1.**空中技勤人员** 检查发现有前半规管裂征象但无眩晕发作史,前庭功能和听觉功能正常,飞行合格,定期随访。有前半规管裂手术史,治疗效果好,经 3～6 个月地面观察,听功能满足要求,前庭功能正常或单侧减退代偿良好,个别评定。

2. **空中战勤人员**　检查发现有前半规管裂征象但无眩晕发作史,前庭功能和听觉功能正常,飞行合格,定期随访。有前半规管裂手术史,治疗效果好,经 3～6 个月地面观察,听功能满足要求,前庭功能正常或单侧减退代偿良好,个别评定。

3. **飞行员**

(1)检查发现有前半规管裂征象但无眩晕发作史,前庭功能和听觉功能正常,单座机飞行员个别评定,双座机飞行员飞行合格,定期随访。有前半规管裂手术史,单座机飞行员飞行不合格,或行转换机种医学鉴定;治疗效果好,经 3～6 个月地面观察,听功能满足要求,前庭功能正常或单侧减退代偿良好,双座机飞行员个别评定。

(2)高性能歼击机、高性能武装直升机和舰载战斗机飞行员改装体检鉴定时,有前半规管裂征象,改装飞行不合格,原机种(型)个别评定。

(3)航天员医学选拔鉴定时,有前半规管裂征象者,选拔飞行不合格,原机种(型)个别评定。

六、民航航空人员医学鉴定原则

1. **招收飞行学生**　《民用航空招收飞行学生体检鉴定规范》规定:不应有前庭功能障碍,旋转双重试验检查不应出现Ⅱ度及以上或延迟反应;不应有内耳疾病及其病史;不应有眩晕病史。据此,半规管裂及其病史鉴定为不合格。

2. **空勤人员和空中交通管制员**　《民用航空人员体检合格证管理规则》规定:不应有前庭功能障碍。对半规管裂未规定具体的鉴定标准,检查发现前半规管裂征象但无眩晕发作史,前庭功能和听觉功能正常,飞行合格,定期随访。发病时应及时进行停飞等中止履行执照职责,有前半规管裂手术史,根据有无眩晕发作史(至少观察 6 个月)、前庭功能和听觉功能状况,以及岗位任务特点等,进行个别评定。

(王小成　吴　侃　汪斌如)

参考文献

[1] 赵钢,韩军,夏峰.眩晕和头晕:实用入门手册[M].北京:华夏出版社,2012.

[2] 于立身.前庭功能检查技术[M].西安:第四军医大学出版社,2013.

[3] 张素珍.眩晕症的诊断和治疗[M].北京:人民军医出版社,2010.

[4] 田军茹.眩晕诊治[M].北京:人民卫生出版社,2015.

[5] 粟秀初,黄如训.眩晕[M].西安:第四军医大学出版社,2005.

[6] 王淑叶,于京隔,李靖,等.上半规管裂发生率及其 HRCT 特征[J].中国医学影像技术,2018,34(10):1465-1468.

[7] 吴子明,张素珍,周娜,等.上半规管裂一例[J].中华耳科学杂志,2005(01):69-70.

[8] 汪照炎,吴皓,杨军.上半规管裂综合征[J].临床耳鼻咽喉科杂志,2005,19(16):766-768.

[9] 管骅,慈军,周怀恩,等.上半规管裂综合征1例[J].中国眼耳鼻喉杂志,2016,16(1):50.

[10] 王恩彤,单希征.上半规管裂综合征的认识与处理[J].中国中西医结合耳鼻咽喉科杂志,2017,25
(5):396 – 400.

[11] 刘洪飞,唐德争,徐海华,等.上颌结节整形术诱发上半规管裂综合症1例[J].北京口腔医学,
2010,18(4):202.

[12] 陈婷,梁勇,张威,等.应用高分辨CT多平面重建分析上半规管裂的影像学特征[J].临床耳鼻咽
喉头颈外科杂志,2018,32(14):1082 – 1086.

[13] Whyte J,Cisneros AI,Garcia – Barrios A,et al:Association between superior semicircular canal dehis-
cence and otherdehiscences in temporal bone[J].Folia Morphol,(Praha) 2020,79(4):823 – 828.

[14] Ward BK,Carey JP,Minor LB:Superior Canal Dehiscence Syndrome:Lessons from the First 20 Years
[J].Front Neurol.,2017,8:177.

[15] Mittmann P,Ernst A,Seidl R,et al:Superior Canal Dehiscence:A Comparative Postmortem Multislice
Computed Tomography Study[J].OTO open 2018,2(3):2473974X18793576.

[16] 中国民用航空局.MH/T 7013 – 2017 民用航空招收飞行学生体检鉴定规范[S].北京:中国民用
航空局,2017:5.DOI:10.32629/er.v1i5.1557.

[17] 中国民用航空局.CAAR – 67FS – R4 民用航空人员体检合格证管理规则[S].北京:中华人民共和
国交通运输部,2018:25.

第九章 飞行人员双侧前庭病的诊治与航空医学鉴定

第一节 概 述

一、定义

双侧前庭病(bilateral vestibulopathy,BVP),又称双侧前庭功能低下、双侧前庭功能丧失或双侧前庭功能衰竭,是双侧内耳平衡器官或传导通路受损导致的一种慢性前庭综合征。其主要临床特征包括头部运动时出现视震荡,行走时出现步态不稳,在黑暗环境中或地面不平或头动时不稳症状加重,具有空间记忆和定向障碍。

二、演变历史

1941 年,Walter Dandy 报道双侧前庭神经切除术后的 MD 患者活动中出现视震荡和姿势不稳,视剥夺后症状加重,静止时症状消失,并将这组病症命名为 Dandy 综合征。1965 年,Bender 发现运动诱发的视震荡是双侧前庭功能低下的常见症状。1989 年,Balon 等提出特发性 BVP 概念,即患者表现为步态不稳和视震荡,在黑暗处加重,不伴有听力丧失和其他神经系统症状。2005 年,Brandt 等发现 BVP 患者有空间记忆障碍和海马萎缩,并被 MRI 证实。2009 年,Fujimoto 等报道 BVP 存在一种前庭肌源性诱发电位(vestibular evoked myogenic potentials,VEMP)异常而温度试验正常之亚型。

三、流行病学

1. 年龄和性别与双侧前庭病的关系 BVP 发病率约占平衡障碍患者的 4% ~7%,青年到老年均有发病,男女发病比例无差异。2008 年有研究推测在美国成年人中发病率为 28/100 000。获得性 BVP 的平均发病年龄为 50 ~60 岁。

2. 军事飞行与双侧前庭病的关系 BVP 与军事飞行无明确关系。查阅空军特色医学中心我军飞行人员诊疗资料,1970 年代有 3 例飞行人员使用链霉素导致双侧前庭功能丧失。故对飞行人员应特别慎重使用耳毒性药物。

四、病因及发病机制

1. 病因 双侧前庭病有多种病因，可分为原发性和继发性。原发性 BVP 主要指那些病因不明的 BVP，约占 BVP 患者的一半，病因确定的（24%）和病因可能明确的（25%）接近一半。在可确定的病因中，最常见的四大病因是：老化、耳毒性药物中毒、非神经耳毒性和伴有 BVP 的其他疾病。

（1）老化：健康人的前庭毛细胞会随着年龄增高逐步减少或衰退。研究发现，80 岁时丧失 30% ~50% 的前庭毛细胞和前庭神经纤维。对于健康人来说，如果不发生其他疾病，30% ~50% 的前庭功能损失不会对日常生活造成显著的影响。如果同时发生了其他内耳疾病或者视觉和深感觉障碍，则会加重平衡障碍。因此双侧前庭功能丧失在老年人中常见。

（2）神经耳毒性：对前庭损害的药物有：①氨基糖苷类抗生素为临床最常见的耳毒性抗生素，其中以链霉素、庆大霉素、新霉素、妥布霉素对前庭的损害较重。庆大霉素是造成双侧前庭功能丧失的最常见病因，占 10% ~20%，远高于其他病因。②大环内酯类抗生素。③多肽类抗生素。④袢利尿剂。⑤水杨酸类解热镇痛药。⑥抗疟药。⑦抗肿瘤药。⑧β 受体阻滞药。⑨其他，如乙醇、一氧化碳、汞、铅、砷等。

（3）非神经耳毒性：多见于下列情况。①双侧 MD：在 BVP 的病因中约占 7% ~15%。②脑膜炎：约占双侧前庭功能丧失病因的 5%，脑膜炎的病理过程可通过前庭和耳蜗导水管累及迷路，导致前庭功能障碍。③双侧 VN：双侧 VN 导致的 BVP 约占 4% ~5%。④双侧前庭神经鞘瘤或听神经瘤：Ⅱ型神经纤维瘤病可发生在双侧，不过比较罕见，肿瘤约占 BVP 的 1% ~2%。⑤内耳自身免疫性疾病（autoimmune inner ear disease，AIED）。通常造成听力和前庭功能损害，亚急性波动性双侧感音性听力丧失可在数天、数周至数月内较快发展，半数患者同时有前庭症状。由 AIED 导致的 BVP 不到 1%，其他如周围神经病、神经梅毒、神经结节病、先天型畸形、头部创伤、血管病变等也可导致 BVP。头部创伤引起的鞭击损害综合征（whiplash injury syndrome）可以造成双侧前庭损害。

（4）伴 BVP 的其他疾病：某些类型的小脑退行性变可同时伴有双侧前庭功能减弱或障碍。小脑退行性变伴周围神经病时称作小脑共济失调 - 神经病 - 前庭无反射综合征（cerebellar ataxia，neuropathy，vestibular areflexia syndrome，CANVAS），CANVAS 发病率略低于 1%。多系统病变、进行性前庭退行性变（家族性前庭病）等也可导致双侧前庭功能丧失。

儿童 BVP 的原因有先天颅底畸形、胚胎期病毒感染和细菌性脑膜炎等。

2. 发病机制 BVP 的发病机制为双侧周围前庭传入冲动障碍或丧失，引起 VOR、VSR、定向、导航和空间记忆缺陷。①由于 aVOR 增益降低，头在加速运动中视觉影像不能稳定在视网膜上，引发视震荡和动态视敏度（dynamic visual acuity，DVA）下降。②由于 VSR 不充分，站立及运动过程中平衡障碍，尤其在不平整地面行走时本体觉被干扰。在黑暗中行走视觉被剥夺的情况下，平衡三联中视觉或本体觉不能有效替代严重受损的双侧前庭功能,平衡障碍更重。③在视觉和本体觉缺失情况下,BVP患者失去地球重力感觉,空间定向力丧失。④由于前庭输入的慢性损失而导致海马结构和功能改变,学习记忆、空间定向等功能和操作速度降低。

第二节 诊断治疗

一、病史和检查

(一)病史

BVP患者的双侧前庭均受到损害,其双侧前庭功能逐渐丧失或先后丧失。患者的典型症状包括失衡症状和视觉症状。因为失去前庭功能,只能依靠视觉和本体觉维持平衡,患者静止时无症状,但在行走或站立时出现不稳感,黑暗处或不平整地面时不稳感加重。因为VOR消失,头部运动时不能将目标稳定在视网膜中央凹,患者静止时视觉正常,但在行走或头部(身体)快速移动时会出现视觉混乱或视震荡,快速头动时视物模糊。

(二)前庭功能检查

1. **必查项目** 根据不同情况,必查项目会有所不同。

(1)床旁检查:典型的BVP患者可通过床旁三联法在短时间内快速诊断,包括床旁头脉冲试验、DVA、海绵垫Romberg试验。巴拉尼学会的BVP诊断标准中,对前庭功能的评估要求使用vHIT,可能BVP的诊断标准包含了床旁头脉冲试验检查,床旁头脉冲试验可为vHIT检查提供线索。Romberg试验,BVP患者阳性。

(2)冷热试验:只要考虑BVP时,均应进行此项检查。每侧耳双温试验反应之和小于6°/s,对BVP的诊断有较重要的价值(具体方法见绪论部分)。

(3)视频头脉冲试验(vHIT):只要考虑BVP时,均应进行此项检查。双侧水平VOR增益均<0.6,对BVP的诊断有较重要的价值(具体方法见绪论部分)。

2. **选查项目**

(1)转椅试验:当患者不能做视频头脉冲试验或双温试验时,正弦摆动转椅是诊断BVP的替代手段及必要检查项目之一(具体方法见绪论部分)。

(2)动态视敏度检查(DVA):动态视敏度下降超过0.2LogMAR,提示异常。DVA检查结果可能出现假阴性,但电脑DVA检查的敏感性可达94.5%,特异性可达95.2%。DVA能帮助诊断BVP,DVA阴性结果不能除外BVP,DVA阳性结果不一定就是双侧前庭功能下降。DVA是诊断BVP的补充检查项目(具体方法见绪论部分)。

(3)高频脉冲旋转椅检查:高频脉冲旋转椅检查可以检测2~2.5 Hz的水平半规管前庭功能丧失程度。有转颈禁忌的患者可进行高频转椅检测,但这种转椅造价昂贵,一般医院不一定具备这种检测条件。（具体方法见绪论部分）。

（4）前庭肌源性诱发电位检查（VEMP）：包括眼肌源性诱发电位（oVEMP）和颈肌源性诱发电位（cVEMP）检查，考虑 BVP 时，选做此项检查，出现双侧 oVEMP 和（或）cVEMP 降低或消失，对 BVP 的诊断有参考价值（具体方法见绪论部分）。

（5）感觉统合试验（SOT）：考虑 BVP 时，选做此项检查，其可以进行躯体平衡的客观定量检测，可进一步提示 BVP 患者前庭 - 脊髓反射通路受损情况，明确前庭功能的异常及程度，但不能定侧（具体方法见绪论部分）。

二、诊断依据

BVP 的诊断包括两个方面：原发疾病的诊断和 BVP 的诊断。

（一）原发疾病的诊断

主要依靠病史，尤其是病程的演变、感染史、用药史、治疗史及曾经的眩晕发作病史、听功能、职业等。

（二）BVP 的诊断

2017 年 Barany 学会发表了 BVP 诊断标准的共识。

1. BVP 的诊断标准

（1）具有以下症状的慢性前庭综合征

①行走或站立时出现不稳，并且至少有以下②或③之一。

②行走或头部（身体）快速移动过程中出现运动诱发的视觉混乱或视震荡。

③黑暗环境或不平整表面时不稳症状加重。

（2）静止状态下坐位或平躺无症状。

（3）用以下检查方法记录到双侧 VOR 功能减弱或丧失。

①vHIT 或者磁场巩膜线圈法记录到双侧水平 VOR 增益 <0.6。

②双温试验反应减弱（每一侧双温试验眼震高峰慢相角速度 <6°/s）。

③正弦摆动转椅试验（0.1 Hz，Vmax＝50°/s）双侧水平增益 <0.1 且相位提前 >68°（时间常数 <5 s）。

（4）不能用其他疾病解释。

2. 可能的 BVP 诊断标准

（1）具有以下症状的慢性前庭综合征。

①行走或站立时出现不稳，并且至少有以下②或③之一。

②行走或头部（身体）快速移动过程中出现运动诱发的视觉混乱或视震荡。

③黑暗环境或不平整表面时不稳症状加重。

（2）静止状态下坐位或平躺无症状。

（3）床旁头脉冲试验提示双侧水平半规管通路病变。

（4）不能用其他疾病解释。

三、鉴别诊断

BVP 的鉴别诊断主要有两方面。一方面，了解容易引起 BVP 的病因很重要；另一方面，学会鉴别引起视震荡和姿势步态不稳的其他前庭疾病或非前庭疾病。

与 BVP 需要鉴别的疾病有：

1. 不伴 BVP 的小脑性共济失调；

2. 下视眼震综合征；

3. 功能性头晕，PPPD；

4. 单侧前庭缺陷；

5. 中毒；

6. 前庭抑制药物使用；

7. 直立性震颤；

8. 视觉异常（视震荡为著）；

9. 周围神经病；

10. 运动障碍疾病、帕金森病、非典型帕金森综合征和多系统萎缩；

11. 正常颅压脑积水导致的中枢性步态异常、额叶步态异常疾病、帕金森病、皮质下血管性脑病或 MS 等。

四、治疗

（一）一般治疗

BVP 的治疗首先要明确病因，积极治疗原发病。如果能及时进行病因治疗，则可以控制 BVP 早期的发展。例如：使用有效药物控制炎症和感染，使用免疫制剂控制自身免疫性疾病发展，早期监控及时停用神经耳毒性药物，可能恢复部分前庭功能。BVP 发作之后一般在 6 个月内可产生外周性前庭功能恢复，6 个月后恢复基本停止，继续恢复的可能性较低。

早期诊断早期预防进行性前庭功能丧失。严密观察和监测疾病的发展。注意患者是否具有双侧前庭疾病的病因以及可能演变成双侧前庭疾病的倾向性。注意单侧前庭疾病是否有向双侧疾病发展的倾向性。要关注那些临床表现为单侧前庭疾病却出现双侧前庭功能都降低的患者，在疾病早期阶段采取措施积极治疗，缓解前庭功能继续丧失的趋向，保存和改善尚存的前庭功能，这是 BVP 诊治的重要环节。BVP 对患者生活质量造成巨大影响，因此要早期诊断早期防治，而通常诊断还是相对较晚，已经到了双侧前庭功能丧失的程度。

避免使用前庭抑制类药物(如抗组胺类药物、三环类抗抑郁药、苯二氮䓬类药物等)。慢性 BVP 患者的双侧前庭功能障碍,使用此类药物可抑制前庭代偿机制,导致长期的前庭功能障碍。

患者宣教:多数 BVP 患者确诊较晚,虽然症状不严重,却可致生活质量严重下降。通过告知患者 BVP 的症状、病因、机制、临床表现及预后,使他们了解疾病类型、可能原因、应对措施、注意事项、长期预后等,以减轻压力,督促其积极参与康复,从而提高生活质量。

(二)前庭康复治疗

不同于单侧前庭损害患者,BVP 患者一般不能自行前庭代偿,显著影响日常活动和生活质量。前庭康复治疗是其获得临床症状改善或恢复的必要手段和希望,积极锻炼促进中枢代偿,通过视觉系统和本体感觉系统替代缺失的前庭功能,可取得良好效果。有研究表明,和同龄人相比,BVP 患者的视觉和本体感觉中枢皮质被激活的区域更大。

1. BVP 前庭康复原则

(1)由于 BVP 患者双侧前庭功能减弱,严重影响生活质量,且有跌倒风险,前庭康复需尽早开始。

(2)前庭康复训练由简到繁、由慢到快、由小角度到大角度,康复期间通常不用前庭抑制药,但可根据需要选用促进前庭代偿的药物。

(3)由于 BVP 患者双侧前庭功能减弱或丧失,所以其前庭康复方案以替代性康复为主。

(4)要耐心向患者和家属讲解前庭康复的意义,使其认识到前庭康复不是一般的体育锻炼,而是经过专业化设计的治疗方案。要让患者和家属都理解,以提高他们的依从性和配合度。因为家属也要参与其中,包括给患者鼓励和保护患者免受损伤。因此,康复师或医师要结合视频给患者讲解训练方案的要点和意义,使患者和家属回家后能够准确地掌握康复训练方法,并能坚持每天按要求训练。

2. BVP 前庭康复方案　BVP 患者的前庭功能受损,主要表现为双侧前庭功能减弱或丧失,大部分患者会出现平衡障碍,尤其在黑暗环境或不平整地面。BVP 患者的前庭康复方案以替代性康复和防跌倒康复为主。

(1)替代性康复:由于 BVP 患者双侧前庭受损,因此其前庭康复以该方案为主,其机制主要是通过视反射特点实现康复。即视眼动通路与前庭眼动通路共享脑干的某些结构。因此,两系统间有交互反应机制。双侧前庭外周受损后,反复进行视眼动训练有助于补偿低下的前庭眼动增益,使滞后的眼速能跟上头速,保持清晰的动态视力。

反射性扫视:头不动,眼快速交替固视两个静止的视靶。

颈眼反射:前方置两个静止视靶,转颈头对准一个视靶,眼随后跟进固视同一视靶,再转颈头对准另一个视靶,眼随后跟进固视。

记忆 VOR:头眼同时对准中心静止视靶,然后闭目,头转向一侧,眼不随头动,固视记忆中视靶位置。然后再睁开眼,看看眼睛是否还在视靶上,偏离多少。

记忆扫视:头眼同时对准非中心静止视靶,记住后闭目,头眼同时转向正中位,头不动眼扫视记忆中的视靶。然后再睁开眼,看看眼睛是否在视靶上,偏离多少。

(2)防跌倒康复:BVP患者跌倒风险较高,防跌倒康复至关重要。

肌张力康复:进行五次坐起训练,即先坐在椅子上,然后迅速站起,再慢慢坐下,再迅速站起。重患者或刚手术后的患者,可坐位单脚抬起;轻患者进行单脚站立训练,可从扶凳子到徒手。还可进行提跟抬踮训练,可从坐位到徒手,再到海绵垫子上。

重心变换康复:进行双腿快速交替抬起或站立、双臂尽可能前伸、正常行走听到指令突然转髋训练。

平衡协调康复:进行马步站立头眼随手移动、弓步站立双手一上一下传球或扑克牌、双足跟足尖行走等训练。

步态功能康复:进行从坐位站起计时走、脚跟脚尖成一条直线走、常速变速行走或转头条件下行走等训练。

3. BVP前庭康复效果评估 BVP患者经过4~6周系统前庭康复后,应到医院进行效果评估,包括病史询问、眩晕量表填写、前庭功能评价,与基线评估资料进行对照,最好包括动态平衡仪的评价,根据评价结果可对康复方案进行调整。

五、预防措施

双侧前庭疾病对飞行人员和航天员等职业人员来说,一旦确诊,职业生涯立即终止。日常生活中应注意以下几点:

1. 严格把握耳毒性药物,尤其是氨基糖苷类药物的适应证及剂量。肾功能不全、高龄、具有家族性氨基糖苷抗生素耳毒性者都是高危人群。耳毒性抗生素不应和其他耳毒性药物联合应用,如袢利尿剂,可能增加潜在的内耳损伤概率。另外,还应警惕有些药物的耳毒性是迟发性的,常在用药几天至几周后出现。

2. 对于放飞的单侧前庭功能减弱飞行员,日常生活中应加强前庭功能锻炼,注意保护另一侧前庭功能。

六、双侧前庭病的综合防治

大部分双侧前庭病病因不明。日常生活中应严格把握耳毒性药物的适应证和剂量,对于已经发生单侧前庭功能减弱的患者,一定要加强前庭功能锻炼,保护好另一侧前庭功能。

第三节 疗效评估

一、平衡能力评定

评估 BVP 患者的前庭康复疗效,可通过以下项目进行:

1. 感觉统合试验 可通过对比前庭康复前后的感觉统合试验综合得分来评定其疗效。

2. 动态视敏度 动态视敏度(dynamic visual acuity,DVA)检查可以揭示患者动态条件下的视敏度。DVA 的提高预示着患者视震荡好转。

二、BVP 对日常生活影响的评定

从轻到重,划分为 5 级:

0 分,活动不受影响;

1 分,轻度受影响,可进行大部分活动;

2 分,中度受影响,活动需付出巨大努力;

3 分,日常活动受限,无法工作,必须在家休息;

4 分,活动严重受限,整日卧床或无法进行绝大多数活动。

第四节 航空医学鉴定

人体的平衡依赖于前庭觉、视觉、本体觉综合信息的输入,BVP 患者双侧前庭觉低下,平衡三连中视觉或本体觉不能有效替代严重受损的前庭功能,特别是在黑暗环境、凹凸不平路面、快速转身等情况下不能维持正常机体平衡。行走和头动时的前庭眼反射功能不足,导致无意识的视网膜滑动引起的视物模糊,急性期患者表现为振动幻视,而前庭输入的慢性损失导致海马萎缩,慢性期患者出现空间记忆和定向障碍。因此,一旦怀疑或确诊 BVP,均无法从事飞行工作。BVP 治疗的目的只能是尽量减小其对患者日常活动和生活质量的影响,在此基础上争取使患者能从事对平衡和头 – 眼协调性要求不高的工作,但不可能恢复飞行。

一、招收飞行学员航空医学鉴定原则

应届高中生参加招收飞行学员医学选拔,青少年航空学校毕业生参加招收飞行学员医学选拔,青少年航空学校学生入校医学选拔,一旦怀疑或确诊 BVP,均不合格。

二、航空大学学员航空医学鉴定原则

一旦怀疑或确诊 BVP,航空大学学员均不合格。

三、飞行学院学员航空医学鉴定原则

一旦怀疑或确诊 BVP,飞行学院学员均不合格。

四、地面人员改空中战勤、技勤人员航空医学鉴定原则

1.地面人员改空中技勤人员

一旦怀疑或确诊 BVP,不合格。

2.地面人员改空中战勤人员

一旦怀疑或确诊 BVP,不合格。

五、飞行人员航空医学鉴定原则

拟诊或确诊 BVP,经 6 个月以上治疗效果欠佳,空中技勤人员、空中技勤人员、飞行员,均不合格。治疗后症状消失、前庭功能恢复正常,双座机飞行人员个别评定。

六、民用航空人员医学鉴定原则

1.招收飞行学生 《民用航空招收飞行学生体检鉴定规范》规定:不应有前庭功能障碍,旋转双重试验检查不应出现Ⅱ度及以上或延迟反应;不应有内耳疾病及其病史;不应有眩晕病史。据此,BVP 及其病史,鉴定为不合格。

2.空勤人员和空中交通管制员 《民用航空人员体检合格证管理规则》规定:不应有前庭功能障碍。对 BVP 未规定具体的鉴定标准,发病时应及时进行停飞等中止履行执照职责,对于临床治愈后的Ⅰ、Ⅲa 级体检合格证申请人,应根据症状体征消失(至少观察6 个月)、药物使用情况、前庭功能检查情况等多因素个别评定。

(翟丽红　汪斌如　张远晨露)

参考文献

[1] Struoo M,Kim J. S,Murofush T,et al. Bi - lateral vestibulopathy:diagnostic criteria consensus document of the classification committee of the barany society[J]. J Vestib Res,2017(27):177 - 189.

[2] Myunggi M,Sun O. C,Min - Beom K. Diverse Clinical and Laboratory Manifestations of Bilateral Vestibulopathy[J]. The Laryngoscope,2016,E42 - E49.

[3] Jacob L. W,Akira I,Gail I. Recurrentvestibular migraine vertigo attacks associated with the development of profound bilateral vestibulopathy:a case series[J]. Otology & Neurotology,2017(38):1145 - 1148.

[4] Klaus J,Ann K. S,Matthias E,et al. Vestibular rehabilibation therapy and Nintendo Wii balance board

training both improve postural contral in bilateral vestibulopathy［J］. Journal of Neurology,2018,265（Suppl 1）:S70 – S73.

［5］ Michael S,Ji – Soo K,Toshihisa M,et al. Bilateral vestibulopathy:diagnostic criteria consensus document of the Classification Committee of the Barany Society［J］. Journal of Vestibular Research,2017（27）:177 – 189.

［6］ Johnson GP. Cases from the aerospace medicine residents' teaching file. Case#39. Menier e's disease［J］. Aviat Space Environ Med,1990,61（12）:1160 – 1162.

［7］ 林颖,高林溪,李琳,等.双侧前庭病的病因及前庭功能评估［J］.临床耳鼻咽喉头颈外科杂志,2018,32（5）:379 – 382.

［8］ 孙博,石丽亚,彭新,等.双侧前庭病4例［J］.武警医学,2016,27（12）:1256 – 1257.

［9］ 黄瑞,毕国荣.双侧前庭病［J］.临床耳鼻咽喉头颈外科杂志,2017,31（24）:1937 – 1939.

［10］ 区永康,陈玲,杨海弟,等.外周性双侧前庭病的听 – 前庭功能与诊断［J］.中华耳科学杂志,2011,9（4）:394 – 397.

［11］ 徐先荣,刘华凤,郭丽英,等.感觉神经性耳聋与航空航天飞行的关系［J］.航天医学与医学工程,2000,13（1）:58.

［12］ 贾宏博,李仓明,谢湖江等.我军招飞体检前庭功能检查现状与分析［J］.航空军医,2004,4（2）:87 – 89.

［13］ 李远军,徐先荣.前庭康复的研究进展［J］.临床耳鼻咽喉头颈外科杂志,2017,31（16）:890 – 894.

［14］ 田军茹.眩晕诊治［M］.北京:人民卫生出版社,2015.

［15］ 徐先荣,杨军.眩晕内科诊治和前庭康复［M］.北京:科学出版社,2020.

［16］ 中国民用航空局. MH/T 7013 – 2017 民用航空招收飞行学生体检鉴定规范［S］.北京:中国民用航空局,2017:5. DOI:10.32629/er.v1i5.1557.

［17］ 中国民用航空局.CAAR – 67FS – R4 民用航空人员体检合格证管理规则［S］.北京:中华人民共和国交通运输部,2018:25.

第十章　飞行人员嵴帽病的诊治与航空医学鉴定

第一节　概　述

一、定义

嵴帽病(cupulopathy 或 cupuladisease)目前尚无确切定义,广义来说,嵴帽病是一种由于壶腹嵴帽和(或)周围内淋巴液相对密度发生改变时而引起的一类内耳病。典型的临床表现为与体位改变相关的位置性眩晕及持续变向性位置性眼震(diercetion changing positional nystagmus，DCPN),常具有自限性。通常认为嵴帽病患者在变位试验中的眼震表现不符合典型的 BPPV,持续时间长,没有潜伏期,没有疲劳性,并且具有典型的眼震消失平面即零平面,超过零平面眼震方向改变。

二、流行病学

有研究表明,在被误诊为 BPPV 的患者中,轻嵴帽的发生率为 4.9%,而在表现为持续向地性 DCPN 的患者中,轻嵴帽的发生率为 14.2%。目前国内外均无关于飞行人员嵴帽病发病特点的报道。

嵴帽病是前庭平衡系统的一种功能失常,很可能是引起空晕病的原因之一。而空晕病是航空飞行中常出现的现象,虽然在民航飞行中不如军事飞行中多见,多发生于气流不稳、严重颠簸时,但却是外军和我军的军事飞行人员比较常见疾病之一。据英国的资料显示,飞行人员空晕病的发病率约为40%;意大利空军飞行学员的发病率为34.8%;在我军空降兵部队训练中,其发病率为20%~40%。空晕病是否为嵴帽病的一种表现目前尚无足够证据,也并不是所有的空晕病都来源于嵴帽病,但理论推测嵴帽病很可能会引起部分飞行人员出现和晕车、晕船相似的头晕、恶心、心慌、出汗等自主神经症状,而并不表现为典型的变位性眩晕,特别是对那些需要频繁运动头部观察仪表和空域环境中的飞行人员来说,嵴帽病很可能是引起空中不适的一种原因。

三、病因及发病机制

(一)半规管壶腹嵴帽以及其内部毛细胞纤毛的形态学特点

在直立位时各个半规管壶腹嵴帽和其内的毛细胞纤毛的形态学有以下特点:

1. 水平半规管前高后低,和水平面成30°±,嵴帽长轴与其内的毛细胞纤毛的长轴一致,由前内斜向后外,和矢状面成30°±,日本学者 Hiroaki Ichijo 认为这个解剖学角度约为20°,其后内方为壶腹侧、前外方为管侧(图10-1a)。

2. 前半规管壶腹嵴帽长轴和其内毛细胞纤毛的长轴一致,自前上向后下方倾斜,和水平面成约30°,壶腹侧位于嵴帽长轴下方,半规管侧位于嵴帽长轴上方(图10-2)。

3. 后半规管壶腹嵴帽长轴和其内毛细胞纤毛的长轴一致,自前下向后上方倾斜,和重力垂直线成约30°±,壶腹侧位于嵴帽长轴上方,半规管侧位于嵴帽长轴的下方(图10-2a)。

这种嵴帽与其内部的毛细胞纤毛的形态学特点,决定了在嵴帽或内淋巴密度改变时,相对较轻或较重的嵴顶会牵拉毛细胞纤毛向一侧漂移,产生抑制或兴奋性刺激。这种刺激可随患者头位相对于重力线的变化引起嵴帽偏斜而出现方向和强度均发生变化的眼震并引起临床症状。

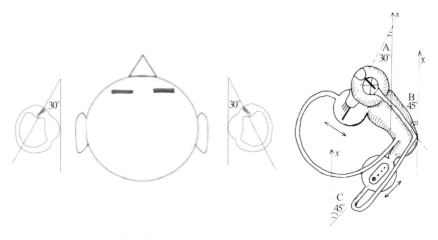

a. 双侧水平半规管示意图　　　b. 左侧三个半规管

x = 水平矢状线。A = 水平半规管嵴帽长轴和矢状线的夹角:30°±。B = 前半规管嵴帽长轴和矢状线的夹角:45°±。C = 后半规管平面和矢状线的夹角:45°±。

←→ = 水平半规管和后半规管嵴帽及毛细胞纤毛能产生刺激性信号的运动方向。

⊗ = 前半规管嵴帽和毛细胞纤毛能产生刺激性信号的运动方向:垂直于纸面。

●••• = 黑粗点表示后半规管动纤毛,黑细点表示后半规管静纤毛。

图10-1　半规管轴位观

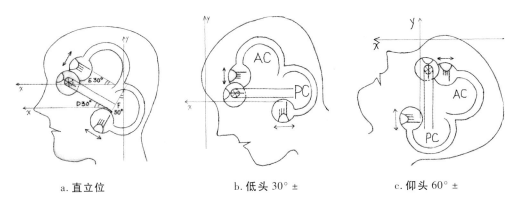

| a. 直立位 | b. 低头 30°± | c. 仰头 60°± |

x = 水平矢状线, y = 重力垂线。←—→ = 前后半规管嵴帽和毛细胞纤毛能产生刺激性信号的运动方向。⊗ = 水平半规管嵴帽和毛细胞纤毛能产生刺激性信号的运动方向: 垂直于纸面。

图 10 - 2　前后半规管可能形成零平面的头部位置

直立位时水平半规管嵴帽长轴和水平面成 30°±;前半规管壶腹嵴帽长轴和水平面成 30°±,壶腹侧位于嵴帽长轴下方,半规管侧位于嵴帽长轴上方;后半规管嵴帽长轴和重力垂线成 30°±,壶腹侧位于嵴帽长轴上方,半规管侧位于嵴帽长轴下方。此时如果有轻质或者重质颗粒黏附于嵴顶,可以造成嵴帽向壶腹侧或管侧偏移,产生眼震和其他症状。

理论推测低头 30°± 时后半规管嵴帽位于重力垂线,嵴帽密度变化不会引起其向壶腹侧或管侧偏斜,即为后半规管嵴帽病患者的零平面。头后仰约 60°± 时前半规管嵴帽位于重力垂线,嵴帽密度变化不会引起其向壶腹侧或管侧偏斜,即为前半规管嵴帽病患者的零平面。

(二)发病机制

在正常生理情况下,耳石器和嵴顶分泌硫酸蛋白多糖等大分子进入内淋巴液,维持代谢自稳状态,嵴顶和内淋巴的相对密度为嵴顶: 内淋巴液 = 1.003。嵴帽内的毛细胞不受头部相对于重力变化的激活或抑制。然而,如果由于任何病理或生理等原因导致内淋巴液和嵴帽相对密度发生改变,都有可能引起嵴帽病。例如:摄入乙醇或甘油。相对密度较小的物质黏附于嵴顶,如降解的耳石碎片、炎症细胞残体或小气泡;嵴顶萎缩或肿胀;椭圆囊和嵴顶分泌大分子物质增多;脑膜炎时脑脊液蛋白含量增高以及椭圆囊自身病变等情况。目前有以下几种假说。

1.重嵴帽机制　Schuknecht(1962,1969)提出,变性的耳石从椭圆囊斑脱落,沉积于壶腹嵴嵴顶,从而使内淋巴液与嵴顶相对密度发生差异,嵴帽密度高于内淋巴液,形成重嵴帽,导致对重力作用的异常感知。

2.轻嵴帽机制　轻嵴帽的发病机制尚不明确,可能是壶腹嵴帽的密度减小所致,此学说来自对酒精性眼震的认识。在摄入乙醇后,由于嵴帽靠近毛细血管,乙醇(相对密度

＝0.79）从毛细血管扩散到嵴帽的速度比扩散到周围的内淋巴液要快，使得嵴帽的密度低于内淋巴密度。

3.**"重内淋巴"理论** 即内淋巴相对密度增加，Choi 等人报道了脑脊液蛋白升高的脑膜炎患者伴有持续向地性眼震，分析原因可能是内淋巴液密度的增高而引起。内耳轻微出血或蛋白浓度增加，血浆蛋白从内耳血管漏入内淋巴液均可能会提高内淋巴液的相对密度，从而导致轻嵴帽。

4.**"轻碎片"理论** 该理论认为嵴帽上黏附了密度较小的颗粒，与嵴帽结石症中嵴帽黏附了较重的颗粒相反。虽然轻碎片的存在还没有被证实，但已经提出了轻碎片可能的物质，包括退化和肿胀的内淋巴细胞及耳石颗粒的化学反应产物等。

5.**椭圆囊斑变性** Numata 等人提出了另一种理论，他们发现周围听神经前庭功能障碍患者的眼震为持续向地性眼震，推测椭圆囊斑的功能障碍可能是造成持续向地性眼震的病理生理学基础。

6.**"重外淋巴"学说** 在一项最近的研究中，Kim 等人提出了外淋巴液和内淋巴液的密度差作为解释轻嵴帽现象的新假设。当外淋巴液的密度因任何原因高于内淋巴时，膜性半规管膜内的内淋巴液受到密度较高的外淋巴液浮力的影响向上方漂移，导致嵴帽偏转，从而在 Roll test 试验中诱发出特征性的持续向地性眼震 DCNP。

第二节 诊断治疗

一、病史和检查

（一）病史

患者一般表现为和头位相关的变位性眩晕，低头、抬头、卧床翻身等动作均可诱发，也有患者仅表现为头脑晕沉等不适感，或仅有自主神经系统症状，在临床实践中很容易和耳石症混淆。所以详细了解眩晕诱发因素、持续的时间、变换体位的具体情况、伴随症状等情况都很重要，以期和耳石症相鉴别。此外，还要注意追问系统疾病病史、头痛病史、心理疾病病史以及睡眠情况等，为诊断和鉴别诊断提供更多的依据。

（二）检查

1.**检查项目** 检查包括视动检查、神经系统检查、听力学检查、冷热试验、以及其他必要的生理学及影像学检查，对于嵴帽病的患者以上检查均无异常。

2.**体位诱发试验** 体位诱发试验可以佩戴眼镜连接视频眼震电图（visual nystagmography VNG），这样观察眼震更清晰，可发现肉眼不容易观察到的特征性眼震。体位诱发试验主要有以下几个：①低头 90°或俯卧位；②低头 30°；③仰头 60°或仰卧位；④Roll test 和 Dix - Hallpike诱发试验。

二、诊断依据

(一)嵴帽病诱发眼震的特征

基于人体半规管形态和解剖学的特点,其诱发出的眼震具有不同于耳石症的特征。可以帮助提供诊断依据。

1.特征性零平面 当头部慢慢转动时,会在某一个特殊的位置,其半规管嵴帽的长轴与重力矢量平面平行,轻重嵴帽既不会向壶腹侧也不会向半规管侧偏移,此时眼震停止,这个平面被称为中性点、零区、中性点位置、零平面或零点。

(1)水平半规管零平面(图10-3):具有三个零平面,①第一零平面:患者低头30°时,②第二零平面:抬头60°或仰卧位向患侧偏头30°±时(图10-3b)。③第三零平面:低头90°或俯卧位向患侧偏头30°±时(图10-3c)。第一零平面也可以发生在水平半规管管石症的患者,例如假性自发性眼震,不是嵴帽病特有的零平面。第二和第三零平面,其本质是嵴帽长轴和重力矢量平面完全平行处于重力垂线位,不论是轻嵴顶还是重嵴顶,嵴帽均不向壶腹侧和管侧移动,不产生任何兴奋和抑制,因此眼震消失,是嵴帽病特有的零平面,管石症不具有这样的零平面。第二和第三零平面的存在是鉴别诊断和确定嵴帽病的一个重要指标,零平面所在侧即患侧。

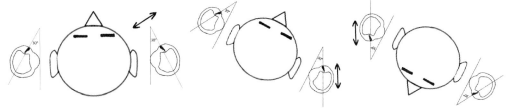

a.仰卧位　　　　　b.第二零平面:仰卧右转头30°　　c.第三零平面:俯卧右转头30°

⟵⟶=嵴帽受到牵拉的方向。以右侧病变为例显示水平半规管嵴帽病的第二和第三零平面。

图10-3　水平半规管零平面的头部位置

仰卧位时水平半规管嵴帽长轴由内上斜向后下和重力垂线约30°±,其内下方为壶腹侧、外上方为管侧,俯卧位时则相反。此时如果有轻质或者重质颗粒黏附于嵴顶,可以造成嵴帽向壶腹侧或管侧偏移,产生眼震和其他症状。当患者仰卧或俯卧并向右侧偏头30°±时,嵴帽长轴位于重力垂线,嵴帽既不向壶腹侧也不向管侧运动,眼震消失,是水平半规管所在的零平面。

(2)垂直半规管零平面:垂直半规管嵴帽病报道很少,其零平面没有文献作为参考,但根据半规管和嵴帽长轴的形态解剖学特点可以推测:后半规管零平面位于低头30°±(图10-2b);前半规管零平面位于头后仰约60°±(图10-2c)。在这两个位置前后半规管嵴帽长轴分别和重力矢量面平行且位于重力垂线位,嵴顶密度的改变不会导致嵴帽向壶腹侧和管侧移动,因此眼震停止。

2.特征性反向眼震 头部位于零平面两侧时,嵴顶发生偏斜的方向相反,故产生的眼震方向完全相反。由于人体存在解剖变异,零平面的角度有可能不完全等于30°,日本学者 Hiroaki Ichijo 认为这个解剖学角度约为20°,而患者的实际零平面片角度却在5°~89°之间,远远超过解剖零平面的角度,且轻嵴帽和重嵴帽有明显的区别,认为这种差异不完全是因解剖变异造成的,更可能是由于不同密度的颗粒附着于嵴帽的不同位置而导致。所以在临床检查时寻找零平面可能存在一定困难,那么在零平面附近如果出现反向眼震,则可以推测在发生反向眼震的头位之间应存在一个眼震消失的零平面。

3.眼震强度的变化规律 嵴帽病患者的头部在零平面的一侧转动时,无论是向健侧还是患侧,只要转动角度未超过零平面,嵴顶牵拉毛细胞的方向就不会变化,所以眼震方向不变,但嵴帽长轴对重力垂直线的偏斜角度发生了改变,导致眼震强度会随之改变(眼震方向不变,眼震强度改变)。管石症患者的情况刚好相反,当患者在一侧转动头部时,只要转动方向不同,眼震方向就会改变,但眼震强度不变(眼震方向改变,眼震强度不变)。例如:右侧水平管轻嵴帽的患者在行 Roll test 试验时,右侧转头90°,产生右向眼震,当患者从此位置向左侧转头时,只要没有超过零平面,则一直保持右向眼震,但强度将会逐渐减小。右侧水平半规管管石症的患者在行 Roll test 试验时,右侧转头90°,产生右向眼震,当患者从此位置向左侧缓慢转头且未超过中线的过程中会引起左向眼震,但在持续左转的过程中其眼震的强度不变(图10-4)。

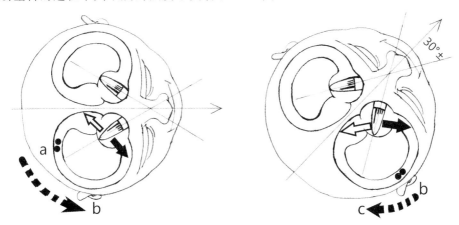

a.右侧卧位90° b.从右侧卧位90°逐渐向左侧转头

图10-4 患者从右侧头位90°逐渐向左侧转头过程中嵴帽的偏斜情况(以右侧病变为例)

注:为展示清晰,将双侧水平半规管放大展示。

嵴帽病患者:当患者从右侧卧位向左较头的过程中,重嵴顶(黑色箭头)和轻嵴顶(白色箭头)漂移的方向没有改变,眼震方向不变,即重嵴顶产生左向眼震,轻嵴顶产生右向眼震,但嵴帽长轴和重力线的角度逐渐缩小,眼震强度逐渐改变。

管石症患者:在右侧位时耳石从 a 点流向 b 点(虚线箭头),为向壶腹运动,产生右向眼震,当从右侧位向左转头的过程中,耳石从 b 点流向 c 点(虚线箭头),为背壶腹运动,产生左向眼震即反向眼震,只要流动速度不变,眼震强度不变。

4.低头和抬头眼震的强度 根据 Eward 定律,兴奋性眼震强度大于抑制性眼震。对于水平半规管而言,轻嵴帽在头低 90°或俯卧位时,嵴帽向壶腹侧漂移产生兴奋性眼震,强度较大;而在仰头 60°或仰卧位时嵴帽向管侧漂移,产生抑制性眼震,强度较小。重嵴帽时情况相反(图 10-5)。所以如果存在第二或第三零平面,在低头时眼震强度大于抬头时眼震,推测可能为轻嵴帽;抬头眼震强度大于低头眼震,推测可能为重嵴帽。不论管石症还是嵴帽病,其兴奋性或者抑制性眼震是由于患病半规管内嵴帽向相反的方向偏斜而引起,和健侧半规管无直接关系,其朝向患侧的眼震是患病半规管嵴帽向壶腹侧移动造成的兴奋性刺激引起,强度较大,而朝向健侧的眼震是由患病半规管嵴帽向管侧移动产生的抑制性刺激引起,强度较小。所以从理论上讲管石症和嵴帽病时,强度较大的眼震的方向均指向患侧。

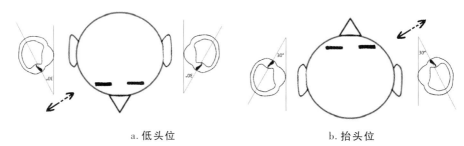

a. 低头位　　　　　　　　　　　　b. 抬头位

虚线箭头 = 轻嵴帽移动方向。低头位时轻嵴帽向壶腹侧移动,产生眼震较大,抬头位时轻嵴顶向管侧移动,产生眼震较小。故低头位眼震大于抬头位眼震时轻嵴帽可能性大。

实线箭头 = 重嵴帽移动方向。抬头位时重嵴顶向壶腹侧移动,产生眼震较大。低头位时重嵴帽向管侧移动,产生眼震较小。故抬头位眼震大于低头位眼震时重嵴帽可能性大。

图 10-5 以右侧水平管嵴帽病为例

5.眼震持续时间 轻嵴帽与水平半规管后臂管石均可以出现向地性 DCPN,重嵴帽和水平半规管前臂管石症均可以出现背地性 DCPN。一般认为 HC-BPPV 产生的眼震持续时间小于 1 分钟,眼震强度会变弱或消失,即易疲劳性;而嵴帽病由于其持续牵拉嵴帽,眼震持续时间常超过 1 分钟,没有潜伏期和疲劳性。但我们认为 HC-BPPV 眼震持续时间短并不是由于毛细胞的疲劳产生的,而是由于耳石流动到重力线最低点有一个时间限制,这可能是其根本原因。可以设想,如果 HC-BPPV 的耳石数量较多,或者在半规管内存在狭窄部位,形成沙漏效应,耳石流动的时间有可能会有所延长其至大于 1 分钟。水平半规管的管石如果位于管腔内,只要头部转动引起耳石相对位置改变,耳石就会向新的重力最低点运动,所以不一定存在明显的潜伏期。

（二）诊断标准

1. 存在第二和第三零平面。

2. 持续 1 min 以上的持续性位置性眩晕和仰卧位 Roll test 试验诱发出水平持续性 DCPN，无潜伏期和疲劳性（背地性眼震为重嵴帽，向地性眼震为轻嵴帽）。

3. 零平面所在侧为患侧，强度较大的眼震的方向指向患侧。

4. 排除中枢神经系统疾病。

（三）改良诊断标准

1. 存在第二和第三零平面。

2. 低头时眼震强度大于抬头时眼震，推测为轻嵴顶。

3. 抬头时眼震强度大于低头时眼震，推测为重嵴顶。

4. 强度较大的眼震的方向均指向患侧。

5. 排除中枢神经系统疾病。

三、鉴别诊断

（一）中枢性位置性眩晕

临床上嵴帽病和中枢性位置性眩晕的鉴别诊断具有挑战性。小脑病变也可引起持续背地性 DCPN，这可能是小脑结节梗死的唯一征象。在人类免疫缺陷病毒脑病患者中也观察到持续向地性 DCPN。在持续性 DCPN 患者中，出现零平面高度提示周围嵴帽病而不是中枢神经系统障碍。因此零平面的识别对于嵴帽病与中枢性位置性眩晕的鉴别至关重要。

（二）前庭性偏头痛（VM）

VM 可以出现类似轻嵴帽的持续向地性 DCPN 表现。鉴别重点是病史，必须详细追问患者的既往史，从病史来分析是否符合 VM 的诊断标准。此外，是否存在零平面、DCPN 眼震的时长、眼震强度的变化、眼震是否可随体位改变而引起相应的变化等情况也可用于鉴别诊断。

（三）水平半规管管石症

水平半规管嵴帽病的 DCPN 与水平半规管管石症有本质的区别：第一，存在第二和第三零平面；第二，头部位于零平面的两侧时眼震方向相反；第三，在零平面一侧转动头部时眼震强度的变化规律不同；第四，眼震持续时间长、没有疲劳性、没有潜伏期（表 10 - 1）。

表 10 - 1　水平半规管嵴帽病与水平半规管管石症的 DCPN 鉴别诊断

	水平半规管耳石症	水平半规管轻嵴帽	水平半规管重嵴帽
第二和第三零平面	无	有	有
DCPN	向地	向地	背地
零平面两侧眼震方向	相同	相反	相反

续表 10－1

	水平半规管耳石症	水平半规管轻嵴帽	水平半规管重嵴帽
在零平面一侧转头时眼震变化规律	方向改变,强度不变	方向不变,强度改变	方向不变,强度改变
持续性	否	是	是
潜伏期	有	无	无
疲劳性	有	无	无

四、治疗

(一)一般治疗

嵴帽病常有自限性,经过去除诱因、安静休息后,可在几天之内得到缓解或自愈,故患病后可建议患者暂时脱离疲劳工作状态,闭目安静休息,轻症者多可自行缓解。

(二)对症治疗

如果症状持续,伴有较重的自主神经症状,可给予抗胆碱药、抗组胺药、拟交感药、钙离子拮抗剂、胃动力药等对症治疗。如仍不缓解,可肌注前庭抑制剂和止吐药物,如异丙嗪 25～50 mg,甲氧氯普胺 25～50 mg。频繁呕吐者应适当静脉补液,监测电解质,必要时补钾。

(三)手法复位

对重嵴帽的治疗可用手法复位,目的是使附着在嵴帽的耳石脱落,将嵴帽结石转化为管结石。包括 Lempert 手法或 Barbecue 翻滚疗法等慢速疗法,也包括 Gufoni 等利用惯性和线性加速度的快速疗法。

(四)手术治疗

若上述疗法无效,症状持续存在,且严重影响生活和工作,可行壶腹神经切断术或半规管填塞术。有学者报道了一例病毒性迷路炎伴眩晕的患者,其持续 6 个月以上的轻嵴帽位置性眼震,最终通过半规管阻塞手术得到缓解。

(五)特殊治疗

对于轻嵴帽患者,因发病机制不清,目前尚无确切的治疗方法,手法复位对轻嵴帽没有明确效果,因此对于确诊的轻嵴帽患者应避免反复手法复位。但有文献报道了以下治疗方法。

1.鼓室内类固醇注射 有学者研究了鼓室内类固醇注射、前庭神经抑制剂和耳石复位对于轻嵴帽患者的疗效,发现鼓室内注射类固醇虽不比其他治疗更有效,但 3 天随访显示,与前庭抑制剂组和耳石复位组相比,鼓室内类固醇注射可减轻 DCPN。

2.经皮迷走神经刺激 近年有学者报道了一例经皮迷走神经刺激后快速恢复的持

续向地性 DCPN 患者,虽然其机制还不清楚,但首次报道这种方法可能有助于治疗持续性眩晕。

(六)前庭康复治疗训练

药物治疗的副作用和手术治疗的破坏性,会导致不可逆的前庭功能损失,限制了其在飞行人员中的应用。因此前庭康复训练,如 Brandt Daroff 等习服训练作为治疗嵴帽病的一种治疗手段就成为飞行人(学)员的最安全的治疗方法。

第三节　疗效评估

一、疗效评价

(一)疗效评价

根据 2006 年贵阳标准:

1.**痊愈**　眩晕症状或位置性眼震完全消失。

2.**有效**　眩晕症状或位置性眼震减轻,但未消失。

3.**无效**　眩晕症状或位置性眼震无变化或加剧。

(二)随访

由于嵴帽病具有一定的自限性,所以随访显得尤其重要。1 周后未复查的患者予以电话随访,询问眩晕症状的控制情况。

二、评估时机

经过有效治疗,症状缓解或消失后的嵴帽病飞行人员,1 个月后进行医学评估。服药的患者应在停药后 72～96 h 进行评估,手术患者应该在术后 3 个月、6 个月、12 个月分别进行评估。

三、评估内容

(一)病史询问

询问患者是否存在头脑晕沉感,是否在头位变化时出现视物晃动、视物旋转、恶心、呕吐等症状,在乘坐交通工具或驾驶飞行器、模拟器、汽车、航船等各类交通工具时是否出现以上症状。

(二)床旁查体

让患者行低头、抬头、双侧歪头、卧床、起床、卧床左右翻身等动作,观察是否出现头晕、眩晕以及恶心、呕吐等自主神经症状,观察有无随体位改变引起的特殊眼震。

（三）前庭功能检测

未经过特殊治疗的患者可以进行 BPPV 转椅检查,观察在体位变化时有无特殊症状及眼震。对于接受手术和鼓室药物注射等特殊治疗的患者应行温度试验,视频头脉冲(VHIT),主观视觉垂线和主观视觉水平线测试检查(SVV、SVH),动态视敏度检查(DVA),前庭肌源性诱发电位检查(VEMP)〔包括眼肌源性诱发电位(oVEMP)和颈肌源性诱发电位(cVEMP)检查〕,以及感觉统合试验(SOT)检查,了解前庭功能状态。具体检查方法见绪论部分。

第四节　航空医学鉴定

一、招收飞行学员航空医学鉴定原则

出现过典型的变位性眩晕或明确诊断为良性阵发性位置性眩晕或嵴帽病,不合格。

二、航空大学和飞行学院学员航空医学鉴定原则

1. 在校期间出现过典型的变位性眩晕或明确诊断为良性阵发性位置性眩晕或嵴帽病,经过积极治疗效果欠佳,未达到治愈标准,或反复发作,飞行不合格。

2. 在校期间出现过 1~2 次典型的变位性眩晕或明确诊断为良性阵发性位置性眩晕或嵴帽病,经过积极治疗效果良好,达到治愈标准,未再次出现过类似症状,飞行合格。

三、地面人员改空中战勤、技勤人员航空医学鉴定原则

典型的变位性眩晕,或确诊良性阵发性位置性眩晕或嵴帽病,不合格;良性阵发性位置性眩晕或嵴帽病史,治愈超过 1 年未复发,个别评定。

四、飞行人员航空医学鉴定原则

1. 出现过典型的变位性眩晕或明确诊断为良性阵发性位置性眩晕或嵴帽病,经过积极治疗或康复治疗效果不好,未达到治愈标准,或反复发作,或影响空中操作,飞行不合格。

2. 单座机飞行员手术治疗,飞行不合格,必要时行转换机种医学鉴定。其他飞行人员手术后无前庭症状,经过 1 年随访,实验室复查前庭功能代偿良好,个别评定。

3. 出现过典型的变位性眩晕或明确诊断为良性阵发性位置性眩晕或者嵴帽病,但症状轻微,不影响空中操作,飞行信心强;或经过积极治疗含康复治疗效果良好,达到治愈标准,未再出现过类似症状,飞行合格。

五、民用航空人员医学鉴定原则

1.招收飞行学生 《民用航空招收飞行学生体检鉴定规范》规定:不应有前庭功能障碍,旋转双重试验检查不应出现Ⅱ度及以上或延迟反应;不应有内耳疾病及其病史;不应有眩晕病史。据此,嵴帽病及其病史,鉴定为不合格。

2.空勤人员和空中交通管制员 《民用航空人员体检合格证管理规则》规定:不应有前庭功能障碍。对嵴帽病未规定具体的鉴定标准,发病时应及时进行停飞等中止履行执照职责,对于临床治愈后的Ⅰ、Ⅲa级体检合格证申请人,应从症状体征消失(至少观察6个月)、药物使用、前庭功能检查情况等多因素进行个别评定。

(张 扬 翟丽红 刘 瑛)

参考文献

[1] 彭好,王利一,宋海涛,等.向地性位置性眼震患者临床特点及疗效观察[J].中华耳鼻咽喉头颈外科杂志,2017,52(3):205-209.

[2] 王素菊,姜鸿,高志强等.轻嵴帽病:伴无效平面的持续变向位置性眼震[J].中华耳鼻咽喉头颈外科杂志,2017,52(3):210-214.

[3] 张碧茹,徐嘉宝,曾丽娜等.2例轻嵴帽:难治性良性阵发性位置性眩晕的病因分析[J].右江民族医学院学报,2018,40(1):52-54.

[4] 张润萌,周慧芳,陶树东.轻嵴帽症的临床特点及研究进展[J].北京医学,2017,39(08):841-843.

[5] 徐先荣,杨军.眩晕内科诊治和前庭康复[M].北京:科学出版社,2020(92)-100.

[6] 贾宏博,李仓明,谢溯江等.我军招飞体检前庭功能检查现状与分析[J].航空军医,2004,4(2):87-89.

[7] 李远军,徐先荣.前庭康复的研究进展[J].临床耳鼻咽喉头颈外科杂志,2017,31(16):890-894.

[8] Cha W W,Song K,Lee H Y.Persistent geotropic direction changing positional nystagmus treated with tanscutaneous vagus nerve stimulation[J].Brain Stimulation,2016,9(3):469-470.

[9] Choi J Y,Lee E S,Kim H J,et al.Persistent geotropic positional nystagmus after meningitis:Evidence for light cupula[J].Journal of the Neurological Sciences,2017,379 279-280.

[10] Hiruma K,Numata T.Positional nystagmus showing neutral points[J].ORL,2004,66(1):46-50.

[11] Kim C H,Kim M B,Ban J H.Persistent geotropic direction changing positional nystagmus with a null plane:the lingt cupula[J].The laryngoscope,2014,124(1):E15-E19.

[12] Kim C H,Pham N C.Density difference between perilymph and endolymph:A new hypothesis for light cupula phenomenon[J].Medical Hypotheses,2019,123:55-59.

[13] Park J S,Kim S Y,Kim M.Effect of intratympanic steroid injection in light cupula[J].Acta Oto-Laryngologica,2018,138(9):768-774.

[14] Seo T,Saito K,Doi K.Intractable persistent direction changing geotropic nystagmus improved by lateralsemicircular canal plugging[J].Case reports in otolaryngology,2015:192764.

［15］ Seo T, Shiraishi K, Kobayashi T, et al. Clinical course of persistent geotropic direction – changing positional nystagmus with neutral position – Light cupula［J］. Acta Oto – laryngol, 2016, 136（1）:34 – 37.

［16］ Shigeno K, Oku R, Takahashi H, et al. Static direction changing horizontal positional nystagmus of peripheral origin［J］. J Vest Res, 2001 – 2002 11:243 – 244.

［17］ H. Ichijo. Persistent direction – changing geotropic positional nystagmus［J］. European archives of oto – rhino – laryngology :official journal of the European Federation of Oto – Rhino – Laryngological Societies（EUFOS）:affiliated with the German Society for Oto – Rhino – Laryngology – Head and Neck Surgery, 2012, 269:747 – 751.

［18］ H. Ichijo. Neutral position of persistent direction – changing positional nystagmus［J］. European archives of oto – rhino – laryngology:official journal of the European Federation of Oto – Rhino – Laryngological Societies（EUFOS）:affiliated with the German Society for Oto – Rhino – Laryngology – Head and Neck Surgery, 2016, 273:311 – 316.

［19］ G. Aschan, M. Bergstedt, L. Goldberg and L. Laurell. Positional nystagmus in man during and after alcohol intoxication［J］. Quarterly journal of studies on alcohol, 1956, 17:381 – 405.

［20］ K. E. Money and W. S. Myles. Heavy water nystagmus and effects of alcohol［J］. Nature, 1974, 247:04 – 405.

［21］ R. Rietz, B. W. Troia, A. J. Yonkers and T. W. Norris. Glycerol – induced positional nystagmus in human beings［J］. Otolaryngology—head and neck surgery:official journal of American Academy of Otolaryngology – Head and Neck Surgery, 1987, 97:282 – 287.

［22］ J. Bergenius and T. Tomanovic. Persistent geotropic nystagmus—a different kind of cupular pathology and its localizing signs［J］. Acta oto – laryngologica, 2006, 126:698 – 704.

［23］ C. H. Kim, Y. S. Yang, D. Im and J. E. Shin. Nystagmus in patients with unilateral acute otitis media complicated by serous labyrinthitis［J］. Acta oto – laryngologica, 2016, 136:559 – 563.

［24］ C. H. Kim, M. B. Kim and J. H. Ban. Persistent geotropic direction – changing positional nystagmus with a null plane:the light cupula［J］. The Laryngoscope, 2014, 124:E15 – 19.

［25］ Hiroaki Ichijo. Neutral position of persistent direction – changing positional nystagmus［J］. Eur Arch Otorhinolaryngol DOI 10. 1007/s00405 – 014 – 3487 – 3.

［26］ 中国民用航空局. MH/T 7013 – 2017 民用航空招收飞行学生体检鉴定规范［S］. 北京:中国民用航空局, 2017:5. DOI:10.32629/er. v1i5. 1557.

［27］ 中国民用航空局. CAAR – 67FS – R4 民用航空人员体检合格证管理规则［S］. 北京:中华人民共和国交通运输部, 2018:25.

第十一章　飞行人员前庭性偏头痛的诊治与航空医学鉴定

第一节　概　述

一、定义

前庭性偏头痛(vestibular migraine,VM)被认为是一种偏头痛变异,其特征是眩晕、头晕或平衡障碍与偏头痛的结合。

二、演变历史

早在公元前131年,Aretaeus首次描述了偏头痛发作时伴前庭症状的发生。在19世纪,一些神经病学家就已发现偏头痛与眩晕之间的关联,眩晕和偏头痛共患病的概率很高,眩晕患者易伴发偏头痛,偏头痛患者也极易出现眩晕症状。但直到100多年之后,才对偏头痛引起的眩晕展开了系统研究。前庭性眩晕的发病率为7%,偏头痛的发病率为14%;而大样本人群研究发现两者的共病率为3.2%。偏头痛患者合并发生眩晕的机会是无头痛和紧张性头痛患者的2~3倍,而特发性眩晕患者偏头痛的发病率也明显增高。反复眩晕伴偏头痛的患者曾先后被诊断为偏头痛相关性眩晕、头晕、偏头痛关联性眩晕、良性复发性眩晕、偏头痛相关前庭病、偏头痛性眩晕等。1999年,Dietefich和Brandt第一次倡导用"前庭性偏头痛"这一术语作为此类患者的诊断,从而取代了之前所有对于此类疾病的诊断。2012年,国际Barany协会和国际头痛学会的偏头痛分类小组委员会共同制定了VM诊断标准,此标准于2018年出现在国际头痛疾病分类第三版的附录中。

三、流行病学

1. **普通人群与VM的关系**　Neuhauser等研究表明,VM的年患病率是5%,年发病率是1.4%,且其患病率随年龄逐年升高,女性的发病率比男性高2~3倍。总人口中约有1%的人患有VM,使其成为最常见的中枢发作性眩晕。在眩晕专科门诊疾患中占7%,仅次于BPPV,是眩晕反复发作的另一常见病因;在耳鼻喉VM科门诊疾患中占4.2%~29.3%;头痛科门诊疾患中占9.0%~11.9%。VM以女性多见,患者中男女比约为1∶5~1∶1.5。VM可于任何年龄发病,女性平均发病年龄为37.7岁,男性为42.4岁。40~54

岁的女性 VM 年发病率为 5%。Eggers 等研究表明,以偏头痛为首发症状的 VM 患者平均年龄为 28 岁,而以眩晕为首发症状的平均年龄为 49 岁。流行病学数据证实,偏头痛相关症状也是儿童眩晕和头晕最常见的原因。儿童偏头痛是儿童期良性复发性眩晕的变体,其特征是短暂性眩晕发作,伴有眼球震颤,发作开始于 1~4 岁,仅持续几秒钟至几分钟,几年内自行消失,为良性疾病。有或没有先兆的偏头痛经常会过渡到其他类型的偏头痛。

2. **飞行人员与 VM 的关系**　飞行人员中 VM 的发病率和患病率尚不清楚。2015 年徐先荣等曾发表过《47 例军事飞行人员眩晕病的分析》,VM 有 4 例,占 8.51%,其中 2 例因影响飞行操作,继续飞行会导致病情加重,并严重威胁飞行安全,结论为飞行不合格。2017 年徐先荣等发表了《飞行人员和普通人员眩晕病因的比较研究》,发现在普通人群中 VM 为眩晕的第 2 大病因,占 31.46%;而在飞行员中排第 6 位,占 2.17%,远低于普通人群组。笔者考虑原因可能是有少部分患有 VM 的飞行人员在早期资料中被诊断为 MD,或当年没有确定诊断的"眩晕""头晕"的患者中很可能有少部分患者按照现行的诊断标准应该诊断为 VM。该研究近几年的病例中,VM 的诊出率有很大提高。3 名 VM 患者,其中 1 名是在 1984 年至 2015 年 31 年中就诊的 147 位眩晕患者之一,疾病构成比为 0.07%。其余 2 名患有 VM 的飞行人员是在 2015 年至 2018 年 3 年之中就诊的,而这 3 年飞行人员 VM 构成比(2/6)非常接近普通患者组(31.46%),但目前病例资料较少,是否符合普通人群的发病率还需要更多的临床研究。

四、病因及发病机制

目前 VM 的病因及发病机制尚不清楚,大多数的假设是基于对偏头痛的认知,脑干前庭 – 神经核与调节三叉神经疼痛输入的结构之间的相互连接可能是 VM 的病理生理学基础,发作期和发作间期的临床表现提示前庭系统与偏头痛各级机制之间有着相互作用。许多学者认为前庭外周和中枢共同参与了 VM 的发病过程。

1. **皮质扩散抑制学说**　该学说能较好地解释偏头痛先兆的发生原因。大脑皮质受到各种因素刺激后,抑制性皮质电活动会从刺激部位向周围扩散,受累的部位会出现相应的神经症状和体征。当抑制性皮质电活动扩散至前庭皮质(顶叶和岛叶)时则会使其受到抑制,导致对脑干前庭神经核抑制作用减弱,从而影响前庭信号的加工处理而出现前庭症状。但 VM 急性期出现的临床症状,如半规管功能障碍或复杂的位置性眼震,无法用皮质功能障碍来解释。

2. **神经递质参与学说**　皮质扩散抑制过程中,细胞外释放信号物质如 K^+、H^+、NO 和花生四烯酸,可激活三叉神经血管系统,继而引起释放降钙素基因相关肽(calcitonin gene related peptide,CGRP)、P 物质和其他神经肽,引起脑膜血管炎症继而出现血管扩张、血浆渗出及肥大细胞脱颗粒,最终导致发生偏头痛症状。单侧递质释放紊乱(类似单侧头痛)可引发单侧前庭功能失衡,继而导致旋转性眩晕;双侧递质释放紊乱造成前庭兴奋性改变可引起静态失衡,导致位置性眩晕和步态紊乱。

3. **三叉神经血管学说**　前庭和疼痛通路在神经化学上是相似的,它们都是感觉感知的通路,所以中枢处理机制也可能相同。基于 VM 的人类研究模型发现,三叉神经系统和前庭神经系统之间存在着联系。前庭神经核可能会影响与偏头痛发作相关的去甲肾上腺素能和 5 - 羟色胺能途径,并参与疼痛途径的调节、三叉神经脊束尾核中的信息处理和丘脑皮质调节机制。从初级前庭耳蜗感觉终末端向内耳淋巴液中释放的肽类物质也可能在 VM 的发生中发挥作用。而且,偏头痛机制可以通过单胺能神经通路、三叉前庭系统之间的连接和(或)皮质机制影响前庭系统的活动过程。有临床研究报道指出,偏头痛患者的自发性眼震可以通过刺激三叉神经触发或进行调节,这也为前庭和三叉神经系统功能的联系提供了佐证。

4. **遗传学学说**　VM 与偏头痛相似,呈现家族性趋势。据报道,33.3% 的 VM 患者有家族发病史。Lee 等发现 VM 家族中女性患者居多可能与 11 号染色体长臂的一个区域相关,且发现与孕激素受体(PGR)相关区域内的单核苷酸多态性(SNP)也相关。家族性VM 可能和22q12 相关。Bahmad 等发现家族性 VM 可能和5q35 相关。

5. **中枢信号整合异常学说**　近期的功能神经影像学研究发现,多模式感觉统合失调、前庭和伤害性信息的处理可能是与 VM 有关的因素。正电子发射断层成像(positron emission tomography,PET)研究显示,在 VM 发作期间,颞顶岛叶区域和双侧丘脑的代谢增加,提示前庭丘脑皮质通路被激活。与对照组和无先兆偏头痛的患者相比,VM 患者在前庭刺激后同侧丘脑被显著激活。此外,对 VM 患者无眩晕期间行视觉刺激并进行功能磁共振成像(functional magnetic resonance imaging,fMRI)检查,发现与视觉和前庭线索整合相关的大脑区域被激活。形态测量研究发现,VM 患者颞下回、扣带皮质和脑岛后部的灰质体积减小,这些区域与前庭和疼痛信息的处理有关。VM 患者的这些功能和结构改变与偏头痛患者的相关改变类似。因此,VM 可能代表了偏头痛与前庭系统之间的病理生理学联系。

第二节　诊断治疗

一、病史和检查

(一)病史

包括头痛发作的频率、特点、持续时间等,有无家族史。女性还应了解症状是否与经期相关。询问是否有伴随症状,如畏光、畏声、眩晕、视觉先兆等。

（二）检查

1. 前庭功能检查

（1）自发性眼震：自发性眼震要求患者朝正前、左、右、左上、上、右上、左下、下、右下共 9 个方向注视，观察有无眼震，以及眼震的方向和程度。向侧方注视时不能超过 30°，以免出现生理性终极性眼震，影响对疾病的观察和判断。对于急性外周性眩晕患者，自发性眼震常表示急性发作后静态代偿未建立。当静态代偿建立完成后，自发性眼震即消失。

（2）视眼动通路：视眼动通路包括扫视、视追踪、凝视试验。在排除眼肌等问题导致的眼球运动障碍后，如以上试验结果异常，常提示中枢功能障碍。

（3）耳石眼动通路：耳石眼动通路在维持双眼垂直一致性上起了重要的作用，因此可以通过检查双眼垂直线是否一致来评估这条通路的功能状况。该通路受到损害，常造成双眼协同性偏斜，即双眼不在正中垂直线上，而是向一侧扭转偏斜。这与斜视造成的只有单眼存在偏斜角度的非协同性斜视不同。常用的检查方法为覆盖试验（cover test）和覆盖/去覆盖试验（cover/uncover test）。

（4）前庭眼动通路：前庭眼动通路包括摇头试验和床旁头脉冲试验。特别是床旁头脉冲试验，可分别评估左右 6 个半规管的功能，帮助判断病变的侧别和部位。

（5）步态平衡检查方法：步态平衡检查方法包括平衡临床测试（clinical test of sensory interaction and balance，CTSIB）、过指试验、单脚站立试验、Romberg 站立试验、Fukuda 原地踏步试验、Tandem 行走试验、行走转头试验等。平衡障碍或步态异常受多种因素影响，可以作为诊断的辅助检查及治疗效果评估的主要手段。

（6）位置试验：位置试验是通过头位或体位改变，观察有无眼震及眩晕出现。VM 患者可有位置性眼震。

2. 影像学检查　当患者首次出现前庭症状时，后循环卒中是最重要的鉴别诊断，需行神经影像学检查。

二、诊断依据

1. 临床表现　VM 的临床表现多样，除了偏头痛症状外，还有自发性眩晕、位置性眩晕、视觉诱发的眩晕、头部运动诱发的眩晕和平衡障碍等前庭症状。国外多项研究表明，VM 发作时前庭症状的持续时间波动很大，可持续数秒至数天，其中数秒至 1 分钟占 5%～10%，数分钟至 1 小时占 15%～30%，1～24 小时占 21%～30%，1 天以上占 26%～42%。偏头痛可发生在眩晕发作前、发作过程中或发作后，也可以无头痛发作。伴随症状有恶心、呕吐、乏力、畏光、畏声、幻视，以及耳鸣、耳闷、听力减退等轻微耳部症状。常见的诱因为劳累、紧张、情绪改变、睡眠不足、天气或温度变化、晃动的视觉刺激、喝茶或咖啡、烟味或气味、外出就餐、嘈杂环境和月经期等。

2.诊断标准

（1）VM诊断标准：①至少5次中、重度的前庭症状发作，持续5分钟至72小时；前庭症状包括自发性眩晕（内在性眩晕与外在性眩晕）、位置性眩晕、视觉诱发的眩晕、头部运动诱发的眩晕、头部运动引起的头晕伴恶心。②既往或目前存在符合ICHD诊断标准的伴或不伴先兆的偏头痛。③50%的前庭发作时伴有至少一项偏头痛性症状：头痛，至少有下列特点中的两项——单侧、搏动性、中重度疼痛、日常体力活动加重；畏光、畏声；视觉先兆。④不符合其他前庭疾病或ICHD的诊断标准。

（2）可能VM诊断标准：①至少5次中、重度的前庭症状发作，持续5分钟至72小时。②符合VM诊断标准中的②或③；③不符合其他前庭疾病或ICHD的诊断标准。

三、鉴别诊断

可以引起发作性眩晕的疾病都需要与VM进行鉴别诊断，如MD、BPPV、VP、脑血管性头晕或眩晕、颅脑肿瘤等，同时也要警惕共同患病的可能。

1.MD　VM和MD的诊断都是基于患者的临床症状和病史，没有生物标志物可供鉴别诊断，且有时两者的症状和体征会有交叉重叠，这常使诊断难以确定。二者主要的不同点：MD较VM发病年龄晚，伴听力下降、耳鸣、耳胀满感及异常的眼震、温度试验和VEMP测试结果，大多数患者有内淋巴积水，而VM则更多伴偏头痛、畏光畏声、视觉先兆、焦虑、心悸等表现。此外，还有以下两点可以用来鉴别。首先，如果眩晕时间较短（几秒到15 min以内）或较长（超过24 h），基本倾向于VM的诊断而不是MD。其次，VM听觉和前庭功能的异常程度通常较轻，且趋于稳定而不随时间波动。VM与早期的MD不易区分，VM可以表现出MD的所有症状，包括波动性感音神经性听力下降，但即使反复发作，VM也很少出现持久的耳聋。对于一时鉴别确有困难的患者，随访可能是最好的选择，因为MD为渐进性听力下降，反复发病会出现永久的逐渐加重的感音神经性听力损失，早期以低频为主，逐渐会损害高频，最终会出现全频下降。患者在病程中只要有听力下降的证据，即使出现偏头痛，也应该诊断为MD而不是VM。只有当患者具有两种不同的症状，一个满足VM的标准，另一个满足MD的标准，才可以诊断为这两种疾病共存。

2.BPPV　BPPV也经常和VM有关联，症状有相似性，所以VM的位置性眩晕患者须与BPPV鉴别。VM有时只有单纯眩晕发作，类似BPPV，鉴别诊断时可在急性期直接观察其眼震持续时间、发作频率及眼震类型。VM患者位置性眼震的特点为持续性，不显示单一半规管特点；而BPPV眼震具有持续时间短、潜伏期短、疲劳性、角度性变位等特性。BPPV诊断的金标准是变位试验阳性，但应注意双侧评价和重复检查，以防止漏诊或误诊。

3.前庭阵发症　表现为发作性眩晕，持续时间1分钟到数分钟，每日多次，卡马西平或奥卡西平治疗有效。尽管2008年已经有了VP的诊断标准，但临床上常发现MRI血管与神经关系密切者却无眩晕，而部分症状典型、卡马西平治疗有效的患者行MRI却未发现血管、神经的压迫现象,所以该疾病的发病机制仍有争议。

4.**脑血管性头晕或眩晕** 常见的是后循环缺血。该疾病是指后循环系统短暂性缺血发作和脑梗死,有些患者早期症状不典型且病情变化迅速,可能会有头晕或眩晕同时伴头痛,脑 CT 和头部 MRI、DWI 检查可以提供有价值的信息。后循环缺血患者有基础病病史,血管超声和血管造影资料结合临床表现的"6 个 D"为特点,即头晕(dizziness)、复视(diplopia)、构音障碍(dysarthria)、吞咽困难(dysphagia)、共济失调(dystaxia)和跌倒发作(drop attack),可为临床诊断提供帮助。对老年眩晕患者,长期的偏头痛病史有助于两者鉴别,VM 患者核心症状发作时间不超过 72 小时,一旦超过 72 小时,应警惕后循环卒中,必要时可进行相关的影像检查,排除责任血管的病变。

5.**颅脑肿瘤** 可出现头晕或眩晕并伴头痛的症状,MRI 检查可进行鉴别。

6.**小脑梗死** 突发性眩晕,伴恶心、呕吐,应注意原发性高血压、血管硬化等心血管疾病史,且 CT 或 MRI 扫描可发现梗死灶。

7.**精神性头晕** 焦虑和抑郁可致头晕,同样可使前庭疾病复杂化,但其症状多为持续性。焦虑相关性头晕的特征是情境激发、强烈的自主神经激活、灾难思维及回避行为。超过 50% 的 VM 患者合并精神疾病。已有研究报道了 VM 的慢性变异型,如何诊断慢性VM 和精神性头晕共病非常具有挑战性。

四、治疗

(一)一般治疗

向 VM 患者进行健康教育,提倡规律生活、控制情绪、适当锻炼,避免各种诱发因素,包括睡眠影响(不足、过多或不规律)、体位改变、情绪变化、乙醇摄入、激素水平变化(如月经)、压力变化(如压力过大或假期开始时压力突然缓解)、天气变化、劳累、特定饮食(如发酵奶酪、红酒、含谷氨酸的物质)、感觉刺激(如亮光、闪光、强烈气味或噪声)等。另外,VM 的合并疾病如 MD、BPPV 或 PPPD 都可能是前庭症状重要的诱发因素,应积极予以治疗。

(二)药物治疗

1.**间歇期预防性治疗** 预防性药物是 VM 治疗的关键,可参照偏头痛预防性治疗原则。目前常用的是钙通道阻滞剂(calcium channel blocker,CCB)如氟桂利嗪,可有效控制眩晕症状,减少眩晕和头痛的发作。此外,乙酰唑胺、二氯苯酰胺等碳酸酐酶抑制剂一般不推荐用于偏头痛的预防性治疗,但对预防 VM 确实有一定效果。

预防性用药治疗时,应注意共病的可能。VM 和焦虑、抑郁的共病率达 50% ~ 60%,氟桂利嗪长期使用需警惕抑郁和锥体外系的合并症(尤其是老年患者)。如果患者合并睡眠障碍、抑郁和焦虑状态时,可短期使用苯二氮䓬类药物,如地西泮;规律使用三环类抗焦虑、抑郁药,如阿米替林,非典型抗抑郁药文拉法辛等。如果以精神心理障碍为主要表现,建议精神专科进行干预和行为治疗,常用选择性 5 - 羟色胺再摄取抑制药,其可有效减轻头晕症状。如果合并高血压,β 受体阻断剂如普萘洛尔、美托洛尔等对预防眩晕非常有效,但有哮喘、心动过缓者禁用。如果合并癫痫,则抗癫痫药如托吡酯、拉莫三嗪等对治疗有效。多种类型药物治疗 VM 的有效率约为 70%,表明其发病机制复杂,与多种疾病共病并涉及多个系统。用药时应注意药物潜在的不良反应及禁忌证。如果患者对药物的不良反应比较敏感,通常开始时要给予小剂量,逐渐缓慢加量,每隔 3 个月评估一次治疗效果。有研究表明针灸治疗可以用于偏头痛和 VM 的预防,具体机制仍在探讨中。

2. 急性期药物治疗 VM 急性期常用的药物有曲坦类(如舒马曲坦)、麦角类(如麦角胺)、非甾体抗炎药(如芬必得),可短期使用前庭抑制剂(如异丙嗪、苯海拉明和美可洛嗪),还可使用少量的苯二氮䓬类、选择性 5 - 羟色胺再摄取抑制药等。两个随机病例对照研究评估了曲坦类药物(佐米曲坦、利扎曲坦)在 VM 急性期的治疗效果,结果显示用其治疗组症状比安慰剂对照组均有明显减轻。大剂量甲泼尼龙应用 1~3 天对改善连续严重发作的症状有明显的益处。研究显示桂利嗪和茶苯海明或乙酰唑胺联合治疗 VM 患者可以实质性控制眩晕发作。Salmito 等研究发现,在发作期间使用阿米替林、氟桂利嗪、普萘洛尔和托吡酯均有效。

(三)前庭康复治疗

通过前庭康复训练,可以明显地减轻 VM 患者的眩晕程度,控制发作频率,并改善主观自我感知能力。

1. 前庭康复前基线评估

(1)前庭康复基线评估的目的:①定性前庭功能障碍。前庭损害大致分为毁损性前庭功能障碍和非毁损性前庭功能障碍。不同性质的损害需要不同性质的康复。因此前庭康复治疗前的基线评估非常重要,需要根据康复诊断提供的信息选择适当的康复训练方法。②判断损害部位及受累系统。对于外周性前庭功能损害,如果患者中枢功能完好,通过康复治疗多能获得良好的治疗效果。如果中枢系统损害,特别是和前庭相关的脑干、小脑等部位损害,会明显影响前庭康复的效果。而且累及的部位不同、受损的系统不同,前庭康复治疗的方式也有不同。③量化损害程度。不同程度的损害也会影响康复治疗的时长和效果,这也是在前庭康复治疗前需要评估的内容。④为治疗效果的评估提供对比依据。在前庭康复治疗前进行前庭功能基本状态的评估,可以和康复治疗之后的数据进行对比,从而准确了解治疗效果,及时调整治疗方案,提高康复治疗的成效。

(2)前庭康复基线评估内容:①病史和症状。了解原发病的情况,目前发病是原发病的复发还是前庭失代偿的表现,是单一疾病还是一种以上疾病,是否伴并发症等。②前庭功能状态。包括损害性质(是毁损性前庭功能障碍还是非毁损性前庭功能障碍)、毁损部位(是外周性损害、中枢性损害还是混合性损害,并进一步明确受损部位)、受累系统(是前庭系统、视觉系统、本体觉系统还是混合性)、损害程度(是完全损害还是部分损害)、代偿能力(完全、不完全、完全丧失)。③主观感觉及情绪状态。了解其对生活和工作的影响,是积极情绪还是消极情绪。

2. 前庭康复方案 通过前庭康复前的基线评估,对 VM 患者做出准确的疾病诊断和前庭功能诊断,并据此制订最适合的前庭康复方案。根据每个患者的具体病情,从下面的康复方案中选择适合的方法进行针对性训练。

(1)前庭眼动通路的康复训练:可以明显改善头部运动诱发的症状,减轻头晕。训练遵从先易后难的原则,可以先坐位,然后站位,最后行走时训练。①摇头固视:又称 VOR time 1 训练。眼睛注视正中位视靶,视靶高度同眼睛水平,水平或垂直方向转头,幅度约 15°,速度需保持在能看清视靶但诱发出能忍受的头晕水平。每次训练 30 ~ 40 个循环(每左右或上下往返一次为一个循环),连续做两次为 1 组,每日训练 2 ~ 3 组,速度随着康复进程逐渐增加。②交替固视:在两个固定静止视靶之间水平或垂直方向转头,眼动和头动方向相同,眼睛跟随头动交替注视两个视靶,速度需保持在能看清视靶但诱发出能忍受的头晕水平。每次训练 30 ~ 40 个循环(每左右或上下往返一次为一个循环),连续做两次为 1 组,每日训练 2 ~ 3 组,速度随着康复进程逐渐增加。③分离固视:两个间隔一定距离的固定静止视靶,头眼同时对准一侧视靶,然后头保持不动,眼睛转向另一侧视靶并保持稳定固视,之后再把头迅速转过来,转头时需尽可能快速并保持能看清视靶的速度水平。以相同方式重复训练 30 次,连续做两次为 1 组,每日训练 2 ~ 3 组,速度随着康复进程逐渐增加。④反向固视:又称 VOR time 2 训练。手持视靶水平或垂直方向移动,眼睛跟随视靶但头向反方向转动,尽量保持能看清视靶的最快速度。每次训练 30 ~ 40 个循环(每左右或上下往返一次为一个循环),连续做两次为 1 组,每日训练 2 ~ 3 组,速度随着康复进程逐渐增加。反向固视 VOR 视网膜影像误差的量是固定视靶的 2 倍,所有训练难度增加了 1 倍,需要在患者完全适应摇头固视训练的前提下再开始反向固视训练。

(2)前庭脊髓通路的康复训练:可以明显改善平衡不稳。①站立平衡训练:双脚并拢,分别睁眼和闭眼各站立 30 秒,尽量保持平稳;连续做两次为 1 组,每日 2 ~ 3 组。可逐渐增加难度,如单脚站立、站立在枕头或沙发软垫上。②行走平衡训练:向左侧和右侧侧向行走;倒退行走;向前行走时左右转头及抬头、低头;绕过或跨过障碍物行走;行走时捡物等。可根据患者的具体症状和体征选择不同的训练方法。训练时由易到难,一般每日训练 2 ~ 3 次,每次训练的时间可根据患者的具体情况拟定。

(3)视觉冲突的康复训练:视觉和其他感觉信息冲突可引发复杂视觉刺激环境高敏感性头晕反应,前庭功能障碍的患者还可能在代偿过程中表现为对视觉信息的过分依赖,这些都需要进行前庭康复训练才能尽快消除症状。

康复的方法是在前庭功能障碍患者康复训练方法的基础上,选择复杂的能引起视觉冲突的视觉背景进行训练。通过增强 VOR 反应和视前庭交互反应能力,降低对运动和视觉刺激的敏感性。还可以根据患者容易诱发症状的场景进行针对性训练,如去超市、广场等人流较多的地方,遵循由短到长的训练原则。

五、预防措施

1. 健康宣教 向 VM 患者进行健康教育,提倡健康生活方式、控制情绪、适当锻炼,避免各种诱发因素,如睡眠影响(不足、过多或不规律)、体位改变、情绪变化、乙醇摄入、激素水平变化(如月经)、压力变化(如压力过大或假期开始时压力突然缓解)、天气变化、劳累、特定饮食(如发酵奶酪、红酒、含谷氨酸的物质)、感觉刺激(如亮光、闪光、强烈气味或噪声)等。飞行人员因职业特殊,更应关注其心理健康状况。

2. 治疗合并疾病 VM 的合并疾病如 MD、BPPV 或 PPPD 都可能是前庭症状重要的诱发因素,需及时诊治。

六、VM 的综合防治

1. 体能训练 在部队日常体能训练中完成,提高飞行人员和航天员整体身心素质。

2. 前庭功能锻炼 在部队日常训练中完成,提高飞行人员和航天员的前庭功能的稳定性。

3. 疗养机构康复治疗 对在部队进行前庭功能训练效果欠佳者,可送疗养机构进行康复疗养,疗养期间利用疗养机构的特殊环境进行系统康复。

(1)健康宣教:同上。

(2)自然因子疗法:利用日光、空气负离子、浸浴等自然因子进行日光浴、空气浴、森林浴、海水浴、矿泉浴等,达到调节机体代谢、改善微循环、消除疲劳、增强体质的作用。在海滨、湖滨、山林散步或登山观赏大自然奇丽、壮观的景色,愉悦精神,调节神经系统。

(3)心理疗法:可以采用心理测试、心理咨询、音乐治疗、生物反馈放松训练,以及文娱活动等系列方法进行治疗。

(4)进行系统的前庭康复操,在悬梯、滚轮、秋千以及前庭功能检测仪器上进行系统的前庭康复。

4. 特色医学中心(医院)治疗 对在疗养机构康复治疗效果不佳,或在飞行后症状较重治疗效果欠佳者,可送特色医学中心(医院)进行中西医综合治疗。可采用包括 CCB、曲坦类、麦角类、非甾体抗炎药、前庭抑制剂(短期),还可短期使用少量的苯二氮䓬类、规律使用选择性 5-羟色胺再摄取抑制药等,以及生物反馈疗法和前庭功能锻炼等。病情得到控制后,其他疗法均逐步停用,只保留前庭功能锻炼。

第三节 疗效评估

一、评估时机

VM 患者的随访:在进行基线评估后,先根据患者的病情选择合适的训练方式、制订合适强度的康复方案。然后要求患者在第一个月内每周回访一次。此后一般每个月全面评估一次。根据第一个月的康复情况,制订第二个月的康复计划。如果恢复良好,可每两周随访一次。之后可每个月随访一次,直至半年无发作。

二、评估内容

1. **病史询问**　询问患者症状,填写眩晕问卷及评估量表,了解患者症状和主观感觉的变化情况。

2. **床旁查体**　主要针对 VM 发作时基线评估发现的异常情况进行复查,对体征进行评估。

3. **实验室前庭功能检测**　主要针对基线评估时发现的异常情况进行复查,对客观指标进行评估。

第四节　航空医学鉴定

一、招收飞行学员航空医学鉴定原则

(一)应届高中生参加招收飞行学员医学选拔

出现下列情况之一,选拔不合格:

1. VM 家族史;偏头痛或眩晕家族史。

2. VM 病史;偏头痛和(或)眩晕病史。

3. 搏动性头痛 1 年发作 3 次以上,病史超过 1 年。

4. 头晕伴不稳感 1 年发作 3 次以上,病史超过 1 年。

5. 有头部外伤史,但对病史描述不清,偶有头晕病史,无头晕家族史,前庭功能检查结果异常。

(二)青少年航空学校毕业生参加招收飞行学员医学选拔

出现下列情况之一,选拔不合格:

1. 与入青少年航空学校时相比,头痛、头晕没有减轻,或新出现头痛、头晕症状。

2. 在校学习期间有明确的头部外伤史,前庭功能仍有异常。

3. 在校学习期间有明确的单次眩晕、头晕和搏动性头痛表现,前庭功能仍有异常。

4. 在校学习期间有明确的头部外伤史或单次眩晕、头晕、头痛表现,前庭功能检查未见异常,经半年以上的观察,前庭功能复查正常,未再出现眩晕、头痛等表现,排除 VM 诊断,直升机、运输(轰炸)机飞行学员选拔合格。

(三)青少年航空学校学生入校医学选拔

出现下列情况之一,选拔不合格:

1. VM 家族史;偏头痛或眩晕家族史。

2. VM 病史;偏头痛和(或)眩晕病史。

3. 搏动性头痛 1 年发作 3 次以上,病史超过 1 年。

4. 头晕伴不稳感 1 年发作 3 次以上,病史超过 1 年。

5. 有头部外伤史,但对病史描述不清,偶有头晕病史,无头晕家族史,前庭功能检查结果异常。

二、航空大学学员航空医学鉴定原则

在航空大学进行理论学习的学员,如果出现较为频繁的搏动性头痛、头晕、眩晕表现,应当对其家族史进行补充调查,如果确认三代直系亲属有多名成员有上述表现,做停学或转学其他专业处理。

三、飞行学院学员航空医学鉴定原则

在飞行学院,飞行学员开始体验飞行、学习飞行机能,应当把握以下原则:如果出现较为频繁的搏动性头痛、头晕、眩晕表现,查明有无紧张、睡眠不佳、空腹饱腹、空中气流的剧烈颠簸、流动云的剧烈刺激等诱因,对确诊为 VM 的学员,做停飞处理。

四、地面人员改空中战勤、技勤人员航空医学鉴定原则

对诊断为 VM 者,地面人员改空中战勤和技勤人员均不合格。

五、飞行人员航空医学鉴定原则

1. 空中战勤人员

空中战勤人员确诊 VM,反复发作,经 6~12 个月以上系统治疗无改善,飞行不合格;治疗效果好,经 3~6 个月观察,个别评定。

2. 空中技勤人员

空中技勤人员确诊 VM,反复发作,经 6~12 个月以上系统治疗无改善,飞行不合格;治疗效果好,经 6 个月以上观察,个别评定。

3. 飞行员

(1)飞行员患 VM

下列情况不合格:①单座机飞行员明确诊断为 VM,治疗效果不佳;②其他类型飞行人员,明确诊断为 VM,经 1 年以上治疗效果不佳。

下列情况个别评定:①运输(轰炸)机和直升机飞行员,经治疗后康复半年以上,治疗康复效果佳;②歼击机(单座机除外)、高性能武装直升机飞行员。

单座歼击机飞行员原则上飞行不合格,对治疗效果好者,需在有资质的医疗单位进行特许飞行医学鉴定,必要时行转换机种医学鉴定。

(2)高性能歼击机、高性能武装直升机和舰载战斗机飞行员改装体检鉴定时,近 1 年

有搏动性头痛、头晕、眩晕病史者,改装飞行不合格,原机种(型)个别评定。

(3)航天员医学选拔鉴定时,有搏动性头痛、头晕、眩晕病史者,选拔飞行不合格,原机种(型)个别评定。

六、民航航空人员医学鉴定原则

1. **招收飞行学生** 《民用航空招收飞行学生体检鉴定规范》规定:不应有前庭功能障碍,旋转双重试验检查不应出现Ⅱ度及以上或延迟反应;不应有内耳疾病及其病史;不应有眩晕病史。据此,VM及其病史,鉴定为不合格。

2. **空勤人员和空中交通管制员** 偏头痛的鉴定:各级体检合格证申请人,确诊偏头痛,应鉴定为不合格。对于患偏头痛的飞行员是否可以继续飞行的问题,航空体检医师需要对其发作症状及有无先兆、先兆的性质,头痛发作的性质,严重程度,能力丧失程度等进行判断。影像学是否提示有脑血管的病变,如需用药物治疗则要考虑药物所产生的可能副作用是否危及飞行安全。总之,应在确保飞行安全的前提下通过足够的地面观察(半年)方可考虑有限制的特许恢复飞行。

《民用航空人员体检合格证管理规则》规定:不应有前庭功能障碍。对VM未规定具体的鉴定标准,发病时应及时进行停飞等中止履行执照职责,对于临床治愈后的Ⅰ、Ⅲa级体检合格证申请人,偏头痛控制良好,符合相应体检标准后,应根据症状体征消失(至少观察6个月)、药物使用情况、前庭功能检查情况等多因素个别评定。

(刘红巾　冯慧敏　曹鹏禹)

参考文献

[1] 史珊珊,江雪梅,潘永惠. 前庭性偏头痛发病机制及诊疗的研究进展[J]. 中国临床神经科学,2020,28(01):104－109.

[2] 刘玉华,王健,徐先荣,等. 47例军事飞行人员眩晕病分析[J]. 解放军医学院学报,2015,36(1):24－26.

[3] 李婷婷,张扬,徐先荣,等. 飞行人员和普通人员眩晕病因的比较研究[J]. 中华航空航天医学杂志,2019,30(1):17－24.

[4] 周畅,张蕾,潘永惠. 前庭性偏头痛发病机制的研究进展[J]. 中国临床神经科学,2018,26(5):588－592.

[5] 田军茹. 眩晕诊治[M]. 北京:人民卫生出版社,2015:323－329.

[6] 蒋子栋. 关注前庭性偏头痛[J]. 中华医学杂志,2016,96(05):321－323.

[7] Headache Classification Committee of the International Headache Society (IHS) The International Classification of Headache Disorders,3rd edition[J]. Cephalalgia,2018,38(1):1－211.

[8] Li V,McArdle H,Trip S A. Vestibular migraine[J]. BMJ,2019:3;366:l4213.

[9] Dieterich M,Obermann M,Celebisoy N. Vestibular migraine:the most frequent entity of episodic vertigo[J]. J Neurol,2016,263 1:S82－S89.

［10］ Ferster A P O'Connell, Priesol A J, Isildak H. The clinical manifestations of vestibular migraine: A review ［J］. Auris Nasus Larynx, 2017, 44（3）: 249 - 252.

［11］ Sohn J H. Recent Advances in the Understanding of Vestibular Migraine ［J］. Behav Neurol, 2016: 20161801845.

［12］ Tabet P, Saliba I. Meniere's Disease and Vestibular Migraine: Updates and Review of the Literature ［J］. J Clin Med Res, 2017, 9（9）: 733 - 744.

［13］ Tedeschi G, Russo A, Conte F, et al. Vestibular migraine pathophysiology: insights from structural and functional neuroimaging ［J］. Neurol Sci, 2015, 36 Suppl 137 - 40.

［14］ 中国民用航空局. MH/T 7013 - 2017 民用航空招收飞行学生体检鉴定规范 ［S］. 北京: 中国民用航空局, 2017: 5. DOI: 10.32629/er. v1i5. 1557.

［15］ 中国民用航空局. CAAR - 67FS - R4 民用航空人员体检合格证管理规则 ［S］. 北京: 中华人民共和国交通运输部, 2018: 25.

第十二章　飞行人员短暂性脑缺血发作的诊治与航空医学鉴定

第一节　概　述

一、定义

短暂性脑缺血发作(transient ischemic attack,TIA)是指颈动脉或椎－基底动脉系统一过性供血不足,导致供血区域突然出现的短暂局灶性神经功能障碍。一般症状在5 min即可达高峰,一次发作常持续5～20 min,最长不超过24 h,但容易反复发作。

二、流行病学

在我国的普通人群中,TIA 的发生率约为每年180/10 万,男女比例约为3∶1,发病率随年龄的增长而增加。由于 TIA 发作时间的限定尚有争议,因此各项统计中 TIA 的发病率差异较大。

根据原空军总医院在内的多家医院在 1981 年至 2016 年期间对我军飞行人员相关疾病统计的文献来看,在飞行人员的神经系统疾病构成中,短暂性脑缺血发作约占 2.9%,而在美军飞行人员神经系统疾病构成中,短暂性脑缺血发作及中风约占 0.93%。

飞行工作中的一些因素可能和 TIA 的发生存在一定关系,飞行人员在飞行工作中长期佩戴头盔,其重量作用于颈椎,在高过载机动时,头盔和头部重量会成倍增加,导致不同程度的退行性变。此外,飞行人员吸烟、饮酒等行为,加上饮食结构问题,导致飞行人员代谢疾病发病率较高,脑血管存在不同程度的动脉粥样硬化,血管存在一定狭窄,从而影响血流动力稳定性。这些飞行相关的因素可能会成为 TIA 发生的危险因素。但是,由于飞行人员年龄相对偏低(相对于心脑血管疾病高发的年龄来说),因此该疾病的发生率低,所以 TIA 在飞行人员神经科疾病谱中占比较少。

三、病因及发病机制

以下几种因素可能在 TIA 的发生发展中发挥一定作用。

1. **微栓塞**　微栓子主要来源于颅外动脉,颈动脉或椎动脉的动脉粥样斑块的溃疡面或心脏的附壁血栓。这些栓子脱落后随血液进入脑血管中形成微栓塞,出现局部缺血症状。但因栓子很小,易破裂,或经酶的作用而分解,或因栓塞远端血管缺血扩张使栓子向血管更远端移动,这些原因导致局部缺血持续时间短,血供可在短时间内恢复,症状随即消失。

2.**血流动力学改变**　供应脑部某一部位的动脉严重狭窄或闭塞时,平时必须依靠侧支循环才能维持该处的血液供应,在血压降低时由于侧支循环的丧失,导致这一部位的一过性脑缺血,而产生相应症状。

3.**颈部动脉受压**　常见于椎动脉因动脉硬化、先天性迂曲过长或颈椎骨质增生,当头颈过伸或向一侧转动时,血管被扭曲或压迫,导致一过性缺血而出现临床症状。

4.**血管痉挛**　当脑动脉发生粥样硬化时,管腔狭窄,当受到刺激时,如湍流加速血液冲击血管,即可引起血管壁产生痉挛,从而发生缺血性症状。

5.**血液成分改变**　红细胞增多症时红细胞在微循环中淤积,严重贫血时红细胞携氧不足,白血病时白细胞堆积,高凝状态时微血管阻塞等均可引起 TIA。

第二节　诊断治疗

大多患者的 TIA 发作常有以下特点:①好发于中老年人,男性多于女性;②发病突然,症状持续时间较短(很少超过 1 小时),然后消退,不留下持久的神经障碍,意识存在,最长不超过 24 小时。如果 TIA 持续达数小时,即便没有留下持久的神经障碍,但在后来进行的脑 CT 或 MRI 检查图像上可能仍会看到梗死灶。③症状根据病灶位置不同有所差异,症状恢复相对完全,基本不会出现神经功能缺损。④常有反复,每次发作出现的局灶症状基本相同。椎 - 基底动脉系统 TIA 的复发较颈内动脉系统多。而且 TIA 病例发生脑卒中的危险性显著增高,应对可能的病因进行评估。详细的病史、发病方式、症状持续的时间以及判断脑卒中危险因素,是诊断脑血管病变的关键。

一、检查方法

1.**CT 和 MR 检查**　多数无阳性发现,部分病例在弥散加权 MRI 上可见片状缺血灶。

2.**经颅多普勒扫描(TCD)和颈动脉超声**　TCD 可了解有无血管狭窄、狭窄程度及动脉硬化程度。颈动脉超声可检出颈总动脉、颈总动脉分叉处和颈内动脉等动脉硬化性改变。

3.**其他**　为明确病因或鉴别诊断,可做脑血管造影、颈椎 X 线检查、眼震电图、血液成分或流变学检查等。

二、诊断依据

根据发生部位不同,分为以下类型:

1. 颈内动脉系统 TIA 包括大脑半球及眼部受累两类表现。大脑半球受累的症状出现在病灶对侧,表现为发作性偏瘫或单肢轻瘫,也可出现偏身感觉减退、偏盲,主侧半球病变常出现失语;眼部受累症状表现为短暂性单侧视物模糊或一过性黑矇。这些都是颈内动脉系统 TIA 的特征性症状。

2. 椎 - 基底动脉系统 TIA 常见症状为发作性眩晕,同时伴恶心、呕吐,耳鸣症状出现较少,大脑后动脉供血不足可出现一侧或双侧皮质性盲或视野缺损;若小脑、脑干受累则可出现复视、眼球震颤、吞咽困难、构音障碍、平衡障碍、共济失调等症状。椎 - 基底动脉系统 TIA 还有两种特殊表现的临床综合征:①短暂性全面遗忘症。其特点为突然出现短暂性近记忆障碍,自知力和人格保存,言语、书写、计算力保持良好,日常复杂活动与正常人一样,无其他神经系统异常。②猝倒发作。表现为迅速转头时双下肢突然无力而跌倒,但患者意识清楚,可自行站起,可能由于脑干网状结构缺血使肌张力突然减低所致。

诊断本病时需要把握的要点如下:①短暂性、发作性、局灶性而又可逆性的神经功能障碍,可反复发作;②可表现为动脉粥样硬化和(或)椎 - 基底动脉系统的症状和体征;③每次发作持续时间通常在 5 ~ 20 分钟,一般不超过 1 小时,症状和体征应在 24 小时以内完全消失;④多为中老年人发病;⑤CT 或 MRI 检查能排除其他脑部疾病。

三、鉴别诊断

1. 部分性癫痫 表现为脑皮质刺激性症状,可有肢体抽搐或发麻,持续时间短暂,往往从一处向周围扩散,脑电图多有异常改变。部分性癫痫常继发于脑内局灶病变,神经影像学检查可能发现病灶。

2. 梅尼埃病 表现为发作性眩晕,伴恶心、呕吐,发作时间较长,一般为 20 分钟到 12 小时,常有耳鸣,听力减退等听觉相关症状。本病除有眼震外,多无其他神经系统阳性体征,冷热水试验可见前庭功能减退或消失,且发病年龄相对较轻。

3. 偏头痛 可有视野中暗点、偏盲、偏侧麻木等表现,诊断时易与 TIA 混淆,但多起病于青春期,常有家族史和剧烈的头痛,发作时间较长,可超过 24 小时,使用麦角胺、咖啡因等药物治疗有效。

4. 晕厥 心律失常、心肌梗死伴血压过低、心力衰竭、体位性低血压等可引起短暂全脑供血不足,有意识障碍,神经系统体征不明显,应注意血压、脉搏、心率和心电图检查等,通过这些检查可以进行鉴别诊断。

5. 其他 分离性障碍、严重的焦虑症、过度换气综合征等疾病,有时类似短暂性脑缺血发作,但无神经系统局灶体征,可做鉴别;视神经炎、青光眼、视网膜血管病变等眼科病变,有时因突然出现视力障碍而与颈内动脉眼支缺血的症状相似,但多无其他局灶性神经功能损害;代谢异常,如低血糖、高血糖、低钙血症、高钙血症、低钠血症等,应通过进行全身状况检查排除。

四、治疗

1. 控制危险因素　应积极控制存在的血管危险因素,如高血压、糖尿病、高脂血症、吸烟、酗酒、肥胖,调节不良饮食习惯,防止病情进展。

2. 病因治疗　对有明确病因者,如血管炎、血液病等,应对因治疗。

3. 药物治疗

(1)脑血管扩张剂及扩容剂:可用倍他司汀 20 mg 加入 5% 葡萄糖 50 ml 中静脉滴注,每日 1 次。亦可口服倍他司汀、烟酸等药物。

(2)抗血小板聚集剂:①阿司匹林,50 ~ 300 mg/d,以小剂量为宜,75 ~ 150 mg/d,可与潘生丁联合应用;②氯吡格雷,75 mg/d,口服。

(3)抗凝药物:主要包括肝素、低分子肝素、华法林。对心源性栓子脱落导致的 TIA 患者,推荐口服华法林治疗,治疗目标为国际标准化比值达到 2 ~ 3 或凝血酶原时间为正常值的 1.5 倍。对频繁发作 TIA 患者,如抗血小板聚集剂治疗无效,可考虑使用低分子肝素进行治疗。在应用抗凝剂期间,应动态监测凝血功能(凝血酶原时间及凝血酶原活动度),根据结果及时调整用药量。

4. 血管介入治疗

(1)经皮血管成形术:是指经股动脉穿刺将带有扩张球囊的微导管导入动脉的病变部位,进行反复球囊的充盈,以扩张狭窄的动脉,达到改善供血的目的。适应证:①动脉管腔狭窄在 70% 以上;②最大限度地抗凝治疗后仍有 TIA 频繁发作;③动脉狭窄是动脉粥样硬化所致。缺点:①不能治疗完全闭塞的动脉;②多支多段的动脉病变不宜进行。

(2)颈动脉内支架置入术:通过导丝引导将支架置入狭窄的颈动脉管腔内,达到持久扩张狭窄动脉的作用。适应证:①有症状或无症状性颈动脉狭窄 70% 以上,经抗血小板聚集治疗和(或)抗凝治疗效果不佳或病情有恶化趋势者;②颈动脉内膜切除术后再狭窄者。缺点为支架内再狭窄。

5. 外科治疗　导致 TIA 的严重动脉狭窄和闭塞,经血管介入治疗无效者,可行手术治疗。对于狭窄率大于 70% 的患者,通过动脉内膜分离手术进行治疗。

未经治疗或治疗无效的病例,约 1/3 发展为脑梗死,1/3 继续发作,1/3 可自行缓解。

五、预防

动脉粥样硬化在 TIA 中发挥重要的作用,因此针对动脉粥样硬化的预防是非常重要的,其危险因素包括高龄、血栓性卒中家族史、糖尿病、高血压、吸烟、胆固醇异常(特别是高密度脂蛋白降低或低密度脂蛋白增高)等因素。既往有卒中或者 TIA 病史的患者发生卒中的风险很大,TIA 后的 3 个月内发生卒中的风险较高,而且大部分在发病初的 2 d 内发生。由于 TIA 的发生多是慢性疾病或者长期生活习惯所导致,因此一般通过生活方式的改变,可以进行一定程度的预防,但是对于一些高危患者,改变生活方式难以达到预防效果,而通过药物积极治疗原发病则是更为有效的手段。多项研究表明降低血脂、控制血压、抗血小板治疗等方式都可以有效降低 TIA 的发生率。

第三节　风险评估

TIA 后 3 个月内发生卒中的风险较高,大部分在最初的 2 d 内发生。这种风险可以用 ABCD2 评分进行评估(表 12 - 1)。由于卒中与 TIA 病因相通,因此对 TIA 的评估等同于卒中评估(表 12 - 2)。TIA 的症状改善是溶栓的禁忌证。但是在 TIA 后最初几天内卒中的风险很高,因此在正确判断收住入院的情况下如果发生卒中,就可迅速进行溶栓治疗。

表 12 - 1　TIA 后的卒中风险:ABCD2 评分

因素	评分
A. 年龄 > 60 岁	1
B. 收缩压 > 140 mmHg 或舒张压 > 90 mmHg	1
C. 临床症状	
单侧肢体无力	2
语言障碍而无肢体无力	1
D. 持续时间	
> 60 分钟	2
10 ~ 59 分钟	1
E. 糖尿病	1

表 12 - 2　ABCD2 评分对应发生卒中的风险

ABCD2 评分	3 个月卒中的风险(%)
0	0
1	2
2	3
3	3
4	8
5	12
6	17
7	22

第四节　航空医学鉴定

一、招收飞行学员航空医学鉴定原则

（一）应届高中毕业生参加招收飞行学员医学选拔

有典型短暂性脑缺血发作病史,不合格。

（二）青少年航空学校毕业生参加招收飞行学员医学选拔

与应届高中毕业生参加招收飞行学员医学选拔原则一致。

（三）青少年航空学校学生入校医学选拔

与应届高中毕业生参加招收飞行学员医学选拔原则一致,且更为严格,即不能除外的短暂性脑缺血发作病史,不合格。

二、航空大学学员航空医学鉴定原则

在校学习期间,有典型短暂性脑缺血发作,由于病因较难明确,且易复发,发作时的意识障碍和眩晕等表现威胁飞行安全,因此一般鉴定为不合格,转学其他专业。

三、飞行学院学员航空医学鉴定原则

在学院学习期间,有典型短暂性脑缺血发作,由于病因较难明确,且易复发,尤其若在飞行训练时发作,意识障碍和眩晕等严重威胁飞行安全,因此一般鉴定为不合格,转学其他专业。若发作时间短暂,病因明确且能根除,发作后未遗留明显后遗症,个别评定。

四、地面人员改空中战勤、技勤人员航空医学鉴定原则

有典型短暂性脑缺血发作病史,不合格;不能确定的短暂性脑缺血发作病史超过 1 年,未再复发,个别评定。

五、飞行人员航空医学鉴定原则

1. 空中技勤人员

有典型短暂性脑缺血发作,经积极治疗未遗留明显后遗症,病因明确且能根除,经地面观察 3 个月以上无复发,飞行合格;病因不明,经地面观察 3~6 个月无复发,个别评定;发作后遗留明显后遗症,影响空中技术勤务工作,飞行不合格。

2. 空中战勤人员

有典型短暂性脑缺血发作,经积极治疗未遗留明显后遗症,病因明确且能根除,经地

面观察 3 个月以上无复发,飞行合格;病因不明,经地面观察 6 个月以上无复发,个别评定;发作后遗留明显后遗症,可能危及飞行安全,飞行不合格。

3.飞行员

(1)飞行员确诊短暂性脑缺血发作,经药物治疗效果佳,未遗留明显后遗症,病因明确且能根除,经 6 个月以上地面观察无复发,个别评定;介入或外科治疗术后,单座机飞行员不合格,双座机飞行员病因明确、治疗效果好、经 6 个月以上地面观察无复发,到有资质的医疗单位申请特许飞行医学鉴定;病因不明或不易根除,且遗留明显后遗症,影响飞行操作,不合格。

必要时歼击机飞行员可行转换机种医学鉴定。

(2)高性能歼击机、高性能武装直升机和舰载战斗机飞行员改装体检鉴定时,近 1 年有典型短暂性脑缺血发作病史,改装飞行不合格,原机种(型)飞行合格;病史超过 1 年、治疗效果好、无后遗症、无复发史,双座高性能歼击机和高性能武装直升机飞行员个别评定。

(3)航天员医学选拔鉴定时,有典型和不能除外短暂性脑缺血发作病史,均不合格,原机种(型)飞行合格。

六、民航航空人员医学鉴定原则

1.招收飞行学生 《民用航空招收飞行学生体检鉴定规范》规定:不应有中枢神经系统疾病及其病史。据此,有短暂性脑缺血发作(TIA)病史或有显著的相关因素,鉴定为不合格。

2.空勤人员和空中交通管制员 《民用航空人员体检合格证管理规则》规定:无可能影响安全履行职责的脑血管疾病、颅脑损伤及其并发症或其他神经系统疾病。其中Ⅱ、Ⅲ级体检合格证申请人短暂性脑缺血发作(TIA)临床治愈后,观察至少 12 个月、无并发症及后遗症,可鉴定为合格。

对 TIA 的飞行人员,航空体检医师应立即对其发病性质、程度进行判断,对可干预和不可干预的危险因素进行评估。对于危险因素少,仅一次发作而不留任何神经功能障碍者,经过半年至一年的地面观察及相应的详尽医学检查,可以考虑有限制地恢复飞行(特许),但必须加强监控措施,一旦发现病情变化要立即终止其飞行职业。

(王　斌　王小成　刘　娟[2])

参考文献

[1] 周鹏辉.飞行员空中晕厥停飞一例.中华航空航天医学杂志[J],2006(01):69.

[2] 赵波,吕云利,孙喜庆.高性能战机加速度致脑缺血预警与防护研究进展[J].2017(06):415-417.

[3] 张淑琴.神经疾病症状鉴别诊断学[M].北京:科学出版社,2009.

［4］万锐,潘晓波,王芳. TCD 对颅内动脉狭窄的诊断在飞行员体检中的应用研究［J］. 中国医学创新,
2015,26(12):121 – 123.

［5］刘红巾,徐先荣,程军. 飞行人员脑血管病 15 例临床特点、医学鉴定并文献复习［J］. 中华航空航天
医学杂志,2012(03):195 – 198.

［6］Manual of Civil Aviation Medicine（Doc 8984）［S］, 2012, International civil Aviation organization.

［7］Stephen L. Hauser. 哈里森神经内科学［M］. 北京:科学出版社,2018.

［8］中国民用航空局. MH/T 7013 – 2017 民用航空招收飞行学生体检鉴定规范［S］. 北京:中国民用航
空局,2017:5. DOI:10.32629/er. v1i5. 1557.

［9］中国民用航空局.CAAR – 67FS – R4 民用航空人员体检合格证管理规则［S］. 北京:中华人民共和
国交通运输部,2018:25.

第十三章　飞行人员脑卒中的诊治与航空医学鉴定

第一节　概　述

一、定义

脑卒中(stroke)特指急性发生的局灶性血管源性神经功能缺损综合征,症状持续24 h以上或死亡,排除其他非脑血管病病因。根据《国际疾病分类》(International Classification of Diseases – 10,ICD – 10)及《中国脑血管疾病分类2015》,将脑卒中分为缺血性脑卒中和出血性脑卒中,前者为脑梗死,后者包括脑出血和蛛网膜下腔出血所引起的神经功能障碍。缺血性脑卒中(ischemic stroke,IS)的定义为所有导致脑组织血流量减少并随后发生梗死的动脉粥样硬化和血栓栓塞事件;出血性脑卒中(hemorrhagic stroke,HS)的定义为所有由神经影像学确认的蛛网膜下腔出血或脑内出血引起的非创伤性事件。

二、演变历史

(一)脑血管病分类世界发展史

世界上最早的脑血管病分类始于1935年,当时主要根据临床表现和尸检结果将脑血管病分为脑血栓形成和脑出血。随着20世纪80年代后期CT的普及和20世纪90年代后MRI的普及,脑出血与脑梗死的准确分类和鉴别诊断已能在患者生前确定。ICD – 10发布于20世纪80年代并一直延用至今,存在一定的局限性,且对脑血管病的分类缺乏系统化。新的《国际疾病分类》(即ICD – 11)的修订工作从2009年开始在世界卫生组织(World Health Organization,WHO)领导下进行,其中的脑血管病部分正由WHO脑血管病工作组进行修订(目前分为13类),因存在意见分歧尚未最后定稿发布,目前只有修订版。

(二)脑血管病分类中国发展史

中华医学会神经病学分会约40年前即开始制定脑血管病分类及其诊断要点,迄今共有4个版本。最早的是1978年发表在《中华神经精神科杂志》的脑血管病分类即《急性脑血管病分类(试行草案)》,将脑血管病分为5大类,各类又包括相应疾病,附有各类疾病诊断要点等。1986 版《脑血管疾病分类草案》是中华医学会第二次全国脑血管病学术会议通过的第三次修订版,此版较前一版更加全面细致,将脑血管疾病分为 12 大类。1995 年在成都召开的中华医学会神经病学分会全国第四届脑血管病学术会议上通过了再次修订的《脑血管疾病分类(1995)》(中、英文),此次修订中脑血管疾病分类增加了无症状脑梗死(Silent brain infarction,SBI)这一分型,成为国内使用最广泛的脑血管病分类方法。随着脑血管病研究的深入和影像等检查技术的进步,对脑血管疾病认识不断更新。根据国内临床与研究需要,近年来,中华医学会神经病学分会及其脑血管病学组组织了脑血管病分类修订工作。经过多次讨论、修改,达成共识并于 2015 年发布了新版《中国脑血管疾病分类 2015》,将其作为新的脑血管病指南。

三、流行病学

根据 1990—2017 疾病、伤害和风险因素的全球负担研究显示:2017 年全球脑卒中年龄标准化发病率为 150.5/10 万,2017 年全国发生中风病例 1193.1 万例,死亡病例 616.7 万例,与中风相关的死亡病例 1320.51 万例。2017 年发生的 1193.1 万例中风中,缺血性卒中占 64.9%,原发性脑内出血占 26.2%,蛛网膜下腔出血占 8.9%。

(一)年龄与脑卒中的关系

年龄是脑卒中发病的独立危险因素,脑卒中的发病率随着年龄的增加而上升。年龄每增加 1 岁,男性脑卒中发病风险增加 9%,女性脑卒中发病风险增加 10%;在 40 岁以上的人群中,年龄每增加 5 岁,IS 发病风险增加 1 倍,HS 风险增加 50%。

(二)性别与脑卒中的关系

《中国脑血管病一级预防指南 2019》中指出,各年龄段脑卒中患病率、发病率和死亡率男性多高于女性,但在 80 岁以上年龄组女性出血性卒中的发病率和脑卒中死亡率高于男性。

(三)军事飞行与脑卒中的关系

近年来,随着飞行任务难度逐渐加大,飞行速度、飞行高度和持续飞行时间不断增加,飞行人员中无症状性脑缺血病变发生率逐年增加,在无任何神经系统临床表现的部分飞行人员中头颅 MRI 检查显示同样存在缺血性病灶。韩国一项调查报道高空飞行员 SBI 检出率高达 54%,美国则发现高空飞行员 SBI 发生率呈逐年增加趋势,已由 2006 年以前的每次飞行发生 0.076% 增加至 0.23%。

四、病因及发病机制

(一)生理解剖特点

颅内血管有其特殊的生理解剖结构。

1. **血管外弹力层** 与颅外血管不同,颅内血管缺乏外弹力层,因此血管脆性高。

2. **血管较细**　颅内血管与同级别的冠状动脉相比,其直径相对较细。

3. **血管管壁薄**　与同等直径的冠状动脉相比,颅内血管的血管壁通常较薄,约为其1/10～1/4 的厚度。

4. **血管外层较薄**　颅内血管的血管壁以中层为主,而外层通常较薄。

5. **横向和纵向弹性差**　颅内血管横向及纵向弹性较差,相对较小的支撑力即会导致血管破裂。

6. **缺乏周围组织支撑**　因颅内血管悬浮在脑脊液中,相对体内其他部位的血管来说,缺乏周围组织的支撑。

7. **颅内血管分支多**　颅内血管发出许多分支小血管,而直径小于 250 μm 的小分支,在血管造影时并不显影,故在介入操作时很容易造成这些小分支的破裂而引发蛛网膜下腔出血。同时,这些分支血管还供应包括脑干在内的重要区域的血流,若介入操作时造成这些分支血管闭塞,容易并发相应重要部位的神经功能缺损。

8. **血管走行迂曲**　颅内血管的走行相对其他血管来说较为迂曲,这就使脑血管介入的操作变得更为困难。

(二)诱发因素

1. **危险因素**　脑卒中发病的危险因素包括可干预性危险因素和不可干预性危险因素两大类。不可干预性因素包括年龄、性别、种族、遗传因素、出生体重等,可干预性因素有高血压、吸烟、糖尿病、心房颤动及其他心脏病、血脂异常、无症状性颈动脉狭窄、饮食和营养、超重与肥胖、代谢综合征、饮酒、高同型半胱氨酸血症、口服避孕药等。明确脑卒中危险因素,进行积极有效的一级预防,是降低卒中发病率的重要措施之一。

2. **飞行因素**　随着飞行时间、飞行频率、飞行高度的不断增加,减压病在飞行员中的发生率呈逐年增加的趋势。高空减压引起颅内缺血病灶的机制包括:减压环境下,体内氮气溢出,在血液中形成微气泡,造成气体栓塞;游离氮气可与血液蛋白结合,直接造成脑组织损伤等;氮气还可造成血小板黏附和聚集率增加,导致血栓的形成。飞行员颅内缺血病灶的形成还与低压性低氧及高 G 加速度下脑低灌注有关。同时,由于飞行训练中飞机的翻转、快速转向等,均导致血管内血流分布的突然改变和血压的波动,对血管管壁造成损害从而诱发脑卒中。

(三)发病机制

由于颅内血管走行迂曲、分支较多且血管壁较薄,在各种危险因素的基础上,如高血压、糖尿病、高同型半胱氨酸血症等容易造成动脉内皮细胞损伤,促使血小板在血管内形成聚集,加快血管内粥样硬化斑块的形成,易形成血栓。无症状性颈动脉狭窄、房颤等患者本身存在易于脱落的粥样硬化斑块或附壁血栓,一旦脱落则可导致栓塞。吸烟、酗酒及缺乏运动等不良习惯会导致机体血液流变学异常,造成动脉粥样硬化斑块、微血栓的形成,继而为脑卒中的发生埋下隐患。

军事飞行人员发生脑卒中可能与下列因素有关：

1.目前多为增压密封舱飞机，但在高空飞行时舱内仍是相对缺氧的环境，长期在此环境中飞行，使飞行员心脑血管疾病比地面人员有提早发生的倾向。

2.过高的加速度可使人体血液重新分布，正加速度可使脑血流量减少，而产生灰视、黑视，甚至发生意识障碍，危及飞行安全；负加速度可致红视，也可发生意识丧失。在正负加速度变化的情况下增加脑卒中发生风险。

第二节　诊断治疗

一、院前处理

院前预判断处理的关键是迅速识别疑似脑卒中患者并尽快送到医院。

（一）院前脑卒中的识别

若患者突然出现以下症状时应考虑脑卒中的可能：①一侧肢体（伴或不伴面部）无力或麻木；②一侧面部麻木或口角歪斜；③说话不清或理解语言困难；④双眼向一侧凝视；⑤一侧或双眼视力丧失或视物模糊；⑥眩晕伴呕吐；⑦既往少见的严重头痛、呕吐；⑧意识障碍或抽搐。

（二）现场处理及运送

现场急救人员应尽快进行简要评估和必要的急救处理，包括：①处理气道、呼吸和循环问题；②心脏观察；③建立静脉通道；④吸氧；⑤评估有无低血糖，应避免非低血糖患者输含糖液体及过度降低血压。应迅速获取简要病史，包括：①症状开始时间；②近期患病史；③既往病史；④近期用药史等。同时应尽快将患者送至附近有条件的医院（能24小时进行急诊CT检查）。推荐意见：对突然出现上述症状疑似脑卒中的患者，应进行简要评估和急救处理并尽快送往就近有条件的医院（Ⅰ级推荐）。

二、缺血性脑卒中

对缺血性脑卒中溶栓部分，本书采用《2021欧洲卒中组织急性缺血性卒中静脉溶栓指南》推荐的方法，但是对于急性缺血性脑卒中的整体评判与治疗尚无新版指南推出，故仍选用《中国急性缺血性脑卒中诊治指南2014》。

（一）病史和体征

1.**病史采集**　询问症状出现的时间最为重要，若于睡眠中起病，应以最后表现正常的时间作为起病时间。其他包括神经症状发生及进展特征；血管及心脏病危险因素；用药史、药物滥用、偏头痛、痫性发作、感染、创伤及妊娠史等。

2.**一般体格检查与神经系统检查**　评估气道呼吸和循环功能后，立即进行一般体格检查和神经系统检查。

3. 卒中量表评估　常用量表有：①中国脑卒中患者临床神经功能缺损程度评分量表 (1995)；②美国国立卫生研究院卒中量表(the National Institutes of Health Stroke Scale, NIHSS)，是目前国际上最常用量表；③斯堪的纳维亚卒中量表(Scandinavian Stroke Scale, SSS)。

(二)脑病变与血管病变检查

1. 脑病变检查

(1) CT(computed tomography, CT)：急诊 CT 平扫可准确识别绝大多数颅内出血，并帮助鉴别非血管性病变(如脑肿瘤)，是疑似脑卒中患者首选的影像学检查方法。

(2) 标准 MRI(magnetic pesonance imaging, MRI)：标准 MRI(T1 加权、T2 加权及质子相)在识别急性小梗死灶及后颅窝梗死方面明显优于平扫 CT。但有检查时间长及患者本身的禁忌证(如有心脏起搏器、金属植入物或幽闭恐怖症)等局限。

(3) 多模式 MRI：包括弥散加权成像(diffusion - weighted imaging, DWI)、灌注加权成像(Perfusion weighted imaging, PWI)、水抑制成像和梯度回波、磁敏感加权成像(Susceptibility weighted imaging, SWI)等。DWI 在症状出现数分钟内就可发现缺血灶，可早期确定病灶大小、部位与时间，对早期发现小梗死灶较标准 MRI 更敏感。PWI 可显示脑血流动力学状态。弥散 - 灌注不匹配(PWI 显示低灌注区而无与之相应大小的弥散异常)提示存在缺血半暗带。梯度回波序列/SWI 可发现 CT 不能显示的无症状性微出血，但对溶栓或抗栓治疗的意义研究结果不一致，尚待更多证据。

(4) 自动化处理软件　已超过静脉溶栓时间窗 4.5 h 的患者，可考虑使用自动化处理软件评估核心或灌注不匹配(core or perfusion mismatch)，定义如下：梗死核心体积 <70 ml；严重低灌注容积/梗死核心容积 >1.2；不匹配体积 >10 ml；局部脑血流量(rCBF) <30%(CT 灌注)或表观弥散系数 <620 m^2/s(扩散 MRI)；Tmax >6 s(灌注 CT 或灌注 MRI)，对指导急性脑梗死溶栓治疗有一定参考价值。

2. 血管病变检查　颅内外血管病变检查有助于了解卒中的发病机制及病因，指导选择治疗方法。常用检查包括颈动脉超声、经颅多普勒(transcranial Doppler, TCD)、磁共振脑血管造影(magnetic pesonance angiography, MRA)、CT 血管造影(CT angiography, CTA)和数字减影血管造影(digital subtraction angiography, DSA)等。颈动脉超声对发现颅外颈部血管病变，特别是狭窄和斑块很有帮助；TCD 可检查颅内血流、微栓子及监测治疗效果，但其局限性是受操作技术水平和骨窗影响较大。MRA 和 CTA 都可提供有关血管闭塞或狭窄的信息。以 DSA 为参考标准，MRA 发现椎动脉及颅外动脉狭窄的敏感度和特异度约为 70% ~100%。MRA 和 CTA 可显示颅内大血管近端闭塞或狭窄但对远端或分支显示不清。DSA 的准确性最高，仍是当前血管病变检查的金标准，但主要缺点是有创性和有一定风险。

(三)实验室检查及选择

对疑似卒中患者应进行常规实验室检查,以便排除类卒中或其他病因。

1. 所有患者都应做的检查 平扫头颅 CT 和(或)MRI、血糖、肝肾功和电解质、心电图和心肌缺血标志物、全血计数(包括血小板计数)、凝血酶原时间(prothrombin time,PT和(或)国际标准化比值(international normalized ratio,INR)、活化部分凝血活酶时间(activated partial thromboplastin time,APTT)、氧饱和度。

2. 部分患者必要时可选择的检查 毒理学筛查、血液酒精水平、妊娠试验、动脉血气分析(若怀疑缺氧)、腰椎穿刺(怀疑蛛网膜下腔出血而 CT 未显示或怀疑卒中继发于感染性疾病)、脑电图(怀疑痫性发作)、胸部 X 线检查等。

(四)急性缺血性脑卒中的诊断标准

1. 急性起病;

2. 局灶神经功能缺损(一侧面部或肢体无力或麻木、语言障碍等),少数为完全神经功能缺损;

3. 症状或体征持续时间不限(当影像学显示有责任缺血性病灶时),或持续 24 h 以上(当缺乏影像学责任病灶时);

4. 排除非血管性病因;

5. 脑 CT 和(或)MRI 排除脑出血。

(五)病因分型

对急性缺血性脑卒中患者进行病因或发病机制分型有助于判断预后,指导治疗和选择二级预防措施。当前国际广泛使用急性卒中 TOAST(Trial of Org 10172 in acute stroke treatment)病因或发病机制分型,将缺血性脑卒中分为大动脉粥样硬化型、心源性栓塞型、小动脉闭塞型、其他原因型和不明原因型等五型。

(六)诊断流程

急性缺血性脑卒中诊断流程应包括如下五个步骤:

第一步,是否为脑卒中?排除非血管性疾病。第二步,是否为缺血性脑卒中?进行头颅 CT 或 MRI 检查排除出血性脑卒中。第三步,卒中严重程度如何?根据神经功能缺损量表评估。第四步,能否进行溶栓治疗?核对适应证和禁忌证(见溶栓部分相关内容);第五步,病因分型?参考 TOAST 标准,结合病史、实验室检查、脑病变和血管病变等影像检查资料确定病因。

推荐意见:①对所有疑似脑卒中患者应进行头颅平扫 CT/MRI 检查(Ⅰ级推荐)。②在溶栓等治疗前,应进行头颅平扫 CT/MRI 检查,排除颅内出血(Ⅰ级推荐)。③应进行上述血液学、凝血功能和生化检查(Ⅰ级推荐)。④所有脑卒中患者应进行心电图检查(Ⅰ级推荐),有条件时应持续心电监测(Ⅱ级推荐)。⑤用神经功能缺损量表评估病情程度(Ⅱ级推荐)。⑥应进行血管病变检查(Ⅱ级推荐),但在起病早期,应注意避免因此类检查而延误溶栓时机。⑦根据上述规范的诊断流程进行诊断(Ⅰ级推荐)。

(七)治疗

1. 一般治疗 主要是维持生命体征和预防处理并发症,如控制血压、吸氧及通气支持、控制血糖、控制体温、维持水及电解质平衡,预防脑水肿、感染等。

2. 溶栓 在时间窗(4.5 h)内立即开启绿色通道,进行化验检查:血常规、凝血功能、血糖、肾功能、电解质,以及急诊头颅影像检查及心电图检查。溶栓治疗开始前必须取得血糖结果,其余检查无需等待结果可先行溶栓。根据头颅CT、血糖检查及病史,评估溶栓适应证及禁忌证,若无溶栓禁忌证,应即刻获取溶栓知情同意开始溶栓治疗。

根据2021欧洲卒中组织急性缺血性卒中静脉溶栓指南推荐如下:①发病4.5 h以内的急性缺血性卒中建议阿替普酶溶栓治疗(强推荐,高质量证据);②对于持续时间为4.5~9h(已知发病时间)的急性缺血性卒中患者,且平扫CT之外没有其他高级脑成像,建议不要静脉溶栓(强推荐,中质量证据);③对于持续时间为4.5~9 h(发病时间明确)且CT或MRI核心/灌注不匹配的缺血性卒中患者,以及不适合或未计划机械取栓的患者,建议用阿替普酶静脉溶栓(强推荐,低质量证据);④对于醒后卒中患者,如果最后被见到正常的时间大于4.5 h以上,MRI DWI - FLAIR(fluid attenuated inversion recovery, FLAIR)不匹配,并且不适合或未计划机械取栓,建议用阿替普酶静脉溶栓(强推荐,高质量证据);⑤对于醒后卒中的急性缺血性卒中患者,如果从睡眠中开始的9 h内CT或MRI核心/灌注不匹配,并且不适合或未计划机械取栓,建议用阿替普酶静脉溶栓(强推荐,中质量证据);⑥对于发病时间<4.5 h且不符合取栓条件的患者,建议使用阿替普酶而不是替奈普酶进行静脉溶栓(弱推荐,低质量证据);⑦对于发病时间<4.5 h伴大血管闭塞且符合取栓条件的患者,在取栓前考虑静脉溶栓,建议使用0.25 mg/kg的替奈普酶,而不是使用0.9 mg/kg的阿替普酶(弱推荐,低质量证据);⑧对于发病时间<4.5 h的急性缺血性卒中患者,建议标准剂量的阿替普酶(0.9 mg/kg)优于低剂量的阿替普酶(强推荐,高质量证据)。

常用溶栓药如下:第一代溶栓药物主要为链激酶和尿激酶,第二代代表药物有阿替普酶即重组组织型纤溶酶原激活物(rt - PA),用法为rt - PA 0.9 mg/kg(最大剂量为90 mg)静脉滴注,其中10%在最初1 min内静脉推注,其余90%药物溶于100 ml的生理盐水,持续静脉滴注1 h,用药期间及用药24 h内应严密监护患者;第三代溶栓药物是基于前两代溶栓药物的基础上进行改进而得到的,主要包括替奈普酶、去氨普酶、瑞替普酶,其中瑞替普酶是第三代溶栓药物中的代表,用法按10MU瑞替普酶溶于5~10 ml注射用水,静脉推注时间大于2 min,30 min后重复上述剂量,应当严格按照其适应证及禁忌证进行治疗。

严格掌握溶栓禁忌证:①近3个月有重大头颅外伤史或卒中史;②可疑蛛网膜下腔出血;③近1周内有在不易压迫止血部位的动脉穿刺;④既往有颅内出血;⑤颅内肿瘤,动静脉畸形,动脉瘤;⑥近期有颅内或椎管内手术史;⑦血压升高:收缩压≥180 mmHg,

或舒张压≥100 mmHg;⑧活动性内出血;⑨急性出血倾向,包括血小板计数低于100 ×
10^9/L 或其他情况;⑩48 h 内接受过肝素治疗(APTT 超出正常范围上限);⑪已口服抗凝
药者 INR >1.7 或 PT >15 s;⑫目前正在使用凝血酶抑制剂或 Xa 因子抑制剂,各种敏感
的实验室检查异常(如 APTT、INR、血小板计数、ECT、TT 或恰当的 Xa 因子活性测定等);
⑬血糖 <2.7 mmol/L;⑭CT 提示多脑叶梗死(低密度影 >1/3 大脑半球)。

　　3. 抗血小板聚集治疗　抗血小板聚集治疗使用的药物主要为拜阿司匹林、氯吡格雷
等。对于不符合溶栓适应证且无禁忌证的缺血性脑卒中患者,应在发病后尽早给予口服
阿司匹林 150 ~ 300 mg(Ⅰ级推荐 A 级证据),急性期可改为预防剂量(50 ~ 150 mg/d)。
对于溶栓治疗者,阿司匹林等抗血小板药物应在溶栓 24 h 后开始使用(Ⅰ级推荐,B 级证
据)。对不能耐受阿司匹林者,可考虑用氯吡格雷等抗血小板治疗(Ⅲ级推荐,C 级证
据)。近年越来越多的证据支持血小板表面糖蛋白Ⅱb/19a 受体拮抗剂替罗非班可以作
为血栓栓塞性疾病的治疗选择。《替罗非班在动脉粥样硬化性脑血管疾病中的临床应用
专家共识》指出:①对于发病时间处于静脉溶栓治疗时间窗的急性缺血性卒中患者,替罗
非班作为静脉溶栓的辅助治疗是合理的,并推荐静脉溶栓后 2 ~ 12 h 静脉输注 0.40 μg/
(kg·min)30 min(总剂量不超过 1 mg),再连续静脉输注 0.10 μg/(kg·min)24 ~ 72 h,
根据肌酐清除率进行调整(Ⅱa 级推荐,C 级证据)。②对于接受血管内治疗的急性缺血
性卒中患者,预防性应用替罗非班仍存有争议,可以考虑术中动脉内应用小剂量(0.25 ~
0.50 mg)替罗非班,以 1 ml/min 速度输注,再静脉滴注 0.20 ~ 0.25 mg/h 维持 12 ~ 24 h,
并严格监测出血(Ⅱb 级推荐,B 级证据);对于急性缺血性卒中血管成形术或机械取栓术
后血管内皮损伤致反复动脉闭塞的患者,可以考虑将替罗非班作为血管内治疗的辅助治
疗,药物剂量为联合导管内动脉给药 0.40 μg/(kg·min)负荷剂量持续 30 min,再静脉泵
入 0.10 μg/(kg·min)维持 24 ~ 48 h,并结合 CT 复查结果调整用药(Ⅱa 级推荐,B 级证
据);应用替罗非班后桥接抗血小板药物时,建议复查影像学以排除出血,可考虑二者重
叠应用 4 ~ 6 h(Ⅱb 级推荐,B 级证据)。③非急性期大血管闭塞血管内治疗中的应用:对
于动脉粥样硬化,性颅内动脉狭窄病变,围手术期预防性应用替罗非班0.15 μg/(kg·min)
维持 36 h 对减少手术操作导致的血栓栓塞并发症可能有益(Ⅱb 级推荐,C 级证据)。

　　4. 抗凝治疗　在临床上,为了防止血栓扩展及减轻神经功能缺损,防止再梗死的发
生,往往会应用抗凝药物治疗,该治疗方法一般对心源性脑梗死、进展型脑血栓均有效。
对大多数急性缺血性脑卒中患者,不推荐无选择地早期进行抗凝治疗(Ⅰ级推荐,A 级证
据)。关于少数特殊患者的抗凝治疗,可在谨慎评估风险、效益比后慎重选择(Ⅳ级推荐,
D 级证据)。特殊情况下溶栓后还需抗凝治疗的患者,应在 24 h 后使用抗凝剂(Ⅰ级推
荐,B 级证据)。《中国急性血栓性疾病抗栓治疗共识》《中国急性缺血性脑卒中诊治指南
2010》中推荐使用阿加曲班。阿加曲班是 L - 精氨酸衍生物,通过可逆地抑制凝血酶催化
或诱导的反应,包括血纤维蛋白的形成,凝血因子 V、Ⅷ和Ⅻ的活化,蛋白酶 C 的活化及
血小板聚集发挥其抗凝血作用。阿加曲班可延长 PT 及 APTT,其消除半衰期为 35 ~

40 min,停药 2～4 h 后 APTT 可恢复正常。

5.降纤 降纤疗法的目的是降解纤维蛋白原,增加纤溶系统活性,抑制血栓形成或溶解血栓。降纤酶是治疗急性脑梗死的一种安全有效药物,且在早期治疗时使用降纤酶,能够取得较为显著的疗效。对不适合溶栓并经过严格筛选的脑梗死患者,特别是高纤维蛋白血症者可选用降纤治疗(Ⅱ级推荐,B级证据)。

6.扩容 对一般缺血性脑卒中患者,不推荐扩容(Ⅱ级推荐,B级证据)。对于低血压或脑血流低灌注所致的急性脑梗死如分水岭梗死可考虑扩容治疗(Ⅲ级推荐,C级证据)。

7.脑保护治疗 针对急性缺血或再灌注后细胞损伤的药物(神经保护剂)可保护脑细胞,提高对缺血缺氧的耐受性。国内外常用药物有依达拉奉、胞二磷胆碱等。推荐意见:神经保护剂的疗效与安全性尚需开展更多高质量临床试验进一步证实(Ⅰ级推荐,B级证据)。

8.血管内介入治疗 包括血管内机械取栓、血管内血栓抽吸术、动脉溶栓、血管成形和支架置入术等。

(1)血管内机械取栓推荐意见:①急性缺血性脑卒中患者如满足下述条件,可采用血管内介入治疗:发病前 mRS 评分为 0 分或 1 分;明确病因为颈内动脉或大脑中动脉 M1 段闭塞;年龄≥18 岁;NIHSS 评分≥6 分;ASPECTS 评分≥6 分;动脉穿刺时间能够控制在发病 6 h 内(Ⅰ级推荐,A级证据)。②对于大脑中动脉 M1 段及颈动脉闭塞而致急性缺血性脑卒中患者,如发病前 mRS 评分＞1 分、ASPECTS＜6 分或 NIHSS 评分＜6 分,在仔细分析获益风险后,可考虑对筛选后的患者进行动脉取栓治疗(Ⅱ级推荐,B级证据)。③如患者同时满足静脉溶栓与动脉取栓的要求,推荐进行静脉溶栓－动脉取栓桥接治疗模式,不推荐越过静脉溶栓直接进行血管内处理(Ⅰ级推荐,A级证据),且不应等待观察静脉溶栓的具体疗效(Ⅰ级推荐,B级证据)。④对于大脑前动脉、椎动脉基底动脉及大脑中动脉 M2 段闭塞而致急性缺血性脑卒中患者,在仔细分析获益风险后,可考虑对筛选后的患者进行动脉取栓治疗(Ⅱ级推荐,B级证据)。⑤对发病 6～16 h 内影像学明确为前循环大血管闭塞的急性缺血性脑卒中且符合 DAWN 或 DEFUSE－3 标准的患者推荐行血管内介入治疗(Ⅰ级推荐,A级证据)。⑥对发病 16～24 h 内影像学明确为前循环大血管闭塞的急性缺血性脑卒中且符合 DAWN 标准的患者,可采用血管内介入治疗(Ⅱ级推荐,B级证据)。⑦各类新式取栓器械可根据患者的具体情况加以选用,但应严格控制适应证(Ⅱ级推荐,B级证据)。⑧对于同时具备颅内血管闭塞和颅外血管闭塞的串联病变的患者,进行取栓治疗可能是合理的,其具体取栓模式可根据患者病变情况个体化选择(Ⅱ级推荐,C级证据)。

注:DAWN 临床影像不匹配标准:①年龄≥80 岁,NIHSS 评分≥10 分,梗死体积＜21 ml;②年龄 18～79 岁,NIHSS 评分≥10 分,梗死体积＜31 ml;③年龄 18～79 岁,NIHSS 评分≥20 分,梗死体积 31～51 ml。

DEFUSE－3 灌注－梗死核心不匹配标准:核心缺血区＜70 ml,低灌注区与坏死区体

积比值 > 1.8 且不匹配区域 > 15 ml。

（2）血管内血栓抽吸术推荐意见：对部分经过选择的患者，单独采用血管内血栓抽吸技术或搭配其他血管内治疗模式可能是合理的（Ⅱ级推荐，C 级依据）。

（3）动脉溶栓推荐意见：①动脉溶栓有益于经严格选择的患者，适用于发病 6 h 内的大脑中动脉供血区的急性缺血性脑卒中（Ⅰ级推荐，B 级证据）。②在适宜使用机械取栓的情况下，不应优先使用动脉溶栓治疗（Ⅱ级推荐，C 级证据）。③对于具有静脉溶栓禁忌证的急性缺血性脑卒中患者，经严格选择可考虑在发病 6 h 内使用动脉溶栓治疗，但获益性尚不明确（Ⅱ级推荐，B 级证据）。④对于取栓手术未达到完善再通，而患者仍处于 6 h 动脉溶栓时间窗内的患者，动脉给予补救性 rt - PA 治疗可能是合理的，但获益尚不明确（Ⅱ级推荐，B 级证据）。

（4）急性期血管成形术及支架置入术推荐意见：①急性期颅内动脉血管成形术或支架置入术可能是介入取栓失败的补救治疗（Ⅲ级推荐，C 级证据）。②颅外段颈动脉或椎动脉血管成形术和（或）支架置入术可用于急性缺血性脑卒中的血流重建，如治疗颈动脉重度狭窄或夹层导致的急性缺血性脑卒中（Ⅲ级推荐，C 级证据）。

9.**其他** 中药、针刺、丁苯酞、高压氧、亚低温、外科去骨瓣减压、恢复期二级预防及康复治疗等疗法对急性脑缺血性卒中有一定疗效。

三、出血性脑卒中

对于脑出血的整体评判与治疗采用《中国脑出血诊治指南（2019）》标准。

（一）病史与体征

1.**病史采集** 重点询问患者或目击者脑卒中发生的时间、症状、当时患者的活动情况、年龄及下述情况：是否有外伤史、高血压病史、卒中病史、糖尿病史、冠心病史及吸烟饮酒史、用药史（是否服用阿司匹林、氯吡格雷、华法林等药物）、有无药物滥用（如可卡因等）、是否存在凝血功能障碍或其他诱发出血的内科疾病（如肝病等）。

2.**一般体格检查、神经系统体格检查与病情评估** 首先对患者的生命体征进行评估，在完成气道、呼吸和循环功能评估后，进行一般体格检查和神经系统体检，可借助脑卒中量表评估病情严重程度、判断预后及指导治疗。常用的量表有：格拉斯哥昏迷量表（Glasgow coma scale，GCS）、美国国立卫生研究院卒中量表（NIHSS）、脑出血评分量表。

（二）影像学检查

头颅 CT 检查是诊断早期脑出血的"金标准"。因此，只要患者病情允许，都应该做影像学检查以明确诊断并有助于了解病因。一旦确诊脑出血，应尽快安排转入神经重症监护病房或卒中单元。

1.**脑出血检查**

（1）CT 平扫：CT 平扫可迅速、准确地显示血肿的部位、出血量、占位效应、是否破入脑室及周围脑组织受损等情况,是疑似卒中患者首选的影像学检查方法。

(2)增强 CT 和灌注 CT:需要时可做此两项检查,增强 CT 扫描发现造影剂外溢的"点征"(spot sign)是提示血肿扩大高风险的重要证据。

(3)标准 MRI:包括 T1、T2 及质子密度加权序列在慢性出血及发现血管畸形方面优于 CT。

(4)多模式 MRI:包括弥散加权成像、灌注加权成像、FLAIR 和梯度回波序列(Gradient recalled echo,GRE)等,有助于提供脑出血更多的相关信息,但不作为急诊检查手段。磁敏感加权成像(SWI)对微出血十分敏感。

2.脑血管检查　有助于了解导致脑出血的责任血管及病因,指导选择治疗方案。常用检查包括 CT 血管成像(CTA)、磁共振血管成像(MRA)、CT 静脉成像(CT Venography,CTV)、磁共振静脉成像(Magnetic Resonance Venography,MRV)、经颅多普勒超声和数字减影血管造影(DSA)等。

(1)CTA 和 MRA:两者是快速、无创性评价颅内、外血管的可靠方法,可用于筛查可能存在的脑血管畸形或动脉瘤,但阴性结果不能完全排除病变的存在。与 CTA 早期(动脉期)发现的"点征"相比,延迟 CTA 显示的"渗漏征"预示血肿扩大风险的敏感度和特异度更高。多时相 CTA(包括动脉晚期、静脉早期以及延迟像)也更易检出"点征"。如果血肿部位、组织水肿程度或颅内静脉窦内异常信号提示静脉血栓形成,应该考虑行 MRV 或 CTV 检查。

(2)DSA:能清晰显示脑血管各级分支及动脉瘤的位置、大小、形态及分布,畸形血管的供血动脉及引流静脉,了解血流动力学改变,为血管内栓塞治疗或外科手术治疗提供可靠的病因病理解剖,是当前血管病变检查的"金标准"。

(三)实验室检查

对脑出血患者应进行常规的实验室检查以了解基本状况和排除相关系统疾病。此外,应根据患者病情及医院条件,进行必要的专科检查以明确病因。常规检查通常包括:①血常规、血糖、肝肾功能和电解质;②心电图和心肌缺血标志物;③凝血酶原时间、国际标准化比率(INR)和活化部分凝血活酶时间;④氧饱和度。必要时应进行特殊检查,如疑似脑血管淀粉样变(cerebral amyloid angiopathy,CAA),可行 APOE 基因检测。疑似毒药物滥用时应行毒药物检查。

(四)疾病诊断

1.诊断标准　①急性起病;②局灶神经功能缺损症状(少数为全面神经功能缺损),常伴有头痛、呕吐、血压升高及不同程度意识障碍;③头颅 CT 或 MRI 显示出血灶;④排除非血管性脑部病因。

2.病因分型　按 SMASH - U(Structural lesion,Medication,Amyloid angiopathy,Systemic/other disease Hypertension,Undetermined,SMASH - U)病因分为血管结构性损伤、药物、

CAA、系统性疾病、高血压和未知原因。SMASH - U 病因分类可行性强、接受度高,与脑出血后短期、长期生存率和致死率一致性高。

3. 诊断流程 脑出血的诊断流程应包括如下步骤:第一步,是否为脑卒中?第二步,是否为脑出血?行头颅 CT 或 MRI 以明确诊断。第三步,脑出血的严重程度?可根据 GCS 或 NIHSS 等量表评估。第四步,脑出血的分型。

推荐意见:①尽早对脑出血患者进行全面评估,包括病史、一般检查、神经系统检查和有关实验室检查,特别是血常规、凝血功能和影像学检查(Ⅰ级推荐,C 级证据)。②对疑似脑卒中患者应尽快行 CT 或 MRI 检查以明确诊断(Ⅰ级推荐,A 级证据)。③脑出血后数小时内常出现血肿扩大,加重神经功能损伤,应密切监测(Ⅰ级推荐,A 级证据)。CTA 和增强 CT 的"点征"(spot sign)有助于预测血肿扩大风险,必要时可行有关评估(Ⅱ级推荐,B 级证据)。④如怀疑血管病变(如血管畸形等)、肿瘤或 CAA 者,可根据需要选择行 CTA、CTV、增强 CT、增强 MRI、MRA、MRV、DSA、GRE - T2 或 SWI 检查,以明确诊断(Ⅱ级推荐,B 级证据)。⑤可应用 GCS 或 NIHSS 等量表评估病情的严重程度(Ⅱ级推荐,C 级证据)。

(五)治疗

1. 一般治疗 脑出血患者在发病后的最初数天病情往往不稳定,应常规予以持续生命体征监测、神经系统评估、持续心肺监护,包括袖带血压监测、心电图监测、氧饱和度监测。脑出血患者的吸氧、呼吸支持及心脏病的处理原则同《中国急性缺血性脑卒中诊治指南 2018》。

2. 血压管理

(1)应综合管理脑出血患者的血压,分析血压升高的原因,再根据血压情况决定是否进行降压治疗(Ⅰ级推荐,C 级证据)。

(2)对于收缩压 150~220 mmHg 的住院患者,在没有急性降压禁忌证的情况下,数小时内降压至 130~140 mmHg 是安全的(Ⅱ级推荐,B 级证据),其改善患者神经功能的有效性尚待进一步验证(Ⅱ级推荐,B 级证据);对于收缩压 >220 mmHg 的脑出血患者,在密切监测血压的情况下,持续静脉输注药物控制血压可能是合理的,收缩压目标值为 160 mmHg(Ⅱ级推荐,D 级证据)。

(3)在降压治疗期间应严密观察血压水平的变化,避免血压波动,每隔 5~15 min 进行 1 次血压监测(Ⅰ级推荐,C 级证据)。

3. 血糖管理 血糖值可控制在 7.8~10.0 mmol/L。应加强血糖监测并做相应处理:

(1)血糖超过 10 mmol/L 时可给予胰岛素治疗;

(2)血糖低于 3.3 mmol/L 时,可给予 10%~20% 葡萄糖口服或注射治疗。目标是达到正常血糖水平。

4. 体温控制 脑出血患者早期可出现中枢性发热,特别是在大量脑出血、丘脑出血或脑干出血患者中容易出现。入院 72 h 内患者的发热持续时间与临床转归相关,然而尚无资料表明治疗发热能改善临床转归。发病 3 d 后,患者可因感染等原因出现发热,此时应针对病因治疗。

5.药物治疗

(1)止血治疗:重组Ⅶa因子(recombinant factor Ⅶa,rFⅦa)治疗脑出血的临床疗效尚不确定,且可能增加血栓栓塞的风险,不推荐常规使用(Ⅰ级推荐,A级证据)。氨甲环酸有助于限制血肿体积扩大和降低早期病死率,但长期获益不确定,不推荐无选择性使用(Ⅱ级推荐,A级证据)。

(2)其他药物:神经保护剂、中药制剂的疗效与安全性尚需开展更多高质量临床试验进一步证实(Ⅱ级推荐,C级证据)。

6.病因治疗

(1)使用抗栓药物发生脑出血时,应立即停药(Ⅰ级推荐,B级证据)。

(2)华法林相关性脑出血患者可考虑将浓缩型凝血酶原复合物作为新鲜冰冻血浆的一种替代选择(Ⅱ级推荐,A级证据),同时静脉应用维生素K(Ⅰ级推荐,C级证据)。对新型口服抗凝药物(达比加群、阿哌沙班、利伐沙班)相关脑出血,有条件者可应用相应拮抗药物(如依达赛珠单抗)(Ⅱ级推荐,C级证据)。

(3)不推荐rFⅦa单药治疗口服抗凝药相关性脑出血(Ⅳ级推荐,D级证据)。

(4)对普通肝素相关性脑出血,推荐使用硫酸鱼精蛋白治疗(Ⅱ级推荐,C级证据)。

(5)对溶栓药物相关脑出血,可选择输注凝血因子和血小板治疗(Ⅱ级推荐,B级证据)。

(6)对于使用抗血小板药物相关性脑出血,不推荐常规输注血小板治疗(Ⅰ级推荐,A级证据)。

7.并发症治疗

(1)颅内压升高:应卧床、适度抬高床头部,严密观察生命体征(Ⅰ级推荐,C级证据)。需要脱水降颅压时,应给予甘露醇(Ⅰ级推荐,C级证据)和高渗盐水(Ⅱ级推荐,B级证据)静脉滴注,用量及疗程依个体化而定。同时,注意监测心、肾及电解质情况。必要时,也可用呋塞米、甘油果糖和(或)白蛋白(Ⅱ级推荐,B级证据)。对伴有意识障碍的脑积水患者可行脑室引流以缓解颅内压增高(Ⅱ级推荐,B级证据)。

(2)痫性发作:不推荐预防性应用抗癫痫药物(Ⅱ级推荐,B级证据);有临床痫性发作者应进行抗癫痫药物治疗(Ⅰ级推荐,A级证据);疑为痫性发作者应考虑持续脑电图监测(Ⅱ级推荐,B级证据);如检测到痫样放电,应给予抗癫痫药物治疗(Ⅰ级推荐,C级证据)。

(3)深静脉血栓和肺栓塞的防治:脑出血患者发生深静脉血栓形成(deep vein thrombosis,DVT)和肺栓塞的风险很高。卧床患者应注意预防DVT(Ⅰ级推荐,C级证据);疑似患者可做D-二聚体检测及肢体多普勒超声检查(Ⅰ级推荐,C级证据);鼓励患者尽早活动、腿抬高;尽可能避免下肢静脉输液,特别是瘫痪侧肢体(Ⅳ级推荐,D级证据);瘫痪患者入院后即应用气压泵装置,可预防深静脉血栓及相关栓塞事件(Ⅰ级推荐,A级证据);不推荐弹力袜预防深静脉血栓(Ⅰ级推荐,A级证据);对易发生深静脉血栓的高危患者(排除凝血功能障碍所致的脑出血患者),血肿稳定后可考虑发病后1~4天皮下注射小剂量低分子肝素或普通肝素预防DVT,但应注意出血的风险(Ⅱ级推荐,B级证据);当患者出现深静脉血栓或肺动脉栓塞症状时,可使用系统性抗凝治疗或下腔静脉滤器植入(Ⅱ级推荐,C级证据);合适治疗方案的选择取决于多重因素(出血时间、血肿稳定性、出血原因及全身情况)(Ⅱ级推荐,C级证据)。

8. 外科治疗

(1)脑实质出血:外科手术以其快速清除血肿、缓解颅高压、解除机械压迫的优势成为高血压脑出血治疗的重要方法。对于大多数原发性脑出血患者,外科开颅手术治疗的有效性尚不能充分确定,不主张无选择地常规使用外科开颅手术(Ⅱ级推荐,B级证据),微创治疗是安全的,有助于降低病死率(Ⅰ级推荐,A级证据)。以下临床情况,可个体化考虑选择外科开颅手术或微创手术治疗:出现神经功能恶化或脑干受压的小脑出血者,无论有无脑室梗阻致脑积水的表现,都应尽快手术清除血肿(Ⅰ级推荐,B级证据);不推荐单纯进行脑室引流而不进行血肿清除(Ⅱ级推荐,C级证据)。对于脑叶出血超过30 ml且距皮质表面1 cm内的患者,可考虑标准开颅术清除幕上血肿或微创手术清除血肿(Ⅱ级推荐,B级证据)。发病72 h内、血肿体积20~40 ml、GCS≥9分的幕上高血压脑出血患者,在有条件的医院,经严格选择后可应用微创手术联合或不联合溶栓药物液化引流清除血肿(Ⅱ级推荐,A级证据)。40 ml以上重症脑出血患者由于血肿占位效应导致意识障碍恶化者,可考虑微创手术清除血肿(Ⅱ级推荐,B级证据)。微创治疗应尽可能清除血肿,使治疗结束时残余血肿体积≤15 ml(Ⅱ级推荐,B级证据)。病因未明确的脑出血患者行微创手术前应行血管相关检查(CTA/MRA/DSA)以排除血管病变,规避和降低再出血风险(Ⅱ级推荐,D级证据)。

(2)脑室出血脑室引流或溶栓药物:脑室出血由于难以保证引流管通畅,单纯脑室外引流(external ventricular drainage,EVD)可能是无效的。EVD联合rt-PA治疗脑室出血是安全的,有助于降低重症患者的病死率(Ⅰ级推荐,A级证据),神经功能改善有待进一步研究(Ⅱ级推荐,A级证据);联合腰椎穿刺置管引流有助于加速清除脑室出血、降低行脑室腹腔分流的风险(Ⅱ级推荐,B级证据)。

四、蛛网膜下腔出血

依据《中国蛛网膜下腔出血诊治指南2019》,大多数蛛网膜下腔出血(subarachnoid hemorrhage,SAH)患者因剧烈头痛急诊就医。头痛、脑膜刺激征阳性及头颅CT提示蛛网膜下腔高密度影是经典的诊断标准。SAH患者的急诊诊断和处理与其预后密切相关,且需要神经科、放射科、神经介入医生等共同合作,争取及早诊断,以免漏诊、误诊和贻误治疗。

（一）临床表现

SAH 患者最突出的临床症状是头痛，无论在重体力活动时或情绪激动状态下，还是在正常活动期间均可发病。发病时还可伴有恶心、呕吐、意识障碍、局灶性神经功能缺损、癫痫发作和脑膜刺激征。若临床上怀疑 SAH 时，应及时完善头颅 CT 平扫检查，必要时结合腰椎穿刺进行诊断分析，避免误诊或漏诊。

（二）影像学检查

1. 头颅 CT CT 平扫是 SAH 诊断的首选检查。

2. CTA 若患者病情许可，SAH 患者均需行病因学检查。CTA 诊断动脉瘤的整体敏感度约为 98%，特异度为 100%。但动脉瘤的大小、部位和影像设备质量影响着 CTA 检查的敏感度及特异度。当动脉瘤直径≤3 mm 时，CTA 的诊断结果并不可靠，敏感度仅为 40%～90%。因此，对于 CTA 结果显示阴性时，特别是出血伴有意识丧失等临床状况欠佳时，需进行二维或三维脑血管造影检查以明确诊断。三维 CTA 除了可以完整清晰地显示 AVM 全貌、分辨引流静脉系统和供血动脉系统，以及对引流静脉其导入静脉窦全程进行显影外，还能帮助临床医师了解毗邻的三维影像，为临床制定最佳治疗方案提供更全面的影像学信息。

3. MRI 和 MRA MRI 也是确诊 SAH 的主要辅助诊断技术。FLAIR 序列、质子密度成像、DWI、GRE 等多种 MRI 序列均有助于 SAH 的诊断。在 SAH 急性期，MRI 的敏感度与 CT 相近，但在疾病亚急性期及慢性期，其诊断敏感度优于 CT。MRA 在判断动脉瘤颈与所属血管关系方面存在局限性。MRI 和 MRA 在诊断脑动静脉畸形（brain arteriovenous malformation，bAVM）方面也有一定参考价值，在 MRI 的 T1 加权像和 T2 加权像上，bAVM 患者的畸形血管团、供血动脉和引流静脉因血管流空效应而表现为混杂信号。MRA 显示血管畸形优于 MRI，能清楚显示异常畸形血管团、供血动脉和引流静脉以及提供血管的三维结构。然而不管是时间飞跃法还是对比增强法，MRA 在显示更小的血管（直径＜1 mm）、动脉瘤、更小的 bAVM 病灶（＜10 mm）以及静脉流出道解剖特点方面均存在局限性。

4. DSA DSA 是动脉瘤和 bAVM 诊断的金标准。对于血管内治疗术前评估、复杂动脉瘤以及 CTA 不能明确病因的 SAH 患者（典型的中脑周围性动脉瘤性 SAH 除外）均需要进行全脑 DSA 检查。若头颅 CT 平扫显示弥漫性动脉瘤样出血，则需进一步完善 DSA，若首次 DSA 结果阴性，则需延期复查，有 14% 的患者可检出小动脉瘤。DSA 仍是诊断 bAVM 最可靠、最重要的方法，经 CT 或 MRI 识别或怀疑为 bAVM 的患者，通常需要进一步行 DSA 检查以指导治疗。DSA 在显示微小的畸形血管团方面较 CTA 或 MRA 更有优势。

（三）实验室检查

1. **腰椎穿刺** 对于疑诊 SAH 但 CT 结果阴性的患者，需进一步行腰椎穿刺检查。无色透明的正常脑脊液可以帮助排除最近 2~3 周内发病的 SAH;均匀血性的脑脊液可支持 SAH 的诊断,但需注意排除穿刺过程中损伤出血的可能;脑脊液黄变是红细胞裂解生成的氧合血红蛋白及胆红素所致,脑脊液黄变提示陈旧性 SAH。

2. 血液检查 应完善血常规、血糖、凝血功能、血气分析、心肌酶谱、肌钙蛋白等检查。

3. 心电图 SAH 后常常合并心肌损伤,异常心电(如 P 波高尖、Q-T 间期延长和 T 波增高等)常提示 SAH 患者合并心肌损伤。与单纯 SAH 患者相比,SAH 伴神经源性肺水肿患者发生心电图异常改变的可能性更大,心电图异常改变在某种程度上可预测 SAH 患者 24 h 内神经源性肺水肿的进展。

(四)诊断标准

SAH 的临床特点包括突发头痛,伴恶心、呕吐、意识障碍、癫痫、脑膜刺激征阳性及头颅 CT 提示蛛网膜下腔高密度影。若症状不典型、头颅 CT 阴性,仍疑诊 SAH,则应尽早行腰椎穿刺检查,均匀血性脑脊液亦可确诊 SAH。

(五)病情评估和临床分级

SAH 患者就诊后,应全面采集病史,了解有无 SAH 危险因素(如吸烟、酗酒等)、药物滥用史(年轻患者应予毒物筛查)、可能影响预后的相关因素如年龄、高血压史、就诊时间、入院时血压等,并完善体格检查。

SAH 患者目前常用的临床分级评分量表包括 HuntHess 量表、改良 Fisher 量表、GCS 等。上述量表各有侧重,推荐急诊诊疗时采用至少一种量表对患者进行评分并记录。此外,下列量表常用于预测 SAH 患者的预后:格拉斯哥预后量表(Glasgow Outcome Scale, GOS)、世界神经外科医师联盟(World Federation of Neurological Surgeons, WFNS)量表以及动脉瘤性 SAH 入院患者预后(Hemorrhage Prognosis on Admission of Aneurysmal Subarachnoid, PAASH)量表。

推荐意见:①对于突发剧烈头痛伴脑膜刺激征阳性的患者应高度怀疑动脉瘤性 SAH 诊断(Ⅰ级推荐,B 级证据)。②对可疑 SAH 患者应首选 CT 检查,并建议发病后尽快完善头颅 CT 检查(Ⅰ级推荐,A 级证据)。③若 CT 结果阴性,腰椎穿刺检查有助于进一步明确诊断(Ⅰ级推荐,B 级证据)。④SAH 评分有助于评估预后及采取不同的治疗手段。SAH 早期应该使用 GCS 等工具进行评价(Ⅱ级推荐,B 级证据)。HuntHess 量表简单方便,临床常用于选择手术时参考。在预后评估方面,PAASH 量表比 WFNS 量表的效能更好(Ⅱ级推荐,B 级证据)。⑤CTA 可以作为动脉瘤性 SAH 的主要辅助诊断检查,并帮助指导制定动脉瘤治疗方案;若 CTA 未发现出血病因,推荐应进行 DSA 检查(Ⅱ级推荐,B 级证据)。⑥建议有条件时进行高质量的旋转造影和 3D-DSA 检查以进一步明确出血病因及确定治疗方案(Ⅰ级推荐,B 级证据)。⑦在 DSA 不能及时实施时,可予 CTA 或

MRA 检查(Ⅱ级推荐,B 级证据)。⑧对于无明显诱因出现头痛、癫痫或局灶性神经功能障碍的可疑 SAH 患者,建议完善 CT 平扫、CTA 和(或)MRI 及 MRA 等检查,必要时行 DSA 检查以排除动脉瘤以外的其他病因(Ⅰ级推荐,B 级证据)。⑨首次 CTA 或 DSA 未发现动脉瘤或其他责任病灶时,可以在发病后 2~4 周复查血管影像学检查(Ⅲ级推荐,D 级证据)。

(六)治疗

1. SAH 的监测和一般处理　　SAH 患者可出现呼吸、体温、血压和血糖异常、心电改变、电解质紊乱及其他影响预后的并发症。因此,对患者密切的监测和及时的治疗是必要的。推荐意见:①注意保持呼吸道通畅(Ⅰ级推荐,B 级证据)。②注意监测血压,保持收缩压 <160 mmHg 和平均动脉压 >90 mmHg(Ⅰ级推荐,C 级证据)。③重视心电监护,采取积极的预防措施,保护心功能(Ⅱ级推荐,B 级证据)。④注意诊治低钠血症(Ⅰ级推荐,B 级证据)。⑤空腹血糖需控制在 10 mmol/L 以下,同时应避免低血糖(Ⅱ级推荐,C 级证据)。⑥发热时予对症处理,但是亚低温(33 ℃)治疗存在争议(Ⅱ级推荐,B 级证据)。⑦连续脑电监测有助于预测迟发性脑缺血发生(Ⅲ级推荐,C 级证据)。

2. 蛛网膜下腔出血的手术治疗　　推荐意见:①应尽早对动脉瘤性 SAH 患者进行病因学治疗(Ⅰ级推荐,A 级证据)。②血管内治疗和夹闭术治疗均可降低动脉瘤再破裂出血风险(Ⅰ级推荐,A 级证据)。③栓塞术和夹闭术均可治疗动脉瘤,推荐首选栓塞治疗以改善患者长期功能预后(Ⅰ级推荐,A 级证据)。④推荐尽可能完全闭塞动脉瘤(Ⅰ级推荐,B 级证据)。⑤倾向于栓塞术的因素:年龄 >70 岁、不存在有占位效应的血肿、动脉瘤相关因素(后循环动脉瘤、窄颈动脉瘤、单叶形动脉瘤);倾向于推荐夹闭术的因素:年龄较轻、合并有占位效应的血肿、动脉瘤相关因素(大脑中动脉及胼周动脉瘤、瘤颈宽、动脉瘤体直接发出血管分支、动脉瘤和血管形态不适于血管内弹簧圈栓塞术)(Ⅱ级推荐,C 级证据)。⑥支架辅助血管内治疗的患者围手术期应使用抗血小板药物治疗,有条件时可完善血小板功能检查(Ⅱ级推荐,D 级证据)。⑦对 bAVM 破裂所致 SAH 患者,应给予积极治疗(Ⅰ级推荐,C 级证据)。⑧破裂 bAVM 治疗应尽可能完全消除畸形血管团(Ⅰ级推荐,D 级证据)。对于中型、大型 bAVM,若不能单次完全消除,可考虑分次栓塞、靶向栓塞、姑息性栓塞。

3. 预防再出血的药物和其他治疗　　推荐意见:①针对病因治疗是预防再出血的根本措施(Ⅰ级推荐,A 级证据)。②卧床休息有助于减少再出血,但需结合其他治疗措施(Ⅱ级推荐,B 级证据)。③对于需要推迟闭塞的动脉瘤,再出血风险较大且没有禁忌证的患者,短期内(<72 h)使用氨甲环酸或氨基己酸以降低动脉瘤的再出血是合理的(Ⅰ级推荐,B 级证据)。④对于不明原因的 SAH、不愿意手术的患者,使用氨甲环酸或氨基己酸等止血药是合理的,但要谨防深静脉血栓形成(Ⅰ级推荐,C 级证据)。

五、鉴别诊断

(一)缺血性脑卒中与出血性脑卒中的鉴别

主要根据发病情况、影像学资料进行鉴别(表 13 - 1)。

表 13 - 1 缺血性脑卒中与出血性脑卒中的鉴别

	脑梗死	脑出血	蛛网膜下腔出血
发病年龄	多 60 岁以上	50~60 岁多见	动脉瘤多发于 40~60 岁;动静脉畸形青少年多见
常见病因	动脉粥样硬化、血管栓塞等	高血压合并细小动脉硬化、动静脉畸形	颅内动脉瘤、血管畸形、其他如 moyamoya 病等
起病状态	安静或睡眠中	活动中起病	活动中起病
起病速度	10 余小时或 1~2 天症状达高峰	数分钟到数小时内到达高峰	急骤,数分钟达高峰
意识障碍	无或较轻	多见	常有一过性昏迷
体征	病理征阳性	病理征阳性	脑膜刺激征阳性
CT	低密度灶	高密度灶	脑池、蛛网膜下腔高密度影
脑脊液	无色	可有血性	均匀一致血性

(二)颅内感染

各种类型的脑膜炎如结核性、真菌性、细菌性和病毒性脑膜炎等,虽有头痛、呕吐和脑膜刺激征,但常先有发热,发病不如 SAH 急骤,脑脊液提示感染而非出血,头部 CT 无蛛网膜下腔出血表现等特点可以鉴别。

(三)颅内占位

某些硬膜下血肿、颅内肿瘤、脑脓肿等发病也较快,出现偏瘫等症状及体征,可行头颅 CT 或 MRI 予以鉴别。

(四)SAH 需与偏头痛鉴别

若 CT 扫描发现纵裂或横窦区域有高密度影,还应注意与颅内静脉窦血栓形成进行鉴别。

六、康复治疗

脑卒中患者康复相关量表评定包括原发性功能障碍评定、继发性功能障碍评定、日常生活能力及生活质量等方面的评定。在系统性评估后制定个体化康复训练并长期坚持。

七、预防措施

脑卒中预防分为一级预防和二级预防。其中一级预防针对从未患过脑卒中的患者,即通过指导养成健康的生活方式,预防脑卒中的发生;二级预防是针对发生过脑卒中的患者,通过寻找病因和控制可干预的危险因素,预防脑卒中复发。部分研究也将脑卒中预防分为3级,除一级、二级预防外,增加三级预防,主要是针对疾病发生后并发症和残疾进行治疗和功能康复,降低致残率、致死率。

(一)一级预防

对于一级预防,促进公众健康教育是必要的。加强人群的公共卫生教育,养成良好的健康习惯会大大降低脑卒中的发生率,包括鼓励戒烟、避免酗酒、规律锻炼、避免肥胖、降低脂肪和胆固醇摄入等。还应该进行全民普查教育,对高血压、高血脂、高血糖患者进行药物干预。对飞行员还应该进行抗荷教育。

(二)二级预防

二级预防的关键在于识别首次脑卒中的发病机制,不同病因应首选不同的二级预防策略。如针对危险因素的控制、心源性栓塞的抗栓治疗、非心源性脑卒中的抗血小板药物应用等。目前,指南提出临床无症状的脑卒中是二级预防的关键切入点以及预防点,而脑成像是鉴定临床无症状性脑卒中的证据。对于SBI飞行员应严格实行二级预防措施,并定期进行认知功能评价。

第三节　疗效评估

一、评估时机

脑卒中患者应尽快完成基本评价,以了解卒中的类型、严重程度、一般状况和并发症等。以后定期进行评价,以便及时调整治疗方案、评价进展、判断是否可以出院等。

二、评估内容

1. **病理水平**　实验室、影像学等检查的变化。

2. **病损水平**　通常指脑卒中所致的症状体征的改变,常用方法有 Fugl – Meyer 评价法、NIHSS、SSS 等。

3. **生活能力水平(残疾)**　通常指脑卒中使患者执行正常人所能进行活动的能力受限或缺乏。常用评价方法为日常生活能力量表(activity of daily living scale, ADL)、Barthel 指数、独立性量表(Functional independence measure, FIM)。

4. **生存质量水平(残障)**　通常表现为个体精神和躯体对神经功能缺损的适应性。

常用方法有 FAI 活动指数(frenchay activities index,FAI)、脑卒中生存质量量表(stroke - specific quality of life scale,SS - QOL)、疾病影响程度量表(sickness impact profile,SIP)等。

5. **其他指标**　如病死率、复发率。

第四节　航空医学鉴定

一、招收飞行学员航空医学鉴定原则

(一)应届高中毕业生参加招收飞行学员医学选拔

有脑卒中病史及存在危险因素,不合格。

(二)青少年航空学校毕业生参加招收飞行学员医学选拔

与应届高中生参加招收飞行学员医学选拔鉴定原则相当。

(三)青少年航空学校学生入校医学选拔

其标准与应届高中生参加招收飞行学员医学选拔标准相当,且稍严格。

二、航空大学学员航空医学鉴定原则

针对学员可能出现脑卒中及卒中危险因素,鉴定提出以下要求:

1. **血压**　对于出现血压异常的学员应寻找病因,在去除诱因的基础上予以非药物手段规范控制,控制良好者,合格。非药物手段控制无效需要药物干预的学员,则建议停学或转学其他专业。

2. **头痛**　对于功能性的原发性头痛,头颅 CT、TCD 发泡试验及脑电图检查无异常,经休息、调整心态及对症治疗后,临床症状消失,合格;对于继发性头痛,要依据原发疾病的治疗及转归情况进行鉴定。

3. **血脂**　对于血脂异常的学员,在控制饮食、规范运动,或药物干预后,血脂恢复正常,合格。因血脂异常造成继发病变如锁骨下动脉狭窄、颈动脉狭窄的学员,则建议停学或转学其他专业。

4. **脑卒中**　一旦发生脑卒中,均建议停学或转学其他专业。

三、飞行学院学员航空医学鉴定原则

在飞行学院,飞行学员开始体验飞行、学习飞行技能时,应当关注卒中与其他意识丧失事件的鉴别,一旦确诊为脑卒中,均建议停学或转学其他专业。

四、地面人员改空中战勤、技勤人员航空医学鉴定原则

下列情况之一,不合格:

1. 有脑卒中病史；

2. 高血压患者；

3. 有慢性头痛、昏迷、晕厥、晕厥前状态及其病史；

4. 有癫痫、癔症及神经官能症等疾病及其病史；

5. 出现病理反射；

6. 脑电图存在异常。

五、飞行人员航空医学鉴定原则

(一)卒中危险因素医学鉴定

1. **高血压**　按原发性高血压鉴定原则鉴定，一旦发生脑卒中，按卒中的原则进行鉴定。

2. **头痛**　慢性头痛按头痛鉴定原则鉴定，一旦发生脑卒中，按卒中的原则进行鉴定。

3. **动脉狭窄**　如果颈动脉、锁骨下动脉或者椎动脉等为大脑供血的动脉症状性严重狭窄(直径狭窄≥70%)，或者出现了失代偿等脑供血不足的症状时，飞行不合格；狭窄<70%或手术治疗后个别评定。

4. **晕厥**　按晕厥的鉴定原则进行鉴定，一旦发生脑卒中，按卒中的原则进行鉴定。

(二)脑卒中医学鉴定

飞行人员患脑卒中，原则上要鉴定为飞行不合格。个别治疗后运动功能、感觉功能和认知功能基本恢复，经过1年以上的观察，可到有特许医学鉴定资质的医疗单位申请特许飞行鉴定。歼击机飞行员必要时行转换机种医学鉴定。

五、民用航空人员医学鉴定原则

1. **招收飞行学生**　《民用航空招收飞行学生体检鉴定规范》规定：不应有中枢神经系统疾病及其病史。据此，有脑卒中病史或有显著的卒中相关危险因素，鉴定为不合格。

2. **空勤人员和空中交通管制员**　《民用航空人员体检合格证管理规则》规定：无可能影响安全履行职责的脑血管疾病、颅脑损伤及其并发症或其他神经系统疾病。其中Ⅱ、Ⅲ级体检合格证申请人脑梗死临床治愈后，观察至少12个月、无并发症及后遗症，可鉴定为合格。

航空体检医师面对脑卒中后经过治疗而要求恢复飞行的病例，要慎重处理。首先要审查所有的相关记录，包括门诊记录、住院病历、实验室检查和图像分析报告、既往体检记录、出院记录及出院后继续治疗的随访记录、航医观察记录等。对残留的神经缺陷进行评估尤为重要。根据病变部位对脑血管病后癫痫的发生进行谨慎的预测评估。最后，还应有足够的地面观察期(一般以2年为宜)，以便使患者康复并消除或减少危险因素。对于无症状或只有一过性症状的腔隙性脑梗死，由于其预后较好，致残率不高，因此在全面体检并消除危险因素后,航空体检医师可以考虑同意其飞行的请求,但在放飞之前也要有适当的地面观察期(半年),并进行密切的随访观察。

(迟丽屹　白秋菊　冯　青)

参考文献

[1] 陈艳,胡发云,吴波.《中国脑血管疾病分类 2015》解读[J]. 中国现代神经疾病杂志,2017,17(12).

[2] Caplan L R. Stroke classification:a personal view[J]. Stroke;a journal of cerebral circulation,2011,42 (1 Suppl):3 – 6.

[3] Krishnamurthi RV,Ikeda T,Feigin VL. Global,Regional and Country – Specific Burden of Ischaemic Stroke,Intracerebral Haemorrhage and Subarachnoid Haemorrhage:A Systematic Analysis of the Global Burden of Disease Study 2017. Neuroepidemiology. 2020,54(2):171 – 179. doi:10.1159/000506396.

[4] 甘勇,杨婷婷,刘建新,等. 国内外脑卒中流行趋势及影响因素研究进展[J]. 中国预防医学杂志,2019.

[5] 郎晓光,熊巍,刘红巾,等. 联勤后飞行人员神经科住院及停飞疾病谱分析[J]. 空军医学杂志,2016,32(01):59 – 61.

[6] Lim D,Park J,Choi WH,et a1. Asympomatic brain lesions in pilots:a comparative study with non – flying personnel using brain MRI[J]. Aviat Space Environ Med,2012,83(9):865 – 871.

[7] McGuireS,Sherman P,Profenna L,et a1. White matter hy perintensities on MRI in high altitude pilots [J]. Neurolo— gY,2013,81(8):729 – 735.

[8] 陈大伟,刘文青,石进. 飞行人员无症状脑梗死的研究现状与进展[J]. 中华航空航天医学杂志,2014,25(3):229 – 232.

[9] 张晓敏,石进,张焱磊,等. 飞行人员无症状性脑梗死的初步随访观察[J]. 解放军医学杂志,2016,41(9):779 – 782.

[10] Berge E,Whiteley W,Audebert H,et al. European Stroke Organisation (ESO) guidelines on intravenous thrombolysis for acute ischaemic stroke[J]. European Stroke Journal,2021(100):239698732198986.

[11] 中国民用航空局. MH/T 7013 – 2017 民用航空招收飞行学生体检鉴定规范[S]. 北京:中国民用航空局,2017:5. DOI:10.32629/er.v1i5.1557.

[12] 中国民用航空局.CAAR – 67FS – R4 民用航空人员体检合格证管理规则[S]. 北京:中华人民共和国交通运输部,2018:25.

第十四章 飞行人员中枢神经系统感染的诊治与航空医学鉴定

第一节 概　述

一、定义

中枢神经系统感染是病原微生物侵犯中枢神经系统(包括脑和脊髓)的实质、被膜(软脑膜、软脊膜和蛛网膜)及血管等引起的急性或慢性炎症性疾病,少数疾病在病理上表现为非炎症性改变。引起中枢神经系统感染的病原微生物包括病毒、细菌、真菌、螺旋体、寄生虫、立克次体和朊蛋白等。

病原微生物主要通过三种途径进入中枢神经系统:

(1)血行感染:病原体通过昆虫叮咬、动物咬伤方式损伤皮肤黏膜后进入血液,或通过使用不洁注射器、输血等途径直接进入血液,面部感染时病原体可经静脉逆行入颅,妊娠妇女感染的病原体经过胎盘传给胎儿,颅内静脉窦血栓引起的静脉炎也可逆行感染。

(2)直接感染:病原体通过穿透性外伤从颅外向颅内扩散,或邻近结构的感染(如中耳炎、乳突炎、鼻窦炎等)向颅内蔓延,或颅内感染向周边及脑膜扩散,如结核瘤或脑脓肿继发结核性脑膜炎或化脓性脑膜炎,或手术和腰穿等操作经脑脊液通路引起的医源性感染。

(3)逆行感染:嗜神经病毒如单纯疱疹病毒、狂犬病毒等首先感染皮肤、呼吸道或胃肠道黏膜,经神经末梢进入神经干,然后逆行进入颅内。

中枢神经系统感染根据感染部位可分为:

(1)脑炎、脊髓炎或脑脊髓炎:主要侵犯脑和(或)脊髓实质。

(2)脑膜炎、脊髓膜炎或脑脊髓膜炎:主要侵犯脑和(或)脊髓被膜。

(3)脑膜脑炎:脑和脊髓的实质和被膜均受累。

中枢神经系统感染种类繁多,飞行人员多为身体健康的中青年人群,本章主要介绍在我国飞行人员中常见的中枢神经系统感染的诊治与航空医学鉴定,如病毒性脑膜炎(无菌性脑膜炎)、单纯疱疹性脑炎、化脓性脑膜炎、结核性脑膜炎、脑囊虫病等。

二、流行病学

(一)病毒性脑膜炎

病毒性脑膜炎是各种病毒感染引起的软脑膜弥漫性炎症综合征,是临床最常见的无菌性脑膜炎。夏秋季是本病高发季节,热带和亚热带地区发病率终年很高,以儿童和青年多见。国外报道病毒性脑膜炎年发病率为$(19 \sim 219)/10$万,美国每年发生病毒性脑膜炎患者数量超过其他病原体性脑膜炎总和,我国尚缺乏相关流行病学资料。

(二)单纯疱疹病毒性脑炎

单纯疱疹病毒性脑炎(herpes simplex virus encephalitis,HSE)是由单纯疱疹病毒(herpes simplex virus,HSV)引起的急性中枢神经系统感染,是全球最常见的散发性病毒性脑炎,约占所有脑炎的5%~20%,占病毒性脑炎的20%~68%。人群间密切接触是其传染途径。发病无明显地区性和季节性,男女发病率无差异,可见于任何年龄,但半数以上病例在20岁以后起病,40岁可达高峰。国外HSE年发病率为$(0.4 \sim 1)/10$万,国内尚缺乏准确的流行病学资料。该病在抗病毒药物发现之前死亡率较高,随着阿昔洛韦的广泛应用,该病死亡率已明显下降。

(三)化脓性脑膜炎

化脓性脑膜炎(purulent meningitis)是由化脓性细菌感染所致的脑脊髓膜炎,是中枢神经系统最常见的细菌感染,常合并化脓性脑炎或脑脓肿。在美国年发生率大于$2.5/10$万,我国尚缺乏准确流行病学资料。虽然该病好发于儿童和老年人,成年人也可发生。以前该病的病死率和致残率较高,但随着青霉素等抗生素的应用,预后大为改善。

(四)结核性脑膜炎

结核性脑膜炎(tuberculous meningitis)系由结核杆菌引起的脑膜和脊髓膜非化脓性炎性疾病,是由结核分枝杆菌引起的最常见中枢神经系统感染,好发于儿童和青年人,冬春季多见。全球结核性脑膜炎自20世纪60年代以后稳步下降,但80年代又开始上升,可能与人口流动频繁、免疫抑制剂广泛应用、耐药性结核菌种的出现有关。

(五)脑囊虫病

脑囊虫病(cerebralcysticerosis)是链状绦虫的幼虫寄生于人脑所引起的疾病,是我国最常见的中枢神经系统寄生虫病之一。该病在拉丁美洲、非洲、亚洲一些地区流性,我国主要流行于华北、东北、西北地区,农村多于城市。本病好发于青壮年,80%的患者为14~50岁,男女比例约为5:1。近年来由于卫生条件的改善,其发病率有所降低。

(六)飞行人员的发病情况

美国航空医学特许管理示踪数据库系统(Aeromedical Information Management Waiver Tracking System,AIMWTS)统计,至2018年为止共发现104例军事飞行人员脑炎和(或)脑膜炎患者,其中I/IA类人员(飞行学员)19例,Ⅱ类人员(现役飞行人员)36例,Ⅲ类人员(非现役飞行人员)41例,空中交通管制人员(air traffic controllers,ATC)和飞行地面控制人员(ground based controller,GBC)6例,无人机飞行员(remotely piloted aircraft,RPA)2例。患西尼罗河病毒脑炎和疱疹病毒性脑膜炎的飞行员病例亦曾有报道。我国也有数名诊断为结核性脑膜炎和病毒性脑膜炎的军事飞行人员的报道。

三、病因及发病机制

目前,肠道病毒是病毒性脑膜炎最常见病因,85% ~95% 的病毒性脑膜炎由肠道病毒引起。该病毒属于微小核糖核酸病毒科,包括柯萨奇病毒 A 和 B、埃可病毒等。肠道病毒是无包膜病毒,容易存活在潮湿物体表面,主要经粪口途径传播。首先经下消化道侵入人体,在肠道局部淋巴结内进行复制,然后入血产生病毒血症,可在中枢神经系统种植导致脑膜炎症反应。

HSV 是一种嗜神经病毒,有 HSV - 1 和 HSV - 2 两种类型,其中 HSV - 1 主要通过密切接触或飞沫传播,HSV - 2 主要通过性接触或母婴传播。大约 90% 人类单纯疱疹性脑炎是由 HSV - 1 感染引起。75% 患者中,HSV - 1 病毒首先引起口腔或呼吸道原发感染,在口咽部黏膜进行复制,然后沿三叉神经分支逆行至三叉神经节并潜伏。当机体抵抗力下降时,潜伏的 HSV - 1 激活并经三叉神经分支抵达颅底脑膜,引起颞叶和额叶眶回坏死。另外 25% 患者,病毒经嗅球和嗅束直接侵入脑叶,或口腔感染后病毒直接经三叉神经入脑引起脑炎。

目前社区获得性化脓性脑膜炎的主要病原体为肺炎链球菌、脑膜炎奈瑟球菌和流感嗜血杆菌 B 型,三者引起的脑膜炎占化脓性脑膜炎的 80% 以上。肺炎链球菌好发于有邻近及远隔部位感染者、免疫力低下或缺陷者及脑外伤颅骨骨折合并脑脊液漏者。脑膜炎奈瑟球菌所致的流行性脑膜炎好发于儿童和青年人;流感嗜血杆菌脑膜炎好发于 6 岁以下婴幼儿。细菌侵入中枢神经系统后,血管内皮细胞炎性激活,大量中性粒细胞侵入,释放炎性介质,血脑屏障破裂,导致脑水肿、颅内高压和神经细胞损伤。

中枢神经系统结核杆菌感染与其他部位感染一样,病原体经呼吸道传入体内,结核杆菌经 2 ~4 周播散到全身各器官,如脑膜和邻近组织,并激活细胞免疫反应,病原体可以被激活的巨噬细胞消灭,形成结核肉芽肿。当机体免疫力降低时,肉芽肿中心形成干酪样坏死,病原体迅速繁殖,并导致结核结节破裂,释放结核杆菌至蛛网膜下腔,导致结核性脑膜炎。

人既是绦虫的终宿主(绦虫病),也是中间宿主(囊虫病)。人食用囊虫感染的猪肉仅表现为绦虫病,而绦虫卵进入消化道后,经血液循环寄生于人体各组织,寄生于脑内称囊虫病。脑囊虫病感染的方式有三种:内在自身感染、外源性自身感染和外源性异体感染,其中外源性异体感染是主要的感染方式。囊虫卵进入十二指肠内孵化形成六钩蚴,钻入胃肠壁血管,蚴虫经血液循环种植于脑实质、脑室、蛛网膜下腔和脊髓,并发育成囊尾蚴。

第二节 诊断治疗

一、病史和检查

(一)病史

中枢神经系统感染最初可表现为发热、头痛、恶心、呕吐、皮疹及全身中毒症状等。脑膜炎表现为头痛、呕吐、颈项强直、Kerning 征、Brudzinski 征等脑膜刺激征以及颅内压增高。脑炎表现为意识障碍、抽搐发作、瘫痪、记忆力下降、智能障碍、精神障碍、不自主运动和局灶神经定位体征等,可有颅内压增高及脑膜刺激征,严重者呼吸、循环衰竭,甚至死亡。结核性脑膜炎还可出现颅神经受损、结核性闭塞性动脉炎等表现。无论是脑膜炎还是脑炎均可出现头晕症状。中枢神经系统感染根据临床经过可分为初期(前驱期)、极期、恢复期和后遗症期;根据病情可分为轻型、普通型、重型和爆发型。

(二)脑脊液和血清检查

脑脊液检查内容包括压力和外观、常规、生化、细胞学、免疫学及病原学。神经系统感染可引起脑脊液压力增高,细胞数增多,蛋白增高,糖和氯化物降低。但病毒、化脓性细菌、结核杆菌、真菌及寄生虫等不同的病原体所引起的脑脊液常规和生化改变不同。脑脊液细胞学检查日益受到关注,有助于对结核杆菌诊断。血清学和脑脊液培养对细菌感染很有意义,但对病毒性脑炎诊断不敏感。对于血清学检查,只有证实存在急性期和恢复期血清转化,或证实存在病毒特异性 IgM 抗体,才能诊断病毒急性感染。脑脊液乳胶凝集试验可以检测肺炎球菌、脑膜炎双球菌、流感嗜血杆菌 B 型,有助于细菌性脑膜炎的快速诊断,尤其在曾用过抗生素治疗,以及脑脊液革兰染色、培养均阴性情况下。采用脑脊液 - 多聚酶链反应(CSF - PCR)可以检测脑脊液的病原体 DNA 和 RNA,理论上具有高度的敏感性和特异性,但目前未成为临床常用诊断手段。病原菌二代测序(next - generation sequencing,NGS)技术作为一种新兴的分子诊断手段,可以快速检测并明确中枢神经系统病原体。脑脊液 NGS 又被称为"高通量测序",通过收集脑脊液标本中病原菌的 DNA 片段,对其扩增后可检测出病原菌的核酸序列,进而明确病原菌的属、种,指导临床早期选择精准的治疗方案。只要标本中存在微量的病原菌 DNA,即可被检出,且不受死菌的影响,受抗生素治疗影响较小。除此之外,样本中的真菌、寄生虫和病毒均可以通过此方法进行检测。

(三)脑电图检查

脑炎的脑电图(EEG)异常率可达 78% ~ 100%。单纯疱疹脑炎常表现为两侧半球弥散性慢波,以额颞叶明显,出现周期性尖慢复合波。亚急性硬化性全脑炎的特征性脑电图表现为两侧周期性阵发放电,持续 0.5 ~ 3 s,为高波幅慢波或棘慢综合波。若出现局灶性改变,应考虑脑脓肿或其他局灶性病变。

(四)影像学检查

CT 和 MRI 平扫和增强检查对脑炎、脑膜炎、脊髓炎、脑脓肿、寄生虫和肉芽肿等病变具有诊断意义,可确定病变部位,对单纯疱疹病毒性脑炎具有定性诊断价值,还可发现脑积水、脑梗死、静脉窦血栓等并发症。

(五)前庭功能检查

具体方法见绪论部分的"前庭检查方法"。

二、诊断依据

(一)病毒性脑膜炎

1. 急性或亚急性起病。

2. 病毒感染的全身症状和脑膜刺激征,如发热、头痛、颈项强直等。

3. 脑脊液淋巴细胞轻度增高,糖、氯化物含量正常。

4. 确诊须行脑脊液病原学检查。

(二)单纯疱疹性脑炎

1. 有上呼吸道感染的前期症状如发热、咳嗽等,有疱疹病史。

2. 起病急,病情重。

3. 明显的精神行为异常、认知功能下降、癫痫、意识障碍。

4. 脑脊液常规检查白细胞正常或轻度增多,糖和氯化物正常,有局灶性出血时红细胞数增多。

5. 脑电图以颞、额叶损害为主的弥漫性异常和癫痫样放电。

6. 头颅 MRI 发现颞叶、额叶及边缘叶的炎症性异常信号,以及伴有局灶性出血时的混杂性高信号。

7. 病原学诊断:①双份血清和脑脊液检查发现 HSV 特异性抗体有显著变化趋势;②脑脊液 PCR 检测发现该病毒 DNA;③脑组织活检发现组织细胞核内有嗜酸性包涵体,电镜下发现 HSV 病毒颗粒;④脑组织或脑脊液标本 HSV 分离、培养和鉴定。

(三)化脓性脑膜炎

1. 多呈爆发性或急性起病。

2. 表现为高热、寒战、头痛、呕吐、抽搐、意识障碍,部分可有癫痫或单瘫等局灶性症状,脑膜炎双球菌感染时可出现出血性皮疹和皮下瘀斑等,脑膜刺激征阳性。

3. 腰穿示颅内压增高,脑脊液外观浑浊或呈脓性,白细胞总数明显增多,常在(1000 ~ 10000)$\times 10^6$/L,中性粒细胞占绝对优势,蛋白含量增多,糖含量下降明显,脑脊液糖/血清糖比值小于 0.4,氯化物降低,乳酸高于 0.3g/L。

4.影像学可见幕上沟回表面软脑膜及蛛网膜弥漫性线状或条索状明显强化。

5.脑脊液细菌涂片检出病原菌和细菌培养阳性可确诊。

(四)结核性脑膜炎

1.既往有结核病病史或接触史。

2.急性或亚急性起病,慢性迁延性病程。

3.可有低热、盗汗、食欲减退、全身无力等结核菌毒血症表现,有头痛、恶心、呕吐、视乳头水肿等高颅压表现,有脑膜刺激征,有颅神经受损(多为单侧或双侧的展神经,其次为动眼神经、滑车神经、面神经),可有结核性动脉炎导致相应血管狭窄或闭塞,严重时伴有脑实质损伤症状。

4.典型病例的脑脊液外观多无色透明或浑浊呈毛玻璃状,放置数小时后可有薄膜形成。颅内压常升高,增高可达 400 mmH$_2$O 或以上,白细胞数增高至(50～500)×10^6/L,未经治疗的患者脑脊液以中性粒细胞增高为主,恢复期以淋巴细胞增高为主。糖和氯化物含量降低,脑脊液葡萄糖与血糖比例通常小于 0.5,氯化物降低比其他性质的脑膜炎明显。蛋白含量多中度增高,通常为 1～2g/L。

5.影像学可见颅底脑膜及侧裂池呈点状或团块状明显强化,伴有脑积水等特征性改变。

6.改良抗酸染色和分子生物学手段检测结核分枝杆菌特异性核酸或抗原有助于确定诊断。

(五)脑囊虫病

1.**流行病史** 曾居住在流行区,有绦虫史或食用生猪肉史。

2.**临床表现** 头痛、癫痫发作、高颅压症状、局灶症状、精神症状和智能障碍、脑膜刺激征等。

3.**皮下或肌肉囊尾蚴结节**

4.**腰穿检查** 脑脊液压力正常或升高,白细胞可轻度增高,一般为(10～100)×10^6/L,以淋巴细胞为主,嗜酸性粒细胞可增高,蛋白定量正常或轻度增高,糖正常或轻度降低,氯化物正常。

5.**头颅 CT** CT 检查在诊断脑囊虫病中具有重要作用,处于不同生存期的囊虫的头颅 CT 表现有所不同。①存活期 CT 表现为脑实质内圆形或卵圆形低密度灶,病灶边界清晰,其中一部分病灶内可见一点状高密度灶,为囊虫的头节,可强化。②变性坏死期表现为脑水肿明显,病灶边缘不清,小囊病灶内无头节,增强后出现环形强化但无头节强化。③钙化期表现为灰白质交界处单发或多发小钙化灶,无强化。

6.**头颅 MRI** MRI 在脑囊虫病的分型、分期诊断方面优于 CT。处于不同生存期的囊虫的头颅 MRI 具有不同的特点。①存活期 MRI 表现为小囊状长 T$_1$ 长 T$_2$ 信号,囊液信号同脑脊液,壁薄光滑均匀,囊壁及头节呈等 T$_1$ 等 T$_2$ 信号,虫体周围无脑组织水肿,头节可强化。②变性死亡早期 MRI 表现为囊壁增厚,呈等 T$_1$ 等 T$_2$ 信号,头节可见,但变小,囊液信号高于脑脊液;虫体周围脑组织呈长 T_1 长 T_2 信号片状水肿,部分呈占位表现,易与肿瘤特别是转移瘤相混淆;囊壁可出现环形强化,但头节不强化。变性死亡后期可见小片状水肿信号或无明显水肿伴小结节或厚壁环形强化,头节消失。③钙化期:虫体死亡并钙化,T_2WI 多呈低信号,此期 CT 诊断优于 MRI。

7. 抗体检测 血清和脑脊液的囊虫抗体呈阳性,提示患有该病并处于活动期,常采用酶联免疫吸附试验(ELISA)行抗体检测,阳性率为 90%,特异性为 95% 左右。

三、鉴别诊断

(一)脑膜炎的鉴别诊断(表 14-1)

表 14-1　各种脑膜炎及脑膜病变的鉴别诊断

	病毒性脑膜炎	化脓性脑膜炎	结核性脑膜炎	隐球菌性脑膜炎	脑膜癌病
病原菌	嗜神经病毒	化脓性细菌	结核杆菌	新型隐球菌	无
易感人群	青少年	儿童和老年人	儿童和青年人	免疫力低下者或鸟类接触者	中老年,伴有恶性肿瘤者
起病形式	急性或亚急性	爆发性或急性	亚急性	亚急性或慢性	亚急性或慢性
病理特点	弥漫性软脑膜炎	软脑膜炎、脑膜血管充血	颅底脑膜及侧裂池、脑血管和脑实质炎症;颈内动脉末端和大脑前、中动脉近端血管炎	早期大脑底部和小脑背侧部软脑膜炎,晚期脑内炎性肉芽肿	肿瘤细胞广泛浸润软脑膜、脊膜
颅神经	多不受累	多不受累	展神经受累多见,视神经盘水肿少见	视神经受累或视神经盘水肿	多颅神经及腰骶神经根受累
MRI 增强	软脑膜及蛛网膜线样强化	幕上软脑膜及蛛网膜沿脑沟或脑回弥漫性强化	颅底脑膜及侧裂池呈不规则条状、结节状显著强化;受累动脉狭窄,脑梗死;脑积水	脑实质肉芽肿,受累脑膜呈线状、结节状强化	硬脑膜、软脑膜或蛛网膜线样或结节状强化
脑脊液压力	正常或轻度升高	升高	常升高或轻度升高	明显升高	不同程度进行性升高
脑脊液细胞数	$100 \times 10^6/L$ 以下,以淋巴细胞为主,早期中性粒细胞可达 80%	$1000 \times 10^6/L$ 以上,以中性粒细胞为主	$(50 \sim 500) \times 10^6/L$,很少超过 $500 \times 10^6/L$,以淋巴细胞为主,早期中性粒细胞可达 80%	$(10 \sim 500) \times 10^6/L$,以淋巴细胞为主	轻度升高
脑脊液蛋白	正常或轻度升高,不超过 1g/L	升高,$1 \sim 5$ g/L,偶尔高于 10 g/L	中度升高,多为 $1 \sim 2$ g/L	升高,平均为 1 g/L	不同程度升高
脑脊液糖和氯化物	正常,偶可降低	以糖降低为主	以氯化物降低为主	显著降低	严重降低
脑脊液特殊发现	PCR 鉴定病毒核酸	涂片和培养找到细菌	抗酸染色阳性	墨汁染色阳性	发现异形细胞

（二）脑炎的鉴别诊断

1. 自身免疫性脑炎 抗 NMDA 受体抗体脑炎是自身免疫性脑炎的代表，由于临床上多表现为不明原因的精神症状、痫性发作、运动障碍及意识水平下降，须与脑炎鉴别。该病通常见于年轻女性，多伴发卵巢畸胎瘤。脑脊液和血清抗 NMDA 受体抗体阳性。部分 HSE 脑炎患者可继发抗 NMDA 受体抗体脑炎。

2. 急性播散性脑脊髓炎 临床表现往往容易与单纯疱疹病毒性脑炎相混淆，该病常见于感染或疫苗接种后，急性起病，表现为脑实质、脑膜、脑干、小脑和脊髓等部位受损的症状和体征。影像学多显示皮质下白质多灶性改变，同时可累及白质和白质内核团，病毒学和相关抗体检查阴性。

（三）脑囊虫病的鉴别诊断

1. 脑肿瘤 脑实质性脑囊虫如处于变性死亡期可出现明显脑水肿，甚至有占位效应，应与脑肿瘤特别是脑转移瘤鉴别。转移瘤多见于中老年，亚急性起病，进行性加重，颅内压增高突出，偏瘫等局灶体征明显。MRI 显示颅内病灶形状不规则，大小不一，实质或环状强化，周围水肿明显。

2. 蛛网膜囊肿 脑囊虫病的蛛网膜型应与蛛网膜囊肿相鉴别。蛛网膜囊肿多发生于外侧裂、交叉池、大脑及小脑表面，形状不规则，边界平直。影像学上蛛网膜囊肿信号与脑脊液相同，无囊壁和结节，无周围脑组织水肿。

四、治疗

（一）病毒性脑膜炎的治疗

本病是一种自限性疾病，对症治疗包括补液、维持电解质平衡及治疗头痛，要密切观察癫痫、脑水肿和抗利尿激素分泌不足等表现。头痛严重者给予止痛药，脑水肿、颅内高压所致头痛给予20%甘露醇静滴。癫痫发作患者给予卡马西平或苯妥英钠等治疗。

绝大多数病毒性脑膜炎由肠道病毒感染所致，抗病毒治疗可以缩短病程。目前临床针对肠道病毒感染应用的药物主要为免疫球蛋白和抗微小核糖核酸病毒药普来可那立（pleconaril）。免疫球蛋白静滴能增高抗病毒抗体滴度，普来可那立通过阻止病毒脱衣壳及阻断病毒与宿主细胞受体结合，达到抑制病毒复制的目的。

（二）单纯疱疹性脑炎的治疗

1. 治疗原则 早期诊断和早期治疗是降低 HSE 死亡率的关键，主要是抗病毒药治疗，辅以对症治疗。

2. 抗病毒治疗 阿昔洛韦是治疗 HSE 最早的有效药物，血脑屏障透过率约50%，抑制细胞内病毒复制 DNA，具有抗 HSV 作用。应在发病48 h 内用药，常用剂量为 15 ~ 30 mg/（kg·d），分 3 次静滴，或 500 mg 静脉滴注，每 8 h1 次，1~2 h 滴完，连用14~21 d，病情严重可延长治疗时间。该药副作用较少，可有谵妄、皮疹、血尿和血清转氨酶升高等。

更昔洛韦的抗 HSV 疗效是阿昔洛韦的数倍,对阿昔洛韦耐药的 HSV 突变株敏感。该药抗疱疹病毒谱广,对巨细胞病毒有效,用量 5 ~ 10 mg/kg·d,或 250 mg 静脉滴注,每 12 h1 次,1 h 以上滴完,疗程 14 ~ 21 d。副作用包括肾功能损害和骨髓抑制,免疫抑制患者可出现中性粒细胞和血小板下降,与剂量相关,停药后可恢复。

3. 免疫治疗 干扰素具有广谱抗病毒活性,对宿主细胞损害小,如 α - 干扰素 60×10^6 U/d 肌内注射,连用 30 d。

4. 激素 对应用糖皮质激素治疗尚存在争议,目前仍没有确切依据支持所有单纯疱疹病毒性脑炎患者使用糖皮质激素。理论上,糖皮质激素可抑制神经炎症反应,但同时也会加重中枢神经系统感染。因此,仅对严重脑水肿但不适于腰椎穿刺患者可酌情使用。

5. 对症支持治疗 高热可物理降温,抽搐、精神错乱、躁动不安患者应控制痫性发作、镇静或安定类治疗;重症及昏迷患者注意维持营养,水及电解质平衡,保证呼吸道通畅,加强护理,防止压疮、肺炎及泌尿系感染等并发症。恢复期积极采取理疗和康复治疗,促进神经功能恢复。

(三)化脓性脑膜炎

1. 抗生素的治疗原则

(1)抗生素应能通过血脑屏障,杀灭脑脊液中的细菌。

(2)影响脑脊液中抗生素杀菌活性的因素主要是抗生素透入脑脊液的浓度,取决于抗生素特性和血脑屏障完整性,分子量小、蛋白结合力差、脂溶性好的药物能较好透过血脑屏障并在脑脊液中获得高药物浓度。

(3)一旦确诊应立即开始抗生素治疗,早期治疗是改善预后的关键。

(4)应选用病原菌敏感抗生素治疗。肺炎球菌性脑膜炎对青霉素敏感者可用青霉素,成人每天 2000 万 ~ 2400 万,分次静脉滴注,抗青霉素耐药菌株推荐使用第三代头孢菌素,首选头孢噻肟、头孢三嗪、头孢曲松等,必要时联合万古霉素;脑膜炎双球菌应选用青霉素及氨苄西林,耐药者选用第三代头孢菌素;流感嗜血杆菌抗生素的选择与 β 内酰胺酶有关,此酶阴性者选择氨苄西林,阳性者选用第三代头孢菌素;金黄色葡萄球菌可选用苯唑西林,耐甲氧西林菌株及表皮葡萄球菌应选用万古霉素,可考虑联合利福平;对铜绿假单胞菌引起的脑膜炎可使用头孢唑肟或头孢他啶,且联合氨基糖苷类,其他革兰阴性杆菌可用头孢曲松、头孢噻肟或头孢他啶。

(5)多数情况抗生素治疗应维持 10 ~ 14 d,临床提示存在硬膜下积液或积脓、静脉窦血栓、脑脓肿时,治疗时限应适当延长。

2. 糖皮质激素应用 既往曾认为糖皮质激素对细菌性脑膜炎无益处,但近期研究显示,激素可以抑制炎症因子的释放,稳定血脑屏障,减少脑膜粘连、听力损伤等并发症,病情严重者可考虑应用地塞米松 10 ~ 20 mg/d,连续 3 ~ 5 d。

3. 对症支持治疗 炎症急性期脑水肿可引起颅内压明显增高,可用甘露醇和呋塞米

月返院复查评估鉴定一次,随访满 1~2 年,方可下鉴定结论。

二、评估内容

1.**病史询问** 询问包括头痛、头晕、眩晕、平衡功能障碍等症状的发生频率及时间,其间用药情况,康复锻炼情况,情绪睡眠等情况,对症状进行评估。

2.**床旁查体** 主要是神经系统功能查体。

3.**实验室检查** 针对受伤部位,复查 CT 或 MRI,进行前庭功能检查评估。

第四节　航空医学鉴定

一、招收飞行学员航空医学鉴定原则

(一)应届高中毕业生参加招收飞行学员医学选拔

颅脑发育畸形不合格;有颅脑外伤眩晕病史,不合格。

(二)青少年航空学校毕业生参加招收飞行学员医学选拔

与应届高中毕业生参加招收飞行学员医学选拔原则一致。但对在青少年航空学校学习期间发生的头颅外伤,无骨折,无意识丧失,仅有轻度头晕,无眩晕,可综合评定。

(三)青少年航空学校学生入校医学选拔

与应届高中毕业生参加招收飞行学员医学选拔原则一致,且更为严格,即头颅外伤仅有轻度头晕也不合格,仅有影像学发现的颅脑发育畸形,无任何症状也不合格。

二、航空大学学员航空医学鉴定原则

在校学习期间,发生颅脑外伤性眩晕,经治疗眩晕持续超过 3 个月无缓解,或伴前庭功能受损、颅脑外伤伴骨折或开颅手术治疗,不合格;无颅骨骨折,经保守治疗眩晕消失,前庭功能正常,个别评定。

三、飞行学院学员航空医学鉴定原则

在学院学习期间,发生颅脑外伤性眩晕,经治疗眩晕持续超过 6 个月无缓解,或伴前庭功能受损、颅脑外伤伴骨折或开颅手术治疗,不合格;无颅骨骨折,经保守治疗眩晕消失,经 6 个月地面观察无不适,前庭功能正常,个别评定。

四、地面人员改空中战勤、技勤人员航空医学鉴定原则

明显颅脑发育畸形,近 1 年颅脑外伤眩晕史,不合格;轻度颅脑发育畸形无症状,或颅脑外伤眩晕无骨折,经保守治疗超过 1 年,前庭功能正常,个别评定。

五、飞行人员航空医学鉴定原则

1. 空中技勤人员 颅脑外伤性眩晕,经药物和前庭康复治疗效果佳,经地面观察 3 ~ 6 个月无复发,前庭功能恢复正常或单侧前庭功能减退已代偿,飞行合格;颅脑外伤开颅手术治疗,个别评定;治疗后症状持续存在超过 1 年或遗留后遗症,飞行不合格。

2. 空中战勤人员

颅脑外伤性眩晕,经药物和前庭康复治疗效果佳,经地面观察 6 个月无复发,前庭功能恢复正常或代偿良好,飞行合格;颅脑外伤开颅手术治疗,个别评定;治疗后症状持续存在超过 1 年或遗留后遗症,飞行不合格。

3. 飞行员

(1)颅脑外伤性眩晕,经药物和前庭康复治疗效果佳,经地面观察 6 个月无复发,前庭功能恢复正常或代偿良好,双座机飞行员可飞行合格,单座机飞行员限双座飞行 6 个月眩晕无复发,可单座机飞行合格;颅脑外伤开颅手术治疗,经 12 个月地面观察无癫痫、眩晕无复发、前庭功能恢复正常或代偿良好,无其他后遗症,双座机飞行员个别评定;治疗后症状持续存在超过 1 年或遗留后遗症,或单座机飞行员开颅手术治疗,飞行不合格。

必要时歼击机飞行员可行转换机种医学鉴定。

(2)高性能歼击机、高性能武装直升机和舰载战斗机飞行员改装体检鉴定时,近 1 年内有外伤性眩晕病史,改装飞行不合格,原机种(型)飞行合格;外伤性眩晕病史超过 1 年,根据发作情况、治疗效果、前庭功能状态和复发的可能性等,进行个别评定。

(3)航天员医学选拔鉴定时,有外伤性眩晕病史,医学选拔不合格,原机种(型)飞行合格。

六、民航航空人员医学鉴定原则

1. 招收飞行学生 《民用航空招收飞行学生体检鉴定规范》规定:不应有癫痫、痫样发作及其病史;不应有原因不明的或难以预防的意识障碍及其病史;不应有中枢神经系统疾病及其病史。据此,招收飞行学生体检中,颅脑畸形、外伤性眩晕病史,鉴定为不合格;仅有头部外伤史而无伤后意识障碍和眩晕者可以准许合格。

2. 空勤人员和空中交通管制员 《民用航空人员体检合格证管理规则》规定:无癫痫;无可能影响安全履行职责的脑血管疾病、颅脑损伤及其并发症或其他神经系统疾病。其中重度颅脑损伤应鉴定为不合格;中度颅脑损伤临床治愈后,Ⅱ级、Ⅲa级、Ⅲb级体检合格证申请人分别观察至少 6、24、12 个月,无并发症及后遗症,功能良好,可鉴定为合格。轻度颅脑损伤临床治愈后,Ⅲ级体检合格证申请人,观察至少 6 个月,无并发症及后遗症,功能良好,可鉴定为合格;Ⅱ级、Ⅲa级体检合格证申请人颅脑手术后,观察至少 6 个月,无并发症及后遗症,神经系统检查正常,可鉴定为合格。

航空体检医师将面临评估申请者脑损伤的严重程度,确定后遗症的性质和程度,以及判定是否已度过外伤后癫痫发作的危险高峰期,使脑神经元得到最大限度的复原等艰巨任务。

对于中度以上颅脑损伤者,因其多伴有脑实质的损伤,故对其能否恢复飞行应进行全面、慎重的评估。对于曾经出现过颅内血肿(包括硬膜外、脑实质、硬膜下等)的颅脑损伤飞行员来说,在考虑恢复其飞行资格之前应进行 3 年的地面观察为宜,以保证其神经元能得到最大限度的恢复,并减少癫痫发作的危险。

航空体检医师在受理飞行员颅脑损伤后申请恢复飞行的体检鉴定时,要仔细查阅足够的医疗纪录,并将伤后的影像学检查结果与恢复期各时间段的复查影像学资料进行对比,调阅航医的观察纪录,根据 24 h 动态脑电图报告、相关的心理学(包括人格、记忆力、判断力等)检查结果进行全面评估,恢复飞行应是限制级的特许飞行。

(李远军　王小成　汪庆)

参考文献

[1] 伍全安,何家全. 颅脑外伤后眩晕的综合治疗探讨[J]. 西部医学,2011,23(010):1906 – 1907.

[2] 王延生,陈剑秋,安丰伟,等. 良性位置性阵发性眩晕相关问题的探讨[C]//全军耳鼻咽喉头颈外科学术大会. 全军耳鼻咽喉头颈外科专业委员会,2011.

[3] 陈刚. 外伤性良性阵发性位置性眩晕临床特征及复发机制的研究[D].

[4] 游国雄. 颅脑外伤性眩晕[J]. 人民军医,1987(1).

[5] 高白云,薛晓红. 眼震电图在颅脑外伤后眩晕诊断中的应用[J]. 贵阳医学院学报,2000,25(2):172 – 173.

[6] 秦智伟. 颅脑外伤性眩晕的早期高压氧治疗体会[C]//全国脑复苏与康复高层论坛. 中华医学会,南京紫金医院,2014.

[7] 张叔辰. 颅脑外伤后前庭性眩晕[J]. 人民军医,1985(6).

[8] 鲍洪,丁轩,吴开华,等. 颅脑外伤患者颈源性眩晕的发生情况及其机制探讨[J]. 中华神经医学杂志,2008,7(007):725 – 727.

[9] 谈毅,郑云华,聂德新,等. 轻度颅脑外伤后良性阵发性位置性眩晕与特发性良性阵发性位置性眩晕的临床特点比较[J]. 临床神经病学杂志,2018,031(003):189 – 192.

[10] 薛善益. 颅脑外伤后的眩晕[J]. 空军医学杂志,1985,(2):86.

[11] 贺志华,宋惠民. 外伤后眩晕的药物治疗[J]. 浙江创伤外科,2005,10(3):218 – 219.

[12] 巫志文. 脑外伤综合征的治疗经验[J]. 大家健康,2016,03(3):23 – 23.

[13] 毛青,江基尧. 颅脑外伤后继发性脑损害发病机制的研究进展[J]. 中华神经医学杂志,2005(2):200 – 202.

[14] 徐先荣,崔丽,尹欣,等. 歼击机飞行员飞行不合格的疾病谱分析[J]. 中华航空航天医学杂志,2006,17(1):46 – 48.

[15] 王朝霞,李远军,徐先荣,等. 眩晕中心门诊 1419 例患者的病因分层研究[J]. 中华临床医师杂志:电子版,2018,12(4):218.

[16] 徐先荣,汪斌如,金占国.飞行员听神经瘤手术后复飞一例并文献复习[C]∥全国听力学及噪音言语医学暨全国人工听觉技术学术会议论文集.2014:232.

[17] 徐先荣,张扬,金占国.前庭功能与航空航天飞行[J].听力学及言语疾病杂志,2008,16(1):29-31.

[18] 徐先荣,崔丽,金占国,等.歼击机飞行员空晕病合并蛛网膜囊肿一例并文献复习[J].空军总医院学报,2008,24(4):187-187.

[19] 全占国,徐先荣,刘玉华,等.前庭功能检查在飞行错觉诊断和鉴定中的应用[J].听力学及言语疾病杂志,2009,17(6):525-528.

[20] 中国民用航空局.MH/T 7013-2017 民用航空招收飞行学生体检鉴定规范[S].北京:中国民用航空局,2017:5.DOI:10.32629/er.v1i5.1557.

[21] 中国民用航空局.CAAR-67FS-R4 民用航空人员体检合格证管理规则[S].北京:中华人民共和国交通运输部,2018:25.

第十六章 飞行人员小脑退行性疾病的诊治与航空医学鉴定

第一节 概　述

一、定义

小脑退行性疾病(cerebellar degenerative disease)是一类慢性进行性加重的小脑退行性改变疾病,伴有或不伴有其他脑区的退行性改变,包括小脑萎缩、脊髓小脑性共济失调、桥脑橄榄核小脑萎缩等很多遗传和变性原因导致的小脑退行性改变。涉及多种病因,包括单基因遗传病、非遗传性散发性神经变性疾病、获得性疾病,诊断和鉴别诊断较复杂。本组疾病以小脑性共济失调为主要特征,表现为平衡障碍、进行性肢体协调运动障碍、步态不稳、构音障碍、眼运动障碍等,可能伴有复杂的神经系统损害,包括锥体系、锥体外系、视觉、听觉、脊髓及周围神经损害,有时伴大脑皮质功能损害,如认知障碍和(或)精神行为异常。遗传性共济失调占神经遗传病的10% ~15%,迄今已报道百余种类型。患者大多在中青年起病,呈进行性加重,运动功能逐步退化,患者从辅助行走,坐轮椅,直至卧床不起,生活完全不能自理,严重影响患者的身心健康和家庭生活。小脑退行性疾病属于脑病中的难治病之一,随着人们生活水平的提高和寿命的延长,小脑退行性疾病的患病率逐年提高。因此,对于有发生小脑萎缩高危因素的患者,预防小脑萎缩的发生更具有重要意义,尤其是有家族遗传病史者,更应加紧预防本病的发生,以减少该病的患病率或延缓发病时间,提高生活质量,减轻家庭和社会的压力;而对于已经发生小脑退行性改变的患者,给予患者适当的、符合患者个体差异的护理和前庭康复,则有利于患者配合治疗,改善症状,减缓疾病的发展速度,使疾病尽快向好转方向转化。

二、流行病学

小脑退行性疾病是一类遗传和神经变性性疾病,为罕见病,之前的文献只有零星的病例报道。近些年,病例报道逐渐增多,遗传性共济失调(hereditaryataxia,HA)是一大类具有高度临床和遗传异质性、病死率和病残率较高的遗传性神经系统退行性疾病,约占神经系统遗传性疾病的10% ~15%。在欧洲,常染色体显性遗传性小脑性共济失调(autosomal dominant cerebellar ataxia,ADCA)的患病率为1~3/10万,常染色体隐性遗传小脑性共济失调（autosomal recessive cerebellar ataxia，ARCA）中最常见的弗里德赖希共济失调（Friedreichataxia，FRDA），其患病率为 3～4/10 万。在外军和我军的飞行人员及民航飞行人员中，未见到此类疾病发病率的有关报道。

三、病因及发病机制

（一）病因

1. **遗传性** 如脊髓小脑变性（SCA）、Friedreich 型共济失调、齿状核红核苍白球路易体萎缩症等。

2. **变性性** 如多系统萎缩小脑型（MSA－C）。

3. **缺血缺氧性** 一氧化碳中毒等。

4. **药物中毒** 苯妥英钠等。

5. **炎症性** 如急性小脑炎后遗症。

6. **酒精中毒** 如酒精性小脑变性。

7. **其他** 如神经副肿瘤综合征。

（二）发病机制

SCA 多种类型属于三核苷酸重复疾病（triplet repeat disease，TRD），又称三核苷酸重复序列动态突变性遗传病，是致病基因内三核苷酸重复序列拷贝数不稳定性异常扩展导致的遗传病。目前多聚谷氨酰胺疾病的发病机制是国内外的研究热点，较公认的观点是，突变蛋白的获得性毒性引发神经系统及其他系统损害。虽然致病蛋白在中枢神经系统有广泛的表达，但每种疾病均存在特异的易感神经元群，即选择性病理损害，从而导致神经变性的形式和疾病表型各异。目前对小脑退行性疾病发病机制研究有多种假说，包括异常蛋白错误折叠和构象改变，蛋白水解切割、磷酸化和苏素化，分子伴侣相互作用，泛素－蛋白酶体系统（ubiquitin－proteasome system，UPS）异常，自噬溶酶体系统异常，诱发凋亡，线粒体异常，以及转录调节障碍等。蛋白毒性作用可发生于胞核和胞浆，究竟是哪些环节起决定作用目前尚无定论。

第二节　诊断治疗

一、病史和检查

（一）病史

1. **共济失调** 共济失调是小脑萎缩的主要临床表现。患者站立不稳，摇晃，并足站立困难，一般不能单腿站立；步态蹒跚，行走时两腿远分，左右摇摆，双上肢屈曲前伸如将跌倒之状；辨距不良，动作易超过目标，越接近目标震颤越明显，书写时颤抖，字迹不规则,字写得越来越大。

2.小脑性构音障碍 吟诗样语言,表现为言语缓慢,发音冲撞、单调、鼻音,是由于发音器官如口唇、舌、咽喉等肌肉共济失调所致。

3.眼球运动障碍 小脑萎缩早期患者可表现为辐辏障碍及眼外肌运动障碍,可有双眼粗大震颤,少数患者可见下跳性眼震、反弹性眼震。

4.肌张力减低 主要见于急性小脑半球病变,在慢性病变时较少见,但某些小脑萎缩的病例可见渐进性全身肌力增高,可出现类似震颤麻痹的情况。

5.非运动性表现 包括认知与语言功能障碍,一些证据表明小脑与精神疾病相关,包括精神分裂症、双向障碍及成瘾行为等。

(二)检查

1.神经系统检查

(1)指鼻试验:嘱患者先将上肢伸直外展,然后用示指指尖触其鼻尖,以不同的方向、速度,睁眼、闭眼重复进行并两侧对比,共济失调时表现为动作轻重快慢不一、误指或经过调整后才能指准目标,小脑半球病变时则表现为同侧越接近目标时共济失调越明显,辨距不良常可超越目标。

(2)跟膝胫试验:患者仰卧依次做下列三个动作:一侧下肢抬起并伸直屈膝,将抬起侧的足跟置于对侧平伸侧下肢的膝盖上,然后将足跟沿胫骨前缘向下滑动,力求动作的准确连贯。小脑损害时举腿和触膝时因辨距不良和意向性震颤下移时常摇摆不稳。

(3)快速轮替试验:以一侧手快速连续拍打对侧手背,或前臂快速地做旋前旋后动作或用手的掌侧和背侧交替接触桌面。小脑损害时以上动作笨拙、节律不均。

(4)反跳试验:患者闭眼一侧上肢用力握拳屈曲,医师用力使其拉开的过程中突然放开,正常的保护动作不会自己碰自己,小脑病变时,由于控制主动肌和拮抗肌的协调功能不良常导致动作过度而捶击自己。或维持两臂向前平伸的姿势,检查者分别或同时突然向下推动其臂部,然后松开,正常人能准确恢复到原位,小脑性共济失调的患者不能正常地控制主动肌和拮抗肌的协调,往往动作过度和上下摆动时间过长。检查下肢时可在患者维持屈髋屈膝各90°的姿势时推动其小腿检查,意义同上。

(5)过指试验:患者上肢向前平伸,示指放在检查者固定不动的手指上,然后嘱患者将手上抬至垂直位置再复下降到检查者的手指上,检查时嘱患者始终维持上肢伸直,先睁眼检查后闭眼检查。小脑损害时患者手指不能正确指到检查者的手指,而是过度活动。

(6)起坐试验:患者仰卧,两手置于胸前不支撑而坐起,正常人仅躯干屈曲、两下肢可下压而不离开床面,小脑损害的患者髋部和躯干同时屈曲、双下肢抬起称联合屈曲征。

2.神经影像学检查 CT及磁共振等神经影像学检查可发现小脑萎缩时显示小脑沟纹增多、增宽,体积缩小,呈分枝树叶状,小脑周围腔隙增大,第四脑室扩大。SCA系列疾病多在一定的病程阶段出现小脑萎缩,但不同类型的特点不同,也存在个体差异。SCA6主要表现为单纯小脑萎缩,SCA2 和 SCA7 可见明显的橄榄脑桥小脑萎缩,SCA17 可见大脑皮质萎缩。但 SCA 各型之间存在广泛的受累部位交叉,单纯从神经影像学特征难以进行鉴别。

3. 基因检测　对遗传性脊髓小脑变性疾病,基因检测是最终的诊断手段,对单一突变的类型更是如此。

4. 电生理学检查　肌电图检查显示 SCA 多种亚型存在周围神经受累,视觉、听觉、体感及运动诱发电位异常在 SCA 患者亦较常见。凝视诱发的眼震在 SCA3 较常见,明显的慢眼动为 SCA2 的特殊表现,粗大的水平性和下视位置性眼震与垂直性快速眼动辨距不良和前庭眼反射抑制是 SCA6 的特征。

5. 其他辅助检查　有些脊髓小脑变性疾病如 Friedreich 共济失调可伴心肌病和糖耐量异常,心电图、超声心动图和血糖检测有助于诊断,血生化检测有助于发现血脂、血清蛋白、甲胎蛋白等异常,有助于诊断 B 脂蛋白缺乏症和共济失调伴动眼运用不能等。

二、诊断依据

根据病史、症状、临床检查及影像学检查等对小脑退行性疾病的诊断并不困难。

1. 脊髓小脑性共济失调的共同临床特征为隐匿起病,多在症状明显后就诊时,通过医师追问,本人和家人回忆推测出大致的发病时间,症状缓慢进行性加重。首发症状多为上下楼和夜间行走不稳,患者感觉下肢无力,如起病年龄早,在学走路时即可表现步态不稳、笨拙;以后逐渐出现双手动作不灵活,完成精细动作困难,持物不稳和意向性震颤,言语含糊,语速减慢,严重时出现饮水呛咳。多数病例出现眼球震颤,可伴慢眼动与平稳跟踪分离。

2. 由于疾病类型、突变程度及病程不同,同时存在个体差异,可出现不同程度脊髓、小脑和周围神经受累的组合。有些类型在疾病早期和中期以小脑和锥体束受累为主,病理征阳性,到疾病晚期周围神经明显受累,腱反射减弱。有些类型早期出现周围神经受累,腱反射减弱或消失。疾病晚期患者大多数表现明显的肌萎缩。某些类型可伴智力衰退、精神症状、视神经萎缩、听力下降、脊柱畸形、弓形足、心肌病和糖尿病等。

3. 脊髓小脑变性具有明显的临床变异性和遗传异质性,临床变异性表现为同一致病基因在不同家系患者,甚至同一家系患者间的表型不同,这种变异有时是疾病发展过程中不同阶段的表现。遗传异质性是指不同的致病基因可能引起类似的临床表型,以 SCA 为例,共济失调为其共同的表型特征,目前已定位 31 个致病基因位点。

4. 步态异常是约 2/3 的 SCA 患者的首发症状,起初感觉下楼或夜间行走不稳,担心跌倒。约 4% 的患者出现复视、构音障碍、字迹改变,发作性眩晕可早于步态异常。疾病进展期逐渐出现言语不清、持物发抖、下肢无力等。不同的 SCA 类型症状有一定的差异,取决于受累及的部位,也存在个体差异。

5. 对诊断及鉴别有价值的临床特征是,常染色体显性遗传共济失调患者出现突眼征(bulging eyes)提示 SCA3,慢眼动和腱反射减弱提示 SCA2,视网膜色素变性和视力下降提示 SCA7,智力衰退提示 SCA17。此外,SCA 有明显的临床变异性,同一致病基因在不同家系患者其至同一家系内部的患者间存在表型的不同,这种变异有时是疾病进程中不同阶段的表现。

6. SCA 具有常染色体显性遗传特点,绝大多数家系可追溯数代患者,同一代中有多个患者,患者后代有 50% 的概率遗传致病等位基因。由于动态突变可引起遗传早现,家系中经常出现后代发病年龄提前,疾病进展较上一代更快。部分患者无明确的家族史,这些患者多数属于隐性遗传性共济失调、线粒体遗传共济失调或 X 连锁共济失调,但部分患者经基因检测最终证实属于 SCA,可能的原因包括:①患者与父母离散,如被收养者;②父母在发病年龄之前亡故;③父母为轻症或中间型患者,不自觉有病(经细致查体及基因检测可明确);④亲代与子代的表型差异较大,被认为不是同一疾病;⑤患者出现了新生突变(de novo mutation)。因此,对于缺乏家族史的共济失调患者进行针对表型的基因检测是必要的,在进行遗传咨询时也应慎重。

小脑退行性疾病是飞行学员的罕见病,绝大多数直接在飞行学院被停学而不送院,飞行人员也在病情进展时才送院诊治。

三、鉴别诊断

基于目前的临床及相关研究,脊髓小脑变性疾病诊断和鉴别流程如图 16-1 所示。

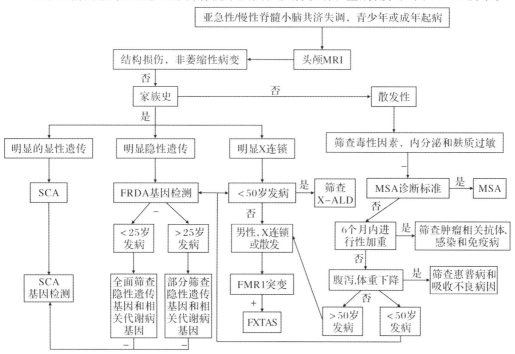

SCA:脊髓小脑性共济失调;FRDA:Friedreich 共济失调;X-ALD:X 连锁肾上腺脑白质营养不良;FX-TAS:脆性 X 相关震颤共济失调综合征;MSA:多系统萎缩。

图 16-1 脊髓小脑变性疾病诊断及鉴别流程

四、治疗

共济失调的治疗包括对症治疗、神经保护治疗和非药物治疗。近年来随着对这类疾病分子机制的深入探讨,发现了一些可能的发病环节及治疗靶点,包括抑制突变基因表达、促进分子伴侣作用、离子通道作用、抑制蛋白水解、抑制突变蛋白聚集、稳定线粒体、抑制 caspase、抑制组蛋白脱乙酰、调节转录等。

(一)药物治疗

1. 作用于电压门控钙离子通道药物 SCA6 发病机制是由于 P/Q 型电压门控钙通道 alA 亚单位异常,发作性共济失调 II 型和家族性偏瘫性偏头痛同样由于钙离子通道异常,碳酸酐酶抑制剂乙酰唑胺和钙通道阻滞剂对偏头痛有预防作用,对 SCA6 治疗也有益。Yabe 等(2001)采用 250～500 mg/d,疗程超过 88 周,显著改善了 SCA6 患者共济失调,但治疗 1 年后疗效逐渐减弱。由于加巴喷丁及普瑞巴林可与神经电压门控钙离子通道位 6 亚单位相互作用,有学者提出将其用于 SCA6 治疗,有待临床试验进一步证实。

2. 组蛋白去乙酰酶抑制剂 研究表明目的基因的转录下调与 Poly Q 疾病的发病机制有关。目前已有多种药物如 SAHA、丙戊酸盐、丁酸钠、丁酸苯酯等被用于治疗研究。

3. 锂盐 是治疗双相情感障碍的有效药物。近来研究证实锂盐对包括亨廷顿舞蹈病 HD、AD 和 SCAs 等神经变性病也有治疗作用。

4. 作用于谷氨酸递质药物 N－甲基－D－天冬氨酸(N－methyl－d－aspartate,NMDA)受体是离子型谷氨酸受体,该受体拮抗剂如苯环利定、地佐环平可导致人或动物共济失调。因此,有学者推测 NMDA 受体变构激活剂 D－环丝氨酸可用于共济失调治疗。Ogawa 等(2003)报道该药能较好地改善躯体共济失调和构音障碍,对肢体共济失调和眼运动障碍效果不明显。

5. 5－羟色胺补充疗法 5－HT 是小脑重要的神经递质,增加 5－HT 生成、减少丢失和增加吸收均有助于改善共济失调。临床试验显示坦度螺酮(tandospirone)对 SCA3/MJD 和 SCA6 有效。

(二)前庭康复治疗

由于药物治疗的副作用,限制了其在飞行人员中的应用。前庭习服训练作为小脑退行性疾病前庭康复治疗的主要手段,就成为飞行人(学)员小脑退行性疾病的最有效的治疗方法,它可提高前庭系统的稳定性,降低敏感性。

1. 康复方案 凡是带有旋转性运动并很快变换头位或体位的运动,都能增强前庭功能的稳定性。

(1)徒手体操前庭康复:常用的包括以下几种。

徒手操－1:头部依次做四种运动,即左右转头、前后俯仰、左右摆头、左右转身。

徒手操－2:顺时针 360°旋转后下蹲并站起,再逆时针 360°旋转后下蹲并站起,连续做 5 ~ 10 次,再闭双眼做 5 ~ 10 次。

　　徒手操 – 3:弯腰 90°,左手拽住右耳垂,右手伸直与地面垂直,然后顺时针 360° 旋转和逆时针 360° 旋转;以同样方式右手拽住左耳垂,左手伸直与地面垂直,然后顺时针 360° 旋转和逆时针 360° 旋转。上述徒手旋转体操可以重复进行,并根据个体的实际情况决定重复的次数,但应循序渐进,以不出现明显恶心为依据,逐渐增加强度。

　　对视性晕动病如模拟器病者还可进行家庭康复。

　　(2)户外器械前庭康复:在户外进行旋梯、滚轮的康复训练,也可在四柱秋千上进行康复,普通乘客可以进行户外四柱秋千康复。

　　(3)实验室前庭康复:在实验室进行科里奥利加速度耐力康复训练;视性晕动病(如模拟器病)者可在视动笼(屋)内有视动刺激的背景下进行固视脱敏训练;或在电动转椅旋转的背景下固视安装在转椅上的视靶,进行视前庭相互作用的康复训练。

　　2. 前庭特殊现象　了解以下几种与前庭康复相关的前庭特殊现象,有利于对前庭康复的理解。

　　(1)疲劳(fatigue):对于持续存在的或反复给予的刺激,前庭系统出现反应性降低或消失的现象。具有以下特点:①刺激强度加大,疲劳程度随即加重;但刺激停止疲劳缓慢消失;②持续时间数分钟至数小时,疲劳现象消失;③疲劳现象产生可能与前庭神经突触有关。

　　(2)前庭习服(vestibular habituation):前庭系统由于受到一系列相同的刺激表现为反应性逐渐降低或衰减的现象。具有以下特点:①易为相同的反复刺激所引起;②产生的时间以小时或日计;③具有方向性,如顺时针旋转产生的眼震反应降低并不影响相反方向的旋转后眼震;④一侧前庭习服可传递到对侧,使对侧也产生相应的改变,但耳石器和半规管、水平半规管和垂直半规管之间存在转移差;⑤可存在数周至数月,如果以后继续刺激,可使之延续很久;⑥一般认为产生于前庭中枢;⑦可用神经匹配学说来解释。

　　(3)前庭适应(vestibular adaptation):临床上常将前庭习服和前庭适应等同看待。有的认为适应的发生除了前庭冲动传入,尚需视觉信号参与。有的认为小脑对适应的产生有重要作用,小脑损伤后不能出现前庭适应,实际上三级中枢都参与了前庭适应,两者的比较见表 16 – 2。

　　(4)前庭冲动的复制:当机体受到复杂而有节律的综合刺激时,中枢神经系统即可将这种传入的前庭冲动作为母型加以复制(pattern – copy),以便加以对抗和控制。在刺激消失后,这种前庭冲动的复制品尚可保留数小时至数日。如航天员在太空由于失重耳石器感知重力的功能丧失,半规管 – 视觉 – 中枢神经系统重新建立复杂的关系,长期驻留后返回地面,虽然重力已经恢复,但在太空中复制的半规管 – 视觉 – 中枢神经系统模式依然发挥作用,使航天员出现"晕地球"的表现,经过数日以上的再适应,前庭器(半规管 – 耳石器)– 视觉 – 中枢神经系统模式恢复主导作用,症状慢慢消失。

表 16－2　前庭习服和前庭适应的比较

	前庭习服	前庭适应
强调	方法和过程	状态和结果（小脑退行性疾病习服训练，达到空中适应）
反映	局部（前庭觉、视觉）	整体（角加速度、线加速度、视动均习服，中枢调节稳定，才能达到空中适应）
参与中枢	少（一、二级）	多（一、二、三级）
改变特点	功能改变为主	功能和结构改变（功能降低或有结构改变），或与种族遗传有关

3. 小脑退行性疾病前庭康复的注意点　小脑退行性疾病具有敏感性（即对加速度刺激敏感）、适应性（即通过前庭康复训练症状可以减轻甚至消失）和保持性（即如果长时间间断训练则可使症状复发）的特点。因此，前庭康复需注意以下两点。

（1）小脑退行性疾病的前庭康复训练，过去称前庭功能锻炼或前庭习服锻炼或前庭适应性锻炼，无论如何称谓，其基本原则是由低强度开始阶梯式地循序渐进地进行。

（2）小脑退行性疾病的前庭康复训练，要持之以恒地坚持进行，这是一个比较艰苦的过程，也是作为乘客的非职业人员不易做到的地方和影响效果的重要原因之一。

五、综合防治

1. 体能训练　在部队日常体能训练中完成，提高飞行人员和航天员整体身心素质。

2. 前庭功能锻炼　在部队日常训练中完成，提高飞行人员和航天员的前庭功能的稳定性。

3. 疗养机构康复治疗　对在部队进行前庭功能训练中效果欠佳者，可送疗养机构进行康复疗养，疗养期间利用疗养机构的特殊环境进行系统康复。

（1）健康宣教：教育飞行人员把握好疗养机会，充分利用空气清新、气候适宜、景观优美的环境优势进行系统康复，同时注意保持生活规律，避免过度疲劳。

（2）自然因子疗法：利用日光、空气负离子、浸浴等自然因子进行日光浴、空气浴、森林浴、海水浴、矿泉浴等，达到调节机体代谢、改善微循环、消除疲劳、增强体质的作用。在海滨、湖滨、山林散步或登山观赏大自然奇丽、壮观的景色，愉悦精神，调节神经系统。

（3）心理疗法：可以采用心理测试、心理咨询、音乐治疗、生物反馈放松训练，以及文娱活动等系列方法进行治疗。

（4）进行系统的前庭康复操：在悬梯、滚轮、秋千，以及前庭功能检测仪器上进行系统的前庭康复。

第三节 疗效评估

一、评估时机

1. **现役飞行人员** 经药物治疗,系统检查,排除其他疾病后进行前庭康复训练,在前庭康复治疗后 4～6 周进行疗效评估和鉴定。

2. **学生和飞行学员** 为预防小脑退行性疾病的发生发展而进行的前庭功能锻炼,青少年航空学校的学生,在前庭功能锻炼后 3～6 个月进行疗效评估,飞行学院的飞行学员,在前庭功能锻炼后 1～3 个月进行疗效评估。

二、评估内容

1. **病史询问** 询问包括乘坐或驾驶飞行器、模拟器、车和船等各类交通工具时头晕和前庭自主神经症状是完全消失,减轻及减轻的程度,对症状进行评估。同时,还要询问为预防小脑退行性疾病而进行前庭功能锻炼的青少年航空学校的学生和飞行学院的飞行学员,在锻炼前后头晕和前庭自主神经症状是完全消失,还是减轻及减轻的程度,对症状进行评估。

2. **床旁查体** 主要针对小脑退行性疾病发作时基线评估发现的异常情况进行复查,对体征进行评估。

3. **实验室前庭功能检测** 主要针对基线评估时发现的异常情况进行复查,对客观指标进行评估。

第四节 航空医学鉴定

一、招收飞行学员航空医学鉴定原则

(一)应届高中生参加招收飞行学员医学选拔

出现下列情况之一,选拔不合格:

1. 共济失调;

2. 构音障碍;

3. 眼球运动障碍;

4. 肌张力减低;

5. 认知障碍;

6.影像学检查有小脑退行性改变。

（二）青少年航空学校毕业生参加招收飞行学员医学选拔

与应届高中生参加招收飞行学员医学选拔原则相当。

（三）青少年航空学校学生入校医学选拔

与应届高中生参加招收飞行学员医学选拔原则相当,并稍严格。

二、航空大学学员航空医学鉴定原则

出现明显头晕或共济失调、构音障碍、眼球运动异常、肌张力改变等表现,神经系统检查异常,影像学显示存在小脑退行性变,则建议停学或转学其他专业。

三、飞行学院学员航空医学鉴定原则

最初进入飞行体验时,出现头晕和前庭自主神经症状,要严格区分是晕机反应还是小脑退行性疾病所致。出现小脑退行性疾病表现时,应该进行进一步的影像学检查、家族史再调查,查阅在青少年航空学校和(或)航空大学学习阶段的病历资料,分析其动态变换趋势,对明确为小脑退行性疾病的学员果断停飞。

四、地面人员改空中战勤、技勤人员航空医学鉴定原则

小脑退行性疾病不合格,小脑退行性疾病家族史个别评定。

五、飞行人员航空医学鉴定

各类飞行人员有小脑退行性疾病表现者,均不合格。

仅有小脑退行性疾病的影像学改变,无临床表现者,各类飞行人员个别评定,定期观察;必要时歼击机飞行员可行转换机种医学鉴定。飞行员改装体检和航天员选拔不合格,原机种(型)个别评定。

六、民用航空人员医学鉴定原则

1.**招收飞行学生** 《民用航空招收飞行学生体检鉴定规范》规定:不应有中枢神经系统疾病及其病史。据此,不除外小脑退行性疾病者,鉴定为不合格。

2.**空勤人员和空中交通管制员** 《民用航空人员体检合格证管理规则》规定:无可能影响安全履行职责的脑血管疾病、颅脑损伤及其并发症或其他神经系统疾病。据此,各级体检合格证申请人患有小脑退行性疾病者,鉴定为不合格。但对仅有小脑退行性疾病的影像学改变,无临床表现者,可个别评定,定期观察。

（张 迁 鞠金涛 赵功伟）

参考文献

［1］Ucertinim L，Ugliv L，Asagrandem C，et al. Effects of airsickness in male and female student pilots：adaptation rates and 4 - year outcomes［J］. Aviat Space Environ Med，2008，79(7)：677 - 684

［2］陈朴，马明义，商慧芳，等. 常染色体显性小脑性共济失调致病基因动态突变位点三核昔酸重复变异的研究［J］. 中华医学遗传学杂志，2009 ，26(6)：626 - 633

［3］顾卫红，黄醒华，王国相，等. 基于脐带血和短串联重复序列分析的脊髓小脑性共济失调 3 型产前诊断［J］. 中华神经科杂志，2008 ，41 (12)：848 - 850.

［4］刘婶霖，梁秀领，张成. 神经遗传病学［M］. 3 版. 北京：人民卫生出版社，2011：85 - 109.

［5］王国相，周永兴，李玉芬，等. M ac had o - J oseph 病中国家系的临床和病理研究［J］. 中华神经科杂志，1996 ，29 (5)：293 - 297.

［6］王俊岭，吴允钦，雷立芳，等. 中国汉族人群脊髓小脑性共济失凋 1、2、3、6、7、8、1 0、12、17 亚型和齿状核红核苍白球路易体萎缩亚型多核昔酸正常重复次数范围研究［J］. 中华医学遗传学杂志，2010，27 (5)：501 - 505

［7］谢秋幼，梁秀龄，李询梓. 脊髓小脑性共济失调分子遗传学诊断与临床应用［J］. 中华医学遗传学杂志，2005，22(1)：71 - 73

［8］Büttner U，Helmchen C，Brandt T. Diagnostic criteria for central versus peripheral positioning nystagmus and vertigo：a review. Acta Otolaryngol，1999(119)：1 - 5.

［9］Edlow J A，Newman - Toker D E，Savitz S I. (2008) Diagnosis and initial management of cerebellar infarction. Lancet Neurol，2008(7)：951 - 964.

［10］Fogel B L，Perlman S. Clinical features and molecular genetics of autosomal recessive cerebellar ataxias. Lancet Neurol，2007(6)：245 - 257.

［11］中国民用航空局. MH/T 7013 - 2017 民用航空招收飞行学生体检鉴定规范［S］. 北京：中国民用航空局，2017：5. DOI：10.32629/er. v1i5.1557.

［12］中国民用航空局. CAAR - 67FS - R4 民用航空人员体检合格证管理规则［S］. 北京：中华人民共和国交通运输部，2018：25.

第十七章 飞行人员脱髓鞘疾病的诊治与航空医学鉴定

第一节 概 述

一、定义

髓鞘是包绕神经轴索的一种膜性脂质结构,主要生理功能为绝缘和保护轴索,并保证神经兴奋的跳跃式传导。周围神经的髓鞘由 schwann 细胞包绕组成,而中枢神经的髓鞘则由少突胶质细胞支撑和包裹。中枢神经系统脱髓鞘疾病是一组以脑和脊髓髓鞘破坏、崩解和脱失为主要特征的疾病,包括遗传性和获得性两大类。获得性脱髓鞘疾病是在正常髓鞘的基础上发生的髓鞘破坏或脱失,又分为原发性免疫介导的炎性脱髓鞘病和继发性脱髓鞘病。本章的脱髓鞘疾病是指中枢神经系统原发性免疫介导的炎性脱髓鞘病(idiopathic inflammatory demyelinating diseases,IIDD),代表疾病主要包括临床孤立综合征(clinical isolated syndrome,CIS)、多发性硬化(multiple sclerosis,MS)和视神经脊髓炎谱系疾病(neuromyelitis optica spectrum disorders,NMOSDS),当这些疾病累及前庭神经元、脑干和小脑时可能会导致眩晕的发生。

二、演变历史

MS 是一种以中枢神经系统白质炎性脱髓鞘为主要病理特点的自身免疫性疾病,主要临床特点为症状体征的空间多发性和病程的时间多发性。1421 年荷兰伯爵 Jan Van Beieren 记录了最早的 MS 病例,一名 15 岁女孩反复出现下肢平衡障碍、无力和视觉减退发作,病情缓慢持续进展,53 岁时死去。MS 的病理与临床研究起自 19 世纪中后期。1955 年随着《多发性硬化》(*Multiple sclerosis*)一书的出版,该病名得到全世界范围的公认。视神经脊髓炎(neuromyelitis optica,NMO)是一种主要累及视神经和脊髓的中枢神经系统炎性脱髓鞘疾病。1894 年,Devic 首次报告该病,目前通常将单时相的 NMO 称为 Devic 病,而多时相的 NMO 称为复发性 NMO。长期以来,对 NMO 是一种独立性疾病还是 MS 的一种变异型一直存在争议。2004 年,Lennon 等在 NMO 患者血清中发现水通道蛋白 4 抗体(AQP4 - IgG),命名为 NMO - IgG,这证实 NMO 是一种与 MS 不同的独立性疾病。临床上,除 NMO 之外,在一些发病机制与 NMO 类似的 IIDD 中,NMO - IgG 阳性率亦较高。2007 年 Wingerchuk 将其归纳并提出 NMOSDS 概念。2010 年欧洲神经病学联盟在 NMO 诊治指南中对 NMOSDS 进行了明确定义，NMOSDS 特指一组潜在发病机制与 NMO 相近，但临床受累局限，不完全符合 NMO 诊断的相关疾病。此外，2005 年 Miller 等提出 CIS 概念，即指中枢神经系统首次发生的单时相的、单一病灶或多病灶脱髓鞘性疾病综合征。

三、流行病学

MS 的发病率随纬度增加而增加，离赤道愈远发病率愈高。MS 高危地区如美国北部、加拿大、冰岛、英国、北欧等地，患病率为 40/10 万或更高，亚洲和非洲国家发病率较低，约为 5/10 万。MS 地理分布不同，患病率西方高于东方，其差异还可能与种族不同有关。MS 发病年龄 10～60 岁，约 2/3 在 20～40 岁发病，10 岁以下发病者仅占 0.3%，50 岁以后发病也罕见。女性患 MS 较男性高 2～3 倍，女性平均起病年龄小于 30 岁，发病高峰较男性早 5 年。MS 有明显家族倾向，可发生在同一家庭，两同胞可同时患病，约 15% MS 患者有一级亲属患病。McAlpine 等研究发现，MS 患者一级亲属患病风险较一般人群大 12～15 倍，同卵双胎孪生子女的风险更大。流行病学资料显示 NMOSDS 的患病率在全球各地区均比较接近，约为 1～5/（10 万人·年），但在非白种（亚洲、拉丁美洲、非洲、西班牙裔和美国原住民）人群中更为易感。在中枢神经 IIDDS 疾病构成比例上，非白种人群 NMOSDS 明显高于白种人群。如在 NMOSDS: MS 比例上，白色人种约为 1:100，非白色人种约为 40:60。在性别构成上，NMOSDS 女性明显高发，女男患病比例高达（9～11）:1。NMOSDS 首次发病见于各年龄阶段，以青壮年居多，中位数年龄为 39 岁。NMOSDS 常与一些自身免疫疾病，如干燥综合征、系统性红斑狼疮、桥本病等发生共病现象。NMOSDS 为高复发、高致残性疾病，90% 以上患者为多时相病程，约 60% 的患者在 1 年内复发，90% 的患者在 3 年内复发。CIS 在临床上主要包括视神经炎（ON）、脑干孤立综合征（IBSS）和脊髓孤立综合征（ISCS）。一项大样本调查研究显示，CIS 表现为 ON 占 21%，长束症状和体征占 46%，脑干综合征占 10%，多病灶本占 23%。临床研究表明 CIS 可能是 MS 或 NMO 的前期表现，约 85% 的 MS 患者第一次发作表现为 CIS，并且转变为 MS 的 CIS 患者的视力损害比未转变为 MS 的 CIS 患者明显严重，前者 ON 复发率是后者的 2 倍。具备如下特点的 CIS 容易演变为 MS：①运动系统受累者；②发病时单侧视神经炎（特别是伴有疼痛者），局灶性脊髓炎（特别是伴有 Lhermitte 征），夸大的疼痛、痛性痉挛、麻木以及束带感等感觉异常者；③局限性脑干、小脑炎，有眼球运动障碍、共济失调者；④MRI 显示颅内多发病变者。此外，脑脊液寡克隆区带、IgG 合成率、血清髓鞘碱性蛋白抗体和髓鞘少突胶质细胞糖蛋白抗体等指标对 CIS 诊断有一定参考意义。

IIDD 在人群发病率较低，在飞行人员中发生率更低，目前还没有关于飞行人员 IIDD 流行病学报道，根据美国航空医学特许管理示踪数据库系统（Aeromedical Information Management Waiver Tracking System，AIMWTS）统计，至 2019 年为止共发现 100 例军事飞行人员 MS 患者，其中 I/IA 类人员（飞行学员）3 例，II 类人员（现役飞行人员）47 例，III 类人员(非现役飞行人员)34 例,空中交通管制人员(air traffic controllers,ATC)和飞行地面控制人员(ground based controller,GBC)7 例,航天导弹操作员(spaceflight missile operation duty,SMOD)4 例,无人机飞行员(remotely piloted aircraft,RPA)5 例。Zinger 等报道了2 例确诊 MS 和1 例疑似 MS 的以色列飞行员案例。此外,新加坡和加拿大也报道过确诊 MS 的飞行人员病例。

四、病因及发病机制

MS 和 NMO 的病因及发病机制尚不明确。MS 可能与病毒感染、自身免疫反应、环境及遗传等多种因素相关,一些携带遗传易感基因的个体在后天环境中的一些外因如病毒感染、外伤等作用下,引发对中枢髓鞘成分的异常自身免疫应答而致病。MS 遗传易感基因主要为人类白细胞抗原(human leukocyteantigen,HLA)基因,但近年来全基因组的研究发现,一些非 HLA 基因也与之有关。目前认为 MS 是 $CD4^+$ Th1 细胞介导的以细胞免疫为主的自身免疫性疾病。研究表明激活的 T 细胞通过血脑屏障后,与抗原提呈细胞呈递的靶抗原结合并引起炎症反应,$CD4^+$ 和 $CD8^+$ T 细胞、巨噬细胞、抗体和补体及 γ - 干扰素等致炎因子均参与了该病理过程并引起组织损伤。NMO 可能与 HIV、登革热、传染性单核细胞增多症、甲型肝炎等病毒感染及结核分枝杆菌、肺炎支原体感染有关。NMO 的遗传因素不明,多无家族史,但与白种人对 MS 的种族易感性相似,非白种人具有对 NMO 的种族易感性。目前多数学者认为 NMO 是以体液免疫为主的自身免疫性疾病,AQP4 - IgG 与 AQP4 特异性结合,改变了 AQP4 在星形胶质细胞中的极性分布,在补体参与下,AQP4 - IgG 激活补体依赖和抗体依赖的细胞毒途径,星形胶质细胞足突被抗 AQP4 - IgG 和补体沉积物降解,继而活化的巨噬细胞与嗜酸细胞和中性粒细胞一起产生细胞因子、氧化自由基等造成血管和实质的损伤,最终导致包括轴索和少突胶质细胞在内的白质和灰质的损伤。

飞行员自地面升入高空后,面临着低气压缺氧、气温突变和辐射增强等严峻的外部环境考验。在高性能战斗机几倍的超音速飞行过程中,正负加速度高载荷、瞬间对突发性紧急情况的判断与处置、特技和战术飞行的适应等,大大增加了飞行应激给飞行员生理和心理带来的高风险性。遇到突发情况或从事风险较大的操作时,飞行员会处于高度紧张状态,使其心率增快、血压升高、肌肉收缩、脑血流增加等,这样可反射性提高机体有效的应激能力。不过,应激对人体免疫系统具有一定影响,应激状态下可使淋巴细胞转化率下降,情绪反应越重,免疫功能受损也越重。许多研究表明心理社会因素与 MS 的复发关系密切,其中应激是影响 MS 复发的关键因素。澳大利亚一项对101 位 MS 患者进行的为期两年的研究,分别对患者的应激性生活事件、抑郁、焦虑和疲乏等情况进行了评价。结果显示 MS 的复发与急性应激发生频率、心理应对方式和出生地等相关。近期的研究表明应激反应通过改变交感肾上腺素系统(中枢神经系统与免疫系统的主要联系途径)的活动而在 MS 的发生和发展中发挥重要作用。

第二节　诊断治疗

一、病史和检查

(一)病史

MS 病变的空间多发性和时间多发性构成其症状体征及临床经过的主要特点,MS 通常以急性发作开始,之后为症状缓解期。MS 的临床症状和体征复杂多样、千变万化,表现出明显的临床异质性,可表现为运动症状、感觉异常、脑干和小脑症状、视神经炎和球后视神经炎、认知和精神障碍、自主神经功能障碍等,其中脑干症状包括复视、眼球运动障碍、眼震、构音不清、眩晕等。眩晕是多发性硬化的常见症状之一,在国外文献报道中多发性硬化患者眩晕发生率可达 50%,眩晕多为急性起病,通常呈间歇性发作。眩晕还是部分 MS 患者的首发症状,McAlpine 等(1972)复习 MS 以往的文献,以眩晕为首发症状者占 5%。MS 根据病程可分为 4 种类型:复发缓解型 MS(RRMS)、继发进展型 MS(SPMS)、原发进展型 MS(PPMS)和进展复发型 MS(PRMS)。NMO 临床上多以严重的视神经炎(optic neurtitis,ON)和纵向延伸的长节段横贯性脊髓炎(longitudinally extensive tansverse myelitis,LETM)为特征表现,而 NMOSDS 可有 6 组核心临床症候(ON、LETM、延髓最后区综合征、脑干及第四脑室周边症候、下丘脑症候和大脑半球白质或胼胝体症候),累及脑干时可出现眩晕。CIS 根据病变部位可分为视神经炎、脑干孤立综合征和脊髓孤立综合征,其中脑干孤立综合征可出现眩晕发作。

(二)脑脊液检查

检查内容包括压力和外观,常规,生化,细胞学,IgG 鞘内合成(IgG 指数和 IgG 寡克隆带)。

(三)电生理检查

检查内容包括视觉诱发电位,脑干听觉诱发电位和体感诱发电位。

(四)影像学检查

检查内容包括 CT 和 MRI,其中 MRI 是检测中枢神经系统脱髓鞘疾病的最有效的辅助检查手段。近年来推出的 MRI 新技术,如磁化传递成像(MTI)、扩散成像包括扩散成像加权成像(DWI)和扩散张量成像(DTI)、MR 波谱(MR)等对中枢神经系统脱髓鞘疾病的诊断敏感性更高。

(五)前庭功能检查

具体方法见绪论部分的"前庭检查方法"。

二、诊断依据

(一)MS 诊断标准

推荐使用 2017 年 McDonald 诊断标准(表 17-1)。

表 17-1　2017 年 McDonald MS 诊断标准

临床表现	诊断 MS 所需附加资料
≥2 次发作;有 2 个及以上客观临床证据的病变	无[a]
≥2 次发作;1 个(并且有明确的历史证据证明以往的发作涉及特定解剖部位的一个病灶[b])	无[a]
≥2 次发作;具有 1 个病变的客观临床证据	通过不同 CNS 部位的临床发作或 MRI 检查证明了空间多发性
1 次发作;具有 2 个及以上病变的客观临床证据	通过额外的临床发作,或 MRI 检查证明了时间多发性,或具有脑脊液寡克隆带的证据[c]
有 1 次发作;存在 1 个病变的客观临床证据	通过不同 CNS 部位的临床发作或 MRI 检查证明了空间多发性,并且通过额外的临床发作,或 MRI 检查证明了时间多发性或具有脑脊液寡克隆带的证据[c]
提示 MS 的隐匿的神经功能障碍进展(PPMS)	疾病进展 1 年(回顾性或前瞻性确定)同时具有下列 3 项标准的 2 项:①脑病变的空间多发证据;MS 特征性的病变区域(脑室周围、皮质/近皮质或幕下)内 ≥1 个 T_2 病变;②脊髓病变的空间多发证据:脊髓 ≥2 个 T_2 病变;③脑脊液阳性(等电聚焦电泳显示寡克隆区带)

注:CNS 为"中枢神经系统";MS 为"多发性硬化";PPMS 为"原发进展型 MS"。如果患者满足 2017 年 McDonald 标准,并且临床表现没有更符合其他疾病诊断的解释,则诊断为 MS;如有因临床孤立综合征怀疑为 MS,但并不完全满足 2017 年 McDonald 标准,则诊断为可能的 MS;如果评估中出现了另一个可以更好解释临床表现的诊断,则排除 MS 诊断。

a:不需要额外的检测来证明空间和时间的多发性。然而除非 MRI 不可用,否则所有考虑诊断为 MS 的患者均应该接受脑 MRI 检查。此外,临床证据不足而 MRI 提示 MS,表现为典型临床孤立综合征以外表现或具有非典型特征的患者,应考虑脊髓 MRI 或脑脊液检查,如果完成影像学或其他检查(如脑脊液)且结果为阴性,则在做出 MS 诊断之前需要谨慎,并且应该考虑其他可替代的诊断。

b:基于客观的 2 次发作的临床发现做出诊断是最保险的。在没有记录在案的客观神经系统发现的情况下,既往 1 次发作的合理历史证据可以包括具有症状的历史事件,以及先前炎性脱髓鞘发作的演变特征;但至少有一次发作必须得到客观结果的支持。在没有神经系统残余客观证据的情况下,诊断需要谨慎。

c:尽管脑脊液特异性寡克隆带阳性本身并未体现出时间多发性,但可以作为这项表现的替代指标。

(二)NMOSDS 诊断标准

推荐使用 2015 年国际 NMO 诊断小组(IPND)所制定的标准(表 17-2),以病史、核心临床症候及影像特征为诊断基本依据,以 AQP4 - IgG 作为诊断分层,并参考其他亚临床及免疫学证据做出诊断,还需排除其他疾病可能。

表 17 – 2　成人 NMOSDS 诊断标准(IPND,2015)

AQP4 – IgG 阳性的 NMOSDS 诊断标准

　　1. 至少 1 项核心临床特征;

　　2. 用可靠的方法检测 AQP4 – IgG 阳性(推荐 CBA 法);

　　3. 排除其他诊断。

AQP4 – IgG 阴性或 AQP4 – IgG 未知状态的 NMOSDS 诊断标准

　　1. 在 1 次或多次临床发作中,至少 2 项核心临床特征并满足下列全部条件:①至少 1 项临床核心特征为 ON、急性 LETM 或延髓最后区综合征;②空间多发(2 个或以上不同的临床核心特征);③满足 MRI 附加条件;

　　2. 用可靠的方法检测 AQP4 – IgG 阴性或未检测;

　　3. 排除其他诊断。

核心临床特征

　　1. ON;

　　2. 急性脊髓炎;

　　3. 最后区综合征,无其他原因能解释的发作性呃逆、恶心、呕吐;

　　4. 其他脑干综合征;

　　5. 症状性发作性睡病、间脑综合征,脑 MRI 有 NMOSDS 特征性间脑病变;

　　6. 大脑综合征伴有 NMOSDS 特征性大脑病变。

AQP4 – IgG 阴性或未知状态下 NMOSDS 的 MRI 附加条件

　　1. 急性 ON:脑 MRI 有下列之一表现:①脑 MRI 正常或仅有非特异性白质病变;②视神经长 T2 信号或 T1 增强信号 >1/2 视神经长度,或病变累及视交叉;

　　2. 急性脊髓炎:长脊髓病变 >3 个连续椎体节段,或有脊髓炎病史的患者相应脊髓萎缩 >3 个连续椎体节段;

　　3. 最后区综合征:延髓背侧/最后区病变;

　　4. 急性脑干综合征:脑干室管膜周围病变。

注:NMOSDS 为"视神经脊髓炎谱系疾病";AQP4 – IgG 为"水通道蛋白 4 抗体";ON 为"视神经炎";LETM 为"长节段横贯性脊髓炎"。

(三)CIS 诊断标准

CIS 系指由单次发作的 CNS 炎性脱髓鞘事件而组成的临床综合征。临床上既可表现为孤立的视神经炎、脑干脑炎、脊髓炎或某个解剖部位受累后导致的临床事件(通常不包括脑干脑炎以外的其他脑炎),亦可出现多部位同时受累的复合临床表现。病变表现为时间上的孤立,临床症状持续 24 小时以上,且在排除其他可能疾病后可考虑为 CIS。

（四）CIS 和早期 MS 患者新的疾病活动风险的评估和分级（表 17 - 3）

表 17 - 3　CIS 和早期 MS 患者新的疾病活动风险评估

组别	表型	疾病修正治疗
低风险	头颅 MRI 正常的 CIS	不需要
中风险	影像学单个病灶；如果脊髓病灶或 OB 阳性者风险高； 没有治疗过的 2 年无复发或新发 MRI 活动性病灶的 MS	不清楚
高风险	CIS 患者具有≥2 个的直径≥3 mm 的头颅 MRI 病灶；吸烟、≤30 岁、血清低维生素 D₃ 水平者风险高	需要
极高风险	单次发作但满足 2017 MS 诊断标准；头颅 MRI 具有≥2 个强化病灶风险高； CIS 基础上出现头颅 MRI 新发活动性病灶； 在过去 2～3 年内具有≥2 个炎症事件的 MS（复发或头颅 MRI 具有新发的 T2 或增强病灶）	需要

注：新的疾病活动定义为 2 年内有新的复发或头颅 MRI 具有新发的 T2 或增强病灶。

三、鉴别诊断

（一）MS 和 NMO 的鉴别（表 17 - 4）

表 17 - 4　多发性硬化和视神经脊髓炎的鉴别要点

	视神经脊髓炎	多发性硬化
种族	非白人多见	白人多见
前驱感染或预防接种史	多无	可诱发
发病年龄	中位数 39 岁	中位数 29 岁
性别（女：男）	（9～12）：1	2：1
发病严重程度	中重度多见	轻中度多见
发病遗留障碍	可致盲	不致盲
临床病程	>85% 为复发型，较少发展为继发进展型	85% 为复发－缓解型，最后大多发展为继发进展型，10% 为原发进展型，5% 为进展复发型
血清 AQP4 - IgG	大多阳性	大多阴性
脑脊液细胞	多数异常，少数白细胞 >50×10⁶/L，中性粒细胞为主	多数正常，白细胞 <50×10⁶/L，淋巴细胞为主
脑脊液寡克隆带阳性	较少见	常见
IgG 指数	多正常	多增高
脊髓 MRI	长脊髓病灶 >3 个椎体节段，轴位像多位于脊髓中央，可强化	脊髓病灶 <2 个椎体节段，多位于脊髓白质，可强化
脑 MRI	无，或点片状、皮质下、下丘脑、丘脑、导水管周围，无明显强化	侧脑室旁白质、皮质下白质、小脑及脑干，可强化

（二）与其他疾病的鉴别

对于 CIS、MS 和 NMOSDS 诊断，应注意与其他可能疾病相鉴别，主要包括：

1. **其他炎性脱髓鞘病** 急性播散性脑脊髓炎、假瘤型脱髓鞘等。

2. **系统性疾病** 系统性红斑狼疮、白塞病、干燥综合征、结节病、系统性血管炎等。

3. **血管性疾病** 缺血性视神经病、脊髓硬脊膜动静脉瘘、脊髓血管畸形、亚急性坏死性脊髓病等。

4. **感染性疾病** 结核、艾滋病、梅毒、布氏杆菌感染、热带痉挛性截瘫等。

5. **代谢中毒性疾病** 中毒性视神经病、亚急性联合变性、肝性脊髓病、Wernick 脑病、缺血缺氧性脑病等。

6. **遗传性疾病** Leber 视神经病、遗传性痉挛性截瘫、肾上腺脑白质营养不良等。

7. **肿瘤及副肿瘤相关疾病** 脊髓胶质瘤、室管膜瘤、脊髓副肿瘤综合征等。

8. **其他** 颅底畸形、脊髓压迫症等。

四、治疗

（一）CIS 治疗

治疗 CIS 的药物主要为 β 干扰素、皮质类固醇激素、静脉丙种球蛋白等免疫调节措施，其中，β 干扰素的治疗意义较为显著。研究证实，β 干扰素可减少30%的 CIS 复发率，同时也可延缓其向 MS 的转化。目前认为临床上有效的 β 干扰素主要为干扰素 $β_{1b}$ 和干扰素 $β_{1a}$，前者不仅可降低 CIS 向 CDMS 转化的风险，同时也可延缓这一转化过程，而后者还可能会降低致残率并减少复发。研究表明，CIS 的早期治疗是治疗的关键因素，2007年 BENEFIT 研究证明了这一点，并提出"时间就等于脑功能"。关于皮质类固醇激素治疗的文献报道较少，但实际临床中发现大剂量静脉甲泼尼龙冲击治疗大多能较快缓解急性期的症状。醋酸格拉替雷是一种免疫调节性新药，其与安慰剂组相比，可使 CIS 向 MS 转化率下降45%，间隔时间延缓了115%。

（二）MS 急性期治疗

以减轻恶化期症状、缩短病程、改善残疾程度和防治并发症为主要目标。有客观神经缺损证据的功能残疾症状方需治疗。

1. **糖皮质激素（一线治疗药物）** 能促进急性发病的 MS 患者神经功能恢复，但延长糖皮质激素用药对神经功能恢复无长期获益。从 1 g/d 开始，静脉滴注 3～4 h，共 3～5 d，此后剂量阶梯依次减半，每个剂量用 2～3 d，至 120 mg 以下，可改为每天口服 60～80 mg，每个剂量 2～3 d，继续阶梯依次减半，直至减停，原则上总疗程不超过 3～4 周。若在减量的过程中病情再次加重或出现新的体征和（或）出现新的 MRI 病变，可再次应用甲泼尼龙冲击治疗或改用二线治疗。

2. **血浆置换** 急性重症或对激素治疗无效者可于起病 2～3 周内应用 5～7 d 的血浆

置换。

3.大剂量免疫球蛋白(IVIG) 缺乏有效证据,仅作为一种可选择的治疗手段,用于妊娠或哺乳期妇女,不能应用糖皮质激素的成人患者或对激素治疗无效的儿童患者。推荐用法为:静脉滴注 0.4g/(kg·d),连续用 5 d 为 1 个疗程,5 d 后,如果没有疗效,则不建议患者再用,如果有疗效但疗效不是特别满意,可继续每周用 1 d,连用 3~4 周。

(三)NMOSDS 急性期治疗

以减轻急性期症状、缩短病程、改善残疾程度和防治并发症为目标。适用于有客观神经功能缺损证据的发作期或复发期患者的治疗。

1.糖皮质激素 大剂量甲泼尼龙冲击治疗能加速病情缓解,具体用法如下:甲泼尼松龙 1g 静脉点滴,1/d,共 3 d;500 mg 静脉点滴,1/d,共 3 d;240 mg 静脉点滴,1/d,共 3 d;120 mg 静脉点滴,1/d,共 3 d;泼尼松 60 mg 口服,1/d,共 7 d;50 口服,1/d,共 7 d;顺序递减至中等剂量 30~40 mg/d 时,依据序贯治疗免疫抑制剂作用时效快慢与之相衔接,逐步放缓减量速度,如每 2 周递减 5 mg,至 10~15 mg 口服,1/d,长期维持。部分 NMOSDS 患者对激素有一定依赖性,在减量过程中病情再次加重,对激素依赖性患者,激素减量过程要慢,可每 1~2 周减 5~10 mg,至维持量(每天 5~15 mg),与免疫抑制剂长期联合使用。

2.血浆置换 部分重症 NMOSDS 患者尤其是 ON 或老年患者对大剂量甲基泼尼松龙冲击疗法反应差,用血浆置换治疗可能有效,对 AQP4 - IgG 阳性或抗体阴性 NMOSDS 患者均有一定疗效,特别是早期应用。建议置换 5~7 次,每次用血浆 1~2L。

3.静脉注射大剂量免疫球蛋白(IVIg) 对大剂量甲基泼尼松龙冲击疗法反应差的患者,可选用 IVIg 治疗。免疫球蛋白用量为 0.4g/(kg·d),静脉点滴,连续 5 d 为 1 个疗程。

4.激素联合免疫抑制剂 在激素冲击治疗收效不佳时,因经济情况差不能行 IVIg 或血浆置换治疗者,可以联用环磷酰胺治疗。

(四)前庭康复治疗

具体方法见绪论部分的"前庭康复治疗"。

五、预防措施

(一)MS 缓解期治疗

以控制疾病进展和复发为主要目标。

1.一线治疗药物(β 干扰素) ①倍泰龙,推荐剂量为 250 μg,皮下注射,隔日 1 次。起始剂量为 62.5 μg,皮下注射,隔日 1 次,以后每注射 2 次后,增加 62.5 μg,直至推荐剂量。②利比,推荐剂量为 44 μg,皮下注射,每周 3 次。起始剂量为 22 μg,皮下注射,每周 3 次,2 周后可加量至推荐剂量。

2. 二线治疗药物 ①那他珠单抗,300 mg,静脉滴注,每月 1 次。②芬戈莫德,0.5 mg,口服,每日 1 次。

3. 三线治疗药物 ①米托蒽醌,$8 \sim 12$ mg/m^2,静脉注射,每 3 个月 1 次,终身总累积剂量限制在小于 104 mg/m^2,疗程不宜超过 2 年。②环磷酰胺,400 mg/(m^2·周),静脉滴注,$6 \sim 12$ 次巩固治疗,总剂量不超过 10g。

4. 治疗策略 临床上对 RRMS 首选一线治疗药物,对于一线治疗药物疗效不理想的 RRMS 和伴有复发过程的 SPMS 及 PRMS 可采用二线治疗,二线治疗仍无效者,可选用三线治疗。对 PPMS 目前尚无有效治疗。

(二)NMOSDS 缓解期治疗

以预防复发、减少神经功能障碍累积为目标。适用于 AQP4 - IgG 阳性的 NMOSDS 以及 AQP4 - IgG 阴性的复发型 NMOSDS 的早期预防治疗。临床上应该谨慎评估,目前尚无有效手段区分单时相及多时相 NMOSDS;反之,将单时相 AQP4 - IgG 阴性的 NMOSDS 进行过度免疫干预也是不必要的。一线药物包括:硫唑嘌呤、吗替麦考酚酯、甲氨蝶呤、利妥昔单抗等。二线药物包括环磷酰胺、他克莫司、米托蒽醌。定期 IVIg 也可用于 NMOSDS 预防治疗,特别适用于不宜应用免疫抑制剂者,如儿童及妊娠期患者。

第三节　疗效评估

一、评估时机

患 CIS、MS 或 NMODS 的飞行人员在接受治疗后应定期进行评估,评价治疗效果,应在疾病急性期治疗结束后 $6 \sim 12$ 月接受医学评估和航空医学鉴定,服用激素的患者,应停用激素治疗 1 个月以上,方可进行医学评估和航空医学鉴定。

二、评估内容

(一)询问病史

1. 询问患者神经精神系统受损症状的缓解、复发和进展状况;

2. 治疗药物相关的副反应(如激素、免疫抑制剂、β 干扰素等)情况。

(二)专科查体

1. 详细的内科查体;

2. 详细的神经系统查体,包括意识状态、高级认知活动、颅神经、运动系统、感觉系统、自主神经系统、反射、病理反射、脑膜刺激征等。

(三)辅助检查

1. **脑脊液检查** 包括:压力和外观,常规,生化,细胞学,IgG 鞘内合成(IgG 指数和

IgG 寡克隆带）。

2．神经电生理检查　包括视觉诱发电位、脑干听觉诱发电位、体感诱发电位。

3．影像学检查　包括 CT、MRI、DTI、MR 波谱（MR）等。

4．前庭功能检查

5．视力和听力检查

6．认知功能和心理测试

7．睡眠状况监测

第四节　航空医学鉴定

一、招收飞行学员航空医学鉴定原则

（一）应届高中生参加招收飞行学员医学选拔

出现下列情况之一,选拔不合格：

1．既往诊断为 CIS、MS、NMODS 或其他中枢神经系统脱髓鞘疾病；

2．父母或兄弟姐妹中有成员被诊断为 CIS 和 MS,本人遗传学检测显示存在 MS 相关易感基因；

3．父母或兄弟姐妹中有成员被诊断为 CIS 和 MS,本人头颅 MRI、脑脊液、神经电生理等检查呈现异常。

（二）青少年航空学校毕业生参加招收飞行学员医学选拔

与应届高中生参加招收飞行学员医学选拔原则相当。

（三）青少年航空学校学生入校医学选拔

与应届高中生参加招收飞行学员医学选拔原则相当,并更严格。

二、航空大学学员航空医学鉴定原则

出现下列情况之一,则建议停学或转学其他专业：

1．明确诊断为 CIS、MS、NMODS 疾病；

2．诊断其他炎性中枢神经系统脱髓鞘疾病,经治疗后遗留神经系统功能缺损的症状和体征。

三、飞行学院学员航空医学鉴定原则

出现下列情况之一,则建议停学或转学其他专业：

1．明确诊断为 CIS、MS、NMODS 疾病；

2．诊断为其他炎性中枢神经系统脱髓鞘疾病,经治疗后遗留神经系统功能缺损的症状和体征。

四、地面人员改空中战勤、技勤人员航空医学鉴定原则

有 CIS、MS、NMODS 或其他中枢神经系统脱髓鞘疾病病史,或父母或兄弟姐妹中有成员被诊断为 CIS 和 MS,本人遗传学检测显示存在 MS 相关易感基因,不合格。

五、飞行人员航空医学鉴定原则

1. 满足下列情况之一,给予飞行不合格结论

(1)病情严重的 CIS、MS、NMODS 或其他中枢神经系统脱髓鞘疾病,虽然经过积极治疗,仍遗留认知障碍、心理疾病、疲劳现象、睡眠障碍、运动障碍(包括眩晕)等严重神经系统后遗症;

(2)缓解期给予免疫抑制剂或 β 干扰素治疗时出现严重副作用,经治疗无效者;

(3)向 MS 转化呈高风险的 CIS;

(4)反复复发或持续进展的 MS 和 NMODS。

2. 满足下列条件,可到有资质的医疗单位申请特许飞行医学鉴定

(1)CIS、MS、NMODS 或其他中枢神经系统脱髓鞘疾病经过积极治疗,患者无神经系统后遗症状和体征。

(2)缓解期给免疫抑制剂或 β 干扰素治疗后无药物副作用出现;

(3)向 MS 转化呈低风险的 CIS;

(4)经过 1 年地面观察无复发及进展的 MS 和 NMODS。

3. 满足下列条件,可考虑转换机种

(1)CIS、MS、NMODS 疾病或其他中枢神经系统脱髓鞘疾病治疗后,遗留轻微的神经系统后遗症状和体征,但不影响飞行操作及飞行中所承担的职责;

(2)缓解期给免疫抑制剂或 β 干扰素治疗后,药物副作用轻微,经对症治疗后消失;

(3)经过 1 年地面观察无复发及进展的 MS 和 NMODS。

六、民用航空人员医学鉴定原则

1. 招收飞行学生 《民用航空招收飞行学生体检鉴定规范》规定:不应有中枢神经系统疾病及其病史。据此,有脱髓鞘疾病病史,鉴定为不合格。

2. 空勤人员和空中交通管制员 《民用航空人员体检合格证管理规则》规定:无可能影响安全履行职责的脑血管疾病、颅脑损伤及其并发症或其他神经系统疾病。但对Ⅱ、Ⅲ级体检合格证申请人脱髓鞘疾病临床治愈后,观察至少 12 个月、无并发症及后遗症,可鉴定为合格。

(陈大伟　张　丹　孙男男)

参考文献

[1] Alan J Thompson, Brenda L Banwell, Frederik Barkhof. Diagnosis of Multiple Sclerosis: 2017 Revisions of the McDonald Criteria[J]. Lancet Neurol, 2018, 17(2): 162 – 173.

[2] Hyun JW, Jeong IH, Joung A, et al. Evaluation of the 2015 diagnostic criteria for neuromyelitis optica spectrum disorder[J]. Neurology, 2016, 86(19): 1772 – 1779.

[3] Mealy MA, Wingerchuk DM, Greenberg BM, et al. Epidemiology of neuromyelitis optica in the United States: a multicenter analysis[J]. Arch Neurol, 2012, 69(9): 1176 – 1180.

[4] Luanne M Metz. Clinically Isolated Syndrome and Early Relapsing Multiple Sclerosis[J]. Continuum (Minneap Minn), 2019, 25(3): 670 – 688.

[5] 中国免疫学会神经免疫分会, 中华医学会神经病学分会神经免疫学组. 多发性硬化诊断和治疗中国专家共识(2018 版)[G]. 中华神经科杂志, 2018, 25(6): 387 – 367.

[6] 中国免疫学会神经免疫分会, 中华医学会神经病学分会神经免疫学组, 中国医师协会神经内科分会神经免疫专业委员会. 中国视神经脊髓炎谱系疾病诊断与治疗指南[G]. 中国神经免疫学和神经病学杂志, 2016, 23(3): 155 – 166.

[7] 蒋雨平, 王坚, 蒋雯巍. 新编神经疾病学[M]. 上海: 上海科学普及出版社, 2014: 247 – 273.

[8] Paul J Belletrutti, Cyd E Courchesne, Gary W Gray et al. Seizure as the Manifestation of Relapse of Multiple Sclerosis in a Military Pilot[J]. Aviat Space Environ Med, 2004, 75(4): 367 – 369.

[9] 孟彩丽, 刘红巾. 飞行人员中枢神经系统免疫性疾病临床特点与医学鉴定[J]. 中华航空航天医学杂志, 2016, 27(3): 184 – 189.

[10] ZingerH, GrossmanA, AssaA, et al. Return to flight with multiple sclerosis: aeromedical considerations[J]. Aviat Space Environ Med, 2011, 82(1): 61 – 64.

[11] Madrid MA, Hesselbrock RR. You're the flight surgeon: multiple sclerosis[J]. Aviat Space Environ Med, 2014, 85(5): 585 – 6.

[12] Chua OH, Tan k, Gan WH. You're the flight surgeon: multiple sclerosis[J]. Aerosp Med Hum Perform. 2019, 90(4): 419 – 422. doi: 10.3357/AMHP. 5213. 2019.

[13] 祝筱姬, 胡德忠, 褚海波. 飞行应激对飞行员生理和心理的影响[J]. 航空航天医学杂志, 2011, 22(12): 1447 – 1449.

[14] Ivan Pilipoviⅽ, Zorica Stojiⅽ – Vukaniⅽ, Ivana Prijiⅽ, et al. Role of the End – Point Mediators of Sympathoadrenal and Sympathoneural Stress Axes in the Pathogenesis of Experimental Autoimmune Encephalomyelitis and Multiple Sclerosis[J]. Front Endocrinol (Lausanne), 2020, 10: 921.

[15] Multiple Sclerosis and CentralDemyelinating Disorder. Air Force waiver guide[M/OL]. Washington: Department of Air Force, 2019 – 07 – 25[2019 – 07 – 25]. http:// airforcemedicine. afms. mil/idc/groups/ public/documents/afms/cth – 151454. pdf.

[16] 中国民用航空局. MH/T 7013 – 2017 民用航空招收飞行学生体检鉴定规范[S]. 北京: 中国民用航空局, 2017: 5. DOI: 10.32629/er. v1i5. 1557.

[17] 中国民用航空局. CAAR – 67FS – R4 民用航空人员体检合格证管理规则[S]. 北京: 中华人民共和国交通运输部, 2018: 25.

第十八章 飞行人员后颅凹肿瘤的诊治与航空医学鉴定

第一节 概　述

一、定义

后颅凹为颅内肿瘤的好发部位之一,后颅凹肿瘤类型较多,可发生于脑干、脑室系统、小脑、桥小脑角、枕大孔区等部位。按照肿瘤的性质,有神经纤维瘤、神经鞘瘤、胶质瘤、脑膜瘤、先天性脊索瘤、畸胎瘤、血管网织细胞瘤、胆脂瘤等。其中以小脑脑桥角肿瘤最为常见,而小脑脑桥角肿瘤中90%以上为听神经瘤,因内耳道距脑干仅1 cm,肿瘤突出小脑脑桥角,除直接导致听神经损害外,极易对脑干造成压迫和推移。

二、流行病学

1. **后颅凹肿瘤发病率**　儿童明显高于成人,约占儿童颅内肿瘤的50.8% ~68%。

2. **军事飞行员与后颅凹肿瘤的关系**　我国尚未发现大宗军事飞行员后颅凹肿瘤流行病学资料。Pons等报道了美国国家飞行员鉴定中心的40 000例飞行员资料,飞行员听神经瘤发病率(约1/10 000)高于普通人群(1/100 000)。飞行虽不是听神经瘤的危险因素,但飞行员每年的多次例行体检更容易发现听神经瘤。

三、病因与发病机制

后颅凹肿瘤的发病原因尚不明确,比较复杂,其中听神经瘤主要有以下几种发病原因:

1. **遗传因素**　主要是抑癌基因NF－2的缺失,导致施万细胞过度增生。

2. **机械性损伤**　主要是由于长时间在噪声环境中工作,长期暴露于噪声中。

3. **继发于其他相关疾病**　如炎症。

4. **电离辐射**

5. **其他未知的因素**　据文献报道,听神经瘤有以下五种生长方式:进行性增大、稳定增大、顿挫生长、静止及缩小。其中增大为听神经瘤的主要生长方式,静止和缩小者仅占小部分。

第二节 诊断治疗

一、病史和检查

（一）病史

后颅凹肿瘤有三大症状：头痛、恶心、呕吐。头痛是十分常见的症状,感冒、高血压、休息不好、情绪激动及血管神经性因素等均可引起头痛。在众多引起头痛的疾病中,最隐匿、最危险的莫过于后颅凹肿瘤。后颅凹肿瘤患者大多数头痛在夜间和清晨发生,尤以晨起痛感最明显,常在熟睡中被痛醒。起床轻度活动后,头痛逐渐缓解或消失,故称"清晨头痛"。早期常为间歇性发作,呈搏动性疼痛和胀痛,每次发作持续数分钟或数小时。当肿瘤继续增大时,头痛可转为局部剧烈性、持续性疼痛,逐渐加重,并伴有喷射性呕吐,在咳嗽、打喷嚏、排便时头痛症状加重。

后颅凹肿瘤的其他伴随症状：后颅凹肿瘤常常会引起精神异常,据文献报道,其发生率可高达 25% ~ 40% 。临床上以情感淡漠、精神迟钝、记忆力下降多见,有时表现为傻笑、语言错乱、定向障碍、缺乏自制力。有的后颅凹肿瘤早期表现为头昏、头痛、失眠、记忆力差而被误诊为神经官能症。后颅凹肿瘤患者也会出现进行性视力下降,并伴有头昏、头痛,且常被误认为眼疲劳。随着瘤体逐渐增大,还可引起视神经萎缩,导致视力骤降甚至失明。

后颅凹肿瘤还往往伴随视野缺损,患者为洞察物像的全貌,常常需要歪着头斜视。其他的临床表现还包括行走不稳、耳鸣、听力下降、面部麻木、失语、月经不调、肢体麻痹等。

（二）检查

1. **必查项目** 后颅凹肿瘤大多具有特征性 CT、MRI 表现,两者检出率大致相仿。CT 扫描后颅凹骨性伪影较多,对肿瘤形态范围显示欠佳,MRI 无颅骨伪影干扰,有利于脑干、小脑的幕下颅内结构的显示。同时,软组织对比分辨率较 CT 高,尤其是矢状位、冠状位多方位成像及增强扫描更有助于明确肿瘤起源、位置、范围、毗邻关系,如与桥脑、第四脑室、小脑蚓部、四叠体池的关系,可做出定性诊断。MRI 增强扫描,瘤周结构显示更清晰,有利于手术方式选择。

2. **选查项目** 根据患者病史,还可行听力学检查,如纯音测听、声导抗测试、言语测试和听觉脑干反应等,以及前庭功能检查,如冷热试验,眼震电图和前庭肌源诱发电位等。

二、诊断依据

行头颅 CT 和 MRI 检查明确肿瘤部位。血管显影检查颅底肿瘤血供丰富或与颈内动脉等大动脉关联密切者,了解肿瘤主要供血动脉和引流静脉,注意肿瘤是否包裹了较大的血管。其中发病率较高的听神经瘤的分型如下:

(一)按照单发或多发分型

可分为散发性听神经瘤(neurofibromatosis type1,NF1)与神经纤维瘤病Ⅱ型(neurofibromatosis type2,NF2)。

1. FN1 无家族史和遗传性,肿瘤为单侧孤立性,约占听神经瘤的95%,多见于成人。

2. NF2 为常染色体显性遗传性疾病,多表现为双侧听神经瘤,仅2%的NF-2型患者发生单侧听神经瘤或并发脊髓神经纤维瘤,且以伴多发性脑膜瘤、颅内肿瘤、视神经胶质瘤和脊柱肿瘤为特征,约占听神经瘤的5%,发病年龄较早,青少年和儿童期即可出现症状。

(二)按照影像学分型

可分为实性听神经瘤与囊性听神经瘤。

1. **实性听神经瘤** 影像学表现为实体肿瘤,约占听神经瘤的52%~96%(平均80%)。

2. **囊性听神经瘤** 为听神经瘤的特殊类型,约占4%~48%(平均20%),具有以下特点:

(1)生长快速(直径每年增加2~6 mm);

(2)容易压迫、粘连周围脑神经和脑干,产生脑水肿和相关神经症状;

(3)生物学行为难以预测。其病因目前不明。影像学上既可表现为中央型厚壁囊肿,即中央型囊性听神经瘤;亦可表现为周围型薄壁单个或多个小囊肿,即周围型囊性听神经瘤。

(三)按照组织病理学分型

听神经瘤外观呈灰红色,呈圆形或卵圆形或分叶状,大小不一,有完整包膜。组织上可分为 Antoni - A 型、Antoni - B 型以及 Antoni - AB 混合型。

1. **Antoni - A 型** 肿瘤组织镜下呈致密纤维状,由密集、成束的梭形或卵圆形细胞交织在一起,呈旋涡状或栅栏状。

2. **Antoni - B 型** 镜下呈稀疏网眼状,为退变型,细胞胞质稀少,易有黏液变性,细胞间液体较多,细胞间质内有黏液和酸性黏多糖,相互交接成疏松网状结构。

3. **Antoni - AB 混合型** 同一瘤体同时表现为以上两种病理类型。

(四)按肿瘤侵袭范围分级

目前存在多种分级方式,可根据掌握程度进行选择。推荐 Koos 分级(表18-1)以及2001年日本听神经瘤多学科共识会议提出的分级方法(表18-2)。

表 18 - 1　Koos 分级

	肿瘤直径与位置特点
1	肿瘤局限于内听道
2	肿瘤侵犯小脑脑桥角,直径≤2cm
3	肿瘤占据小脑脑桥角池,不伴有脑干移位,直径≤3 cm
4	巨大肿瘤,直径 >3 cm,伴有脑干移位

表 18 - 2　2001 年日本听神经瘤多学科共识会议提出的分级方法

分级肿瘤范围	
小型听神经瘤	内听道以外 1 ~ 10 mm
中型听神经瘤	内听道以外 11 ~ 20 mm
稍大型听神经瘤	内听道以外 21 ~ 30 mm
大型听神经瘤	内听道以外 31 ~ 40 mm
巨大型听神经瘤	内听道以外 >40 mm

(五)军事飞行员满足下列条件则考虑后颅凹肿瘤

1. 具有渐进加重的头晕、眩晕或平衡障碍表现;

2. 常伴有局灶性神经功能受损,随肿瘤占位侵及不同部位而有不同中枢症状体征;

3. 影像学检查可明确与症状体征相关的占位性病变。

三、鉴别诊断

后颅凹肿瘤种类繁多,常见的包括胶质瘤、脑膜瘤、神经鞘瘤、髓母细胞瘤、室管膜瘤等。术前预判肿瘤性质,对治疗策略的制定、手术入路的选择、术中处理的方式、术后患者的管理以及与患者家属的沟通都非常重要。

1. **听神经瘤**　以内听道为中心圆形或半圆形软组织块影,引起内听道扩大。肿瘤较大时常见明显囊变。通常无钙化和局部骨质改变。囊变不强化,实质部分显著强化,多为单环或多环不规则强化,可见鼠尾征,DWI 呈低信号。可引起桥小脑角池的闭塞和相邻脑池扩大。

2. **脑膜瘤**　圆形或分叶状,近似等 T1、等 T2 信号,与相邻脑膜有宽基底相连。邻近骨质增生,内可钙化,囊变坏死少见。肿瘤与小脑之间有低信号带存在,内听道口不大。肿瘤呈明显均匀强化,可见脑膜尾征。桥小脑角池闭塞,邻近脑池扩大。

3. **囊性胆脂瘤**　肿瘤为分叶状或不规则形,囊壁常不强化。DWI 呈高信号。

4. **三叉神经瘤**　可跨入中、后颅凹,前达鞍旁,呈典型的哑铃状,也可向下延伸至颅底孔甚至颅外。MRI 常呈均质等或稍长 T1、长 T2 信号。无内听道扩大,颞骨岩尖可见骨质吸收和骨质破坏。

四、治疗

后颅凹肿瘤处理策略包括随访观察、手术治疗和立体定向放疗。以发病率较高的听神经瘤的治疗为例,选择治疗方案取决于肿瘤分期、位置、生长速度、是否囊性变、患侧及对侧听力水平、患者年龄、全身状况和期望值等。

(一)观察

由于听神经瘤生长缓慢,部分患者可以先行观察。对于那些年老体弱的患者,在肿瘤较小且未显著生长时,观察是一种明智的选择。而对于年轻患者,这种方法存在争议。即便肿瘤没有明显的生长,仍存在影响其有用听力的巨大风险。另外,增大的肿瘤也使显微切除的危险增大。由于没有好的监测肿瘤生长的方法,在观察期间需定期查 MRI。

(二)定向放射切除

放射治疗的目的在于防止较小的肿瘤或次全切除后的肿瘤增大。具体方法有普通放疗和立体定向放射外科治疗。其指征是:

1. 肿瘤直径 <2 cm。

2. 听力丧失或增大的肿瘤发生在唯一有听力的耳。

3. 老年患者或严重的全身疾患,使手术的危险性显著增加。

4. 在次全切除术后肿瘤残留或有复发。

(三)手术治疗

其指征是:

1. 确诊为听神经瘤,且肿瘤 >2 cm。

2. 症状进行性加重,患者要求手术治疗。

3. 正在观察中的患者,发现肿瘤增大。

4. 放射外科治疗肿胀反应消退后,肿瘤有扩展。

而听神经瘤的手术治疗通常有三种径路:①颅中窝径路;②枕下径路;③经迷路径路。前两种径路可以保存听力,而后一种径路则完全破坏患侧耳听力。

(四)术后康复

1. **听功能障碍的康复** 听神经瘤患者术后在听力康复前重新检测听功能,包括必查项和选查项,并进行治疗前后的对比。根据听功能基线评估结果,可为患者提出选配助听器或人工耳蜗植入的建议。

2. **前庭功能的康复** 听神经瘤患者的前庭功能受损,主要表现为外周前庭功能异常,多数情况为单侧外周前庭功能受损,双侧听神经瘤患者可能出现双侧外周前庭功能受损,病情严重的或老年患者,或手术后的患者可能出现平衡障碍。因此,听神经瘤患者可从以下康复方案中选择进行前庭康复。

（1）外周性康复：当听神经瘤患者基线评估时显示单侧外周性前庭受损，可选择以下方案，其机制主要是通过前庭代偿实现康复。

①摇头固视：头上下、左右摇动时，眼固视前方中心静止的视靶。

②交替固视：头在前方两个静止视靶间转动，眼交替固视视靶并与头动方向一致。

③分离固视：前方置两个静止视靶，眼固视抵达一个视靶后再动头，接着眼再移固视抵达另一视靶再动头。

④反向固视：眼随一个移动视靶转动，头向视靶相反方向移动。

（2）替代性康复：当听神经瘤患者基线评估时显示双侧前庭受损，可选择该方案，其机制主要是通过视反射的特点实现康复。即视眼动通路与前庭眼动通路共享脑干的某些结构。因此，两系统间有交互反应机制。双侧前庭外周受损后，反复进行视眼动训练有助于补偿低下的前庭眼动增益，使滞后的眼速能跟上头速，保持清晰的动态视力。

①反射性扫视：头不动，眼快速交替固视两个静止的视靶。

②颈眼反射：前方置两个静止视靶，转颈头对准一个视靶，眼随后跟进固视同一视靶，再转颈头对准另一个视靶，眼随后跟进固视。

③记忆 VOR：头眼同时对准中心静止视靶，然后闭目，头转向一侧，眼不随头动，固视记忆中视靶位置。然后再睁开眼，看看眼睛是否还在视靶上，偏离多少。

④记忆扫视：头眼同时对准非中心静止视靶，记住后闭目，头眼同时转向正中位，头不动眼扫视记忆中的视靶。然后再睁开眼，看看眼睛是否在视靶上，偏离多少。

（3）防跌倒康复：当患者基线评估时显示前庭本体觉异常，有跌倒风险，可选择该方案。

①肌张力康复：进行五次坐起训练，即先坐在椅子上，然后迅速站起，再慢慢坐下，再迅速站起。重患者或刚手术后的患者，可坐位单脚抬起；轻患者进行单脚站立训练，可从扶凳子到徒手。还可进行提跟抬趾训练，可从坐位到徒手，再到海绵垫子上。

②重心变换康复：进行双腿快速交替抬起或站立、双臂尽可能前伸、正常行走听到指令突然转髋训练。

③平衡协调康复：进行马步站立头眼随手移动、弓步站立双手一上一下传球或扑克牌、双足跟足尖行走等训练。

④步态功能康复：进行从坐位站起计时走、脚跟脚尖成一条直线走、常速变速行走或转头条件下行走等训练。

3.面神经功能障碍的康复　面神经的康复训练首先要防止面部肌群萎缩变形。可采取按摩及针灸的方法对肌群给予良性刺激，保证局部血运畅通，避免受凉及机械损害。同时应用神经营养药物及针灸按摩等方法协助治疗。口角歪斜者，术后 1 周可按摩患侧面部,指导患者做张口、鼓腮、吹气等动作训练。面部感觉消失者,进食时要防止烫伤,患侧面部禁止冷、热敷,禁涂擦刺激性药品。对于部分因面瘫无法正常咀嚼的患者,给予质软易吞的食物。进食后漱口或刷牙以防口腔溃疡及蛀牙。对于眼睑闭合不良的患者,注意保护眼球,指导患者进行睁眼、闭眼动作训练和做眼眶周围及上下睑软组织按摩,被动活动眼轮匝肌每天 6～8 次,每次活动 15～25 min,促进眼轮匝肌功能的康复。轻者滴氯霉素眼药水,或将四环素眼药膏敷于角膜表面,并覆盖清洁纱布,切忌暴露角膜。重者涂四环素眼药膏后用蝶形胶布牵拉使上下眼睑闭合。

4. 吞咽障碍的康复训练 术后短时间内吞咽障碍严重者进行鼻饲饮食,以免误咽食物致呼吸道感染,待吞咽功能稍恢复后进行吞咽功能训练。开始练习舌肌动作,并进行咳嗽训练,在进食之前首先让患者逐渐适应坐位进食,进食时身体坐直,头颈稍向前屈以提高吞咽肌功能,将口腔、咽腔清洁后再进行吞咽动作练习。可用冰块刺激口腔、舌根及咽部以提高吞咽肌的反射功能,每次吞咽时有意识地屏住呼吸,在完成吞咽后轻轻地咳嗽,有助于保持呼吸道清洁。在吞咽功能训练中始终注意口咽腔清洁,每次进餐前后进行口咽清洁护理。

5. 构音障碍的康复训练 对构音障碍患者进行言语功能的康复训练,训练口唇张开、闭合、双唇噘起,再做呲牙等反复交替运动。舌的伸、缩以及伸缩交替训练,舌上举及两侧运动。下颌运动包括下颌下提和上抬动作,再进行鼻咽腔闭锁功能训练、呼吸发音训练和口形发音训练等,这些基本动作较熟练后再进行语言功能的康复训练,多与患者对话,促使其主动说、讲、配合阅读等。

6. 共济失调的功能训练 鼓励共济失调、运动笨拙患者尽量多做日常生活活动中的功能活动,如持碗、持筷进餐、穿衣、脱衣、刷牙、洗脸、梳头、排尿、排便及化妆等动作,以逐渐达到熟练的程度。

五、预防措施

针对后颅凹肿瘤的相关发病诱因采取相应预防措施,降低飞行人员后颅凹肿瘤的发病率,主要有以下几个方面:

1. 避免长时间受到噪声刺激,处于噪声环境时运用有效的被动式或主动式噪声防护装置,降低噪声的有害刺激效应。

2. 通过改进航空器的技术方案,降低产生的辐射强度,采取有效的防护措施,减低辐射的有害刺激效应。

3. 及时治疗全身尤其是脑部的炎症性疾病,预防炎症产生的继发性后颅凹肿瘤。

六、综合防治

早期小型听神经瘤,临床症状不典型或多种多样时易被误诊或漏诊。美国飞行员每年例行体检时要进行多种耳科功能检查,若为异常就需进行 ABR 和 MRI 筛查。听神经瘤患者中约6%表现为突然发作的耳鸣和(或)听力下降,而非渐进性耳鸣及听力下降,因此医师应提高警惕性,以免误诊为突发性聋。对于听神经瘤患者不应满足表象的诊治,应全面综合地分析,以提高对本病的认识和警惕。一旦确诊听神经瘤就需要详细的专科和全身检查(体格检查、听觉和前庭检查、影像学检查等)来评估病情和治疗方法。

第三节　疗效评估

一、评估时机

因听神经瘤的增长速率常在较低的范围内(每年 0.2～2 mm),普通患者若症状轻微可选择每年随访观察,伽马刀治疗后听神经瘤有一个相对固定的变化规律:放疗后 6 个月,大部分肿瘤可观察到中心失强化和坏死,常伴有肿瘤体积不同程度增大,随后出现坏死区的强化;放疗 2～3 年肿瘤逐步缩小,少数持续 10 年甚至更长时间。因此伽马刀治疗后 6 个月后进行一次随访,随后可选择每年进行一次随访。

二、评估内容

询问包括乘坐或驾驶飞行器、模拟器、车和船等各类交通工具时是否头晕以及自觉听力情况,并针对基线评估时发现的异常情况进行复查,对听力以及前庭功能进行评估。

第四节　航空医学鉴定

一、招收飞行学员航空医学鉴定原则

应届高中生参加招收飞行学员医学选拔,青少年航空学校毕业生参加招收飞行学员医学选拔,青少年航空学校学生入校医学选拔,有后颅凹肿瘤或病史均不合格。

二、航空大学学员航空医学鉴定原则

有后颅凹肿瘤不合格。

三、飞行学院学员航空医学鉴定原则

有后颅凹肿瘤不合格。

四、地面人员改空中战勤、技勤人员航空医学鉴定原则

有后颅凹肿瘤或病史不合格。经手术或非手术治疗后效果佳,听觉功能、前庭功能、面神经功能等相关功能和检查结果满足体格检查标准要求,个别评定。

五、飞行人员航空医学鉴定原则

1. **空中技勤人员** 确诊后颅凹肿瘤,经非手术治疗后效果佳,听觉功能、前庭功能、面神经功能等相关功能检查结果满足体格检查标准要求,个别评定;经手术治疗者需到有资质的医疗单位申请特许医学鉴定;治疗效果欠佳或遗留功能障碍者飞行不合格。

2. **空中战勤人员** 后颅凹肿瘤,经非手术治疗后效果佳,听觉功能、前庭功能、面神经功能等相关功能检查结果满足体格检查标准要求,个别评定(在具体评价时要稍严于空中技勤人员);经手术治疗者需到有资质的医疗单位申请特许医学鉴定(在具体评价时要稍严于空中技勤人员);治疗效果欠佳或遗留功能障碍者飞行不合格。

3. **飞行员**

(1)确诊后颅凹肿瘤原则上飞行不合格。对经非手术治疗后效果佳,听觉功能、前庭功能、面神经功能等检查正常,个别评定;经手术治疗双座机飞行员需到有资质的医疗单位申请特许医学鉴定;治疗效果欠佳或遗留功能障碍及单座歼击机飞行员手术治疗者,飞行不合格。

(2)高性能歼击机、高性能武装直升机和舰载战斗机飞行员改装体检鉴定时,后颅凹肿瘤或病史,改装飞行不合格,非手术治疗者原机种(型)个别评定。

(3)航天员医学选拔鉴定时,有后颅凹肿瘤或病史,选拔不合格,非手术治疗者原机种(型)个别评定。

六、民航航空人员医学鉴定原则

1. **招收飞行学生** 《民用航空招收飞行学生体检鉴定规范》规定:不应有中枢神经系统疾病及其病史。据此,有后颅凹肿瘤或病史,鉴定为不合格。

2. **空勤人员和空中交通管制员** 《民用航空人员体检合格证管理规则》规定:无影响安全履行职责或因履行职责而加重的恶性肿瘤、可能导致失能的良性占位性病变等疾病或功能障碍。各级体检合格证申请者有颅内肿瘤及其病史,应评定为不合格。良性实质外脑肿瘤如果肿瘤完全切除,无后遗症或残留缺陷不明显影响功能,经过足够的观察期无癫痫发作者,可考虑特许鉴定。脑实质内肿瘤一般都会复发和有不可预计的癫痫发作可能性,通常不适合特许鉴定。

(章梦蝶 王小成 刘棋洋)

参考文献

[1] Manzari L,Tedesco A,Burgess A,et al. Ocular vestibular – evoked myogenic potentials to bone – conducted vibration in superior vestibular neuritis show utricular function[J]. Otolaryngol Head Neck Surg,2010,143(2):274 – 280.

[2] Pons Y,Raynal M,HunkemöllerI,et al. Vestibular schwannoma and fitness to fly[J]. Aviat Space Environ Med,2010,81(10):961 – 964.

[3] Berg HM,Cohen NL,Hammerschlag PE,et al. Acoustic neuroma presenting as sudden hearing loss with recovery[J]. Otolaryngol Head Neck Surg,1986,94(1):15 – 22.

[4] Sterkers JM 编,赵全义译.听神经瘤及其他岩骨疾病的耳神经外科学[M].成都:四川科学技术出版社,1993,12 – 30.

[5] 徐骋,汪斌如,张力伟,等.飞行员听神经瘤伽马刀治疗后复飞1例并文献复习[J].解放军医学院学报.2014,35(4):388 – 391.

[6] 郑伟,郑阳,李丽.一例飞行员听神经瘤的治疗及护理[J].中国疗养医学.2016,25(1):100 – 102.

[7] 郑万和,范秀玉,王桂英.听性脑干反应对后颅凹肿瘤的早期诊断价值[J].中国耳鼻咽喉颅底外科杂志.2004,10(1):41 – 42.

[8] 夏寅与龚树生,听神经瘤手术治疗策略[J].中国医学文摘(耳鼻咽喉科学),2010(1):17 – 19.

[9] 殷积慧,王淑珍,王明山,等.后颅凹肿瘤手术中循环监测的意义[J].青岛医学院学报,1999,35(1):58.

[10] 征锦,叶靖,陈文新,等.后颅凹肿瘤的 MRI 诊断[J].江苏临床医学杂志,2001,5(1):44 – 45.

[11] 中国民用航空局.MH/T 7013 – 2017 民用航空招收飞行学生体检鉴定规范[S].北京:中国民用航空局,2017:5. DOI:10.32629/er.v1i5.1557.

[12] 中国民用航空局.CAAR – 67FS – R4 民用航空人员体检合格证管理规则[S].北京:中华人民共和国交通运输部,2018:25.

第十九章 飞行人员持续性姿势-知觉性头晕的诊治与航空医学鉴定

第一节 概 述

一、定义

持续性姿势 – 知觉性头晕(persistent postural – perception dizziness,PPPD)是一种慢性前庭功能障碍性疾病。临床表现为头晕或不稳感,且在直立姿势、主动或被动运动及复杂视觉环境的刺激下加重。

二、演变历史

PPPD 的前身疾病有四个:空间运动不适综合征(space motion discomfort,SMD)、视觉性眩晕(visual vertigo,VV)、恐惧性姿势性眩晕(phobic postural vertigo,PPV)和慢性主观性头晕(chronic subjective dizziness,CSD)。而 SMD、VV、PPV 和 CSD 的祖先是 1870 年三位德国内科医生描述的一种综合征,即在复杂运动环境中患者会出现头晕和不适,伴有自主神经症状、焦虑,并且患者会躲避上述触发症状的环境。1989 年美国匹茨堡大学精神科 Jacob 及其同事提出 SMD 的概念,特征是空间定向不适和对运动刺激感觉增强。在视觉刺激丰富的环境中(如在超市的过道中或骑自行车)及在静止状态下看移动的景物时出现症状。1995 年英国伦敦帝国大学神经耳科的 Bronstein 提出 VV 的概念,在周围及中枢前庭急性病变之后,患者在复杂视觉刺激或移动视觉刺激环境中,出现步态不稳或头晕。患者急性前庭病变似乎恢复,但视觉性眩晕通常持续存在。引发视觉性眩晕的视觉刺激和环境也能诱发出 SMD。1996 年德国慕尼黑大学医院神经内科眩晕及平衡失调中心的 Brandt 和 Dieterich 提出 PPV 的概念,其特点是直立及行走时头晕及步态不稳,伴有轻中度焦虑和抑郁,并有强迫人格特征。Barany 协会前庭国际分类委员会将 VV 改名为视觉诱发性头晕(visual induce dizziness,VID)。2004 年美国梅奥医学中心头颈外科 – 耳鼻喉科 – 精神心理科的 Staab 及同事提出 CSD 的概念,CSD 的定义是持续性非旋转性头晕或不稳,对运动或环境运动高度敏感,完成任务时需要准确的视觉聚焦。2007 年,其对 CSD 又做了进一步阐述。CSD 与 PPV 有许多相似之处,但 CSD 更强调躯体症状而非心理症状。2015 年,Staab 及同事在发表的文章中首次用 PPPD 取代 CSD,且这一名称于同年被 WHO《国际疾病分类》第十一版列入。

三、流行病学

1. **普通人群与 PPPD 的关系**　PPPD 是临床上较常见的慢性头晕形式,也是中年慢性头晕患者最常见的原因之一。它是涉及神经科、耳鼻咽喉科、精神心理科等多学科的疾病。PPPD 占门诊头晕患者的 10.6%。在国外三级神经耳科学中心,PPPD 是头晕的第二大常见诊断,30%～50% 的头晕患者可能发生 PPPD。青春期至成年后期均可发病,多见于 45～55 岁的女性,常伴有 VM,且大部分为女性(65%～70%),约是男性的 2 倍。

2. **飞行人员与 PPPD 的关系**　飞行人员中 PPPD 的流行率和发病率尚不清楚。刘红巾团队曾报道过 1 例飞行人员 PPPD 典型病例,该患者主要临床特点为有急性眩晕发作病史半年,后出现持续性头晕 1.5 年,于站立位、行走时及在超市等复杂视觉环境中明显,躺下时好转,符合 PPPD 的诊断标准,给予选择性 5 - 羟色胺再摄取抑制剂、行为认知 - 生物反馈及前庭康复治疗,患者主要临床症状消失,达到临床治愈,飞行合格。

四、病因及发病机制

(一)发病机制

目前 PPPD 的发病机制尚不明确,虽然 PPV、CSD 和 PPPD 不是一种焦虑障碍疾病,但焦虑相关的发病机制一直都扮演着重要角色。参照 PPV 和 CSD 发病机制的研究,考虑 PPPD 可能的机制有:①经典和操作性条件反射建立假说(classical and operant conditioning)认为 PPPD 常由急性前庭功能障碍相关疾病(如 VN)诱发,而发作早期的前庭功能障碍是一种特别强的非条件刺激,刺激产生伴有高度焦虑的强烈生理反应,后者增强了条件反射形成过程。这就触发了一个强化的姿势控制挑战意识,增强了姿势反射的超敏反应,从而促成 PPPD 症状的产生。②再适应失败假说(failure of readaptation)认为在早期的急性前庭功能障碍疾病中,为了充分利用检测精确信息的潜能,机体需抑制来自受损感觉系统的传入,并偏向于利用未受损的感觉系统。同时还须采取高风险姿势控制策略,且对周围环境刺激采取更高级别的警惕性,以提高其稳定性。PPPD 开始于急性过程,这就需要患者迅速适应对其安全移动能力的急性威胁,而最初的高风险姿势控制策略不能快速恢复正常,这种再适应的失败就导致了 PPPD 的临床症状。③焦虑相关的神经质和内向型人格特征与 PPPD 关系密切,正常人大脑的前庭及焦虑处理机制有所重合。尤其在顶叶前庭皮质、后岛、前岛、额叶下回、海马及前扣带皮质,在受到前庭刺激后,大脑这些区域活动性及连接性发生改变,这就是 PPPD 的神经病学基础。近来一项功能性 MRI 研究证实了正常人中神经质和内向型的性格特征与皮质和皮质下前庭区域的反应性增加,以及受到声音诱发的前庭刺激后前庭系统和焦虑系统联系增加有关,即 PPPD 患者在急性前庭事件期间,高度焦虑及其相关的性格特点维持了高风险姿势控制策略(包括踝关节紧张及视觉依赖)。

(二)诱发因素

1. 精神因素 大多数(93%)PPPD 原发于精神因素,其中焦虑症是最常见的精神疾病,包括急性焦虑障碍和广泛性焦虑障碍。过度焦虑、强迫型人格或惊恐发作的患者可出现类似前庭障碍的头晕症状。PPPD 的病理生理学机制与人类自身的威胁反应系统及焦虑气质有关。飞行人员由于其特殊的工作性质,飞行职业责任大、难度大、风险大,承受较大心理压力,有时会目睹飞行事故,若不能及时进行心理疏导,可引起精神性疾患,易产生焦虑,可表现为慢性头晕等躯体症状。

2. 器质性疾病 研究发现,PPPD 经常发生在患有神经耳科疾病(如 VN 或良性位置性眩晕)、神经系统疾病(如偏头痛、脑震荡后综合征)或其他全身性疾病(如心律失常)的患者。前庭系统及神经系统可通过边缘系统的活动影响焦虑程度。前庭神经核与脑干区域、交感神经、副交感神经及边缘系统的一些区域之间存在直接联系,来自前庭的平衡控制信息和其他平衡信息经过共同的上行通路到达中枢神经系统进行整合分析,而前庭的平衡控制信息对于形成条件性味觉厌恶和焦虑起关键作用。此通路可解释为何前庭疾病与精神障碍常伴随存在。

3. 自主神经功能紊乱 研究证明,PPPD 患者至少有 80%伴一种自主神经功能紊乱症状,表现为直立性低血压、体位性心动过速综合征及轻度心率增快伴舒张压下降等。自主神经功能紊乱包括交感神经功能下降和交感神经过度兴奋。交感神经功能紊乱引起 PPPD 的机制可能是无论交感神经功能下降还是过度兴奋均会导致中枢神经系统低灌注,引起交感肾上腺素能系统失衡,最终导致头晕出现。

4. 混合因素 上述多种因素交互影响产生。

第二节　诊断治疗

一、病史和检查

(一)病史

1. 现病史 ①主要症状:首先,需要了解患者是眩晕还是头晕;其次,还需要关注患者有无视觉症状,如视物晃动、视物模糊、视倾斜等;再次,是否影响到姿势平衡,如站立不稳、走路偏斜等;最后,是否具有运动敏感性,即患者本身运动或周围视野范围内物体运动时症状是否加重。PPPD 多为无视物旋转的头晕,伴平衡不稳,复杂的视觉环境下或运动后症状加重。②起病的快慢程度:是骤然起病还是缓慢发病。③症状持续的时间:PPPD 持续时间较长,一般 3 个月或以上。症状在大多数天数中都有。④发作类型:包括单次发病、反复多次发病、持续发病状态。PPPD 多为 3 个月或以上的持续发病状态。⑤诱发因素:如睡眠障碍、饮食习惯、劳累、情绪激动、月经、外伤、感染、体位改变、声音或视觉诱发、屏气动作诱发、密闭的环境及某些内科基础疾病等。PPPD的诱发因素多见于视觉刺激、躯体运动、睡眠障碍、焦虑及惊恐发作、心律失常、前庭相关疾病急性发作后、轻度脑损伤等。⑥伴随症状：主要包括听觉症状和神经系统的症状，如听力下降、耳鸣、耳闷胀感、复视、视觉先兆、吞咽困难、构音障碍、感觉运动障碍、共济失调、意识障碍等。

2. 既往史 主要询问与头晕密切相关的既往病史，如有无高血压、糖尿病、高脂血症病史，有无心脑血管疾病发作史及心理障碍性疾病史。

3. 药物史 需了解目前是否正在服用有眩晕或头晕副作用的药物。常见的药物有耳毒性药物（如氨基糖苷类抗生素、顺铂等化疗药物）、中枢性镇静抑制类药物（如抗癫痫、抗焦虑、抗组胺类药物）、抗高血压药物（如钙通道阻断剂、交感神经受体阻断剂等）、抗抑郁药物等。酒精中毒也会引起眩晕或头晕症状。

4. 家族史 PPPD与某些眩晕疾病相关，易在眩晕发作后诱发。有些眩晕疾病有家族史倾向，如MD、BPPV、VM、耳硬化症、家族性发作性共济失调、自身免疫性疾病、神经退行性疾病、焦虑或抑郁性疾病等，需仔细询问。

（二）检查

包括血常规、血压监测、前庭功能及听力检查、经颅多普勒和（或）颈部血管超声、头颅磁共振成像、磁共振头颅血管成像检查。PPPD患者的检查常无特异性，但可用于排除诊断。

二、诊断依据

虽然焦虑与躯体形式头晕相关，且90%PPPD患者都有焦虑，但PPPD的核心诊断并不包括焦虑，对于慢性头晕的患者，要首先判断其是否患有神经、耳科、其他系统疾病，然后测评是否有焦虑。如果首先考虑焦虑问题可能会较早地将其归于精神疾病相关的头晕，而忽略同时患有的神经、耳科等疾病。诊断主要依据2017年Barany协会公布的诊断标准。需要满足以下五个方面。①一种或多种头晕、不稳或非旋转性眩晕等症状存在，持续3个月或以上。症状在大多数天数中都有，有的患者几乎每日均有症状。可能会持续很长时间（数小时），但不需要持续一整天，且严重程度上会有波动。②持续性症状没有特定的激发因素，但以下三个因素会使症状加重：直立姿势；无特定方向和位置的主动或被动运动；暴露于移动的视觉刺激或复杂的视觉模式环境中。③这种疾病是由引起眩晕、不稳、头晕、或平衡障碍的急性、发作性或慢性前庭综合征，以及其他的神经或内科疾病，或心理困扰而引起的。当促发因素是急性或发作性疾病，症状缓解后满足①的标准，一般在早期是间歇性症状，然后固化成一个持久的过程；当促发因素是慢性综合征时，症状可能先是缓慢发展，并逐渐加重。④症状导致明显的心理压力或功能障碍。⑤症状不能由另一种疾病更好地解释。

三、鉴别诊断

1. **急性眩晕发作后的慢性后遗症** VN、卒中等急性眩晕疾病发作后，可能会遗留有慢性反应，也可能会诱发 PPPD。如果患者描述在直立姿势、自身运动和暴露于视觉运动刺激时易引起持续性头晕（无眩晕）和站立不稳，体格检查和实验室检测都提示代偿完善，表明是 PPPD。相反，头部运动引起眩晕或站立不稳持续发作而无持续性头晕，检查结果提示代偿不完全，则不支持 PPPD 的诊断。持续性头晕、运动敏感加上头动诱发的眩晕症状和不完全代偿的检查结果，则提示 PPPD 和未代偿状态共存。

2. **发作性眩晕的反复发作** VM、MD 和 BPPV 等发作性眩晕疾病可继发 PPPD，但这些疾病的眩晕症状与 PPPD 持续性、波动性非旋转性头晕及不稳感不同。当 PPPD 与这些疾病共存时，应依靠于每种疾病的特征性症状做出正确诊断。

3. **慢性眩晕的持续表现** 某些慢性病是 PPPD 的促发因素，如焦虑和抑郁症、震荡后综合征、自主神经紊乱和心脏病等。这些慢性病本身也可以引起持续性头晕、不稳感等类似 PPPD 的症状。如果动作刺激没有明显加重症状，则提示这些疾病可能是单独存在的，而未合并 PPPD。最终鉴别需要根据 PPPD 诊断标准原则、关键的临床病史、体格检查和实验室检测等结果。

4. **其他慢性前庭综合征** 慢性前庭综合征包括 BVP、神经退行性疾病（下跳性眼震综合征和其他小脑疾病等）和 MdDS（Mal de debarquement syndrome，MdDS）综合征等。BVP 与 PPPD 最明显的区别是病史、体格检查和实验室检查有特征性发现，如有的 BVP 患者会有振动幻视，检查发现双侧床旁头脉冲试验阳性，温度试验、转椅试验、vHIT 异常；而 PPPD 除了自身的典型症状外，无振动幻视，上述检查一般均正常。帕金森病、小脑变性、双侧外周神经病、直立性震颤等神经退行性变会引起姿势和步态不稳，表现为头晕或站立、走路时不稳等。它们和 PPPD 的区别是其在复杂或移动的视觉刺激环境中症状无明显加重。MdDS 是由于乘船、飞机或汽车等诱发的持续性不稳感，持续至少数小时以上。而在主动运动时（如开车）症状会特征性减轻，运动停止后症状加重。这正好和 PPPD 相反。目前有报道 MdDS 也可以在无诱因的情况下自发出现，这些患者绝大部分有偏头痛或焦虑状态，与 PPPD 的诱发因素相同。这两种疾病最大的不同是前庭康复或 5-羟色胺能抗抑郁药对 PPPD 的治疗效果非常好而对 MdDS 治疗效果一般。

5. **经常服用的处方药或非处方药的副作用** 某些药物可能会诱发头晕、不稳等症状，特别是使用新药或更换用药剂量时，需仔细询问病史以进行鉴别。

四、治疗

1. **一般治疗** 向患者进行疾病的宣传教育，让患者保持乐观舒畅的心情，避免情绪波动；多食富有营养而清淡的食物；生活规律，不能过度劳累，要睡眠充足，避免熬夜；适当运动，避免长期卧床。

2. 药物治疗 药物治疗主要为选择性 5 - 羟色胺再摄取抑制剂（selective serotonin reuptake inhibitors, SSRIs）、5 - 羟色胺去甲肾上腺素再摄取抑制剂（serotonin norepineph- rine reuptake inhibitors, SNRIs）。药物治疗必须遵循逐渐加量的原则，过于激进的治疗会导致症状加重，从而促使患者过早地终止治疗。近年来不断有研究验证了 SSRIs 和 SNRIs 在 PPPD 患者治疗中的疗效及安全性，同时伴随症状（焦虑或抑郁）也能得到相应改善。对于飞行人员，建议服用 SSRIs 类药物，该类药物只作用于大脑特定区域受体，与以往抗焦虑抑郁药相比，不良反应较少，且随患者生理上的适应副作用会慢慢消退。另外，对澳大利亚民航飞行员和加拿大空军飞行员心理疾病使用 SSRI 类药物的研究，未发现其对运动、飞行安全产生不良影响，对飞行人员适用。美国空军飞行特许指南已指出，飞行人员口服舍曲林、西酞普兰、艾司西酞普兰、安非他酮等在一定条件下可飞行。

3. 心理行为干预治疗 认知行为治疗（cognitive - behavioral therapy, CBT）及生物反馈行为治疗技术属于心理行为干预治疗，包括心理教育、行为试验、暴露刺激环境和注意力重新聚焦等。它通过改变患者的思维和行为来改变其不良认知，从而消除患者不良情绪和行为。大多数 PPPD 患者伴有焦虑症状，由神经耳科疾病相关的急性前庭障碍引发的焦虑症状最为常见，但多数患者认为自己只存在躯体疾病，而否认其症状来自精神因素。心理治疗对于病史较长的 PPPD 患者几乎无作用，但如果早期应用可能会降低发展为 PPPD 的概率，所以心理治疗是成功治疗 PPPD 非常关键的一步。临床医生应该对患者解释清楚心理疾病为什么能引起和怎样引起躯体症状，尽量避免患者急躁、恐惧、焦虑的情绪。生物反馈理论源自学习理论，通过学习获得行为并维持行为，达到获得一些积极或者避免一些消极的结果。生物反馈具有双向性，可根据身体情况和需要，来提高或者降低紧张度。人们需要适当的压力来保持一定程度的紧张，才能有一定的效率和需要。太低不行，但是过度紧张特别是长时间过度紧张，就会走向反面。生物信号反馈技术强调，通过学习和体验，认识和学会控制那些过去不能通过主观意识/意志来控制的心理/生理变化。根据生物信号反馈仪这面镜子提供的信息，决定下一步的干预措施。通过学习和调节，再作用于信息源，以达到最好的释放压力、调节情绪的目的。

4. 前庭康复 PPPD 患者的前庭康复治疗主要为凝视功能锻炼及平衡功能再训练，60% ~80% 的患者能通过锻炼减轻症状严重程度、提高日常生活能力、减少焦虑和抑郁。越早开始前庭康复，效果越好。根据患者具体情况选择训练内容如下：

（1）前庭适应性训练：注视模式有两种。一种是患者手持小视靶练习，视靶是静止的，受试者来回移动头部的同时视线保持在视靶上；另一种是视靶和头向相反的方向运动，同时受试者始终注视着视靶，每个练习做满 1 min，然后可将时间逐渐延长至 2 min。

（2）静态和动态平衡训练：在睁眼和闭眼的状态下从坐位到站位，适应后并转身。

（3）替代性训练：让患者在有或没有视觉角度下练习，或让他们站在泡沫材料上以改变本体觉进行练习，改变或除去某些感觉可促使患者利用剩余的感觉。

五、PPPD 的综合防治

1.体能训练 在部队日常体能训练中完成,提高飞行人员和航天员整体身心素质。

2.前庭功能锻炼 在部队日常训练中完成,提高飞行人员和航天员的前庭功能的稳定性。

3.疗养机构康复治疗 对在部队进行前庭功能训练中效果欠佳者,可送疗养机构进行康复疗养,疗养期间利用疗养机构的特殊环境进行系统康复。

(1)健康宣教:教育飞行人员把握好疗养机会,充分利用空气清新,气候适宜,景观优美的环境优势进行系统康复,同时注意保持生活规律,避免过度疲劳。

(2)自然因子疗法:利用日光、空气负离子、浸浴等自然因子进行日光浴、空气浴、森林浴、海水浴、矿泉浴等,达到调节机体代谢、改善微循环、消除疲劳和增强体质的作用。在海滨、湖滨、山林散步或登山观赏大自然奇丽、壮观的景色,愉悦精神,调节神经系统。

(3)心理疗法:定期进行飞行人员心理教育,出现问题及时诊疗,避免发展成 PPPD。可以采用心理测试、心理咨询、音乐治疗、生物反馈放松训练,以及文娱活动等系列方法进行治疗。

(4)当飞行人员患有前庭功能障碍时要及时进行前庭康复,尽早形成较为完全的代偿机制,重视飞行人员的心理卫生,定期为飞行人员开展心理教育,出现问题及时诊疗,避免发展成 PPPD。

4.特色医学中心(医院)治疗 对在疗养机构康复治疗效果不佳,或在飞行后症状较重治疗效果欠佳者,可送特色医学中心(医院)进行中西医综合治疗。可采用包括药物、生物反馈疗法、前庭功能锻炼等方法。病情得到控制后,其他疗法均逐步停用,只保留前庭功能锻炼。

第三节　疗效评估

一、评估时机

PPPD 患者治疗前需先进行症状的评估,治疗后 2 周进行一次评估,以后可每周进行一次评估。

二、评估内容

包括患者头晕症状、焦虑抑郁情绪及生活质量的评估。评估工具包括眩晕残障程度评定量表(dizziness handica inventory,DHI)、医院用焦虑抑郁量表(hospital anxiety and depression scale,HADS)及简明健康调查问卷(short - form 36 health survey questionnaires, SF - 36)。

DHI 由 Jacobson 等人设计,主要由患者自主作答测评,现已在眩晕、平衡障碍疾病的诊断及治疗过程中广泛运用。且中文版已被证实具备很高的可信度和反应度。量表包含躯体、情感和功能 3 个方面,共 25 个条目。每一个条目有"是""有时""否"三个选择,分别为 4、2、0 分。总分共 100 分,得分愈高,眩晕残障程度愈重。故可数字化眩晕引起的生活残障,测评眩晕治疗及改善效果。

HADS 量表,共 14 题,其中 7 题关于焦虑(HAD – a),7 题关于抑郁(HAD – d),HAD – a≥6,或 HAD – d≥7,或两指数之和 HAD – t≥12,提示精神性症状较重。

SF – 36 量表,包括生理功能(PF)、生理职能(RP)、躯体疼痛(BP)、总体健康(GH)、活力(VT)、社会功能(SF)、情感职能(RE)以及精神健康(MH)8 个方面,可全面了解患者生活质量情况。计分方法,先计算条目和维度的原始得分。维度转化分 =(原始分数 – 最低可能分数)×100/(最高可能分数 – 最低可能分数)。原始得分和标准得分的意义相同,分值越高,生活质量越高。

第四节　航空医学鉴定

一、招收飞行学员航空医学鉴定原则

(一)应届高中生参加招收飞行学员医学选拔

出现下列情况之一,选拔不合格:

1. 半年内有 PPPD 病史;

2. 有 PPPD 病史,父母或兄弟姐妹中有 2 人有上述病史。

(二)青少年航空学校毕业生参加招收飞行学员医学选拔

出现下列情况之一,选拔不合格:

1. 有 PPPD 病史,父母或兄弟姐妹中有 2 人有上述病史;

2. 在青少年航空学校学习期间患 PPPD。

(三)青少年航空学校学生入校医学选拔

有 3 个月以上持续性头晕、不稳感,且主动、被动运动时或在复杂视觉环境中症状加重病史,不合格。

二、航空大学学员航空医学鉴定原则

在航空大学进行理论学习的学员,如果出现持续性头晕、不稳感表现,并且主动、被动运动时或在复杂视觉环境中症状加重,均应在自身前庭功能敏感性基线的基础上,持续进行阶梯式前庭功能锻炼,必要时使用药物治疗,效果不佳者,停学或转学其他专业,应从严把握。

三、飞行学院学员航空医学鉴定原则

在飞行学院，飞行学员开始体验飞行、学习飞行机能，应当把握以下原则：

1. 最初进入飞行体验时，出现头晕和不稳感，要严格区分是晕机反应还是 PPPD 表现；

2. 确诊 PPPD 短期内难以治愈者，飞行不合格。

四、地面人员改空中战勤、技勤人员航空医学鉴定原则

有下列情况之一，地面人员改空中地勤、战勤人员均不合格：

1. 既往有 PPPD 病史及家族中多人有 PPPD 病史；

2. 近 1 年内有 PPPD 病史。

五、飞行人员航空医学鉴定原则

1. **空中技勤人员** PPPD 治疗效果好，经 6 个月地面观察无复发，飞行合格；反复发作治疗无效的 PPPD，飞行不合格。

2. **空中战勤人员** PPPD 治疗效果好，经 6～9 个月地面观察无复发，飞行合格；反复发作治疗无效的 PPPD，飞行不合格。

3. **飞行员**

（1）下列情况不合格：①反复发作治疗无效的 PPPD；②需要舍曲林、西酞普兰、艾司西酞普兰、安非他酮等以外药物治疗的 PPPD。

（2）下列情况合格：①顺利完成治疗，症状全部消失并且停用精神类药物 6 个月；②非单座机飞行员，舍曲林、西酞普兰、艾司西酞普兰治疗症状消失并稳定至少 6 个月。必要时歼击机飞行员可行转换机种医学鉴定。

（3）高性能歼击机、高性能武装直升机和舰载战斗机飞行员改装体检鉴定时，近 1 年有因 PPPD 影响飞行的病史，改装飞行不合格，原机种（型）飞行合格。

（4）航天员医学选拔鉴定时，有 PPPD 病史者，选拔飞行不合格，原机种（型）飞行合格。

六、民航航空人员医学鉴定原则

1. **招收飞行学生** 《民用航空招收飞行学生体检鉴定规范》规定：不应有前庭功能障碍，旋转双重试验检查不应出现 II 度及以上或延迟反应；不应有内耳疾病及其病史；不应有眩晕病史。据此，有 PPPD 及其病史，鉴定为不合格。

2. **空勤人员和空中交通管制员** 《民用航空人员体检合格证管理规则》规定：不应有前庭功能障碍。对 PPPD 未规定具体的鉴定标准，发病时应及时进行停飞等中止履行执照职责，对于临床治愈后的 I、IIIa 级体检合格证申请人，应根据症状体征消失（至少观察

6个月)、药物使用情况、前庭功能检查情况等多因素个别评定。

(刘红巾　曹鹏禹　马梦雨)

参考文献

[1] 姜树军,单希征. Barany 协会持续性姿势－感知性头晕诊断标准解读[J]. 北京医学,2018,40(1): 69－72.

[2] 丁韶洸. 持续性姿势－知觉性头晕的临床特征及治疗[D]. 郑州大学,2017.

[3] 袁天懿,曹效平,查曹兵. 慢性主观性头晕的发病机制及治疗进展[J]. 医药导报,2017,36(9): 1015－1020.

[4] 杨晓茹,李新毅. 慢性主观性头晕研究进展[J]. 医学综述,2017(3):515－518.

[5] Sohsten E,Bittar R S,Staab J P. Posturographic profile of patients with persistent postural－perceptual dizziness on the sensory organization test[J]. J Vestib Res,2016,26(3):319－326.

[6] Staab J P. Functional and psychiatric vestibular disorders[J]. Handb Clin Neurol,2016,137:341－351.

[7] 龚涛. 头晕的诊断流程[J]. 中华全科医师杂志,2014,(12):961－964.

[8] 田军茹. 眩晕诊治[M]. 北京:人民卫生出版社,2015:323－329.

[9] Staab J P,Eckhardt－Henn A,Horii A,et al. Diagnostic criteria for persistent postural－perceptual dizziness (PPPD):Consensus document of the committee for the Classification of Vestibular Disorders of the Barany Society[J]. J Vestib Res,2017,27(4):191－208.

[10] 王高卿,刘红巾. 飞行人员慢性主观性头晕临床诊治研究进展[J]. 解放军医学院学报,2014,35 (8):810－812,833.

[11] Air Force Surgeon General. Air Force waiver guide[Z/OL]. Washington:Department of Air Force, 2019. (2019－01－22)[2019－11－15].

[12] Staab Jeffrey P. Clinical clues to a dizzying headache[J]. Journal of vestibular research:equilibrium & orientation,2011,21(6):331－340.

[13] 刘叶,刘红巾. 生物反馈－认知行为联合前庭康复训练治疗慢性主观性头晕的疗效研究[J]. 中华行为医学与脑科学杂志,2017,26(2):139－142.

[14] 李远军,徐先荣. 前庭康复的研究进展[J]. 临床耳鼻咽喉头颈外科杂志,2017,31(20): 1612－1616.

[15] 中国民用航空局. MH/T 7013－2017 民用航空招收飞行学生体检鉴定规范[S]. 北京:中国民用航空局,2017:5. DOI:10.32629/er.v1i5.1557.

[16] 中国民用航空局. CAAR－67FS－R4 民用航空人员体检合格证管理规则[S]. 北京:中华人民共和国交通运输部,2018:25.

第二十章 飞行人员惊恐发作的诊治与航空医学鉴定

第一节 概 述

一、定义

惊恐发作(panic attack,PA),是一种突然发作的使人感到极度恐惧、焦虑和强烈不适的状态,表现出惊恐万状、惊叫、呼救、扯胸、倒地、奔走等运动性不安的症状;同时伴有明显的自主神经系统症状,如胸痛、心动过速、心跳不规则等心脏症状;呼吸困难、窒息等呼吸系统症状;头痛、头昏、眩晕、晕厥等神经系统症状;也可有出汗、恶心或腹痛、想排尿、手足发麻、全身发抖或全身瘫软等症状。另外,还常常伴有认知症状(如怕自己会失去控制、怕会发疯或怕会死去等)和心理痛苦体验(感觉异常、夜惊、梦魇等),有些患者还出现现实解体(非真实感,体验到外部世界变得陌生或不真实)或人格解体(自我分离感,体验到自己与自己的精神或身体失去了联系,自己被分离成两个人,好像置身于自我之外看自己)。惊恐发作时伴随的躯体或认知症状的数目有多有少,一般来说,症状越多,发作越严重。惊恐发作来得非常突然,常在打哈欠、排尿、入睡时发作,并迅速达到高峰(通常在 10 min 之内),大多情况下仅持续几分钟到 30 min,很少超过 1 h。发作过程中患者意识清晰,能记住发作经过,虽然也知道恐惧过分、不合理、不必要,但自己无法控制;发作持续数分钟或数十分钟后自行缓解,患者或者感觉完全恢复正常,或者只是感到虚弱无力,无其他任何不适。但患者在经历一次惊恐发作之后,常常遗有恐惧或怀疑,常担心会再次发作,或者由于发作时体验到了明显的躯体症状而怀疑自己患有某种严重疾病,并为之焦虑不安。

惊恐发作不是独立的疾病诊断单元,而是一个综合征,既见于正常人,也见于很多疾病患者。正常人在突然遇到极为危险的情景时出现的恐惧反应实际上就是一次惊恐发作。很多躯体疾病,尤其是心脏疾病和内分泌疾病,可引起惊恐发作;另外,咖啡因、苯丙胺等药物和巴比妥酸盐撤药反应,也可引起惊恐发作。通常,惊恐发作更常见于心理障碍,尤其是焦虑障碍,如广泛性焦虑障碍、强迫障碍、急性应激障碍和创伤后应激障碍等都可以出现惊恐发作;惊恐发作还偶尔见于其他精神障碍,如抑郁障碍和精神分裂症等。惊恐发作之所以重要,一方面是因为它十分常见,另一方面是因为患者对惊恐发作的体验和描述可有明显不同从而大大增加了诊断的困难,且惊恐发作常伴发抑郁症,患者有自杀倾向,因此应予以重视。

二、演变历史

惊恐发作是一组临床表现,可见于躯体疾病、药物、神经症或其他多种精神障碍。虽然临床中常常观察到,但由于惊恐发作时有明显的心脏症状,以前曾将这些症状归之为易激惹心脏、达科他(Da Costa)综合征、神经循环无力或用力综合征。后来有学者指出,这些心脏症状是心因性的。在第二次世界大战期间,Wood 令人信服地证明这是一种焦虑障碍。从那时起,对于有惊恐发作的患者,或者诊断为焦虑性神经症(焦虑症),或者诊断为恐怖性神经症(恐惧症)。惊恐发作根据有无明显诱发因素,可分为非预期性惊恐发作、场景决定性惊恐发作和场景倾向性惊恐发作三种,其中以非预期惊恐发作的恐惧最强烈。患者感到马上就会死亡、会失去控制、会发作心脏病或中风或者整个人会"发疯",而且不管在何时何处发作,都想立即逃开。随着发作次数的增多,恐惧的强烈程度可以减轻。

1980 年,美国《精神障碍诊断统计手册》第三版(DSM - Ⅲ)将以反复发生非预期性惊恐发作为主要表现的疾病从焦虑症中独立出来,称为惊恐障碍(panic disorder,PD)。从此,惊恐障碍作为独立的精神疾病诊断名称,成为一个独立的疾病单元。惊恐障碍是一类以反复发生非预期性惊恐发作为主要表现的焦虑障碍。由物质(如咖啡因)或躯体疾病(如甲状腺功能亢进)的直接生理效应引起的惊恐发作不诊断为惊恐障碍;能够用精神障碍(如特殊恐怖、社交焦虑障碍、强迫障碍、创伤应激障碍、分离焦虑障碍)更好解释的惊恐发作也不诊断为惊恐障碍。DSM - Ⅲ 的惊恐障碍包括有和没有广泛性焦虑的惊恐发作,但不包括在场景恐怖症病程中发生惊恐发作的患者。此后,DSM - Ⅳ 将惊恐障碍分为不伴场景恐怖的惊恐障碍和伴场景恐怖的惊恐障碍,而且将无惊恐障碍史的场景恐怖症也归于惊恐障碍。

三、流行病学

(一)年龄和性别与惊恐发作的关系

1. **年龄** 据世界卫生组织 2001 年报告:惊恐障碍作为世界范围内的主要精神疾病占疾病负担的百分比列第 5 位,仅次于双相情感障碍。美国和英国分别报道,惊恐障碍的年患病率为 1.8% 和 1.7%,惊恐发作发生率为 3% ~ 5.6%。我国学者王旭梅等调查发现,约有 20% 的成人至少有过一次惊恐发作的体验。根据流行病学研究,导致惊恐发作最初的焦虑起源于儿童时期的分离焦虑或其他特定恐惧,中位年龄是 7 岁左右,正式发病一般在 20 岁左右。发病年龄呈双峰分布,15 ~ 24 岁为最高峰点发病率年龄段,45 ~ 54 岁为第二峰点年龄段,65 岁以后起病者罕见。

2. **性别** 同年龄者女性比男性对惊恐发作易感,女性发病率是男性的 2 ~ 3 倍,且男女患者惊恐发作的高峰出现于不同的年龄段。与女性患者相比，男性患者发病更早，且男性在15～24岁年龄段惊恐发作的发病率更高。男女患者惊恐发作的临床表现有所不同，比如女性患者较男性更易发生焦虑，她们对家庭压力较男性敏感，在面临家庭压力时易发生惊恐发作或惊恐障碍；伴广场恐怖的女性惊恐障碍患者往往闭门不出，且她们的惊恐和广泛性焦虑症状多在经前期加重，而男性患者不会闭门不出；女性患者普遍更易受到人际关系的困扰，求助动机更加强烈，在躯体症状方面易发生震颤或发抖。

（二）飞行与惊恐发作的关系

在飞行过程中，个体（包括飞行员和飞机乘员）可能发生惊恐发作，与之关系最密切的心理障碍是飞行恐惧症（fear of flying），亦称恐飞症、惧飞症或飞机恐惧症。飞行恐惧症是一种典型的单纯性恐惧症，产生于强烈的、非理性的恐惧心理，表现为焦虑、担心、坐立不安等，有的会出现躯体症状，时间久了还可能出现多梦、做噩梦或回避行为。总的来说，飞行恐惧症主要有生理、心理和行为三方面表现，生理症状包括手心冒汗、心跳加速、胸闷、胸痛、口干、肠胃不适、恶心呕吐、发冷虚弱、手足颤抖等；心理症状包括注意力涣散、紧张、疑虑、恐惧、担心会有可怕的事情发生、感到被陷害、感到无助等，情形严重者甚至会出现濒死感；行为方面则表现为对飞行的抵触、逃避或是完全拒绝，飞行员出现简单明显的操作错误甚至严重者造成飞行事故。患有飞行恐惧的个体，一旦离开飞机，所表现出来的症状则可以完全消失。

飞行员经过严格的筛选和训练，有关惊恐发作和飞行恐惧症的报道很少，但有个案发生。据美国1969年到2000年的调查表明：即便是在经过精心挑选和严格训练的职业飞行员中，受飞行恐惧症困扰的人达10%左右。飞行恐惧症使得飞行员的训练前功尽弃，迫使一些飞行员离职，造成严重的资源浪费。我军军事飞行员中，2004年报道一例歼-7飞行员在飞行中因迷惘致飞行恐惧症，起飞后约10 min，飞机在2000 m高度平飞时该飞行员视野单调，短暂出现大脑空白感；在地面配合下，飞行员回场着陆成功，但下飞机后伴明显恐惧感和心慌、胸痛等身体不适。之后，该飞行员每次进入飞机座舱甚至听到战友谈论飞机时均感到恐惧，并伴心慌等症状，夜间睡眠障碍、失眠多梦，多次在梦境中重复体验当时的情景，最后因失去再飞行的信心而致停飞。我国民航飞行学院1997年报道了一例飞行学员发生飞行恐惧的情况，该学员为1996年经体检、心理选拔、高考、政审合格被正式录取的飞机驾驶系新生。该学员报到后对学院学习和生活环境非常满意，但入校几天后在操场活动时适逢学院一架训练飞机在离他较近的上空飞过，他就突然感到心里发紧不适，夜间不敢入睡，闭上眼睛就觉得自己会从高处向下掉。自此该学员便坚定地认为自己不能学飞行，如果飞行一定会出事。经过10余天的心理疏导，上述症状不但没有减轻反而持续加重，后来发展到只要听见很小的飞机飞过的声音，他就不由自主地双手抱头、全身紧缩，表现出极度难受的样子，并拒绝学习与飞行有关的任何课程。鉴于此，该学员最终退学，当他得知自己可以退学的消息后，精神立即变得轻松，在飞机飞过时再也没有任何难受症状，高兴地与同学告别，勉励同学好好学习，争取早日飞上蓝天。

近年来,飞机乘员发生"飞行恐惧症"的情况有日益增多趋势。据美国民航统计,美国约 2500 万人患有不同程度的飞行恐惧症,有的人虽然勉强登机,但在机舱里仍感到极度焦虑和恐惧,当飞机安全降落后,他们恨不得亲吻大地,就像刚刚躲过了一劫。这 2500万人当中约有一半人是害怕飞机失事,另一半人是患有幽闭恐惧症,在机舱里会感到极度焦虑而导致某些认知行为改变,容易产生回避行为,比如在搭乘飞机前后一段时间内不能按时出席某些重要会议、婚礼或接受升迁等,从而影响日常的生活和工作。在一般人群中患飞行恐惧症的比例高达 20% ~25%,随着人们工作和生活范围的扩大,飞行恐惧症带来的不便和造成的损失也日益明显。对于那些有"飞行恐惧症"的人来说,近年来相关媒体对历史上少数飞行事故的频繁报道,加剧了他们乘坐飞机时潜在的焦虑和紧张情绪。虽然民航是世界上最安全的运输方式,来自权威部门的统计数据表明,乘飞机出行要比选择陆上交通工具安全得多,人一生中死于飞机失事的概率为 1/20 000,死于陆上交通事故的概率为 1%,死于心脏病的概率为 20%,但是产生飞行恐惧症的人却本能地夸大飞行的危险概率,他们会对自己的恐惧心理变得非常迷信,甚至连已有的安全飞行经历也无助于消除其恐惧感,他们会坚持用毫无根据的预感来强化焦虑情绪。严重者根本不敢搭乘飞机,会不惜代价避免乘坐飞机,有人在飞行过程中甚至飞行前的数周或数月内就表现出飞行恐惧症状,只能依赖酒精和镇静止痛药来减轻不适。飞行恐惧症可能由人们生活中遭遇的创伤事件或不安经历而引发,通常涉及多种与压力相关的疾病。因此,飞行恐惧症的根源不仅仅是患者害怕待在航空器里,而是各种疾病或因素的复杂混合,比如幽闭恐惧症、恐高症、害怕失去控制或社交恐惧症等,疾病的危害程度因人而异。

(三)航天飞行中发生惊恐发作的可能性分析

自人类载人航天活动开展以来,苏联和美国都认为,航天员在航天过程中没有发生过严重的心理障碍,也没有因不良的心理反应而引起明显的功能损害。近年来,美国航宇局、欧空局、加拿大航天局和日本宇宙开发事业团的工作重心,也正在从仅仅关心航天员的生理问题逐渐转移到同步关心他们的心理、行为和作业绩效相关的问题上来。随着航天飞行时间的延长和有关心理健康研究经验的不断积累,研究人员日益重视航天员的心理保障工作。

惊恐发作多见于急性焦虑障碍,2004 年 WHO 对包括我国在内的 28 个国家和地区进行了世界精神卫生调查(WMHS)及跨文化研究,发现焦虑障碍的终身患病率为 13.6% ~28.8%,年患病率为 5.6% ~19.3%。可见焦虑障碍在一般人群中较为常见,那么航天中的各种应激因素肯定也会引起焦虑障碍,它可能以单独症状出现,也可能作为一种功能缺陷出现。虽然目前还没有足够的事实证据,但研究者不能因此而放松警惕。需要注意的是,航天员虽然经过了严格的选拔及飞行前应激训练,可以把一些精神性障碍排除在外,但仍有一些精神病性症状和情感障碍(如短暂的反应性精神病、精神分裂症样障碍和心境障碍等)可能出现,这些精神障碍可能大大增加惊恐发作的风险。在载人航天飞行中,浩渺的宇宙及隔离生活的应激可能成为导致惊恐发作的新的因素,造成恐空间症,即恐飞症和场景恐怖症的结合。既然恐飞症在飞行员中会发生,因此有理由相信在航天员中也可能发生。研究发现,航天员长时间飞行会出现衰弱综合征,表现为疲劳增加和动机下降,以及过度敏感、情绪不稳定、易激惹和活动减退等。如果不及时采取心理保障措施,衰弱综合征将会加剧,发展为神经症。航天神经症的特点主要有:①与地面人员或乘员之间的人际互动过于正式和敌意;②具有易变的、不稳定的心境和负性情感性反应;③在人际关系发展上伴有强烈的维护自身地位和利益的倾向;④交流中的主动性下降,人际关系刻板,对自身问题和人际互动细节的敏感性增加;⑤不喜欢或抵制作息制度的改变;⑥过分关心地面专家对自己工作质量和健康状况的评价;⑦对将来工作程序的系统分析、计划、监督具有强迫倾向,对今后的评价和讨论也有强迫倾向。

四、病因及发病机制

(一)病因

惊恐发作不是独立的疾病,是一个综合征,主要伴发于以下六种情况。

1.焦虑性神经症 简称焦虑症,其发病原因与遗传因素、生物化学变化、神经生理改变及心理社会因素有关。按照弗洛伊德的观点,儿童时期一些特殊的精神创伤体验被压抑到潜意识中,到了成年以后则有可能由于新的精神刺激而引起焦虑症。新弗洛伊德主义者艾里克森提出,焦虑症是由于儿童期心理发展受到挫折和失败的结果。焦虑症患者有个性特点的基础,一般来说,易于紧张、对困难估计过分、对身体微小不适容易引起很大注意、遇到挫折易于过分自责、谨小慎微、优柔寡断、敏感多疑、依赖性强的人,容易引起焦虑症。也有人用"失助感"解释焦虑症,当人们感到对自己的命运失去了主宰能力,且不能从别人那里获得援助时会出现焦虑。

(1)急性焦虑症:急性焦虑症又称惊恐症,发作时起病突然,以反复惊恐发作为主要临床表现,患者没有原因地感到心烦意乱、紧张不安和无名的恐惧,似乎预感到大难临头。还伴有心悸、胸部憋闷、头晕、脸发热、手脚发麻、肌肉颤抖及抽动、浑身出汗、搓手顿足、坐立不安、长吁短叹甚至怪叫,好像马上就要窒息死亡或发疯似的。有的患者会感到尿频、尿急、大便紧迫,要赶紧往厕所跑。急性焦虑发作,一般持续几分钟到几个小时后自行缓解。

(2)慢性焦虑症:慢性焦虑症又称为广泛性焦虑症,此类患者的病程中大部分出现过惊恐发作。患者一般表现为对未来可能发生的难以预料的某种危险或不幸事件感到恐惧或提心吊胆,但又不能明确担心的对象或内容。患者常有恐慌的预感,终日心烦意乱,坐卧不宁,忧心忡忡,担心不幸降临。患者还表现出运动性不安,搓手顿足,来回走动,面肌、手指震颤,并有自主神经功能亢进,如心悸、气促、窒息感、头晕、多汗、面色潮红、口干、胃部不适、腹痛、腹泻、尿频等。患者会过分警惕,易受惊吓,入睡困难,易惊醒等。

2.其他神经症 抑郁性神经症、恐怖性神经症、强迫性神经症、神经衰弱等也可出现惊恐发作,但惊恐发作并非这类疾病的主要临床表现,患者具有各疾病的临床特点,其发作频度也达不到急性焦虑症惊恐发作的诊断标准。

(1)抑郁性神经症:又称心境恶劣障碍,以女性多见,是一种以心境持久低落为特征的神经症,常伴有焦虑、躯体不适和睡眠障碍等,但患者的生活不受严重影响。和其他神经症类疾病一样,抑郁性神经症也与社会、心理因素分不开,如夫妻感情不合、亲人出现意外伤残,或者工作困难、人际关系紧张,以及严重的躯体疾病等,都可以使患者担心、焦虑,最终变得抑郁、苦闷、沮丧。

(2)恐怖性神经症:简称恐怖症,以恐怖症状为主要临床表现,患者对某些特殊处境、物体,或在与人交往时,产生异乎寻常的恐惧与紧张不安的内心体验,进而出现回避反应。青年期与老年期发病者居多,女性更多见。其发病原因与遗传、个性特点、警觉状态及社会、心理因素有关。

(3)强迫性神经症:简称强迫症,是指患者存在某些重复的、不合理的、无意义的观念、意向或行为,患者能意识到这是不正常的甚至是病态的,非常想摆脱它们,但却无能为力,并为此十分苦恼。病因分析,强迫症与社会心理及人格因素紧密联系。社会心理因素常见的有工作和生活的变换,或者由于处境困难加重了责任,或者是担心发生意外、担心人际关系不和等。这些生活事件使患者遇事犹豫不决,反复思考,忧心忡忡,容易促发强迫症状。患有强迫症的人通常太过理性,为人谨慎、墨守成规,缺乏通融和幽默感;他们内心徘徊于服从与反抗、控制和爆发两种极端,常常有明显的冲突,经常因为无法接受自己强烈而矛盾的内心冲突而感到崩溃。他们对自己和他人的要求都很高,总是对别人批评,对自己怀疑和否定、缺乏自信心。

(4)神经衰弱:是一种以脑和躯体功能衰弱为主的神经症性障碍。以精神易兴奋却又易疲劳为特征,常伴有紧张、烦恼、易激惹等情绪症状及肌肉紧张性疼痛、睡眠障碍等生理功能紊乱症状。这些症状不能归因于脑、躯体疾病及其他精神障碍。常缓慢起病,病程迁延波动,病前多有持久的情绪紧张和精神压力。大多数学者认为,躯体、心理、社会和环境等诸多因素的综合作用是引起这一疾病的原因。各种不同人群中,以脑力劳动者患病率最高,他们长期处于精神紧张状态,脑力活动时间过长、学习任务过重、工作要求严格、注意力需要高度集中的人群,更容易发生神经衰弱。由于生活事件,学习工作不适应,家庭、婚姻、恋爱问题处理不当,人际关系紧张,突发的应激事件等,引起的长期心理冲突和精神创伤,也是导致神经衰弱的重要原因之一。另外,紊乱无序的生活状态和作息时间,感染、中毒、脑外伤及慢性躯体疾病对神经系统功能的削弱,以及孤僻、胆怯、敏感、多疑、急躁或遇事易冲动的人格特征等,也为神经衰弱的发生提供了条件。

3.**重性精神病** 精神分裂症与抑郁症均可出现惊恐发作,患者惊恐发作的内容与精神分裂症及抑郁症的内容有内在联系,其临床特点符合精神分裂症和抑郁症的诊断标准。

(1)精神分裂症:是一组病因未明的重型精神障碍,主要临床特征为思维、情感、行为互不协调,精神活动脱离现实环境,自知力不完整。常缓慢起病,有慢性化倾向和衰退的可能,慢性病程导致患者逐步脱离正常的生活轨道,个人生活陷入痛苦和混乱,约50%的患者曾试图自杀,10%最终死于自杀,但部分患者可痊愈或基本痊愈。患者一般无意识障碍、无智力障碍,病程多迁延。病因主要有遗传因素、器质性因素和心理社会因素。遗传因素在精神分裂症的发病中占有重要地位,精神分裂症属于多基因复杂性遗传性疾病,患者一级亲属的患病风险为5%~10%,夫妻患者的子女患病率为40%~50%,推算该病的遗传度约为80%。器质性因素方面,主要包括中毒、感染、围生期合并症以及中枢神经系统损害或发育异常,可能是某些精神分裂症患者的病因。心理社会因素在其病因学中具有一定的作用,大多数精神分裂症患者的病前性格多表现为内向、孤僻、敏感多疑,很多患者病前6个月可追溯到相应的生活事件。此外,精神因素对精神分裂症的发生起诱发作用。

(2)抑郁症:抑郁症是临床中比较常见的精神障碍性疾病,属于情感性精神病,以情感低落,思维迟缓,以及言语、动作减少和迟缓为典型症状。临床上可见多种类型如反应性抑郁症、躁狂性抑郁症、老年期抑郁症、更年期抑郁症、儿童及青少年抑郁症等。按照中国精神障碍分类与诊断标准第三版,根据对社会功能损害的程度,抑郁症可分为轻性抑郁症和重症抑郁症;根据有无幻觉、妄想,或紧张综合征等精神病性症状,可分为无精神病性症状的抑郁症和有精神病性症状的抑郁症;根据之前(间隔至少2个月前)是否有过1次抑郁发作,可分为首发抑郁症和复发性抑郁症。抑郁症的发病原因可能源于影响大脑的复杂的神经化学物质改变,也可能是由于下丘脑垂体轴异常所致,或伴有腹侧和背外侧前额皮质和带状前回的代谢异常。

4. 躯体疾病 心脏疾病中冠状动脉硬化性心脏病、急性心肌梗死、风湿性心脏病中二尖瓣狭窄、二尖瓣狭窄伴闭锁不全、二尖瓣脱垂等常伴发惊恐发作;内分泌疾病中甲状腺功能亢进、嗜铬细胞瘤、糖尿病(低血糖)等可以出现惊恐发作的表现。这类患者主要根据病史,结合有关体格检查和其他相关疾病检查做出诊断。

5. 药物所致 可卡因和苯丙胺类药物或其他拟交感神经药物可出现类似惊恐发作表现。

6. 撤药反应 巴比妥类药物或苯二氮䓬类药物及酒精依赖者撤药或撤酒时可以出现戒断反应,患者可有类似惊恐发作,这些患者根据服药史可以诊断。

(二)发病机制

1. 焦虑和恐惧的神经环路 杏仁核是恐惧、焦虑和应激反应的主要中介。动物的条件性恐惧需要以杏仁核(尤其是中央核)功能正常为条件,损害动物的杏仁核会明显减弱恐惧反应,也会阻断自主神经和神经内分泌反应。直接电刺激动物的杏仁核可以引出恐惧样行为和自主神经活动增强。

2. 遗传学因素 流行病学研究提示,惊恐发作患者遗传效应起作用。单卵双生子的同病率为35%,高于其他神经症。

3.神经解剖功能紊乱 惊恐发作可能与脑干特别是蓝斑、边缘叶、前额叶皮质损害有关。惊恐发作患者出现急性临床发作时常伴有显著的自主神经症状如心悸、多汗、颤抖等,这些症状可由作用于脑干的药物(如 CO_2、育亨宾等)所促发,因而推测脑干特别是蓝斑与惊恐发作关系密切。

4.神经化学因素

(1)去甲肾上腺素作用:去甲肾上腺素(NE)有警戒作用,当肾上腺素能活动增高时焦虑明显,患者脑脊液、血液和尿中都有显示。抗焦虑药则通过降低去甲肾上腺素活动发挥疗效。

(2)5-羟色胺作用:5-羟色胺(5-HT)在焦虑发生中起重要作用,当5-HT释放增加时焦虑明显。抗焦虑药(如氯硝西泮)则通过抑制5-HT神经放电使5-HT释放减少,从而缓解焦虑。

(3)γ-氨基丁酸作用:当γ-氨基丁酸(GABA)功能不足时焦虑明显。研究发现人脑内有苯二氮䓬受体存在,当苯二氮䓬类药物与其受体结合时,就可强化GABA作用,从而缓解焦虑。

(4)乳酸盐作用:焦虑症患者的血乳酸水平较正常人更高,正常人静脉注射乳酸盐可引起惊恐发作,说明乳酸盐在焦虑中起重要作用,但机制不清。

(5)CO_2作用:研究发现,给焦虑症患者吸入5%二氧化碳混合气体,也可引起惊恐发作。

5.认知因素 有惊恐发作的患者更害怕有严重躯体或精神疾病。由于患者大多对心理体验及躯体感觉有错误的认知,将一些不足以引起剧烈反应的刺激因素自动地赋予错误意义,继而引发情绪反应及行为改变。惊恐发作的焦虑存在一个恶行循环:焦虑时的躯体症状引起患者对疾病的恐惧,而对疾病的恐惧又导致更加严重的焦虑,严重的焦虑又引起更严重的躯体症状,如此焦虑呈螺旋式增强,最后导致惊恐发作。

第二节 诊断治疗

一、病史和检查

(一)病史

急性起病,一般无明显诱因,亦无特殊情景,突然发生严重的精神紧张和强烈不适。常伴有头晕、心悸、呼吸急促、呼吸困难、尿频尿急、出汗、震颤、运动不安甚至激越状态。这些症状迅速达到高峰,使患者难以耐受,感到大难临头,有濒死感,并常有人格解体、现实解体或失去控制等痛苦体验。通常持续数分钟或数十分钟后自行缓解,并代之以虚弱无力症状。发作时意识清晰,事后能回忆。在发作间歇期,除害怕再发外,无明显症状。

（二）体格检查

1. **必查项目** 发病现场或急诊就医者,应当进行生命体征(血压、脉搏、呼吸、体温、肺部听诊)检查;为排除药物或躯体疾病所致的惊恐发作,还需进行既往病史、服药史询问及相关的实验室检查和辅助检查,主要包括心电图、血糖、甲状腺功能、血常规、血钙、血或尿的去甲肾上腺素代谢产物的浓度等。

2. **选查项目** 根据不同情况,选查项目会有所不同,主要包括心脏彩超、肾脏 B 超、胸片、脑电图、头颅 CT 和 MRI 等。

（三）精神检查

1. **一般表现** 意识、仪态、接触、睡眠和饮食情况等。
2. **认知活动** 智力、感知、注意、言语、思维和记忆等。
3. **情感活动** 情感状态与当时的外界环境和思维内容的协调关系,尤其注意外部表情及内心体验等。
4. **意志行为和自知力** 检查意志是否正常、增强或减退,行为是否正常、增多或减少,有无奇异的动作或行为,以及自知力是否完好、部分存在或丧失。
5. **心理测评** 评估惊恐发作常用的心理测评量表有惊恐相关症状量表(panic associated symptom scale, PASS)、惊恐障碍严重度量表(panic disorder severity scale, PDSS)、焦虑自评量表(self-rating anxiety scale, SAS)、广泛性焦虑障碍量表(generalized anxiexy disorde-7, GAD-7)和汉密尔顿焦虑量表(Hamilton anxiety scale, HAM-A)等。

二、诊断及分类

（一）诊断要点

惊恐发作是临床综合征,不作单独的疾病诊断,但仍须界定它。诊断惊恐发作需要在一次明确的、强烈恐惧感的独立发作期,突然发生下述症状中的 4 个,或者更多,并在 10 min 内达到高峰。

1. 心悸、心怦怦跳,或心率加快;

2. 出汗;

3. 震颤或摇晃;

4. 感到呼吸困难或窒息;

5. 堵塞感;

6. 胸痛或胸部不适;

7. 恶心或腹部不适;

8. 感到头晕、站立不稳、头重脚轻或昏倒;

9. 现实解体(感到不真实)或人格解体(感到与自己分离);

10. 害怕失去控制或发疯;

11. 害怕会死去；

12. 感觉异常（麻木或针刺感）；

13. 寒战或潮热。

通常所说的惊恐发作是指完全性惊恐发作，即完全符合上述标准；如果患者的症状不完全符合，但症状数目多于 4 个，则称为有限症状惊恐发作。

（二）分类

惊恐发作根据有无明显的激发因素，可分为三类：

1. 非预期性惊恐发作（unexpected panic attack） 或称为自发性惊恐发作，也称为非暗示性惊恐发作，这是一类完全出其不意的自发性惊恐发作，可以在任何情况和任何时候（甚至睡眠中）突然发作。发作之前毫无征象，患者完全不知道要发作，无明显诱因，也无环境或其他暗示效应。反复发生非预期性惊恐发作是惊恐障碍的特征。

2. 场景决定性惊恐发作（situational bound panic attack） 或称为场景暗示性惊恐发作，这是一类由场所或情景触发的惊恐发作，可能是由于场所或环境的暗示或扳机作用，个体处于某种场所或环境时几乎不可避免地立即发生惊恐发作。此类惊恐发作见于恐怖障碍，如社交恐怖症（社交焦虑障碍）和特殊恐怖症。这类惊恐发作的恐惧一般不如非预期性惊恐发作严重，认知症状（如感到自己要失去控制、"发疯"或快要死去）也较少见。当患者脱离害怕的场所或环境时，恐惧和其他症状会逐渐减轻至消失。通常，在人多拥挤和行动受限的场所以及单独离家时出现惊恐发作是场景恐怖症的主要表现，在社交或表演场合出现惊恐发作是社交恐怖症的主要表现，遇见某些物体（如看见蛇、狗）或情景（如打雷、高处）出现惊恐发作是特定恐怖症的主要表现。

3. 场景倾向性惊恐发作（situational predisposed panic attack） 是指在接触某种场所或情景时更可能发生惊恐发作，但不是一定发作，也不一定在接触后立即发作。例如患者在驾驶汽车时更可能惊恐发作，但仍然有多次驾驶汽车时没有发作，或在驾驶一次汽车后发生了多次惊恐发作。此类惊恐发作可见于惊恐障碍、场景恐怖症、社交恐怖症和特定恐怖症等。

三、鉴别诊断

惊恐发作的临床特点决定了该病的误诊率极高，患者常于综合医院的心内科、急诊科反复就诊，造成经济负担加重和社会医疗资源的浪费。因此，对惊恐发作的及时识别和有效治疗是航空医学研究中十分重要的课题。

1. 和心脏病的鉴别 惊恐发作时有明显的心脏症状如心慌心悸、心跳加快，因而需要与心脏病鉴别。

惊恐发作与心绞痛需要鉴别，两者的发病都很急骤、都有心前区疼痛和恐惧感。但两者的症状有明显差别：惊恐发作以强烈恐惧感为主要表现，患者多感到胸闷或胸部不适，即使出现心前区疼痛也较轻且不放射到左臂或肩背部；心绞痛发作以心前区疼痛为主要表现,可放射到左臂或肩背部,而且恐惧感不强烈。惊恐发作还需与心肌梗死鉴别:除有上述差别外,后者的病情严重,与前者的惊恐表现明显不同。不管是心绞痛还是心肌梗死,与惊恐发作最有鉴别意义的是心电图检查,心绞痛和心肌梗死都有明显的心电图改变,而惊恐发作无心电图改变。

惊恐发作还需要与二尖瓣脱垂或其他心脏病鉴别,根据病史、体征和心脏检查容易做出鉴别。

2. 和呼吸系统疾病的鉴别 惊恐发作时有明显的呼吸困难,因而需要与急性呼吸道疾病如支气管哮喘急性发作鉴别。

鉴别这两类疾病主要通过病史和检查:支气管哮喘患者多有哮喘发作史,且在典型哮喘发作时多能听到双肺有哮鸣音,而惊恐发作多无肺部疾病史,检查亦无阳性发现。惊恐发作可表现为过度通气,呼吸专科的高通气综合征也表现为过度通气。那么,高通气综合征,与表现为过度通气的惊恐发作是否为同一综合征,尚存在不同的看法,但可以肯定它们之间存在相当数量的重叠。大量病例的比较研究表明,高通气综合征与惊恐发作的临床表现几乎相同,惊恐发作至少包括了那些症状最严重、焦虑最突出和呼吸调节稳定性最差的高通气综合征患者。因此这两者可不进行严格的区分。

3. 和内分泌系统疾病的鉴别 惊恐发作的症状可以类似低血糖、甲状腺危象、甲状旁腺危象和嗜铬细胞瘤的症状,因而也需要与这些疾病鉴别。

病史对鉴别诊断有帮助,最好的鉴别方法是获得实验室证据,如检测血糖、甲状腺素(T_3、T_4)、血钙、血或尿的去甲肾上腺素代谢产物的浓度,根据以上检测结果不难与惊恐发作区别。如果疾病发作时血糖水平降低则支持低血糖,如果血甲状腺素(T_3、T_4)水平升高则支持甲状腺素功能亢进,如果血钙水平升高则支持甲状旁腺功能亢进,如果血或尿的去甲肾上腺素代谢产物水平升高则支持嗜铬细胞瘤。

4. 和神经系统疾病的鉴别 惊恐发作的症状也可与癫痫和前庭功能紊乱类似。惊恐发作常表现为发作性跌倒,与癫痫全身性阵挛发作或反复肌阵挛相似,然而癫痫患者多有脑电图改变,而惊恐发作患者脑电图正常;前庭功能紊乱患者多以头晕、眩晕为早期症状,可同时伴有眼球震颤和平衡障碍,这些症状与惊恐发作相似,但前庭功能紊乱有迷路功能异常,因而可资鉴别。

5. 和焦虑性神经症的鉴别 急性焦虑症以反复惊恐发作为主要临床表现,根据病史患者在1个月内至少有3次惊恐发作并排除其他原因(如躯体疾病和药物等),则诊断为急性焦虑症。慢性焦虑症(又称广泛性焦虑症)患者大部分大病程中出现过惊恐发作,以持续显著的紧张不安,并伴有自主神经功能兴奋和过分警觉为特征,终日心烦意乱;而惊恐发作起病急,持续数分钟或数十分钟后自行缓解,且在发作间歇期除害怕再发作外无其他明显症状。

6. 和其他神经症的鉴别 抑郁性神经症、恐怖性神经症、强迫性神经症、神经衰弱等也可出现惊恐发作,但惊恐发作并非这类疾病的主要临床表现,患者具有各疾病的临床特点,其发作频度普遍达不到急性焦虑症惊恐发作的强度。

7. 和重性精神病的鉴别 精神分裂症与抑郁症均可出现惊恐发作,患者惊恐发作与精神分裂症及抑郁症有内在联系,其临床特点符合精神分裂症和抑郁症的诊断标准。

8. 和药物相关的惊恐发作的鉴别 可卡因和苯丙胺类药物或其他拟交感神经药可出现类似惊恐发作表现。巴比妥类药物或苯二氮䓬类药物以及撤药或酒精依赖者撤酒时可以出现戒断反应,患者可有类似惊恐发作,这些患者根据服药史可以诊断。

四、治疗

1. 急诊处理 快速躯体检查,包括血压、脉搏、呼吸,如条件允许,应做 ECG 检查。对正在发作,或刚发作过的患者,可即刻肌内注射氯硝西泮 2～4 mg,或肌内注射劳拉西泮 2～4 mg。如能口服,亦可口服艾司唑仑 2 mg,或阿普唑仑 0.8 mg,劳拉西泮 1 mg 等。对出现明显气憋的患者可适当吸氧。同时,医生要做好语言安抚、解释,以平静的态度安抚患者,不要惊慌失措,尽量使患者情绪稳定。

2. 转诊建议 对首次发作患者,因需排除躯体疾病所致的惊恐状态,急诊处理后,应及时会诊或协助监护人转诊。对已有明确诊断,但仍时有惊恐发作的患者,急诊处理后,可建议患者接受会诊,或建议由监护人陪伴患者就诊于精神心理专科医院。

3. 药物治疗 对于惊恐发作的治疗,主要以药物治疗为主,大约60%的患者需要长期服药,可用苯二氮䓬类药物,效果确切的有阿普唑仑(佳静安定)和氯硝西泮,也可用丁螺环酮、佐匹克隆片(忆孟返)。近年研究认为,5-HT 再摄取抑制剂(SSRIs)和文拉法辛可作为惊恐发作的一线用药,这类药物能够减少药物依赖的风险,但早期使用可能加重焦虑,因此须缓慢加量。

4. 病因治疗 各种神经症出现的惊恐发作,必须进行神经症本身的药物和心理治疗;精神分裂症则要以抗精神病药物治疗为主;抑郁症要抗抑郁治疗;躯体性疾病要治疗原发疾病,配合抗焦虑药物治疗;对于服药或撤药引起的惊恐发作,要停用或重新调整撤药计划。难治性患者需评估是否有共病躯体或精神疾病(如甲减、甲亢、物质滥用或双相障碍)而影响疗效。

5. 心理治疗 心理治疗作为辅助治疗手段,通过改变患者的错误认知及行为重塑等方法以缓解惊恐症状,能够帮助患者打破情绪焦虑和躯体感觉敏感之间的恶性循环,使患者更好地面对社会、心理或生理应激源,从而从根本上减少或消除惊恐发作,促进患者社会功能。尤其是支持性心理治疗和认知行为治疗(Cognitive-behavioral therapy,CBT)能帮助患者改善对惊恐发作的期待性焦虑和回避行为,恰好弥补药物治疗的不足。CBT通过帮助患者认识自己的某些特殊想法与所体验的惊恐之间的关系,对惊恐发作的治疗有效。其中,内感性暴露是 CBT 的重要措施之一,近年来虚拟现实技术的应用使暴露情境更加真实。传统的松弛疗法也有利于缓解焦虑。

此外,还应对患者进行心理健康教育,让患者认识到唯有保证自己内部环境的平稳和谐,才能彻底摆脱惊恐发作对自己的束缚。鼓励并引导患者从规律自己的饮食起居习惯开始,避免由于不规律的生活或尼古丁、酒精、毒品的刺激而诱发惊恐发作;应保证睡眠时间,不过度疲劳,不暴饮暴食,尽量少饮用浓茶、咖啡等含有大量咖啡因的饮料。

6. 自我应对 惊恐发作时,患者往往因恐惧而大口喘气,呼吸急促,使体内二氧化碳大量呼出,形成呼吸性碱中毒,导致面部及肢体发麻、头晕等症状,又加重了患者的不适和恐惧感。因此,阻止二氧化碳的大量呼出,将有效缓解惊恐发作症状。告诉患者,在感到胸闷不适时尽量保持镇定,可以对自己说:"没关系,一会儿就会好的,并没什么危险!"可以打开窗户或到空气流通的地方休息一会儿,有意识地放慢呼吸,呼气时可微闭双唇,并使呼气时间长于吸气时间,惊恐发作即可迅速停止。患者平时可以反复练习放慢呼吸的方法,以便在惊恐发作时能熟练应用。除此之外,在惊恐发作时,还可用一个纸袋或塑料袋罩住口鼻,使呼出的二氧化碳气体能再次吸入,惊恐发作也可有效终止。

五、预防措施

惊恐发作对飞行人员和航天员等职业人群来说,在工作中一旦发生就可能会造成严重后果,导致无法完成职业使命。因此,提前采取预防措施以帮助飞行人员和航天员胜任其岗位需求,尤显重要。

(一)严把关做好心理选拔

飞行职业人员主要包括军事飞行人员(飞行员、空中战勤人员、空中技勤人员)、航天员和民航飞行员,由于职业使命和飞行环境的特殊性,他们往往要比常人承担更大的心理应激。因此,把好心理选拔关,特别是做好精神病学筛查是预防包括惊恐发作在内的各种心理、精神和行为障碍的第一步。早在1920年,美国空军已将精神病学检查引入飞行员的医学选拔过程,航天员的精神病学选拔则是从20世纪50年代水星计划选拔航天员开始的,而且从一开始就将精神病学筛查与心理学选拔密切联系在一起。现代心理卫生学认为,健康和疾病不是对立的双方,而是同一过程的两端。从心理健康一端看,飞行人员应该有健康的心理、完善的人格以及良好的人际关系和社会适应能力。因此,这就是心理选拔的目标,需从健康层面挑选适合飞行职业的最佳人员。从疾病一端看,则应以排除有精神病、神经症、变态人格、心身疾病及行为适应不良的候选人为目标,这属于精神病学筛查的范围。

招收军事飞行学员有多种途径来源,包括应届高中生、青少年航空学校、在校大学生和大学毕业生等,无论何种途径均须进行心理选拔和精神病学评价。两者的标准不同,前者采用选入标准,后者采用选出标准。所谓选入标准是好中选优,而选出标准是从精神病学和医学角度确定哪些人不合格,即淘劣。淘劣通常的做法是由两名精神病专家对候选人作精神病会谈,内容包括飞行生涯、飞行经验、飞行动机、发育史、精神病史和生活现状,以及他们对急慢性应激反应、人际关系、自毁行为或失败的适应问题,旨在寻找精神病的早期症状,并及早将这些候选人排除在外。重点排除精神病、神经症、人格障碍、恐飞症、遗忘症、神经症性或心因性症状、物质滥用及使用任何不允许的精神药物等。

对新改装机型的歼击机和高性能武装直升机飞行员及航天员更要提高心理选拔的标准,对于民航飞行员及地面人员新改空中战勤和技勤人员的,要逐步开始进行规范的心理选拔。

(二)加强心理适应性训练

高空飞行时飞行人员会受到低气压、缺氧和加速度等因素的影响,他们既要承受来自身体的应激,又要承受精神紧张、恐惧、孤独等心理应激。同时,随着飞机信息化水平日益提升,飞行员在工作过程中的脑力负荷长期处于较高水平,进一步增加了应激性紧张。高应激状态可能造成严重的心理压力,近年来飞行人员群体的心理问题逐渐增多。因此,需要通过心理适应性训练来提高飞行人员的心理承受能力和适应能力,以此预防各种心理、精神和行为障碍的发生,最大限度地保障飞行人员的心理健康和工作效能。飞行人员心理适应性训练,是在特定的环境条件下有目的、有计划地对其心理活动施加影响,达到持久加强飞行人员心理适应性、稳定性和防御性的目标,从而培养飞行人员在空中作业时所需要的良好心理素质和意志品质。常见的心理训练有腹式呼吸、渐进式肌肉放松、生物反馈、表象训练、注意和意志品质训练及情绪调控等。心理训练过程中,宜鼓励飞行人员积极思考并建立合理信念,促进他们实现自我整合并不断增强职业认同感和责任感,这将有利于受训者采用积极有效的行为发挥自身潜能,解决现实问题;还需鼓励受训者积极互动,在飞行人员群体中形成有效支持和帮助,促进团队共同成长。任何心理训练都不是一蹴而就的,需要飞行人员长期坚持练习、熟练掌握训练方法,并多次反复训练,才能获得持久性的心理调适能力,进而增强心理生理储备能力,这对保障飞行人员身心健康和飞行安全具有重要意义。

(三)纠正不良认知模式

认知因素是惊恐发作发病机制的一个重要因素,临床研究发现许多惊恐发作的患者存在认知歪曲现象,对外界信息的整合能力普遍受损。他们对威胁性信息过度敏感,习惯性选择并快速提取之前的焦虑信息,加上主观上的夸大事实和过度灾难化解释等错误思维,常常把自己感觉到的身体不适看作比实际情况更加危险,从而产生预期性焦虑,导致惊恐发作。有研究显示,惊恐发作患者与正常人相比,注意稳定性和注意转移能力均降低,且年龄较大和病程较长患者的认知行为改变更明显,主要表现为视觉空间加工速度更慢。提前告知患者有关惊恐发作的知识和规律,纠正他们的不良认知模式,可起到一定的预防作用。让患者充分认识自己的疾病,告知患者这种疾病已经具备有效的治疗条件和治疗方法,不会有生命危险;提醒患者,如果感到有恐惧不适的情况发生,立即小幅度地活动自己的四肢以转移注意力,并反复提醒自己"我很安全,我尽量放松下来就好,我的身体是健康的"。同时,医务人员也要态度沉着冷静、陪伴在患者身边耐心倾听,对其感受表示理解和同情,并指导患者做简单的放松训练(比如深吸气-屏气-缓慢呼

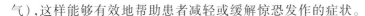

气),这样能够有效地帮助患者减轻或缓解惊恐发作的症状。

(四)加强社会环境支持

1. **一般性指导**　在患者出现惊恐发作时,在场的人应保持镇静,以平静的态度对患者的不适表示充分的理解和适度的安慰,不要惊慌失措。向患者解释惊恐发作的性质,说明惊恐发作时的躯体症状不是由躯体疾病引起,而是焦虑的表现。在场人员的态度将明显影响患者惊恐发作的严重程度。在惊恐发作过后的恢复期,建议患者去除引起惊恐发作的可能原因,比如限制过度饮茶或咖啡,戒除兴奋剂的使用;避免工作过度紧张,注意劳逸结合,增加运动和休闲活动等,也可减少惊恐发作。

2. **人格与应对方式调整**　惊恐发作患者在儿童期经历的一些创伤事件(如儿童虐待),对其人格的形成产生重要影响。儿童期的一些不平常经历,促使特殊性格的形成,造成他们长大后难以适应社会、难以发展出良好的应对方式、不能形成成熟的防御策略,以致成为惊恐发作的高发人群。有研究认为,惊恐发作患者面对各种负性生活事件时大多采用情感压抑的方式进行应对,被压抑的情感继而以转换性症状,即各种躯体不适表现出来。这也解释了为什么惊恐发作作为一种精神障碍却表现出大量躯体症状。因为惊恐发作患者更倾向于将疾病进行躯体归因,并从内心对心理归因特别抵制。惊恐发作患者在起病前一段时间内所经历的生活事件可能是本病的一个重要诱因。各种负性生活事件的发生,再加上患者已有的神经质性人格基础,往往导致惊恐发作。研究者们认为,生活中重要亲人患重病或死亡离去是引发惊恐发作的一个重要因素,这对于身体敏感、内心脆弱的惊恐发作患者而言是致命的创伤,很容易就会使患者产生焦虑,引发惊恐发作。因此,针对惊恐发作人群的特殊心理,不仅仅要减轻生活事件对他们产生的不良影响,还要提高他们应对生活事件的能力,壮大其内心的力量,鼓励并引导他们用更积极的心态去战胜生活中的不顺利。

第三节　疗效评估

一、评估时机

1. **首次发作的惊恐发作**　对于首次发作的惊恐发作,持续数分钟或数十分钟后自行缓解。休息数小时后症状完全消失,一切如常。未使用任何药物治疗,24 h后即可进行疗效评估和航空医学鉴定。

2. **非首次发作的惊恐发作**　对于非首次发作的惊恐发作,除休息外,需接受1~3个月药物治疗和心理治疗,待症状消失,停药后24~48 h,运输(轰炸)机飞行员、战勤人员、技勤人员可进行疗效评估和鉴定。停药后48~72 h,直升机飞行员可进行疗效评估和鉴定。停药后72~96 h,歼击机飞行员和飞行学员可进行疗效评估和鉴定。

3. **惊恐障碍**　当惊恐发作反复发生,符合美国《精神障碍诊断统计手册》第三版

(DSM－Ⅲ)中惊恐障碍的诊断标准时,需持续接受3～6个月的综合治疗(药物治疗为主,心理治疗为辅),6个月后可进行疗效评估和鉴定。

二、评估内容

1. 病史询问 询问包括乘坐或驾驶飞行器(或飞行模拟器)时曾经发生过惊恐发作的相关人员,经规范治疗后,其惊恐发作的症状是否完全消失或减轻,以及减轻的程度,对症状进行评估。

2. 心理量表评估 主要针对惊恐发作时采用心理量表评估所发现的异常情况进行复查,对焦虑症状进行评估,采用汉密尔顿焦虑量表(HAM－A)和焦虑自评量表(SAS)进行评定。量表减分率=[(治疗前评分－治疗后评分)/治疗前评分]×100%,分为四个等级:临床治愈,减分率>75%;显效,减分率50%～75%;有效,减分率25%～49%;无效,减分率<25%。

3. 自我主观评估 主要针对基线评估时发现的异常情况进行复查,患者自己对症状的缓解程度进行评估。

4. 周围熟人的评定 主要针对基线评估时发现的异常情况进行复查,患者周围熟悉的人(特别是家人、朋友、同事)对患者症状的缓解程度进行评估。

5. 不良反应评定 主要针对恶心、口干、便秘、嗜睡、失眠、头痛、头晕、性功能障碍等安全性指标,采用美国NIMH编制于1973年的治疗副作用量表(treatment emergent symptom scale, TESS)进行全面评定,并检查血压、脉搏、呼吸、心率、血常规、尿常规、肝肾功能,血糖和心电图等一般性指标。

6. 医生综合评估 综合上述结果对患者进行总体疗效评估,评估的结果分为四个等级:疗效显著,是指惊恐完全或基本不再发作,患者的症状基本消除,社会适应能力明显提高,能够全身心投入新的生活和工作之中;疗效较好,是指患者的症状得到很大限度的缓解,可偶有惊恐发作,发作频度明显减少,患者感觉明显改善但仍需要进行进一步自我控制与调节;有一定疗效,是指患者的症状没有明显改善,但是能够体验到舒适、放松;疗效不明显,是指患者症状无变化或者加重。

第四节 航空医学鉴定

一、招收飞行学员航空医学鉴定原则

(一)应届高中生参加招收飞行学员医学选拔

1.通过客观心理测验、集体面试和鉴定访谈等检测,确定没有惊恐发作,也没有焦虑或恐惧症状,鉴定为合格。

2.通过客观心理测验、集体面试和鉴定访谈等检测,确定有单次惊恐发作后迅速自

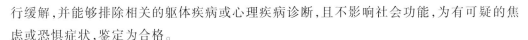

行缓解，并能够排除相关的躯体疾病或心理疾病诊断，且不影响社会功能，为有可疑的焦虑或恐惧症状，鉴定为合格。

3. 通过客观心理测验、集体面试和鉴定访谈等检测，确定有单次惊恐发作，发作后仍有明显的焦虑或恐惧症状，且影响社会功能，鉴定为不合格。

4. 通过客观心理测验、集体面试和鉴定访谈等检测，确定有多次惊恐发作，鉴定为不合格。

(二)青少年航空学校毕业生参加招收飞行学员医学选拔

1. 与应届高中生参加招收飞行学员医学选拔原则基本一致；

2. 对在校学习期间有可疑的焦虑或恐惧症状，后未再发者，鉴定为合格。

(三)青少年航空学校学生入校医学选拔

1. 通过客观心理测验、集体面试和鉴定访谈等检测，确定没有惊恐发作，也没有焦虑或恐惧症状，鉴定为合格。

2. 有单次惊恐发作、多次惊恐发作病史，鉴定为不合格。

二、航空大学学员航空医学鉴定原则

有典型惊恐发作，应转学其他专业。

三、飞行学院学员航空医学鉴定原则

有典型惊恐发作，飞行不合格，应转学其他专业。

四、地面人员改空中战勤、技勤人员航空医学鉴定原则

有典型惊恐发作史，不合格。通过客观心理测验、集体面试和鉴定访谈等检测，确定有单次惊恐发作后迅速自行缓解，并能够排除相关的躯体疾病或心理疾病，且不影响社会功能，无焦虑或恐惧症状，个别评定。

五、飞行人员航空医学鉴定原则

1. 由急性生活事件诱发的首次惊恐发作，时间不超过2周，应临时停飞。

2. 多次惊恐发作，或临床诊断为惊恐障碍，经规范治疗症状完全消失且已停用抗焦虑药物，待心理状态和认知行为评估结果正常，不影响社会功能，且能够排除相关的躯体疾病或心理疾病诊断后，可以做飞行合格结论。

3. 躯体疾病伴惊恐发作，惊恐发作治疗后结合躯体疾病的疗效，做出飞行结论，应从严把握；必要时歼击机飞行员可行转换机种医学鉴定。

4. 神经症或精神疾病伴惊恐发作，惊恐发作治疗后结合心理疾病的疗效，做出飞行结论，应从严把握；必要时歼击机飞行员可行转换机种医学鉴定。

5. 惊恐发作症状反复发作,伴有混合性焦虑、恐惧、抑郁倾向和基本认知功能受损,做飞行不合格结论。

6. 高性能歼击机、高性能武装直升机和舰载战斗机飞行员改装体检鉴定时,有惊恐发作病史,改装飞行不合格,原机种(型)飞行合格。

7. 航天员医学选拔鉴定时,有惊恐发作病史,不合格。

六、民用航空人员医学鉴定原则

1. **招收飞行学生** 《民用航空招收飞行学生体检鉴定规范》规定:不应有精神疾病及其病史,包括器质性(包括症状性)精神障碍;精神分裂症、分裂型及妄想性障碍;心境(情感性)障碍;神经症性、应激性及躯体形式障碍;生理障碍及躯体因素的行为综合征等。据此,有明确的惊恐发作及其病史,鉴定为不合格。

2. **空勤人员和空中交通管制员** 《民用航空人员体检合格证管理规则》规定与上述招收飞行学生的规定一致。航空体检医师对遇有明确恐惧症诊断的飞行人员和空中交通管制员,应终止其所从事的本岗工作。

(刘 娟[1] 杨 蕾 周玉彬)

参考文献

［1］Skapinakis P,Lewis G,Davies S,et al. Panic disorder and subthreshold panic in the UK general population:epidemiology,comorbidity and functional limitation[J]. Eur Psychiatry,2011,26(6):354 – 362.

［2］Kim YK. Panic disorder:current research and management approaches[J]. Psychiatry Investig,2019,16(1):1 – 3.

［3］American psychiatric association. Diagnostic and statistical manual of mental disorders(DSM – 5)[M]. Fifth. Washington,DC:American Psychiatric Association,2013:208.

［4］Craske MG,Kircanski K,Epstein A,et al. Panic disorder:a review of DSM – IV panic disorder and proposals for DSM – V[J]. Depress Anxiety,2010,27(2):93 – 112.

［5］Preti A,Vrublevska J,Veroniki AA,et al. Prevalence and treatment of panic disorder in bipolar disorder:systematic review and meta – analysis[J]. Evid Based Ment Health,2018,21(2):53 – 60.

［6］Cosci F,Mansueto G. Biological and clinical markers in panic disorder[J]. Psychiatry Investig,2019,16(1):27 – 36.

［7］Chavira DA,Stein MB,Golinelli D,et al. Predictors of clinical improvement in a randomized effectiveness trial for primary care patients with panic disorder[J]. J Nerv Ment Dis,2009,197(10):715 – 721.

［8］Shruthi DR,Kumar SS,Desai N,et al. Psychiatric comorbidities in acute coronary syndromes:Six – month follow – up study[J]. Indian J Psychiatry,2018,60(1):60 – 64.

［9］Brown LA,LeBeauR,Liao B,et al. A comparison of the nature and correlates of panic attacks in the context of Panic Disorder and Social Anxiety Disorder[J]. Psychiatry Res,2016,235:69 – 76.

［10］魏镜,武力勇.惊恐障碍48例的躯体症状[J].中华全科医师杂志,2005,4(6):348 – 350.

［11］吴文源.焦虑障碍防治指南［M］.北京:人民卫生出版社,2010:82－114.

［12］王勇,崔丽,徐先荣.飞行人员抑郁症18例临床分析［J］.人民军医,2007,50(1):14－15.

［13］张金荣.飞行学员飞行恐惧1例［J］.民航医学,1997,7(1):15.

［14］张其吉.国外航天员心理卫生进展下［J］.中国航天,2000(09):38－41.

［15］李彦林,陈国艳,雷革胜,等.夜间惊恐发作多导睡眠图监测及共病分析［J］.中国现代神经疾病杂志,2013,13(05):423－427.

［16］中国民用航空局.MH/T 7013－2017民用航空招收飞行学生体检鉴定规范［S］.北京:中国民用航空局,2017:5. DOI:10.32629/er.v1i5.1557.

［17］中国民用航空局.CAAR－67FS－R4民用航空人员体检合格证管理规则［S］.北京:中华人民共和国交通运输部,2018:25.

第二十一章 飞行人员药物中毒性眩晕的诊治与航空医学鉴定

第一节 概 述

一、定义

药物中毒性眩晕(drug toxic vertigo)是由于药物所致的前庭和耳蜗损害而引起的眩晕。应用或接触某些治疗性药物或化学物质后,其毒性作用可引起第Ⅷ对脑神经(前庭耳蜗神经)的损害,这类药物称耳毒性药物。耳毒性药物可分别对前庭系统、听觉系统或者两个系统同时造成毒性损伤,研究证实对听觉系统损伤多于对前庭系统损伤。根据对前庭神经和耳蜗神经损伤轻重的不同而临床表现各异,如果以损伤耳蜗神经为主,主要表现为耳聋、耳鸣等听觉功能障碍,如果损伤以前庭神经为主,主要表现为眩晕和平衡失调等前庭功能障碍。不同药物造成的耳毒性损伤可以为可逆性的或不可逆性的。

二、分类

药物性耳中毒分为急性和慢性两种,急性者在用药当日或数日后即出现症状。大多数为慢性中毒,常在用药后 2~4 周内发生,即使停药,症状仍逐日严重,数日后可达高峰,如继续用药,则症状发展更快,此期可历经数年。

三、历史演变

药物中毒性眩晕的发生与用药量和疗程长短有关,成人多见。20 世纪 40 年代前主要的耳毒性药物为水杨酸类和奎宁类药物,其前庭损害不严重且多可恢复;20 世纪 40 年代中期以后,链霉素、庆大霉素等氨基糖苷类抗生素、利尿药和顺铂等抗肿瘤化疗药物等广泛应用于临床,它们的耳毒性使药物中毒性前庭和耳蜗损伤的发生率大大增加,药物中毒性眩晕的发生率也显著上升。

四、流行病学

国外和我国药物中毒性眩晕的人群总体发病率没有确切的数据。国内多个研究团队对药物中毒性眩晕占眩晕患者的比例进行了统计分析,由于患者人群特点、调查科室和地域的差异而比例差异较大。徐先荣等对 1419 例眩晕患者进行统计分析显示药物中毒性眩晕占0.14%。王延生等统计显示药物中毒性眩晕占老年眩晕患者的11.6%,可能与老年患者用药比例高、数量多有关系。黄魏宁等对118例老年人眩晕和平衡障碍的病因进行了分析,药物中毒性占2.54%。薛慧等对神经内科就诊的眩晕、头晕患者分析显示,药物中毒引起的占1.04%。米拉吉·卡地尔等统计发现,药物中毒性眩晕占150例眩晕患者的6.70%。bösner S 等通过外文数据库查阅文献对眩晕患者的流行病学资料和病因进行 meta 分析,结果显示药物中毒性眩晕占眩晕患者的2.40%。

目前已知的耳毒性药物有近百种,常用的有氨基糖苷类抗生素、大环内酯类抗生素、抗癌药、解热镇痛抗炎药、抗疟药、袢利尿剂、抗肝素化制剂和铊化物制剂等,其中氨基糖苷类抗生素的耳毒性在临床上最为常见,以硫酸盐链霉素中毒最为严重,在国内约占前庭性损害的12%。所有氨基糖苷类抗生素均有耳毒性,但不同氨基糖苷类抗生素的毒性有较大差异,前庭毒性的发生率依次为卡那霉素(4.7%)＞链霉素(3.6%)＞西索米星(2.9%)＞庆大霉素(1.2%)＞妥布霉素(0.4%);耳蜗毒性的发生率依次为卡那霉素(1.6%)＞阿米卡星(1.5%)＞西索米星(1.4%)＞庆大霉素(0.5%)＞妥布霉素(0.4%)。造成的耳聋是不可逆的,并能影响子宫内的胎儿,特别是与呋塞米、利尿酸、布美他尼或顺铂等其他耳毒性药物同服时风险更大。抗肿瘤药顺铂如一次大剂量给药,不可逆性耳聋的发生率为25%～91%,亦可出现眩晕症状。

五、病因及发病机制

耳毒性药物引起眩晕和头晕的机制有所不同(表21-1),分述如下。

表21-1 耳毒性药物的种类和损伤机制

种类	药物	损伤机制和特点
氨基糖苷类抗生素	链霉素、卡那霉素、新霉素、妥布霉素、庆大霉素和阿米卡星等	1.损伤内耳的能量产生和应用; 2.兴奋性毒性作用; 3.过氧化损伤; 4.遗传易感性; 5.损害血-迷路屏障
抗肿瘤药	顺铂、卡铂、长春新碱、氮芥、硝基咪唑、环磷酰胺、博来霉素、氟尿嘧啶和甲氨蝶呤等	非特异性细胞毒性损伤内耳的感觉上皮
解热镇痛抗炎药	水杨酸类、苯胺类、吲哚类、杂环芳基乙酸类、芳基丙酸类等	导致供给内耳的血管收缩影响血液循环,干扰毛细胞内酶的活性和代谢
抗疟药	氯喹、奎宁和乙胺嘧啶	可致迷路缺血、缺氧,内耳的损害部位主要在螺旋神经节而非感受上皮,听力损伤主要表现为低频区听力减退
袢利尿药	呋塞米(速尿)、布美他尼、托拉塞米和依他尼酸(利尿酸)等	改变内耳淋巴液电解质成分和耳蜗毛细胞损伤
其他耳毒性药物	红霉素等大环内酯类抗生素,多黏菌素、万古霉素等多肽类抗生素,吲哚洛尔、普萘洛尔等β受体阻滞剂,乙醇、一氧化碳、汞、铅、砷、苯、激素类和避孕药等	通过不同机制损伤内耳的结构、功能和能量代谢

1. 氨基糖苷类抗生素 是一类高效、广谱的抗生素,尤其适用于革兰氏阴性菌引起的感染的治疗,主要包括链霉素、卡那霉素、新霉素、妥布霉素、庆大霉素和阿米卡星等。氨基糖苷类抗生素耳毒性包括前庭功能障碍和耳蜗听神经损伤。此类药物可造成不可逆性耳毒性损伤。研究证实氨基糖苷类抗生素大于 2 μg/ml 就会有耳毒性。因此,用药时需进行血药浓度检测,一般认为用药后 18~24 h 药物浓度低于 1 μg/ml 是安全的。

氨基糖苷类抗生素主要通过肾脏代谢,肾功能障碍可以使药物的半衰期延长 8~24 倍从而加重毒性。而氨基糖苷类抗生素除了耳毒性外,可造成可逆性肾脏损伤,因此会导致药物浓度升高而加重耳毒性。

氨基糖苷类抗生素造成耳毒性的机制可能是:

(1)药物在内耳中的蓄积作用:全身或局部给药后药物均可到达内淋巴液,药物在内耳淋巴液中浓度过高,可损伤柯蒂氏器内、外毛细胞的能量产生和应用,引起细胞膜 $Na^+ - K^+ - ATP$ 酶功能障碍,造成耳蜗和前庭毛细把损伤。

(2)兴奋性毒性作用:氨基糖苷类抗生素具有聚胺的特性,可以激活内外毛细胞传入神经突触内的 N - 甲基 - D - 天门冬氨酸(NMDA)受体,进而加强兴奋性神经递质谷氨酸的传递作用,导致兴奋毒性损伤。

(3)过氧化损伤:氨基糖苷类抗生素可诱导耳蜗组织产生活性氧物质,并下调多种抗氧化酶的基因水平,进而诱发耳毒性的级联反应。

(4)遗传易感性:分子遗传学研究发现线粒体 12SrRNA 基因区发生 A1555G 突变的家系对氨基糖苷类药物非常敏感。

(5)损害血 - 迷路屏障:有人认为在内耳存在与血 - 脑屏障功能相似的血 - 迷路屏障,可阻止毒性物质进入内耳,耳毒性药物可损害此屏障功能,使高浓度的耳毒性药物蓄积于内淋巴液中,从而损害内耳毛细胞。

2. 抗肿瘤药 抗肿瘤药物分为直接细胞毒类和非直接细胞毒类两大类。传统的细胞毒类抗肿瘤药对肿瘤细胞缺乏足够的选择性,在杀伤肿瘤细胞的同时,对正常的组织细胞包括内耳系统也产生不同程度的损伤作用。最常见的耳毒性抗肿瘤药物有顺铂、卡铂、长春新碱、氮芥、硝基咪唑、环磷酰胺、博来霉素、氟尿嘧啶和甲氨蝶呤等。这类药物快速大剂量静脉注射时会产生耳毒性,可出现不可逆的高频听力丧失和眩晕、耳鸣等,且与用量和用药时间成正相关。耳毒性易感性的个体差异明显,受多种因素影响,主要损伤内耳的感觉上皮,且具有累计效应,也可降低内源性抗氧化剂谷胱甘肽的水平。抗肿瘤药物的耳毒性主要是损伤听觉系统,最常见的表现为高频感音神经性听力损失。

顺铂为二价铂同一个氯原子和两个氨基结合成的金属配合物,通过破坏 DNA 的结构和功能发挥抗肿瘤的作用,属于细胞周期非特异性抗肿瘤药物,具有抗瘤谱广等特点。治疗头颈肿瘤、泌尿系肿瘤、卵巢肿瘤和肺癌有较好疗效,对耳、肾和骨髓有毒性作用。卡铂为第二代铂类配合物,作用机制类似顺铂,但抗肿瘤活性较强,毒性较弱。

3. 解热镇痛抗炎药 主要包括水杨酸类、苯胺类、吲哚类、杂环芳基乙酸类、芳基丙酸类等,具有解热、镇痛、抗炎和抗风湿作用,此类药物的主要作用机制是抑制花生四烯酸环氧酶,从而抑制二十碳烯酸衍生物的合成。大多数此类药物可产生神经系统不良反应,长期大量使用可引起耳鸣、眩晕、平衡失调和高频听力损伤,初期症状多为可逆性,可在停药后 24~48 h 消退。耳毒性反应的机制可能与引起供给内耳的血管收缩影响血液循环,干扰毛细胞内酶的活性和代谢有关。

4. 抗疟药 有耳毒性的抗疟药主要有氯喹、奎宁和乙胺嘧啶。氯喹和奎宁都是通过抑制血红素聚合酶活性而致血红素在疟原虫体内堆积从而杀灭疟原虫,同时可以通过同 DNA 形成复合物抑制 DNA 复制、RNA 转录和蛋白质的合成。乙胺嘧啶通过阻碍核酸的合成抑制疟原虫的繁殖。长期使用这些抗疟药物可致迷路缺血、缺氧而出现耳鸣、听力减退和眩晕,可为暂时性,剂量大时可为永久性。对内耳的损害部位主要在螺旋神经节而非感受上皮,听力损伤主要表现为低频区听力减退。

5. 袢利尿药 袢利尿药的利尿作用快速而强大,通过与髓袢升支粗段 $K^+-Na^+-2Cl^-$ 同向转运体可逆性结合,抑制其转运能力,减少 NaCl 的重吸收,降低肾脏的稀释功能;同时降低髓质间隙渗透压,减弱肾脏的浓缩功能。主要包括呋塞米(速尿)、布美他尼、托拉塞米和依他尼酸(利尿酸)等。耳毒性是这类药物最严重的毒性作用之一,与剂量相关。大剂量静脉给药可导致耳聋、耳鸣和眩晕或出现暂时性耳聋等耳毒性。这可能与内耳淋巴液电解质成分改变和耳蜗毛细胞损伤有关。肾功能不全者或与氨基糖苷类抗生素联合使用,可加重耳毒性症状,可为永久性。

6. 其他耳毒性药物 红霉素等大环内酯类抗生素,多黏菌素、万古霉素等多肽类抗生素,吲哚洛尔、普萘洛尔等 β 受体阻滞剂,乙醇、一氧化碳、汞、铅、砷、苯、激素类和避孕药等也有一定的耳毒性。

六、病史采集

详细细致的病史采集,对于确诊耳中毒、判断病情严重程度和制定治疗方案至关重要。

应该详细询问所用药物的剂量、品牌、疗程,日剂量越大、用药时间越长,中毒的可能性越大、程度更严重。

应详细询问用药途径,口服、肌内注射、静脉注射、局部外用、体腔或椎管注射、鼓室给药等途径均可产生耳毒性,但静脉给药和鼓室给药使得内耳药物浓度较高,毒性反应较重。

应详细询问有无药物过敏史和药物中毒家族史。有些患者有家族倾向或个体差异,即使小剂量、短疗程、常规途径使用药物,也可能早期出现前庭耳毒性反应。已有研究证实耳毒性反应有易感基因体质。有些药物的耳毒性与过敏反应相关。

应详细询问有无两种或两种以上耳毒性药物联合使用,或耳毒性药物与其他药物联合使用情况,均可增强前庭耳毒性。

应详细询问有无泌尿系统疾病或肾功能不全。药物大多经过肾脏代谢,如患者肾功能不全,药物由肾脏排出发生障碍,导致血清或内耳淋巴液中药物浓度增高,药物蓄积可增加耳毒性。

应确认患者的年龄,婴幼儿和老年人对耳毒性药物更为敏感,可能与其体内酶系统发育不全或功能低下,血浆蛋白结合药物能力弱,肾小球滤过率较低,导致药物浓度增高和半衰期延长有关。

应详细询问患者的工作情况和工作环境。在工作环境长期接触毒性化学物质可导致慢性耳毒性损伤,或者短期接触、暴露于大量、高浓度毒性化学物质,可导致内耳急性毒性反应。

应详细询问患者的生活史,在日常生活中长期或短时间大量食用、接触毒性食物、化学物质、农药等,可导致内耳慢性或急性毒性反应。

此外,还要了解患者有无内耳疾病或疾病史以及其他因素,有听神经疾病、内耳疾病或病史者,暴露于高强度噪声、振动环境,处于发热、脱水、饥饿状态,有糖尿病和败血症病史等,可使血药浓度增高,加重耳中毒反应。

七、诊断和鉴别诊断

1. 临床表现

(1)有耳毒性药物使用史:患者有长期或者近期短时间使用耳毒性药物的情况,尤其是有氨基糖苷类抗生素、大环内酯类抗生素、抗癌药、解热抗炎镇痛药、抗疟药、袢利尿剂(速尿、利尿酸)、抗肝素化制剂和铊化物制剂等耳毒性药物使用史,其中氨基糖苷类抗生素导致的耳毒性在临床上最为常见。应该通过病史采集明确使用药物的剂量、总量、用药途径等。应该明确患者有无药物耳毒性反应既往史,有无药物过敏史以及药物耳毒性反应家族史。

(2)前庭症状:药物中毒性耳蜗症状往往比前庭症状早出现,但是耳蜗症状易于发现并方便检测和监测。而前庭损伤程度和症状不方便精确监测,导致慢慢发展而加重。一般多在用耳毒性药物(如氨基糖苷类抗生素等)当日,用药后数日甚至数月后出现眩晕、平衡失调和步态蹒跚,甚至伴有恶心、呕吐等症状和体征,可在用药期间出现,也可在停药后出现。由于迷路淋巴液内的药物浓度较血浆内维持时间长,因而停药后症状仍可加重或开始出现。全身用药多导致双侧前庭功能低下或丧失,患者主要表现为振动性幻视、漂浮感、步态非常不稳,必须靠支撑物才能站立,闭眼或在暗处时症状会更加明显。患者在机体或头部活动时出现视物模糊、物体摇晃、步态不稳、头晕等症状,活动停止后症状立即缓解或消失,故患者常使头保持正直、少动或不动,行立起坐和翻身、躺倒时尽量减慢,减少头位和体位活动的速度和幅度以减轻症状和不适反应。单耳局部使用药物导致单侧急性前庭功能损伤,可出现明显的眩晕,睁眼时视物旋转,闭眼时感觉自身旋转,走路向一侧偏斜,可伴有恶心、呕吐和摔倒,须卧床闭目休息。前庭功能低下或丧失,一般经过一段时间的前庭代偿、前庭锻炼和前庭康复后,前庭功能可逐渐恢复,眩晕、步态不稳、平衡失调、头晕可逐渐消失。少数患者尤其是老年患者,前庭功能长期不能代偿,步态不稳可长期持续存在。

（3）耳蜗症状:患者可与前庭症状同时或先出现耳蜗中毒症状,早期表现为双耳或单耳高频听力损失,即 4000 ~ 8000 Hz 听力损失,但低中频(语言频率)即 125 ~ 2000 Hz 影响不大,故无自觉听力障碍。随着病情进展,频率波及范围扩展,耳聋程度加重,出现自觉听力下降。可发生在用药期,或停药数周或数月后,随时间的延长而加重,有明显的延迟作用,晚期表现为全频程的听力丧失甚至全聋。个别易感者可发生于用药早期。耳聋多为双侧,双耳对称,也可见双耳不对称者。耳聋多为不可逆性。药物中毒性听觉系统损伤后耳鸣比听力损伤发生更早,患者在出现听力损失的同时多伴发耳鸣,随着病程发展耳鸣可逐渐缓解或消退,部分患者耳鸣长时间存在。

（4）前庭功能检查:全身用药导致的双耳毒性反应表现为双侧前庭功能低下或丧失,损伤频率多为全频或多频。视觉眼动反射系统功能大致正常,扫视试验、平稳跟踪试验和视动性眼震结果在正常范围。因为多为双耳对称性损伤,所以固视和非固视时均观察不到自发性眼震,摇头试验观察不到摇头性眼震。前庭眼动系统功能低下或丧失,表现为温度试验双耳半规管反应减退或丧失,视频头脉冲试验(vHIT)检查表现为双耳六个半规管高频区功能均减退,前庭自旋转试验(VAT)表现为水平和垂直检测均呈低增益、低相位。左右乳突振动试验多无法诱出眼震。如果双耳前庭功能不对称减退,双侧前庭功能检查结果可不对称。

局部单侧用药导致的单耳毒性反应主要表现为中毒耳前庭功能低下,损伤频率多为全频或多频,另一耳前庭功能正常。视觉眼动反射系统功能大致正常,扫视试验、平稳跟踪试验和视动性眼震结果在正常范围。可引出自发性眼震,摇头试验诱发出向健侧减退性眼震。患侧前庭眼动系统功能低下或丧失,表现为温度试验患耳半规管反应减退或丧失,vHIT 检查表现为患耳三个半规管高频区功能均减退,VAT 为患耳水平和垂直检测均呈低增益、低相位。主观视觉垂直/水平线试验结果异常提示椭圆囊功能异常。

（5）听觉功能检查:纯音测听多显示双侧对称性感音神经性耳聋,早期主要表现为 4000 Hz 以上高频听阈升高,以后逐渐向低频扩展,呈下降型听力曲线。纯音阈上功能检查、声导抗测听可有重振现象。耳声发射早期双耳高频无法引出反应,后期无法引出范围扩大,向低频扩展。脑干听性反应提示双侧骨导和气导阈值均升高,潜伏期和波间期延长。如果双耳损伤程度不对称,则听觉功能测试结果显示为不对称性感音神经性耳聋。如果是局部用药导致的单耳毒性反应,则听觉功能检测的结果表现为患耳单耳感音神经性耳聋。

2.诊断依据

（1）正在使用耳毒性药物或发病前有使用耳毒性药物史或毒性化学物质、农药接触史。因为药物中毒导致的听觉系统结构和功能的损伤与噪声性听力损伤和老年性聋没有明显区别,因此病史就成为鉴别诊断药物中毒性听力损失与噪声性听力损伤和老年性聋的重要依据。

（2）急性或潜伏一段时间后出现头晕、走路不稳、平衡失调等症状，动头或活动时加重，部分患者可有明显的眩晕发作，并伴恶心、呕吐等；可同时伴发耳鸣、耳聋。眩晕和耳鸣是药物中毒性耳损伤最常见的表现，对于使用药物时或使用药物后出现的眩晕和耳鸣要引起足够的重视，可避免大部分患者发生听力损失。

（3）前庭功能检查显示双侧或单侧前庭功能减退或丧失，听觉功能早期表现为双侧或单侧高频区感音神经性耳聋，后期可向低频区扩展。两侧前庭功能和听觉功能损害程度可不对称。

第二节　治疗和前庭康复

临床上应以预防为主，尽量不用或少用有耳毒性药物，必须应用时可每周进行前庭功能和听觉功能检查以作监护，一旦发现功能损害，应及时停药。由于缺少特异性的拮抗药，内科治疗主要用对症治疗和支持疗法。

一、治疗

1. 病因治疗　一旦发现药物中毒，若治疗原发病情许可，应及时停药，改用无耳毒性药物治疗。部分患者药物中毒时先出现耳蜗症状后出现前庭症状，若已出现耳蜗症状也应立即停药。

2. 急性期治疗　进行卫生宣教，缓和紧张和恐惧情绪，使患者心态平和、积极配合治疗。有焦虑和抑郁等症状的患者行心理治疗，需要时予药物治疗。眩晕症状严重者，可短期（72小时内）使用前庭抑制和止吐药（见本书绪论部分表0－3），同时补充水和电解质，维持水、电解质平衡。

3. 药物治疗

（1）神经营养药：可使用或合用维生素A、维生素B_1、维生素B_6、维生素B_{12}、谷维素、ATP、辅酶A、辅酶Q10、甲钴胺、胞磷胆碱等药物静脉输注、肌内注射或口服。

（2）改善内耳血液循环药物：银杏叶提取物制剂应用于临床治疗眩晕、突发性聋和耳鸣，有较好的疗效，其有效成分为银杏黄酮苷、隐形内酯和白果内酯。研究证实其具有调节血管张力，抑制血管壁通透性，抑制血小板活化因子和改善血液流变作用；可通过清除自由基缓解脑组织和神经元的缺血、缺氧损害，从而改善代谢功能。

倍他司汀（β－Histine）为组胺衍生物，有强烈血管扩张作用，改善脑、小脑、脑干和内耳微循环，增加脑内血流量；可调整内耳毛细血管的通透性，促进内耳淋巴液的循环，消除内耳水肿；可抑制组胺释放，产生抗过敏作用。控制外周性眩晕效果较好。

盐酸氟桂利嗪为选择性Ca^{2+}通道阻滞剂，可阻滞在缺氧条件下Ca^{2+}跨膜进入细胞内；

可抑制血管收缩,降低血管阻力;降低血管通透性,减轻膜迷路积水,增加耳蜗内辐射小动脉血流量,改善内耳微循环。对中枢及周围性眩晕均有效,但应在控制症状后及时停药。

(3)前庭抑制剂和止吐剂:前庭抑制剂包括苯海拉明、茶苯海明等抗组胺类药物,阿托品和东莨菪碱等抗胆碱类药物,异丙嗪和氯丙嗪等吩噻嗪类药物和地西泮、劳拉西泮等安定类药物等。前庭抑制剂具有前庭抑制、镇静和止吐的作用。急性眩晕、恶心、呕吐的患者,可应用前庭抑制和镇静作用较强的药物,而症状轻到中度的患者则应该使用前庭抑制和镇静作用较弱的药物,可使用桂利嗪、美克洛嗪、东莨菪碱、甲哌氯丙嗪等药物。待眩晕症状缓解后,要及时停用前庭抑制剂,以免因前庭抑制导致长期的前庭功能低下,从而影响前庭康复和前庭平衡,长期出现平衡障碍、头晕等症状。

(4)耳毒性药物拮抗药物:部分耳毒性药物有特异性的拮抗药物,比如亚硒酸钠和硫代硫酸钠可拮抗顺铂的耳毒性,脑神经生长因子可通过抑制参与细胞凋亡的酶拮抗庆大霉素对内耳的毒性作用,铁离子螯合剂、神经生长因子、N-甲基-D-天门冬氨酸受体拮抗剂和乙酰半胱氨酸等抗氧化剂可对抗氨基糖苷类抗生素对内耳的毒性损伤,抗氧化剂可缓解顺铂导致的听觉系统损伤。

4.高压氧治疗和紫外线辐射充氧自血回输疗法　通过高压氧舱治疗,可提高血氧浓度,改善内耳供血,促进内耳感觉细胞的修复。紫外线辐射充氧自血回输疗法有提高血氧饱和度、增加组织供氧、改善微循环等作用。

5.腹膜透析或血液透析　腹膜透析或血液透析有助于清除体内蓄积的毒性药物,促进毒性药物的排出。

二、预防

中毒引起的耳蜗和前庭损伤大部分是不可逆的,而且治疗难度大,特别是耳聋和耳鸣症状难以治愈。平衡障碍主要依靠的是机体本身的代偿,眩晕和平衡障碍症状大部分可以缓解和消失,但部分患者可代偿不全或失代偿,导致长期平衡失调和定向障碍。因此,耳中毒反应的预防至关重要。

1.合理、慎重选用耳毒性药物,不能滥用耳毒性药物。严格控制药物的每日剂量、总量和疗程。

2.选用治疗有效且对内耳损害小的途径给药。鼓膜穿孔和乳突根治术后禁用耳毒性药物滴耳。持续在同一部位注射可影响药物的吸收,应经常更换注射部位。注射药液浓度一般为 200 ~ 250 mg/ml,不宜超过 500 mg/ml。

3.家族中有药物中毒易感人群,要慎重使用耳毒性药物。有耳毒性药物过敏史者应禁用。最近使用耳毒性药物者,应注意防止蓄积中毒。

4.儿童肾功能尚未发育完善、老年人肾功能减退,药物从肾脏代谢减慢,容易导致血药浓度偏高而耳毒性药物积蓄发生耳中毒,故不宜应用从肾脏排泄的药物。

5.耳毒性药物可通过胎盘进入胎儿,造成胎儿耳中毒,因此妊娠期妇女禁用耳毒性药物。

6.患耳感染、听力下降、发热、脱水、败血症、肾功能不全、暴露于噪声环境患者应慎重使用或减量使用耳毒性药物。

7.联合使用或短时间内先后连续使用耳毒性药物可使耳毒性加重,应慎重。

8.注意用药期间和用药后检测

(1)密切监测耳中毒症状:耳中毒早期的症状主要为头痛、头晕、耳鸣、耳胀感、耳聋、眩晕、走路不稳、平衡失调等,应监测恶心、呕吐、血尿、蛋白尿、尿量减少等肾毒性反应。

(2)前庭功能监测:疑有前庭功能损害,如出现眩晕、头晕、走路不稳、共济失调等,应进行前庭功能检测以明确前庭功能状态。

(3)听觉功能监测:疑有听觉功能损害,如出现听力下降、耳鸣、耳胀闷感、声音分辨力差等,应进行听觉功能检测以明确听觉功能状态。在用药前、用药过程中及长期用药后定期进行听力检测。没有仪器时,可做言语测试或秒表测试,即用简单易懂的词语或表声来测试听力。

(4)血药浓度监测和肌酐清除率测定:在用药过程中可进行血药浓度检测,指导临床用药,不能测定血药浓度时,应该根据血清肌酐清除率调整药物剂量。

9.在使用耳毒性药物的同时,可使用一些对内耳有保护作用的药物。比如维生素类药物、氨基酸类、ATP、辅酶 A、细胞色素 C、核苷酸、软骨素、葡萄糖醛酸、水解肝素等。

10.药物耳毒性反应可能有迟发反应,停药后发生耳聋、耳鸣或耳部满胀感者应引起高度注意。

三、前庭康复

局部或全身应用药物可导致单侧或双侧前庭功能低下或丧失,导致前庭功能障碍,表现为视觉稳定性差、眩晕、平衡障碍等。当患者病情稳定,眩晕不适症状缓解即应进行前庭康复训练,促进前庭代偿,加速症状的缓解和消失。大量的随机研究表明前庭康复治疗比药物治疗和一般通用性活动效果更显著,结合药物治疗可显著加快患者的康复进程。

1.前庭功能基线评估 前庭康复的效果与很多因素有关,前庭康复的诊断和选择适当的康复方法均是其中的重要因素。因此,前庭康复治疗前的基线评估非常重要,需要根据康复诊断提供的信息选择适当的康复方法。中毒性眩晕患者前庭康复前基线评估的内容有:详细采集眩晕病史,明确使用药物的种类、剂量、疗程和用药途径,主要的症状特点、严重程度和持续时间;细致的眩晕查体,包括肌力、协调性、平衡能力等,以及全面的前庭功能检测和评估。通过前庭康复基线评估确定药物中毒后患者的前庭功能损害的状态:损害性质是损毁性的还是非损毁性的? 涉及哪些感觉系统以及各个感觉系统的损伤程度如何? 损害程度是完全性还是不完全性? 是双侧损害还是单侧损害,双侧损害是否对称？患者的情绪状态如何？患者的主观感觉以及对生活的影响程度如何？同时还要了解原发病治疗情况，是否有其他合并症等。通过分析以上采集的信息和检测的结果，就可以做出准确的前庭康复前的基线评估，建立康复诊断，并以此为依据制定适当的康复方案。根据基线评估，提出前庭康复的量化指标，建立本阶段康复治疗达到的现实性目标，并可作为前庭康复治疗再评估的对比依据。

2.康复方案　前庭康复由两大部分组成，即前庭眼动反射康复和前庭脊髓反射康复。前庭康复要循序渐进，逐渐增大训练量和训练难度。

(1)前庭眼动反射康复:前庭眼动康复主要通过头眼协调性固视机制进行康复，提高视觉稳定性，康复方法主要为外周性和替代性康复等。

外周性康复:药物中毒导致单侧不完全性外周前庭损害时，外周性前庭康复通常效果较好。如果是双侧性损害且程度严重，单靠外周性前庭康复效果有限，还需要配给其他康复方法，如替代性康复等。

康复的方法包括摇头固视、交替固视、分离固视和反向固视等。四种康复方法可以在以下几种难度条件下由易到难进行训练，先从患者可以接受和适应的难度开始。①坐位训练;②站位训练:设定两脚间距，逐渐由宽变窄;③海绵垫上站位训练:设定两脚间距，逐渐由宽变窄;④视靶变化训练:由远距离逐步到近距离;⑤行走训练:由慢速开始，逐步增加行走的速度以及头动的速度和频率;⑥先进行水平方向训练，再进行垂直方向训练。

替代性康复:药物中毒导致的完全性前庭功能丧失的患者，由于缺乏残存的前庭功能，单纯的外周性康复效果有限，需要替代性康复。主要通过视眼动系统、颈反射系统、高级知觉和认知功能来进行前庭眼反射(VOR)的替代康复。康复方法包括反射性扫视、颈眼反射、记忆 VOR 和记忆扫视。采用先易后难的训练步骤，由坐位到站位训练，远视靶和近视靶相间使用，逐步加快速度。

(2)前庭脊髓反射康复:前庭脊髓反射康复主要是进行步态平衡训练，主要涉及躯体和下肢的康复治疗，提高机体的稳定性和平衡能力。康复方法分为肌力康复、重心康复、步态康复和平衡康复等。

肌力强度康复:药物中毒性眩晕患者由于长时间卧床或活动受限，可导致下肢肌力减退，进行肌力强度康复是恢复平衡功能的基础，包括起坐训练、双腿站立、单腿站立和提跟抬趾训练，提高下肢和足部的肌力。循序渐进，逐步增加站立次数和时间，增加每日训练次数。

重心变换康复:通过进行重心变换康复，增强活动时灵活变化重心的能力，加强维持重心的能力，可增强活动时的平衡能力。方法包括重心变换练习、功能性前伸训练和行走转髋训练。

平衡协调康复:进行头、眼、肢体协调性康复训练，同时加强感觉与运动间的协调，增强活动时的调节能力和维持平衡能力。方法包括：马步云手、马步传球、足跟足尖行、踝关节摆动、髋关节摆动、平衡板练习和平衡木练习等训练。

步态功能康复：主要是训练行走时步态的功能性协调。训练方法包括计时站立走、脚跟脚尖一线走以及步行转头、步行转身和步行急停等动态步态训练。

以上训练先从比较稳定的体位训练开始，然后转至不太稳定的体位。先睁眼训练后闭眼训练。

3. **前庭康复后的随访** 耳毒性前庭受损的康复治疗，所需时间较长，特别是双侧受损者，一般6周或更长时间为一个周期，然后进行康复后再评估和随访。康复后随访和再评估的内容与前庭康复基线评估的内容相同。通过随访和再评估评价前庭康复的效果，根据效果决定是否继续康复以及对康复治疗方案进行调整。

第三节　疗效评估

一、评估时机

急性发作的药物中毒性眩晕，应首先积极进行药物治疗，卧床休息，控制症状，减轻患者的痛苦。待视物旋转、走路不稳等症状和体征显著改善48 h后可对短期疗效进行评估，评估的内容包括病史询问，床旁检查对前庭功能和听觉功能进行初步评估，对于前庭症状显著改善的患者可进行实验室检查以对前庭功能和听觉功能进行全面和深入评估，但对于可诱发眩晕等症状发作的评估方法要谨慎使用，以免加重患者的痛苦。急性症状缓解后应尽早进行前庭康复治疗，每4~6周开展一次疗效评估，评估内容包括病史询问和实验室前庭功能和听觉功能检测。慢性发作的药物中毒性眩晕，在运用药物和前庭康复等综合治疗的过程中，每4~6周开展一次疗效评估，评估内容包括病史询问和实验室前庭功能和听觉功能检测。疗效评估有助于掌握病情的变化以及为下一步治疗方案调整提供依据。

二、评估内容

1. **病史询问** 询问眩晕发作的频度，每次持续的时间，眩晕的表现形式和严重程度等；平衡功能如何，有没有走路不稳、走路偏斜和摔倒等；询问动态视力变化，有没有视物模糊，运动中是不是更明显；有没有听力下降、耳鸣等以及严重程度。

2. **床旁查体** 对前庭功能、听觉功能和动态视力等进行初步评估。

3. **实验室检测** 运用专业的仪器设备对前庭功能、听觉功能和动态视力等进行全面评估。

第四节　航空医学鉴定

一、招收飞行学员航空医学鉴定原则

(一)应届高中生参加招收飞行学员医学选拔

有药物中毒性眩晕病史,不合格。

(二)青少年航空学校毕业生参加招收飞行学员医学选拔

与应届高中生参加招收飞行学员医学选拔原则一致。但对在青少年航空学校学习期间发生因用药引起的头晕、眩晕症状,应区别是药物不良反应还是中毒性眩晕,前庭功能和听功能动态检测正常,未再出现头晕、眩晕症状,应按药物不良反应,鉴定为合格。

(三)青少年航空学校学生入校医学选拔

有药物中毒性眩晕病史或不能排除药物中毒性眩晕病史,均不合格。

二、航空大学学员航空医学鉴定原则

确诊药物中毒性眩晕,无论治疗效果如何,均应鉴定为不合格。也应区别药物不良反应,后者前庭功能和听功能动态检测正常,未再出现头晕、眩晕症状,鉴定为合格。

三、飞行学院学员航空医学鉴定原则

应注意近期用药史与初期学习飞行的晕机反应相鉴别,对确诊药物中毒性眩晕,无论治疗效果如何,均应鉴定为不合格。

四、地面人员改空中战勤、技勤人员航空医学鉴定原则

药物中毒性眩晕病史,治疗效果佳,前庭功能和听觉功能恢复正常,合格。遗留前庭功能和听觉功能损害,不合格。

五、飞行人员航空医学鉴定原则

1.**空中技勤人员**　确诊药物中毒性眩晕,应积极进行治疗,依据治疗效果做出鉴定结论。治疗效果佳,前庭功能恢复正常、听觉功能满足标准要求,飞行合格。治疗后遗留轻度前庭功能和(或)听觉功能损害,根据岗位任务特点进行特许飞行医学鉴定。治疗后遗留中度以上前庭功能和(或)听觉功能损害,飞行不合格。

2.**空中战勤人员**　确诊药物中毒性眩晕,应积极进行治疗,依据治疗效果做出鉴定

结论。治疗效果佳,前庭功能恢复正常、听觉功能满足标准要求,飞行合格。治疗后遗留轻度前庭功能或轻度听觉功能损害,根据岗位任务特点进行特许飞行医学鉴定。治疗后遗留中度以上前庭功能和(或)听觉功能损害,飞行不合格。

3.飞行员

(1)飞行员确诊药物中毒性眩晕,应积极进行治疗,依据治疗效果做出鉴定结论。治疗效果佳,前庭功能恢复正常、听觉功能满足标准要求,飞行合格。治疗后遗留轻度听觉功能损害,进行特许飞行医学鉴定。治疗后遗留前庭功能损害和(或)中度以上听觉功能损害,飞行不合格。必要时歼击机飞行员可行转换机种医学鉴定。

(2)高性能歼击机、高性能武装直升机和舰载战斗机飞行员改装体检鉴定时,近 1 年有药物中毒性眩晕的病史,改装飞行不合格,仅遗留轻度听觉功能损害者,进行特许飞行医学鉴定。

(3)航天员医学选拔鉴定时,有药物中毒性眩晕的病史者,选拔飞行不合格,仅遗留轻度听觉功能损害者,进行特许飞行医学鉴定。

六、民航航空人员医学鉴定原则

1.招收飞行学生 《民用航空招收飞行学生体检鉴定规范》规定:不应有前庭功能障碍,旋转双重试验检查不应出现Ⅱ度及以上或延迟反应;不应有内耳疾病及其病史;不应有眩晕病史。据此,有药物中毒性眩晕病史,鉴定为不合格。

2.空勤人员和空中交通管制员 《民用航空人员体检合格证管理规则》规定:不应有前庭功能障碍。对药物中毒性眩晕未规定具体的鉴定标准,发病时应及时进行停飞等中止履行执照职责,对于临床治愈后的Ⅰ、Ⅲa 级体检合格证申请人,应从症状体征消失(至少观察 6 个月)、药物使用、前庭功能检查情况等多因素个别评定。治疗后遗留前庭功能和听觉功能损害,依据损害严重程度和合格证等级相应的执照职责做出个别评定。

(王小成　田建全　王　蒙)

参考文献

[1] 郭玉芬.常用耳毒性药物临床使用规范[M].北京:华夏出版社,1998.

[2] 杨世杰.药理学[M].2 版.北京:人民卫生出版社,2010.

[3] 赵钢,韩军,夏峰.眩晕和头晕:实用入门手册[M].北京:华夏出版社,2012.

[4] 于立身.前庭功能检查技术[M].西安:第四军医大学出版社,2013.

[5] 张素珍.眩晕症的诊断和治疗[M].北京:人民军医出版社,2010.

[6] 田军茹.眩晕诊治[M].北京:人民卫生出版社,2015.

[7] 粟秀初,黄如训.眩晕[M].西安:第四军医大学出版社,2005.

［8］Lin E,Aligene K:Pharmacology of balance and dizziness［J］. NeuroRehabilitation 2013,32(3):529 – 542.

［9］Shulman A:The cochleovestibular system/ototoxicity/clinical issues［J］. Ann. N. Y. Acad. Sci. 1999, 884:433 – 436.

［10］中国民用航空局. MH/T 7013 – 2017 民用航空招收飞行学生体检鉴定规范［S］. 北京:中国民用航空局,2017:5. DOI:10.32629/er.v1i5.1557.

［11］中国民用航空局.CAAR – 67FS – R4 民用航空人员体检合格证管理规则［S］. 北京:中华人民共和国交通运输部,2018:25.

第二十二章

飞行人员前庭阵发症的诊治与航空医学鉴定

第一节 概 述

一、定义

前庭阵发症(VP)也曾被称为失能性位置性眩晕,是一种少见的血管性眩晕,以反复、短暂、刻板的眩晕发作为主要特征,可伴有耳鸣及听力下降。

二、演变历史

1975 年,Jannetta 及其同事报道了"血管压迫第Ⅷ对颅神经导致其过度活跃诱发眩晕发作"。在病理生理学方面,主要是神经外科医生对第Ⅷ对颅神经压迫区域和减压治疗方面进行了进一步评估。1984 年,Jannetta 等将其称为"致残性位置性眩晕",从临床角度看,眩晕症状具有异质性,眩晕持续时间各异(从数秒到数天),眩晕类型各异(眩晕、头晕、不伴眩晕的步态不稳)以及具有不同的伴随症状。1986 年,Jannetta 等应用微血管减压术治疗 21 例 VP 患者,16 例(76.2%)被治愈。微血管减压术的高治愈率亦分别在 41 例和 207 例的大样本研究中得到证实,治愈率达 73% ~ 80%。后来,有学者批判这种诊断方法,认为手术指征并未统一,且没有标准的量化结果指标。

1994 年,Brandt 和 Dieterich 提出了前庭阵发症(vestibular paroxysmia,VP)这一术语。VP 最初的诊断标准是基于 11 例患者的观察性研究:①短暂的旋转或非旋转性眩晕发作,持续数秒至数分钟;②通常在特定头位发作;③持续性或发作期出现听觉过敏或耳鸣(7 例);④通过神经生理学方法检出听觉或前庭受损;⑤至少满足上述 3 个诊断标准且必须对卡马西平治疗有效。

2008 年,在一项对 32 例 VP 患者研究的基础上,进一步对诊断标准进行了修改,分为两大类,包括确定的 VP 和很可能的 VP 诊断标准。在此基础上形成如今的 VP 诊断标准。

三、流行病学

VP 的患病率尚不清楚,鉴于仅发表了小样本病例和个案报道,所以被认为是一种罕见病(1/2000)。因此,目前尚无有关 VP 终生发病率的数据。在一个三级医疗中心,VP 在17 000 例眩晕和头晕患者中约占4%。据3 项研究(样本量均 > 10 例)发现:VP 患者平均发病年龄分别是51 岁(25～67 岁)、(48.0±15.3)岁、(48.4±14.5 岁)(25～77 岁)。儿童也可发生与成人类似的 VP,但随着年龄增长可自发缓解,长期预后较好。上述3 项研究共纳入 VP 患者63 例,其中32 例为女性。目前尚无遗传相关的流行病学证据。

另据统计,VP 在眩晕门诊的诊断率在1.8%～4.0%,男性发病率是女性的两倍,常见的发病年龄高峰期中,因脑血管异常为发病原因的患者多在早年发病,而因高血压动脉硬化加重和搏动性增强为发病原因的患者多在40～70 岁发病。

目前尚无军事或民航飞行人(学)员前庭阵发症的流行病学数据。

四、病因和发病机制

前庭阵发症的主要发生机制可能是第Ⅷ脑神经出脑桥近端后由少突胶质细胞覆盖的髓鞘部分(位于髓鞘转换区近中心端,这部分神经髓鞘非常纤薄),在各种继发病理因素(血管受压等机制)的作用下导致的假性突触放电,从而引起该损伤部位的自发、反复、同步放电现象。与三叉神经痛、面肌痉挛、舌咽神经痛、眼上斜肌纤维颤动的短暂性反复发作类似,VP 的短暂性眩晕发作推测是由假性突触放电诱发的,即在部分相邻的脱髓鞘轴突之间发生的病理性发作性轴突间传导。可能的病变部位是前庭神经刚出脑桥后由少突胶质细胞覆盖的髓鞘部分,长约15 mm,靠近"移行区",这部分神经髓鞘非常纤薄,位于髓鞘转换区近中心端。目前认为,这部分具有较薄的少突胶质细胞髓鞘的神经轴突损伤的潜在原因,包括血管引起的局灶性刺激、肿瘤或囊肿压迫、脱髓鞘、创伤和原因不明等。

第二节 诊断治疗

一、临床表现和检查

(一)临床表现

该疾病的临床表现特点是反复发作的眩晕,运动时症状持续存在,静止不动时症状可缓解或消失。因此症状严重时患者常常被迫调整体位或停止动作方能缓解,但使用前庭抑制药不能缓解症状,随病情进展,症状呈加重趋势。每次发作持续时间数秒至数分钟不等,多在头部转动或体位发生变化的时候发作,驾车、身处震动环境、深呼吸、过度换气及进行其他身体活动时也可诱发。最常见的伴随症状为站立及步态不稳,可伴有恶心呕吐、单侧耳鸣、听力减退等症状,部分患者有听力波动、耳周压迫感、麻木感,轻微头痛及头部压迫感、头部间断性针刺样疼痛、视物模糊等表现。

(二)检查

1.实验室检查

(1)听功能检查:疾病早期患者主要表现为反复发作的低频波动性耳鸣或高频持续性单调耳鸣。随着病程进展,可出现高频听力下降,纯音听阈测试多表现为高频下降的感音神经性听力障碍,部分镫骨肌声反射阈提高,常同时有重振阳性。ABR 典型表现为 Ⅰ、Ⅱ、Ⅲ、Ⅴ波潜伏期延长,Ⅱ、Ⅲ波潜伏期延长更为明显,因此常表现为 Ⅰ ~ Ⅲ 间期和 Ⅰ ~ Ⅳ 间期延长,而 Ⅲ ~ Ⅳ 间期正常。

(2)前庭功能检查:冷热试验正常,或患侧前庭功能减退。静态和动态主观垂直视觉检查结果异常,若病情恢复期前庭功能已代偿检查结果可正常。具体检查方法见绪论部分。

(3)过度换气试验:部分 VP 患者在过度换气条件下可以诱发眼震。

约 50% 的 VP 患者在发作间期行前庭和听功能测试时,出现轻至中度的单侧前庭功能减退,但听力下降与梅尼埃病患者相比不突出。因此,仅靠实验室检查进行患侧的定位常常较为困难。若发作时伴有严重的单侧听力下降,且实验室检查显示存在与症状同侧的前庭和听力障碍,可在特殊情况下识别受累侧。

2. MRI 检查 通过高分辨率 MRI 分析神经血管成像,对桥小脑区前庭蜗神经进行扫描,评估有无血管神经交互压迫、压迫类型、判定责任血管以及接触点距前庭蜗神经脑干发出点的最短距离。最常见的类型为血管袢压迫,责任血管分别为 AICA、PICA、小脑上动脉和椎动脉。接触点距前庭蜗神经脑干发出点的最短距离为 0 ~ 14 mm,平均为(5.90 ±4.60)mm。有学者对 MRI、MRA、MRTA 在血管神经压迫诊断中的敏感性和特异性进行比较后发现,敏感性:MRI < MRA < MRTA,特异性:MRTA 优于 MRI 和 MRA。

有研究认为,MRI 识别 VP 患侧的作用还需要进一步评估。在一项对 32 例 VP 患者的研究中,95% 的患者存在第Ⅷ对颅神经的神经血管压迫现象,其中 42% 的患者存在双侧神经和血管压迫。另一项对 20 例 VP 患者的研究中,所有患者的 MRI 均显示存在第Ⅷ对颅神经的神经血管压迫现象,但在 20 例对照组中亦发现 7 例(灵敏度:100%,特异度:65%)存在神经和血管压迫。脑干和受压血管之间的距离 0 ~ 10.2 mm。这部分靠近移行区的神经被少突胶质细胞所覆盖。在一项 15 例的小样本研究中,造成压迫的血管 75% 是小脑前下动脉,5% 为小脑后下动脉,2 例为静脉(10%),另外 2 例是椎动脉。因此,脑干高分辨率 CISS/FIESTA 序列 MRI 可支持诊断。6 例 VP 患者行 7.0T MRI 亦可见在 1.5T MRI 和 3.0T MRI 上发现的神经和血管压迫,且未检测到任何结构异常。这些研究结果表明,VP 患者的症状不是由结构性神经病变引起的。三叉神经痛患者与对照组相比,高分辨率弥散张量成像(diffusion tensor imaging,DTI)可见受累侧三叉神经根的弥散各向异性显著降低,而表观扩散系数明显增高,这与神经结构性萎缩变化有关。由于第Ⅷ对颅神经从脑干到内听道和相邻颞骨的纤维较短造成了 MRI 在方法学上的局限性，因此尚不能对第Ⅷ对颅神经进行比较研究。但进行头颅 MRI 检查可以排除桥小脑角区肿瘤、蛛网膜囊肿、基底动脉巨大动脉瘤、多发性硬化（multiple sclerosis, MS）的脑干斑块、脑干梗死（导致伴或不伴共济失调的阵发性脑干发作）或其他脑干病变。

二、诊断依据

（一）确定的前庭阵发症（下述每一项均需要满足）

1. 至少有 10 次自发性旋转性或非旋转性眩晕发作 VP 是一种发作性前庭疾病，具有频率高发性，因此将发作次数确定为 10 次。患者的发作频率差异性大：从每天 30 次到每年几次不等。病程通常呈慢性（即超过 3 个月），部分患者每年发作数百次。大多数发作为自发性（即无预兆的）。部分患者在直立位左右转头时可诱发眩晕，这种发作可能和三叉神经痛相关的感觉传入通路受损而诱发发作的机制类似。但这种典型的由头位或体位改变诱发的眩晕发作与 BPPV 不同，过度换气亦可诱发眩晕和眼震的发生。如眩晕发作反复由头部持续侧转诱发，应考虑与旋转性椎动脉闭塞综合征相鉴别。如果眩晕发作由急性颅内压升高（例如打喷嚏、咳嗽或 Valsalva 动作）或由内耳压力或环境大气压急性变化诱发，应考虑外淋巴瘘或内耳第三窗综合征，如上半规管裂综合征。

对于个体 VP 患者，其眩晕症状发作或者侧方倾倒的类型在其整体病程中的表现常较为一致。如果在站立或行走时发作，患者通常会出现不稳。

2. 发作持续时间 <1 min 大多数患者眩晕发作持续仅 1 s，最多不超过 1 min；部分患者发作的持续时间或某些发作的持续时间可能更长，可达数分钟或随着疾病的病程延长发作时间增加。短暂性眩晕发作应考虑的鉴别诊断包括：Turmakin's 耳石危象、阵发性脑干发作、外淋巴瘘和少见的前庭先兆性癫痫（"鉴别诊断"见下文）。对于发作持续时间较长的患者，应考虑其他疾病，特别是前庭性偏头痛和梅尼埃病。

3. 症状刻板 部分患者可在发作间期出现听觉症状，如单侧耳鸣或听觉过敏。因此，可以通过患者前庭（源自半规管或耳石器）或耳蜗症状方面的主诉，定位病变部位在耳和前庭神经。若合并其他颅神经的症状，则可以进一步推断病变侧别。例如，若同时出现第 7 和第 8 对颅神经的症状（伴有眩晕、耳鸣和偏侧面肌痉挛），表明内听道中两组颅神经均受到刺激，因为在内听道二者彼此位置非常靠近。

如果在发作期对患者进行检查，可以在整个发作期观察到快相朝向患侧的水平扭转性眼震。

4. 卡马西平/奥卡西平治疗有效 大多数患者对卡马西平（200～800 mg/d）或奥卡西平（300～900 mg/d）治疗有效。尽管尚未在最先进的随机对照临床试验中得到证实，但钠离子通道阻滞剂治疗有效支持该诊断。该标准类似于阵发性偏头痛对吲哚美辛治疗有效(国际头痛学会分类 ICHD - II3.2)。如果患者尚未接受药物治疗,则该标准不能使用,应诊断为很可能的 VP。

5. 不能用其他诊断更好地解释

(二)很可能的前庭阵发症(下述每一项均需要满足)

1. 至少有 5 次旋转或非旋转性眩晕发作;

2. 发作持续时间 <5 min;

3. 眩晕为自发性或由特定头位变化诱发;

4. 症状刻板;

5. 不能用其他诊断更好地解释。

三、鉴别诊断

VP 的主要症状是反复自发的眩晕发作,其发作持续时间短(从数秒到 1 min),发作频繁,对卡马西平或奥卡西平治疗有效,是 VP 诊断的典型特征。只有少数其他疾病可能出现这一主要症状:

1. **梅尼埃病** 发作持续时间为 20 min 至 12 h,伴低 - 中频感音神经性听力损失(>30 dB, <2000 Hz)。

2. **Tumarkin's 耳石危象(前庭跌倒发作)** 突然的跌倒发作通常不伴有眩晕,且大多发生在已知的梅尼埃病患者中,尤其在站立时多见。而 VP 可发生在任何体位。

3. **卒中或 MS 后的阵发性脑干发作** 伴眩晕、构音障碍或共济失调的阵发性脑干发作可能很难与 VP 相鉴别,因为它们对小剂量卡马西平也有效。研究表明,它们可能由 MS 斑块或腔隙性脑梗死引起的脑干病变所致,其也可能导致脑干通路内相邻的神经纤维假性突触放电。在这种情况下,使用脑干薄层 MRI 扫描对诊断十分有帮助。

4. **前庭性偏头痛** Barany 学会前庭性偏头痛诊断标准为:眩晕发作持续时间 5 min 至 72 h,现有或曾有偏头痛病史,大多数眩晕发作时伴有其他偏头痛样症状。当前庭性偏头痛患者在发作期对运动敏感时,可通过头位或体位改变诱发眩晕的短暂发作。

5. **后循环系统短暂性脑缺血发作** 以孤立性眩晕发作最常见。

6. **惊恐发作** 根据 DSM - 5,惊恐发作的诊断标准包括:突然而来的强烈恐惧或不适,在此期间,4 个(或 4 个以上)下列症状会突然发生并在数分钟内达高峰:头晕、不稳、头昏、或晕厥;恶心或腹部不适;心悸和(或)心率加快;出汗;震颤或发抖;呼吸急促或窒息感;哽咽感;胸痛或不适;现实解体或人格解体;害怕失去控制或精神失常;濒死感;感觉异常;发冷或潮热。惊恐发作通常比典型的 VP 发作时间更长。询问患者哪种症状首先出现,可能有助于与 VP 相鉴别。

7. **外淋巴瘘** 外淋巴瘘(和上半规管裂综合征)的主要症状为:由压力变化引起的眩

晕发作(如咳嗽、按压、打喷嚏、提重物、噪音),可伴有周围环境的运动错觉(振动幻视)及伴或不伴听力障碍的姿势异常和步态不稳。眩晕发作可持续数秒至数天,也可在头位改变(如弯腰)和身体所在高度发生变化(如爬山或飞行)时发生。

8. **发作性共济失调 2 型** 发作持续时间从数分钟至数小时不等,且 90% 以上患者有小脑体征,尤其是凝视诱发眼震和下跳性眼震。多在 20 岁之前发病。常需与另一个更少见的疾病相鉴别——发作性共济失调 1 型,其特征是突然的体位变化、情绪和前庭刺激诱发的反复发作的共济失调、头晕和视物模糊,持续时间约数分钟。患者可有神经性肌强直即持续性自发肌纤维活动。

9. **伴前庭先兆的癫痫** 前庭先兆表现为短暂发作的眩晕和眼球震颤。若为伴其他症状的前庭先兆,即所谓的非孤立性前庭先兆,比少见的孤立性前庭先兆更常见。前庭先兆主要见于颞叶癫痫。孤立性前庭先兆常仅持续数秒钟,但较长时间的发作也曾有报道。

10. **其他** 其他鉴别诊断的主要特点是由特定动作诱发的眩晕反复发作,包括 BPPV、中枢性位置性眩晕/眼震、"旋转性椎动脉闭塞综合征"(RVAOS)、体位性低血压或少见的桥小脑角囊肿或肿瘤。BPPV 的眩晕发作是由头位或体位相对重力的变化诱发的,可通过位置试验诊断。但若诊断性位置试验是阴性的,VP 仍是一个重要的鉴别诊断。对中枢性位置性/变位性眼震,变位试验在不同的头位亦可诱发出类似的眼震。对 RVAOS,眩晕发作由头部左、右向转动诱发,通过血管造影诊断。与 VP 类似,外周前庭系统兴奋也可以诱发眩晕发作。直立性低血压的症状在站立时出现,且可伴有眩晕和下跳性眼震,诊断的关键是测量卧位、立位血压。

四、治疗

(一)药物治疗

应用低剂量卡马西平(200~800 mg/d)或奥卡西平(300~900 mg/d)进行试验性治疗通常是有效的。而且药物治疗有效,进一步支持 VP 的确定性诊断。但药物治疗有效对 VP 诊断的确切特异性尚需进一步研究。一项对 32 例接受卡马西平或奥卡西平治疗的患者的研究表明,在服药的 3 年期间,VP 发作频率已显著且持续下降至治疗前的 10%,发作强度及持续时间也明显下降。若患者对这些药物不耐受,可用其他钠离子通道阻滞剂如苯妥英钠或丙戊酸钠替代,但目前尚无关于这方面的研究。

(二)外科治疗

虽然已有部分手术治疗成功的案例和临床证据充足的个案报道,但对上述药物治疗有效但不能耐受的 VP 患者,即使病变侧别明确,在选择微血管减压术时仍须慎重,因为在术中或术后发生的血管痉挛有导致脑干梗死的风险。

第三节 疗效评估

一、评估时机

疗效评估包括短期评估和长期评估。短期评估一般在治疗后 1 个月、2 个月和 3 个月进行,长期评估一般在治疗后的 3 年至 5 年期间进行。根据现有研究报道,药物治疗往往选择短期评估,以便调整治疗方案,而具备手术指征的前庭阵发症经过手术治疗后,评估时机往往选择长期评估。

二、评估内容

前庭阵发症的主要特点是反复发作的眩晕,眩晕症状是否得到缓解是治疗是否有效的主要评估内容,主要关注眩晕的发作频率和严重程度。患者同时可能伴有恶心呕吐、单侧耳鸣、听力减退、头痛、视物模糊等症状,这些症状是否得到改善也是疗效评估的内容。

评估方法主要通过主观量表进行。包括反应前庭系统症状的眩晕残障程度评定量表(Dizziness Handicap Inventory, DHI)和反应患者生活质量的日常活动前庭功能障碍等级量表(VADL)、SF – 36 健康调查量表等。DHI 量表共 25 个问题,每个问题分别有"是、有时、无"三个选项,计分分别为"4、2、0"分,得分越高,头晕残障程度越重。根据 DHI 量表分值划为 3 个等级,0 ~ 30 分为轻度障碍,31 ~ 60 分为中度障碍,61 ~ 100 分为重度障碍。VADL 量表共 28 项内容,共 1 ~ 10 等级,得分越高,前庭功能障碍越重,根据 VADL 量表分值划为 10 个等级,1 为能独立完成日常的前庭活动,10 为不能完成。

第四节 航空医学鉴定

一、招收飞行学员航空医学鉴定原则

(一)应届高中生参加招收飞行学员医学选拔

有前庭阵发症病史者,选拔不合格。

(二)青少年航空学校毕业生参加招收飞行学员医学选拔

在就读青少年航校期间,患前庭性阵发症,即使药物或手术治疗效果良好,选拔不合格。

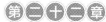

（三）青少年航空学校学生入校医学选拔

有前庭阵发症病史者,选拔不合格。

二、航空大学学员航空医学鉴定原则

在航空大学进行理论学习的学员,一旦诊断为前庭阵发症,应当果断停学或建议转学其他专业。

三、飞行学院学员航空医学鉴定原则

在飞行学院,飞行学员已经开始飞行,患有前庭阵发症,因该疾病以眩晕为主要临床表现,对飞行安全构成严重威胁,应当果断停飞。即便卡马西平、奥卡西平药物治疗好,但考虑到药物的潜在不良反应,也应做停飞处理。

四、地面人员改空中战勤、技勤人员航空医学鉴定原则

1. 地面人员改空中技勤人员　有前庭阵发症病史者,不合格。
2. 地面人员改空中战勤人员　有前庭阵发症病史者,不合格。

五、飞行人员航空医学鉴定原则

（一）空中技勤人员

患前庭阵发症,飞行不合格。患前庭阵发症,经药物治疗和康复训练,地面观察半年,期间无眩晕、不稳、恶心、听力下降、耳鸣等症状,前庭功能检查大致正常,个别评定。

（二）空中战勤人员

患前庭阵发症,飞行不合格。患前庭阵发症,经药物治疗和康复训练,地面观察半年,其间无眩晕、不稳、恶心、听力下降、耳鸣等症状,前庭功能检查正常,个别评定。

（三）飞行员

1. 飞行员患前庭阵发症,不合格。

下列情况可个别评定:

（1）运输（轰炸）机和直升机飞行员,治愈停药后地面观察1年,其间无眩晕、不稳、恶心、听力下降、耳鸣等症状,前庭功能检查大致正常。

（2）双座歼击机、高性能武装直升机、舰载直升机飞行员,治愈停药后地面观察1年,其间无眩晕、恶心、倾倒、听力下降等症状,前庭功能检查正常。

（3）单座歼击机、舰载战斗机飞行员,治愈停药后观察2年（含双座飞行观察1年）,其间无眩晕、恶心、倾倒、听力下降等症状,前庭功能检查正常。

必要时歼击机飞行员可行转换机种医学鉴定。

2. 高性能歼击机、高性能武装直升机和舰载战斗机飞行员改装体检鉴定时,近5年

有前庭阵发症病史,改装飞行不合格,原机种(型)飞行合格。

3.航天员医学选拔鉴定时,有前庭阵发症病史者,选拔飞行不合格,原机种(型)飞行合格。

六、民用航空人员医学鉴定原则

1.招收飞行学生 《民用航空招收飞行学生体检鉴定规范》规定:不应有前庭功能障碍,旋转双重试验检查不应出现Ⅱ度及以上或延迟反应;不应有内耳疾病及其病史;不应有眩晕病史。据此,有前庭阵发症及其病史,鉴定为不合格。

2.空勤人员和空中交通管制员 《民用航空人员体检合格证管理规则》规定:不应有前庭功能障碍。对前庭阵发症未规定具体的鉴定标准,发病时应及时进行停飞等中止履行执照职责,对于临床治愈后的Ⅰ、Ⅲa级体检合格证申请人,应根据症状体征消失(至少观察6个月)、药物使用、前庭功能检查情况等多因素个别评定。

(张　敏　王小成　吴卓娟)

参考文献

[1] 付蓉,陈泽雯,黄名璐,等.DHI量表和VADL量表对前庭神经炎患者生活质量评价及影响因素分析[J].中国实用乡村医生杂志,2020,27(6):62-64.

[2] 陈莉莉,刘春玲,李慧,等.神经电生理检查对前庭阵发症的诊断意义[J].临床神经病学杂志,2019,32(4):305-309.

[3] 吴红丽.卡马西平联合甲磺酸倍他司汀片治疗前庭阵发症患者的疗效观察[J].黑龙江医药科学,2019,42(6):139-140.

[4] 陈素芬,赵岳中,胡珏,等.奥卡西平治疗前庭阵发症的疗效观察[J].中国医药指南,2017,15(11):29-30.

[5] 姜树军,单希征.Barany协会前庭阵发症诊断标准解读[J].北京医学,2017,39(8):847-849.

[6] Strupp M,Lopez-Escamez JA,Kim JS,et al.,Vestibular paroxysmia:Diagnostic criteria[J].J Vestib Res,2016,26(5-6):409-415.

[7] 罗丽霞,黎景佳,叶虹,等.35例前庭阵发症患者治疗前后生活质量评估[J].临床耳鼻咽喉头颈外科杂志,2016,30(21):1714-1716.

[8] 刘芳,魏成忠,许鸢林,等.锁孔入路颅神经血管减压术诊治前庭阵发症的临床观察.中国耳鼻咽喉头颈外科,2015(11):575-577.

[9] 丁雷,刘畅,王嘉玺,等.眩晕残障程度评定量表(中文版)的评价.中华耳科学杂志,2013.11(2):228-230.

[10] 中国民用航空局.MH/T 7013-2017民用航空招收飞行学生体检鉴定规范[S].北京:中国民用航空局,2017:5.DOI:10.32629/er.v1i5.1557.

[11] 中国民用航空局.CAAR-67FS-R4民用航空人员体检合格证管理规则[S].北京:中华人民共和国交通运输部,2018:25.

第一节　概　述

一、定义

Hunt综合征是因面神经膝状神经节受到水痘－带状疱疹病毒感染所引起的一组特殊症状，主要表现为一侧耳部剧痛，耳部疱疹，可出现同侧周围性面瘫，伴有听力和平衡障碍，故又称为膝状神经节综合征。

二、演变历史

1903年Korner首次报道面瘫合并带状疱疹等症状，后来Ramsey Hunt在1907年发表文章对该疾病进行报道，报告了几例由于水痘－带状疱疹病毒在膝状神经节或面神经中重新激活而导致耳廓或口腔黏膜出现红斑性水疱疹的病例，而且常伴有不同脑神经功能受损的表现，对该病的临床表现和病理改变做了详细描述，故命名为Ramsey Hunt综合征或Hunt综合征。

三、流行病学

Hunt综合征发病率为万分之0.5，占面瘫患者的4%~12%，是面瘫的第二大病因，占周围性面瘫的12%。好发年龄为20~30岁，研究证实成年人和6岁以上儿童发病率没有区别，6岁以上儿童发病率高于6岁以下儿童。男女发病率没有明显差异。冬春季发病率较高。

Hunt综合征患者常有脑神经功能受损的表现，水痘－带状疱疹病毒感染可侵袭多种脑神经。在各种脑神经受损概率中，以面神经受损概率最高，为93.8%，耳蜗神经62.9%，前庭神经43.8%，三叉神经15.2%，舌咽神经3.8%，迷走神经2.4%。多脑神经受累导致的多发性脑神经炎占所有Hunt综合征患者的1.8%。

四、病因及发病机制

患者先前感染水痘－带状疱疹病毒后，水痘－带状疱疹病毒会潜伏于感觉神经节或临近淋巴结。当遇到受凉、疲劳以及机体的抵抗力下降等诱因时,病毒再次被激活。在重新激活和复制后,病毒通过感觉神经纤维进入神经节支配的皮肤并引起神经炎,可在角质细胞上形成疱疹样分布的囊泡并导致局部疼痛。病毒侵袭导致面神经功能受损出现患侧周围性面瘫表现,主要表现为同侧额纹消失、皱眉不能、闭目不全、鼻唇沟变浅或消失、鼓腮漏气、口角偏向健侧等。

由于耳蜗、前庭神经与膝状神经节共用一个神经鞘,这种特殊的解剖关系,使病毒和炎症易蔓延至耳蜗、前庭神经损伤耳蜗神经和前庭神经功能,而出现听力下降、平衡障碍、耳鸣等听觉系统和前庭系统体征。病毒被激活后可通过神经纤维扩散,因此所有与面神经沟通的神经都可能受累,如第 V、Ⅷ、Ⅸ 和 Ⅹ 脑神经以及颈神经 C_2、C_3 和 C_4,少数病例有第 Ⅲ、Ⅺ、Ⅻ 脑神经受损的症状和体征。

水痘 - 带状疱疹病毒可侵犯多个神经节,包括面神经膝神经节、三叉神经半月神经节、螺旋神经节及前庭神经节,神经节在受到病毒侵袭后会出现相应神经功能受损的临床表现,表现为相应的运动、感觉和自主神经功能障碍。

五、临床症状

典型临床表现为面神经功能受损和相应支配区域的疼痛和疱疹。由于面神经、三叉神经、舌咽神经、迷走神经或颈神经之间复杂的联系,因此除了以上典型临床表现外,还可出现耳鸣、听力下降、恶心、呕吐、眩晕和眼震等症状和体征。通过对 Hunt 综合征各种症状和体征出现的时间序列进行研究发现,半数以上患者以 Hunt 区急性神经痛为首发症状,约 20% 患者以周围面神经麻痹为首发症状,只有 2% 的患者首先表现为外耳皮肤病变。

Hunt 综合征症状多样,临床变异较多,症状常先后出现或不出现,主要与病毒侵袭神经分布有关。根据症状主要分为三类:单纯的耳廓带状疱疹、耳带状疱疹和面瘫同时出现,以及耳带状疱疹、面瘫、耳蜗前庭症状同时出现。

1. 前驱症状 在其他典型症状出现之前,患者往往会出现全身不适、低热、头痛、食欲不振等非特异性的病毒感染症状。

2. 皮肤和黏膜疱疹 疱疹由带状疱疹病毒感染耳周神经引起。患者常在耳廓(以耳甲腔为重)、耳道口、耳道及耳后等部位皮肤出现疱疹,伴有局部皮肤充血、肿胀、糜烂,以上区域称为亨特区。少数患者疱疹出现在外耳道或口腔黏膜,还可在患侧前三分之二的舌体或上颚处观察到疱疹样病变。大部分患者仅有耳廓、耳周或外耳道出现孤立性疱疹,少数患者可在以上多个部位出现疱疹。疱疹多在在面瘫之前或之后发生,只有少数患者疱疹和面瘫同时发生。疱疹随后结痂,约 2~3 周脱落。

疱疹出现的部位与传入神经纤维分布有关,可沿耳廓及耳道的面神经感觉神经纤维的分布出现,亦可分布于与面神经沟通的第 V、第 Ⅸ、第 Ⅹ 脑神经的纤维分布区域或 C_2 ~ C_4 颈神经的分支分布区域,故疱疹可出现于口腔、颊黏膜、软腭、扁桃体、舌根、喉部及颈部,并伴有这些部位的烧灼样疼痛,可放射至咽部及面部。

3.面神经功能障碍 Hunt综合征患者面神经功能障碍的主要表现为面瘫,耳带状疱疹感染的面瘫发生率为4.5%~9%,是面瘫的第二大病因,占周围性面瘫的12%。起病时可能为部分性面神经麻痹,为核下性面瘫,主要表现为同侧额纹消失、皱眉不能、闭目不全、鼻唇沟变浅或消失、鼓腮漏气、口角偏向健侧等。说话时面瘫表现加重。在数日或2~3周迅速发展为完全性面瘫,高峰期为10~14天。临床常用House-Brackmann分级和Fisch评分标准对面瘫的程度以及治疗恢复的程度进行评价(表23-1)。Fisch评分指标共有5项,满分为100分。其中静态占20分,抬眉占10分,闭眼占30分,笑或者露齿占30分,鼓腮占10分。每项分数又分为4档,分别是0%、30%、70%和100%,5项的实得分相加即为实际得分。例如某患者静态分数为6分(20分×30%),抬眉为6分(10分×60%),闭眼9分(30分×30%),笑21分(30分×70%),鼓腮为0分(10分×0%),总分为6+6+9+21+0=42分。

表23-1 House-Brackmann面瘫评级系统

面瘫程度	级别	定义
无面瘫	I	功能正常
轻度面瘫 (不易察觉)	II	注意观察才能发现的轻度面瘫,轻闭眼即可使眼睑完全闭合,用力抬额时可见轻度额纹不对称,口角轻度不对称。轻微连带运动,无面肌痉挛
中度面瘫 (容易察觉)	III	明显但不觉难看的面部不对称,可有皱额不能,眼睑可全闭合,口周肌肉运动有力,但用力时不对称。连带运动,痉挛均可见,但不影响面容
中重度面瘫	IV	面容难看,皱额不能,眼睑不能完全闭合,用力时口周运动不对称。明显连带运动,痉挛
重度面瘫	V	轻微的面肌运动,皱额不能,眼睑不能闭合,口周轻度运动。连带运动、痉挛消失
完全面瘫	VI	无面肌运动,缺乏张力,无连带运动,无痉挛

按面神经受侵犯部位不同伴有其他面神经功能障碍的表现,若侵犯鼓索神经则舌前2/3味觉丧失,侵犯镫骨肌支则表现为听觉过敏,若侵犯膝状神经节则表现为泪腺分泌减少。

4.神经痛 患者伴有疱疹区域烧灼样神经痛,可放射至脸部、头部、耳部和颈部。亨特区的急性疱疹性神经痛。大部分患者随着疱疹消退而神经痛缓解,但50%患者会有带状疱疹后遗神经痛。

5.听力及前庭功能障碍 40%~50%Hunt综合征患者伴有前庭耳蜗神经功能损伤。侵犯听神经时会出现轻中度感音神经性耳聋,主要是1kHz以上的中高频听力下降,伴有耳鸣、听觉过敏。前庭症状主要为发作性轻中度眩晕、平衡障碍、走路姿势不稳(向患侧倾倒趋势),部分患者的前庭症状早于面瘫出现,可出现偏向健侧的眼震。

6.脑神经受累症状 Hunt综合征患者合并脑神经症状的比例较贝尔麻痹者多,常伴有第V、第VI、第IX、第X、第XI、第XII脑神经功能受损的症状。若三叉神经眼支受累(占

10%～15%的患者),则出现眼色素膜炎、角结膜炎、视神经炎、青光眼等表现,受累区域皮肤表面及深部感觉减退或缺失。面神经受累除面瘫外,还可引起患侧泪液减少、流涎减少、味觉丧失、鼻塞等症状。第X颅神经受累则出现声嘶、软腭麻痹。外展神经、迷走神经和舌咽神经受累比较少见,外展神经损伤可出现复视,迷走神经和舌咽神经损伤会出现吞咽困难和血管迷走神经反应,如心律失常等。

六、检查

1. 病毒抗体和 DNA 检测 外耳道液、泪液、脑脊液和血液的单核细胞中病毒抗体检测被认为是诊断的金标准,但在临床实际工作中很少进行这项检查。患者水痘病毒抗体或皮肤、血液单核细胞或中耳液中的水痘病毒 DNA 浓度有 4 倍以上的上升。

2. 听功能检查 纯音听阈检查、声导抗、脑干诱发电位和耳声发射检查表现为轻中度感音神经性耳聋,主要是 1 kHz 以上的中高频听力下降。如果面神经的分支之一镫骨肌支功能障碍,导致其所支配的镫骨肌肉麻痹使得镫骨活动性增强,听小骨对声音的反应性增强,出现听觉过敏表现。另外,若镫骨肌支功能功能障碍,用声导抗计进行镫骨声发射检查引不出声反射。

3. 前庭功能检查 国内有研究者针对 Hunt 综合征引起的眩晕症状进行了相关研究,对 26 例 Hunt 综合征病例进行了高频 vHIT、中频摇头实验、低频冷热试验检查,结果发现 Hunt 综合征伴眩晕的患者半规管损伤多呈现为多频性或近乎全频性损伤,具有传导阻滞神经损伤的特点。研究者认为 vHIT 可以作为 Hunt 综合征伴眩晕患者前庭功能评定的有效检查方法。

4. 面神经和肌肉电生理检查

(1)最大刺激试验(maximal stimulation test,MST):测试时将刺激电极粘贴在面部面神经各分支分布区域,将刺激加至 5 mA 或受试者最高可耐受限度。面神经功能受损后耐受阈值较对侧降低。

(2)诱发肌电图或神经电图(evoked electromyography or electroneurography,ENoG):本法与最大刺激试验类似,但是更精确,因其采用机电记录仪记录并比较电位大小,而非用肉眼观察面部收缩。面神经功能受损后诱发电位较对侧降低。

(3)肌电图(electromyography,EMG):使用针电极插入面肌肌腹,最开始可记录到电极刺入引起的自发肌电活动,然后分别记录肌肉紧张和松弛时的肌电活动。面部肌电图的电位变化可反应面神经的损伤程度和功能恢复情况。

七、诊断和鉴别诊断

诊断主要依据病史、临床表现和神经病学检查结果。耳刮伤、眼泪、唾液、血液单核细胞或脑脊液渗出物中的带状疱疹病毒 DNA 和抗体的检测具有重要诊断价值。脑脊液分析和 MRI 成像对诊断和判断预后有一定价值。

如果疱疹发生在面瘫之前或与面瘫同时发生，诊断通常很容易。但是，如果疱疹不明显或者疱疹出现在面瘫之后，仅凭面瘫表现就很难诊断为 Hunt 综合征。

1.临床诊断　当患者机体免疫能力低下，发病前 1~2 周有上感史，出现剧烈耳痛及耳部或耳周疱疹，应当高度警惕面神经麻痹的发生。少数患者疱疹出现在外耳道或口腔，应该引起重视。如果发生同侧面瘫，并且在 2~3 周内逐渐加重，同时伴有听力减退和眩晕或不平衡感，Hunt 综合征的诊断即可成立。此外，如怀疑 Hunt 综合征，可以检查血清水痘 - 带状疱疹病毒抗体滴度和补体结合试验协助诊断，使用更昔洛韦等抗病毒药物治疗有效进一步支持诊断。Hunt 综合征的诊断主要依靠症状以及治疗效果进行确定，典型临床症状往往是先后出现。但是由于病毒侵袭的脑神经部位不同，临床表现差异也比较大，因此极易误诊。

2.鉴别诊断

（1）上呼吸道感染：Hunt 综合征患者在前驱症状期，表现出非特异性的病毒感染症状，极易误诊为上呼吸道感染等疾病。但随着病程进展，病毒侵犯神经会有皮肤黏膜疱疹、局部神经痛以及神经功能受损表现，以此可以与上呼吸道感染相鉴别。

（2）急性中耳炎：表现为患侧耳部或耳周疼痛剧烈，并伴有耳闷感，头位前倾或偏向健侧时听力可暂时改善。多在患感冒或鼻炎、鼻窦炎等疾病后出现，但无耳部或耳周疱疹，无其他脑神经受累症状。

（3）偏头痛：耳颞部搏动性疼痛，持续数小时，无脑神经受累的症状，也有患者会出现视觉先兆症状。

（4）三叉神经痛：疼痛程度与 Hunt 综合征相似，若早期仅仅出现疼痛症状，极易诊断为该病。但是三叉神经痛通常有较为明显的扳机点，不伴有其他脑神经受病毒侵袭的相关症状。

第二节　治疗和前庭康复

一、治疗

（一）治疗原则和治疗效果

早期诊断、早期治疗是关键。激素和抗病毒药物早期联合使用治疗效果佳。研究证实越早应用糖皮质激素和抗病毒药物，面瘫和听力下降的治疗效果越好。在发病后 72 小时之内进行抗病毒和激素治疗，面瘫完全恢复或仅遗留轻度后遗症的比例超过 80%。

研究证实高龄患者,伴有全身代谢性疾病、耳蜗前庭神经或其他脑神经损伤、口咽病变、干眼症和斜视等表现的患者,面瘫治疗和恢复效果差,因此在初次体检时必须对以上情况进行评估。一般最初的症状越重,预后也越差。

(二)治疗方法

1. 药物治疗

(1)糖皮质激素:可在急性期缓解面神经的炎性反应,从而减轻面神经因水肿而受到面神经骨管压迫以及导致的微循环障碍程度。因此,糖皮质激素为该病主要的治疗药物,常用强的松和地塞米松等。

(2)抗病毒药物:可干扰疱疹病毒 DNA 聚合酶,抑制 DNA 复制,常用阿昔洛韦、更昔洛韦、泛昔洛韦或万乃洛韦等,也可肌内注射聚肌胞或干扰素等药物。耳部疱疹用阿昔洛韦软膏涂抹局部,可控制局部病毒复制,促进疱疹结痂和脱落,促进局部病损皮肤的愈合。这类药物对于缓解神经痛和预防神经痛复发有很好的治疗效果,口服和静脉注射阿昔洛韦治疗效果没有显著性差异。

(3)神经营养药:可使用银杏叶提取物、甲钴胺和鼠神经生长因子等神经营养药物,保护神经功能以及促进神经功能恢复。

(4)改善面神经微循环的药物:舒血宁等扩张血管药物可改善病灶周围的微循环障碍,从而促进面神经功能恢复。

(5)止痛药:剧烈神经痛可以适当应用止痛药,可口服消炎痛,如曲马多等药物。

(6)抗眩晕药:眩晕发作期间可使用茶苯海明、地西泮等药物缓解眩晕症状,眩晕急性期后要及时停用,以免造成前庭功能长期低下影响前庭康复。

(7)抗感染药物:在疱疹局部破损处可以使用抗生素药膏预防感染。

2. 手术治疗 如果 CT、MRI 等影像学检查显示面神经因水肿而受面神经骨管压迫严重,而且患者面瘫严重或逐渐加重,可在急性期行面神经减压术缓解面神经压迫,同时结合药物等其他治疗方法,可提高治疗效果,缩短病程。

3. 针灸治疗 针灸是中医特色的治疗方法,在我国针灸治疗面瘫有悠久的历史,当前在我国各级医疗机构尤其是基层的医疗机构,针灸被广泛用于治疗 Hunt 综合征等有面瘫表现的疾病。针灸治疗 Hunt 综合征面瘫患者主要是以祛风通络,疏调经筋为原则。针灸刺激可使机体不易产生适应性,能够提高面部肌肉组织的兴奋性,延缓面部肌肉组织萎缩,促进面神经功能恢复。给予药物联合针灸治疗,有利于面神经的恢复,因此,后期的康复针灸治疗,也是必要的手段之一。

二、前庭康复

如果第Ⅷ颅神受病毒侵袭,则可能出现恶心、呕吐、眩晕、眼球震颤、耳鸣和听力下降等症状。据报道,约 37% 的 Hunt 综合征患者伴有耳蜗前庭症状。眩晕是前庭神经被病毒感染的一种标志,当感染侵及第Ⅷ颅神经时,前庭神经被侵袭的速率约为耳蜗神经的3~4倍,因此患者常表现出听力受损和平衡功能障碍等症状。当疾病治疗结束后,仍然有相当一部分患者会残存眩晕症状。因此有必要对这一部分患者进行前庭功能的康复训练。

1. 前庭功能基线评估　在前庭康复前,首先要对前庭功能基线进行评估,准确评估患者的前庭功能状态,做出前庭诊断,根据前庭诊断的结果制定前庭康复方案和前庭康复方法。

2. 康复方案

(1) 前庭外周康复方案:当 Hunt 综合征患者多表现为单侧外周性前庭受损,可选择该方案,其机制主要是通过前庭代偿实现康复。

摇头固视:头上下、左右摇动时,眼固视前方中心静止的视靶。

交替固视:头在前方两个静止视靶间转动,眼交替固视视靶并与头动方向一致。

分离固视:前方置两个静止视靶,眼固视抵达一个视靶后再动头,接着眼再移固视抵达另一视靶再动头。

反向固视:眼随一个移动视靶转动,头向视靶相反方向移动。

(2) 替代性康复:少数 Hunt 综合征患者由于双侧前庭神经受到病毒侵袭,表现为双侧外周性前庭受损,可选择该方案。其机制主要是通过视反射的特点实现康复。双侧前庭外周受损后,反复进行视眼动训练有助于补偿低下的前庭眼动增益,使滞后的眼速能跟上头速,保持清晰的动态视力。

反射性扫视:头不动,眼快速交替固视两个静止的视靶。

颈眼反射:前方置两个静止视靶,转颈头对准一个视靶,眼随后跟进固视同一视靶,再转颈头对准另一个视靶,眼随后跟进固视。

记忆 VOR:头眼同时对准中心静止视靶,然后闭目,头转向一侧,眼不随头动,固视记忆中视靶位置。然后再睁一眼,看看眼睛是否还在视靶上,偏离多少。

记忆扫视:头眼同时对准非中心静止视靶,记住后闭目,头眼同时转向正中位,头不动眼扫视记忆中的视靶。然后再睁开眼,看看眼睛是否在视靶上,偏离多少。

(3) 防跌倒康复:当 Hunt 综合征患者基线评估时显示前庭本体觉异常,有跌倒风险,可选择该方案。

肌张力康复:进行五次坐起训练,即先坐在椅子上,然后迅速站起,再慢慢坐下,再迅速站起。重患者或刚手术后的患者,可坐位单脚抬起;轻患者进行单脚站立训练,可从扶凳子到徒手。还可进行提跟抬趾训练,可从坐位到徒手,再到海绵垫子上。

重心变换康复:进行双腿快速交替抬起或站立,双臂尽可能前伸,正常行走,听到指令突然转髋训练。

平衡协调康复:进行马步站立头眼随手移动,弓步站立双手一上一下传球或扑克牌,双足跟足尖行走等训练。

步态功能康复:进行从坐位站起计时走,脚跟脚尖成一条直线走,常速变速行走或转头条件下行走等训练。

第三节 疗效评估

一、评估时机

Hunt综合征治疗过程中,每天都应对疗效进行评估,评估内容包括病史询问,询问耳部和耳周的疼痛有无变化,听力下降程度有无加重和改善,并对面瘫的程度和耳部疱疹情况进行检查。每三天进行一次电测听检查和耳镜检查。经过治疗疱疹消退后,如果遗留面瘫和听力下降,应该每月进行一次面瘫程度和电测听检查。如果伴有其他脑神经功能障碍表现,每天也要进行监测评估。

二、评估内容

1.**病史询问** 询问耳部和耳周的疼痛有无变化,听力下降的有无加重和改善,闭眼、抬眉、进食、饮水和说话障碍的变化等。

2.**床旁查体** 对耳部疱疹状况以及面瘫的程度进行检查。

3.**试验室检测** 耳内镜检查外耳道疱疹情况,电测听对听力状况进行检查。

第四节 航空医学鉴定

一、招收飞行学员航空医学鉴定原则

(一)应届高中生参加招收飞行学员医学选拔

患Hunt综合征,不合格。有Hunt综合征病史,治疗效果佳,面神经功能、听觉功能和前庭功能正常,耳部和耳周没有外观明显异常和畸形,合格。

(二)青少年航空学校毕业生参加招收飞行学员医学选拔

在青少年航空学校学习期间患Hunt综合征,治疗效果佳,面神经功能、听觉功能和前庭功能正常,合格。

(三)青少年航空学校学生入校医学选拔

与青少年航空学校毕业生参加招收飞行学员医学选拔原则一致。

二、航空大学学员航空医学鉴定原则

确诊Hunt综合征,治疗效果佳,面神经功能、听觉功能和前庭功能恢复正常,耳部和耳周没有遗留外观明显异常和畸形,合格。遗留面瘫或前庭功能障碍,或听力不符合体检标准要求,不合格。

三、飞行学院学员航空医学鉴定原则

确诊 Hunt 综合征,治疗效果佳,面神经功能、听觉功能和前庭功能恢复正常,耳部和耳周没有遗留外观明显异常和畸形,合格。遗留面瘫或前庭功能障碍,或听力不符合体检标准要求,不合格。

四、地面人员改空中战勤、技勤人员航空医学鉴定原则

患 Hunt 综合征,不合格。有 Hunt 综合征病史,治疗效果佳,面神经功能、听觉功能和前庭功能正常,耳部和耳周没有外观明显异常和畸形,合格。

五、飞行人员航空医学鉴定原则

1. 空中技勤人员　确诊 Hunt 综合征,治疗效果佳,面神经功能、听觉功能和前庭功能恢复正常,耳部和耳周没有遗留外观明显异常和畸形,合格。遗留明显面瘫或前庭功能障碍,或听力不符合体检标准要求,不合格。治疗后遗留不易察觉的轻度面瘫,或单侧前庭功能受损已代偿,或听功能轻度下降,个别评定。

2. 空中战勤人员　确诊 Hunt 综合征,治疗效果佳,面神经功能、听觉功能和前庭功能恢复正常,耳部和耳周没有遗留外观明显异常和畸形,合格。遗留明显面瘫或前庭功能障碍,或听力不符合体检标准要求,不合格。治疗后遗留不易察觉的轻度面瘫,或单侧前庭功能受损已代偿,或听功能轻度下降(空中通信员除外),个别评定。

3. 飞行员

(1)确诊 Hunt 综合征,治疗效果佳,面神经功能、听觉功能和前庭功能恢复正常,耳部和耳周没有遗留外观明显异常和畸形,合格。遗留明显面瘫或前庭功能障碍,或听力不符合体检标准要求,不合格。治疗后遗留不易察觉的轻度面瘫,或单侧前庭功能减退代偿良好,或听功能轻度下降,个别评定。必要时歼击机飞行员可行转换机种医学鉴定。

(2)高性能歼击机、高性能武装直升机和舰载战斗机飞行员改装体检鉴定时,有 Hunt 综合征病史,治疗效果佳,无面瘫,听觉功能和前庭功能正常,耳部和耳周无外观明显异常和畸形,改装飞行合格;仅遗留不易察觉的轻度面瘫,改装飞行不合格,原机种(型)飞行合格。

(3)航天员医学选拔鉴定时,有 Hunt 综合征病史,选拔飞行不合格;治疗效果佳,无面瘫,听觉功能和前庭功能正常,耳部和耳周没有外观明显异常和畸形,原机种(型)飞行合格。

六、民航航空人员医学鉴定原则

1. 招收飞行学生　《民用航空招收飞行学生体检鉴定规范》规定:不应有前庭功能障

碍,旋转双重试验检查不应出现Ⅱ度及以上或延迟反应;不应有内耳疾病及其病史;不应有眩晕病史。据此,有 Hunt 综合征及其病史,鉴定为不合格。

2.**空勤人员和空中交通管制员** 《民用航空人员体检合格证管理规则》规定:不应有前庭功能障碍。对 Hunt 综合征未规定具体的鉴定标准,发病时应及时进行停飞等中止履行执照职责,对于临床治愈后的Ⅰ、Ⅲa 级体检合格证申请人,应根据症状体征消失(至少观察6个月)、药物使用、轻度面瘫、前庭功能检查情况等多因素个别评定。听力不符合体检标准要求,不合格。

(王小成 王 斌 段付军)

参考文献

[1] Gilden D,Cohrs RJ,Mahalingam R,et al. Neurological disease produced by varicella zoster virus reactivation without rash[J]. Curr Top Microbiol Immunol,2010,342(342):243 – 253.

[2] Monsanto RD,Bittencourt AG,Bobato Neto NJ,Treatment and Prognosis of Facial Palsy on Ramsay Hunt Syndrome:Results Based on a Review of the Literature[J]. Int Arch Otorhinolaryngol,2016,20(4):394 – 400.

[3] HouseJW,Brackmann DE. Facial nerve grading system[J]. Otolaryngol Head Neck Surg,1985,93(2):146 – 147.

[4] Younghoon Jeon,Heryim Lee. Ramsay Hunt syndrome[J]. J Dent Aesth Pain Med,2018,18(6):333 – 337.

[5] Gunnar Wagner,Harald Klinge,Michael Max Sachse. Ramsay Hunt syndrome[J]. JDDG,2012,10:238 – 243.

[6] Mervi Kanerva,Sanna Jones,Anne Pitkaranta. Ramsay Hunt syndrome:characteristics and patient selfassessed longterm facial palsy outcome[J]. European Archives of Oto – Rhino – Laryngology,2020,277:1235 – 1245.

[7] Tan R,Yang X,Tang X,et al. The efficacy and safety of acupuncture for Ramsay Hunt syndrome:a protocol for systematic review[J]. Medicine,2020,99:13(e19582).

[8] 段永伟. Hunt 综合征的临床诊断及治疗分析[J]. 中国实用神经疾病杂志,2016,19(6):107 – 108.

[9] 刘中林,于京隔,李静,等. Bell 面瘫和 Ramsay – Hunt 综合征的 MRI 表现[J]. 临床放射学杂志,2011,30(8):1120 – 1123.

[10] 刘勃,高爱民,孙玲英. 33 例 Ramsay Hunt 综合征临床分析[J]. 中国耳鼻咽喉颅底外科杂志,2012,18(5):390 – 392.

[11] 贾建平. 军事高教机飞行学员 Ramsay – Hunt 综合征误诊一例[J]. 解放军医药杂志,2012,24(12):74.

[12] 中国民用航空局. MH/T 7013 – 2017 民用航空招收飞行学生体检鉴定规范[S]. 北京:中国民用航空局,2017:5. DOI:10.32629/er.v1i5.1557.

[13] 中国民用航空局.CAAR – 67FS – R4 民用航空人员体检合格证管理规则[S]. 北京:中华人民共和国交通运输部,2018:25.

第二十四章 飞行人员高血压性眩晕的诊治与航空医学鉴定

第一节 概　述

一、定义

高血压分为原发性高血压和继发性高血压。原发性高血压是以体循环动脉压升高为主要临床表现的心血管综合征,是心脑血管疾病最主要的危险因素,常伴有其他心血管危险因素,影响心、脑、肾等重要脏器功能,最终导致器官衰竭,是导致心、脑血管疾病死亡的主要原因之一。

高血压是中枢性及临床常见的外周性前庭疾病的危险因素,高血压性眩晕是高血压伴有头晕、眩晕、头痛、视物模糊、站立不稳等症状的疾病,严重影响患者的生活质量。高血压导致或并发的前庭症状或疾病涉及心血管内科、神经内科、老年科、耳鼻喉科、眼科等多学科。

二、流行病学

随着人民生活水平的提高及人口老龄化的加剧,我国高血压的发病率、患病率逐年上升。我国在 1958—1959 年、1979—1980 年、1991 年、2002 年进行过 4 次全国范围内的高血压抽样调查,≥15 岁人群高血压的患病粗率分别为 5.1%、7.7%、13.6%、17.6%,总体呈上升趋势。到了 2012 年,我国≥18 岁居民高血压患病率就已经上升至 25.2%,高血压患病率随着年龄增加而显著增高。而最新调查数据显示,2012—2015 年我国≥18 岁居民高血压患病率为 27.9%(标化率 23.2%)。

在眩晕的各类病因中,以良性阵发性位置性眩晕为多见,由于高血压导致的眩晕发生率较低。邱峰等对 367 例眩晕/头晕患者的调查显示高血压病(18 例,4.9%)位于病因第 4 位。徐先荣团队的资料显示,高血压相关眩晕位于该中心眩晕疾病谱的第 6 位,占 3.24%(46/1419)。李婷婷等调查结果显示高血压是导致普通居民眩晕的常见病因,1016 例眩晕患者涉及 1265 例次病因中,最常见的病因依次为良性阵发性位置性眩晕(BPPV,32.73%)、前庭性偏头痛(VM,31.46%)、高血压病(12.96%)、糖尿病(4.03%)、梅尼埃病(MD,3.87%)、前庭神经元炎(VN,3.87%)和脑梗死(3.24%)等。眩晕也是导致军事飞行人员住院和停飞的常见疾病之一,位于飞行人员住院疾病谱和停飞疾病谱前十位。傅卫红等调查了 2006~2018 年所在医院空勤科住院的飞行人员,在 26 例确诊眩晕的飞行人员中,由于高血压导致飞行人员眩晕的 1 例。

三、高血压性眩晕的发病机制

(一)高血压引起眩晕/头晕

高血压的常见症状:眩晕、头痛、头晕、胸闷、心悸等。眩晕/头晕主要与血压升高有关,其引起脑血管痉挛或扩张,导致内耳前庭供血障碍、前庭信息受损,进而影响前庭系统对步态、姿势、运动、平衡、视觉、空间定位和空间记忆等信息的感知。临床上由于血压升高引起的眩晕、头晕症状与高血压病程、血压水平及靶器官损害等因素相关,血压控制不理想或难治性高血压患者发生眩晕、头晕的风险增加。高血压常与其他眩晕危险因素(如糖尿病、吸烟、肥胖、老年等)合并存在,增加了发生眩晕、头晕的风险。

(二)高血压合并中枢性眩晕

高血压可直接引起广泛的脑小动脉硬化和主要动脉的粥样硬化,损害脑血流自动调节功能及侧支循环的建立,成为各种脑血管病的病理基础和根本原因。与高血压相关的中枢性眩晕主要以累及脑干或小脑的脑血管病为主,属血管源性眩晕。

通常情况下,中枢性眩晕往往伴随中枢神经系统损害的症状或体征,如偏瘫、偏身感觉障碍、构音障碍和病理征等,影像学检查常能证实并确定病变性质。也有部分患者仅表现为眩晕或头晕症状,无中枢神经系统损害的其他症状及体征,甚至在发病早期进行影像学检查也难以发现病灶,这类眩晕被称为孤立性眩晕。随着神经影像学的发展,脑干或小脑病变所致的孤立性眩晕越来越受到重视。孤立性眩晕的发病部位一般位于小脑小结、前庭神经核和第八颅神经入颅处等部位,患者以"孤立性眩晕或头晕"为表现,可伴眼震、恶心、呕吐及步态不稳,因不伴有局灶性神经功能缺损表现,极易误诊为周围性前庭病变而延误治疗,需要临床高度警惕。

(三)高血压合并周围性眩晕

高血压与部分前庭周围性眩晕病变的发生相关,尤其是发病率占前庭周围性眩晕疾病第一位的良性阵发性位置性眩晕(benign paroxysmal positional Vertigo,BPPV)。2017 年美国 BPPV 指南中指出:血管因素为 BPPV 发病的一个重要因素。高血压导致的微循环改变可影响内耳血供,在 BPPV 的发病及复发机制中有重要意义,已有许多研究证实了高血压与 BPPV 发病及复发的相关性。

(四)降压药物相关的眩晕/头晕

降压治疗可能产生血流动力学性末梢低灌注,造成大脑神经组织易损区缺血性病变,导致发生头晕、眩晕、视物模糊和晕厥等症状。研究显示:约 1/3 的老年高血压患者可能发生体位性低血压,与老年高血压患者服药种类多、压力感受器敏感性降低、心功能不全、代谢紊乱的发生率增高等有关。

第二节 诊断治疗

一、诊断

（一）病史采集

1. 现病史 准确还原眩晕症状发作的场景,是视物旋转、倾斜感,还是自身不稳或头部昏沉感,是否与头位、颈位、体位及血压等有关;询问眩晕发作的方式、诱因、发作类型、持续时间、伴随症状和发作频率以及血压升高的持续时间,初次发现或诊断高血压的时间,血压最高水平等,以明确血压波动与前庭症状的相关性。

了解有无高血压的危险因素暴露,如超重或肥胖、运动少、饮食结构不合理、盐摄入多等。对于飞行人员,还需了解高血压性眩晕和航空环境因素的关系,如飞行、缺氧、低气压、加速度负荷、高度心理应激等,以排除其他原因所导致的眩晕,如变压性眩晕等。

2. 既往病史 询问有无脑卒中、短暂性脑缺血发作、冠心病、心房颤动、糖尿病、高脂血症、肾脏疾病等病史及治疗情况。

3. 继发性高血压的表现 有无肾实质、肾血管、肾上腺疾病表现,有无肌无力、发作性软瘫、阵发性头痛、心悸、多汗、打鼾伴呼吸暂停等。

4. 药物史 有无服用可能引起眩晕/头晕副作用的药物,如已接受降压治疗,询问所服降压药物种类、剂量、效果及不良反应。可能引起眩晕/头晕副作用的药物包括:神经耳毒性药物、中枢性镇静药、降压药、抗抑郁药、抗焦虑药等。

5. 生活方式 饮食偏好、烟酒嗜好、睡眠情况、文化程度、精神创伤史等。

6. 家族史 有无高血压、糖尿病、高脂血症、早发冠心病、脑血管病、肾脏病、偏头痛、梅尼埃病等家族史。

（二）体格检查

尽可能在发作期进行体格检查,捕捉到可能的前庭及神经系统异常体征,提供诊断和鉴别诊断线索。

1. 血压测量 血压测量是评估血压水平、诊断高血压以及观察降压疗效的根本手段和方法。目前主要有诊室血压测量和诊室外血压测量,后者包括动态血压监测和家庭自测血压。诊室血压测量常用的方法有汞柱式血压计测量和电子血压计测量,推荐使用经过验证的上臂式医用电子血压计。采用汞柱式血压计测量血压时,应让飞行人员在安静的房间里先休息 5 min 以上,测量时应注意袖带的宽度是否合适、被检者的体位是否合乎要求等,同时应注意舒张压的判定以 Korotkoff 音第 5 音为准。怀疑高血压性眩晕者应进行动态血压监测,可评估 24 h 血压昼夜节律、体位性低血压、餐后低血压等,可与眩晕发生时间进行对比,明确眩晕发作时的血压情况。

2. 全身性检查 体重、身高、腰围、臀围,心肺及神经系统检查,听诊颈动脉、胸主动脉、腹部动脉和股动脉有无杂音等。

3. 神经－耳科检查 进行眼球位置、眼震、视力、视跟踪、视扫视、甩头试验、HINTS床旁、听力、Romberg 试验及加强试验检查,必要时行位置试验等。

(三)辅助检查

1. 实验室检查包括血常规、尿常规、电解质、肾功、血糖、血脂、血尿酸、肌酐、高敏 C 反应蛋白、尿微量白蛋白等。

2. 心电图、胸片、超声心动图、颈动脉超声、平板运动试验、眼底检查等。

3. 根据疑诊病因选择视频眼震电图、视频甩头试验、纯音听阈、脑干听觉诱发电位、头颅或内听道 MRI 等检查。

4. 眩晕评定量表及相关心理量表检查包括眩晕残碍评定量表(dizziness handicap inventory,DHI) 和 HADS(hospital anxiety and depression scale) 量表等。

(四)诊断

1. 高血压的诊断

(1)确立高血压诊断与血压水平分级:目前我国采用的高血压诊断标准为在未使用降压药物的情况下,非同日 3 次测量血压,收缩压(SBP)≥140 mmHg 和(或)舒张压(DBP)≥90 mmHg。SBP≥140 mmHg 和 DBP<90 mmHg 为单纯性收缩期高血压。患者既往有高血压史,目前正在使用降压药物,血压虽然低于 140/90 mmHg,也诊断为高血压。根据血压升高水平,又进一步将高血压分为 1、2、3 级。

无创性动态血压监测的正常值为:24 h 血压<130/80 mmHg,白昼血压<135/85 mmHg,夜间血压<125/75 mmHg。血压负荷值是指监测过程中收缩压>140 mmHg 或舒张压>90 mmHg 的次数百分率,收缩压和舒张压的负荷值均应<10%。夜间血压下降百分率是指(白昼均值－夜间均值)/白昼均值,<10% 提示血压昼夜节律减弱或消失(非杓型);>20% 提示夜间血压下降过大。

(2)判断高血压原因,区分原发性或继发性高血压:继发性高血压是指由某些确定的疾病或病因引起的血压升高。临床上遇到以下情况,应行相关检查以排除继发性高血压:①中、重度血压升高的年轻患者;②肢体脉搏搏动不对称性减弱或缺失;③腹部闻及粗糙的血管杂音;④近期明显怕热、多汗、消瘦、血尿或明显蛋白尿;⑤降压药联合治疗效果差或治疗过程中血压明显升高;⑥急进性和恶性高血压患者。

(3)影响高血压预后的危险因素:影响预后的心脑血管危险因素包括血压水平偏高;男性>55 岁、女性>65 岁;吸烟或被动吸烟;糖耐量受损(餐后 2 小时血糖 7.8 ~ 11.0 mmol/L和(或)空腹血糖 6.1 ~6.9 mmol/L);血脂异常(TC≥5.2 mmol/L 或 LDL－C≥3.4 mmol/L 或 HDL－C <1.0 mmol/L);早发心血管病家族史(一级亲属发病年龄<50 岁);高同型半胱氨酸血症(≥15 μmol/L);腹型肥胖(腰围:男性≥90 cm,女性≥85 cm)

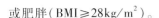

或肥胖（BMI≥28kg/m²）。

相关靶器官损害：左心室肥厚；颈动脉内膜中层厚度≥0.9 mm 或动脉粥样斑块；估算的肾小球滤过率降低或血清肌酐轻度升高；微量白蛋白尿 30～300 mg/24 h 或白蛋白/肌酐比≥30 mg/g（3.5 mg/mmol）；颈 - 股动脉脉搏波速度≥12 m/s（选择使用）；踝臂血压指数 < 0.9（选择使用）。

影响预后的伴发疾病：脑血管病（脑出血、缺血性脑卒中、短暂性脑缺血发作）；心脏疾病（心肌梗死史、心绞痛、冠脉血运重建史、慢性心力衰竭、心房颤动）；肾脏疾病（糖尿病肾病及肾功受损）；外周血管疾病；视网膜病变（出血或渗出，视乳头水肿）；糖尿病。

（4）高血压预后的危险分层：根据血压水平、心血管危险因素、靶器官损害、伴发临床疾病，对高血压患者进行危险分层。高血压病患者的心血管综合风险分层，有利于确定启动降压治疗时机，优化降压治疗方案，确立更合适的血压控制目标和进行患者的综合管理（表 24 - 1）。

表 24 - 1　高血压患者心血管风险水平分层

其他心血管危险因素和疾病史	血压（mmHg）			
	SBP 130～139 和（或）DBP 85～89	SBP 140～159 和（或）DBP 90～99	SBP 160～179 和（或）DBP100～109	SBP ≥ 180 和（或）DBP≥110
无		低危	中危	高危
1～2 个其他危险因素	低危	中危	中/高危	很高危
≥3 个其他危险因素，靶器官损害，或 CKD 3 期，无并发症的糖尿病	中/高危	高危	高危	很高危
临床并发症，或 CKD≥4 期，有并发症的糖尿病	高/很高危	很高危	很高危	很高危

CKD：慢性肾脏疾病。

2. 眩晕诊断应解决的关键问题

（1）眩晕是中枢性还是周围性：虽然前庭周围性眩晕发病率高于中枢性眩晕，但高血压患者出现眩晕症状时，中枢性眩晕的可能性大，尤其是血压控制不达标，合并其他心脑血管危险因素的患者。国内安升等对孤立性眩晕患者的临床特征以及影像学特点进行分析，发现中枢性眩晕组患者高血压、脑梗死、短暂性脑缺血的发生率显著高于周围性眩晕组。因此，近期突发眩晕的高血压患者，尤其是伴有多种脑血管病危险因素的患者，如症状持续或反复发作，平衡障碍严重而眩晕相对轻微者，需高度警惕，应适时行影像学检查，必要时行脑脊液学检查，以早期识别中枢性病变导致的眩晕。

（2）心理精神状态的评估：精神心理因素在高血压和眩晕疾病的发生、发展和转归中存在复杂的交互作用，高血压的发生与人格特质和行为类型相关，负性的情绪如焦虑、抑郁、惊恐等可促使血压升高，在应对眩晕的过程中也可能产生不适当的过度调节或恐惧性回避行为,不利于前庭代偿机制的产生。早期进行精神心理状态评估有助于全面评估患者的心身状况,对影响治疗、康复效果的心理、精神因素予以干预治疗。

(五)鉴别诊断

1. 高血压的鉴别诊断 原发性高血压的鉴别诊断主要是排除各种继发性高血压。继发性高血压常见于下列疾病:①肾实质性高血压:各种原发性肾小球肾炎、多囊肾、糖尿病肾病等;②肾动脉狭窄及其他血管病引起的高血压:肾动脉狭窄、主动脉狭窄等;③阻塞性睡眠呼吸暂停低通气综合征;④内分泌性高血压:原发性醛固酮增多症、嗜铬细胞瘤/副神经节瘤、库欣综合征等。

2. 眩晕的鉴别诊断 高血压导致的眩晕需与梅尼埃病(MD)、良性阵发性位置性眩晕(BPPV)、前庭神经元炎、前庭性偏头痛等眩晕疾病鉴别。良性阵发性位置性眩晕系特定头位诱发的短暂性眩晕,有特征眼震,且不伴耳蜗症状。前庭神经炎可能因病毒感染所致;前庭功能减弱而无耳鸣和耳聋等耳蜗症状;眩晕持续数天后症状才逐渐缓解;痊愈后极少复发;无耳蜗症状等。前庭性偏头痛与 MD 表现在很多地方相似,但其眩晕发作持续时间,短时 <20 min,长时 >12 h,有时甚至可长达 1~3 d;前庭性偏头痛比 MD 发作更频繁。眩晕前很长时间如数月、数年甚至数十年前有头痛病史,当头痛和眩晕同时或先后出现时易于诊断。

高血压导致的眩晕需与后循环缺血导致的眩晕鉴别,后者是指后循环系统短暂性缺血发作和脑梗死,有些患者早期症状不典型且病情变化迅速,可能会有头晕或眩晕同时伴有头痛,脑 CT 和颅脑核磁弥散加权成像(DWI)检查可以提供有价值的信息。后循环缺血患者有基础病病史,血管超声和血管造影资料结合临床表现的 6 个 D 为特点,即头晕(dizziness)、复视(diplopia)、构音障碍(dysarthria)、吞咽困难(dysphagia)、共济失调(dystaxia)和跌倒发作(drop attack),可为临床诊断提供帮助。

二、内科治疗

(一)眩晕患者的血压管理

1. 治疗目标 一般患者的血压目标控制到 140/90 mmHg 以下,在可耐受条件下,伴糖尿病、蛋白尿的高危患者的血压控制在 130/80 mmHg 以下。中青年高血压患者的降压目标应 <130/85 mmHg,而老年患者的降压目标值可稍高,收缩压可降至 <150 mmHg。应根据高血压患者的危险分层、合并症的严重程度、对治疗的耐受性及检查治疗的可能因素进行评估,综合决定患者的降压目标。

2. 降压药物治疗时机 低危、中危患者,在改善生活方式的基础上,血压仍 ≥140/90 mmHg 或高于目标血压,应启动药物治疗。高危和很高危患者,应及时启动降压药物治疗,对并存的危险因素和合并的临床疾病进行综合治疗。

3. 治疗策略 除高血压急症和亚急症外,大多数高血压患者应根据病情,在 4~12

周内将血压逐渐降至目标水平。年轻、病程较短的高血压患者,降压速度可稍快。

4. 生活方式干预 生活方式干预可降低血压和心血管危险,主要措施包括:①减少钠盐摄入,每人每日食盐摄入量逐步降至 <6g,增加钾摄入;②合理膳食,平衡膳食;③控制体重,使 BMI <24;腰围:男性 <90 cm,女性 <85 cm;④不吸烟,彻底戒烟,避免被动吸烟;⑤不饮或限制饮酒;⑥增加运动:中等强度,每周 4~7 次,每次持续 30~60 分钟;⑦减轻精神压力,保持心理平衡。

5. 药物治疗 降压药物治疗应采取个体化、小剂量开始、选择长效制剂、联合用药、平稳降压的原则。常用药物有以下五大类:钙通道阻滞剂(CCB)、血管紧张素转换酶抑制剂(ACEI)、血管紧张素 Ⅱ 受体拮抗剂(ARB)、利尿剂、β 受体阻滞剂。以上五大类降压药及固定复方制剂均可作为高血压初始或维持治疗的选择。应根据患者性别、年龄、血压升高程度及伴随的危险因素和靶器官损害的程度选择合理的降压药物,了解既往用药情况、危险分层及经济情况进行个体化治疗。推荐一天给药一次的长效降压药物,可减少血压波动、保护靶器官,降低心脑血管事件风险,提高依从性。

6. 高血压合并脑血管病患者的血压管理

(1)脑出血急性期:由于应激反应和颅内压升高,急性期血压往往明显升高,因降压治疗可能进一步减少脑组织血液灌注,加重脑缺血和脑水肿,所以原则上实施血压监控管理。只有在血压极度升高的情况下,才考虑在严密血压监测下进行降压治疗,降压治疗力求缓慢、平稳。血压控制在 160/100 mmHg 左右。

(2)缺血性卒中或 TIA:患者在数日内血压常自行下降,一般不需行高血压急症处理。如发病数天后收缩压 ≥140 mmHg 或舒张压 ≥90 mmHg,应启动降压治疗。由于低血液动力学原因导致的卒中或 TIA 患者,应权衡降压速度与幅度对患者耐受性及血液动力学影响。

7. 高龄、双侧颈动脉或颅内动脉严重狭窄患者降压治疗应谨慎 可选择 ARB、ACEI、长效 CCB 或利尿剂,注意从单种药物小剂量开始,根据患者耐受情况逐步增加剂量或联合用药。

(二)眩晕症状的处理

1. 针对眩晕病因治疗 病因明确者应针对导致前庭功能损害的病因进行治疗。如对于高血压合并 BPPV 患者应尽快控制血压达标并进行有效的复位治疗,有适应证的急性缺血性脑卒中在有效时间窗内进行溶栓治疗等。

2. 对症治疗 在疾病的急性期或早期,眩晕症状严重或持续时间长可短暂应用前庭抑制剂和镇吐剂进行对症治疗。由于前庭抑制剂可影响前庭代偿的早期建立,应限制性使用。盐酸倍他司汀是组胺 H_3 受体拮抗剂,可增加内耳血供,加速前庭功能的恢复。

3. 心理治疗 可消除眩晕造成的恐惧、焦虑和抑郁症状,必要时使用抗抑郁、抗焦虑药物。

4. 前庭康复 根据病情,适时开始前庭康复治疗。

(三)前庭康复治疗

1.康复的方式

(1)主动式全身协调康复模式:适用于具有一定自身活动能力的患者,通过针对性头眼和全身协调性运动训练,强化和改善前庭功能,提高日常生活能力。

(2)被动式局部辅助康复模式:对前庭功能受到严重损害,自身活动受到较大限制,具有跌倒高风险、不能独立维持平衡的患者适合被动式局部辅助康复模式,待平衡功能及自身活动能力具备条件后,再考虑接受主动式全身协调康复模式的训练。

2.康复训练内容

(1)前庭眼动反射康复:主要通过头眼协调性固视机制进行康复。包括外周性康复、中枢性康复、替代性康复、视觉强化康复等。

(2)防跌倒康复:主要由步态平衡训练构成。包括肌力、重心、步态、平衡协调训练、靶向移动训练和行走训练等,可重新建立前庭反射机制,提高前庭位置觉和视觉反应能力。包括肌力康复、重心变换康复、平衡协调康复、步态功能康复等。

3.康复策略

(1)高血压并中枢性眩晕:病情稳定后 24～48 小时即可开始。病情不稳定或进一步加重,如高颅压、血压过高、神经系统症状进行性加重,或伴有严重的并发症,如严重感染、急性心肌梗死、酮症酸中毒、急性肾衰竭等为禁忌证。

康复原则:应尽早开始,遵循个体化原则,循序渐进原则和全面原则。根据病情选择卧位训练、坐位训练、站位训练、视靶变化训练(视靶由远及近进行康复)和行走练习。先从患者可以接受和适应的难度开始,运动时应强调动静结合,量力而行,防止症状加重或心功能失代偿。康复方案:康复内容包括中枢性康复、替代性康复、视觉强化康复以及防跌倒康复。

(2)高血压并周围性眩晕:训练前根据患者病情确定训练强度,针对康复训练中出现的短暂身体不适和自主神经症状,给予准确的评价和耐心的解释宣教,向患者说明康复的意义和必要性,提高康复的依从性及效果。严格掌握适应证、禁忌证,排除未控制的 3 级高血压、不稳定型心绞痛、训练中及恢复期出现运动高血压的患者。

康复内容包括外周性康复、替代性康复、视觉强化康复以及防跌倒康复。在康复训练过程中需仔细监测,给予必要的指导。当训练中或训练后出现下列情况时,应暂停训练,查明原因予以处理:①训练时出现心悸、胸痛、胸闷、呼吸困难、面色苍白、出冷汗等;②运动时心率 > 130/min 或较静息时心率增加或减少 30/min;③ 运动时血压升高 > 200/110 mmHg,或收缩压升高 > 30 mmHg 或下降 > 10 mmHg;④运动时心电图监测 ST 段下移≥0.1 mV 或上升≥0.2 mV;⑤运动时或运动后出现频发室早、短阵室速、Ⅱ度房室传导阻滞等严重心律失常等。⑥注意药物副作用,尤其是病情需要服用洋地黄类、β受体阻断剂、血管扩张剂等药物时。

第三节 疗效评估

一、评估时机

(一)治疗前的评估

患者就诊后应及时评估血压水平、心血管危险因素暴露情况、有无靶器官损害及其程度、有无合并临床症状。前庭功能评估主要包括前庭损害部位和程度评估、平衡功能评估等。

(二)治疗后的评估

治疗过程中应及时评估血压是否达标,各类危险因素是否得到有效控制,靶器官损害和临床症状是否改善,眩晕发作次数是否减少和程度是否减轻。

二、评估方案

(一)血压评估

诊室血压测量、家庭自测血压和动态血压测量均可用于血压评估,推荐应用动态血压测量,可较为全面和准确地反映昼夜血压的全景和波动,包括晨峰血压、血压变异性、24 小时血压均值等指标,以及个体的日常活动、事件、服药等与血压的对应关系。

(二)危险因素评估

进行血尿便常规、血生化常规(血钾、钠、空腹血糖、血脂、尿酸、肌酐等)、心电图、心脏超声、颈动脉超声、眼底、胸片、动态血压监测、平板运动试验等检查。

(三)前庭康复评估

对高血压合并眩晕/头晕患者进行前庭康复之前,应当进行基线评估。评估内容主要包括前庭损害评估、躯体平衡功能及跌倒风险评估,根据评估结果选择适当康复方法,并为康复效果评价提供依据。

1.前庭损害评估

(1)损害部位:分外周性、中枢性及混合性损害。

(2)损害性质:分毁损性前庭功能障碍和非毁损性前庭功能障碍。

(3)损害程度:分完全性和不完全性。

(4)代偿潜能:分完全代偿、不完全性代偿和完全丧失。

2.平衡功能评定 平衡功能评定是基线评估中必须进行的评估项目,包括对坐位和站位的三级平衡能力的评估,主要评估患者能否独立坐立或站立、对他人的依赖程度及跌倒风险。

（1）一级平衡：在无外力作用下睁眼和闭眼时维持某种姿势稳定的过程。一级平衡者生活需要完全依赖他人，不可独自坐立或站立，存在严重的坠床或跌倒风险，评估时需记录平衡维持的时间。

（2）二级平衡：在无外力作用下从一种姿势调整到另外一种姿势的过程中保持身体平衡状态。二级平衡者维持平衡时间相对较短，不能承受任何的外力干扰，存在一定跌倒的风险，因此不可独立完成某种动作，必须在监护下完成部分日常活动。

（3）三级平衡：在外力的作用下身体重心发生改变时，能迅速调整重心和姿势并保持身体平衡的过程。坐位三级平衡者可独立完成床上的部分日常活动，站立三级平衡者可独立行走，跌倒风险相对较低。

第四节　航空医学鉴定

患高血压病的飞行员在飞行环境中易出现眩晕、头晕症状。由于供给内耳及前庭神经核的血管均为终末动脉，较难建立侧支循环。前庭神经核是脑干最大的神经核，位置较表浅，对缺氧尤为敏感。在飞行中暴露于正加速度（$+G_z$）或座舱遭遇缺氧时，极易导致椎基底动脉系统供血不足，造成前庭神经核、迷路、小脑组织缺血缺氧，引起眩晕发作，严重影响飞行人员空间定向、视觉识别、自主神经功能的稳定及肌肉协调能力等，危及飞行安全。

一、招收飞行学员航空医学鉴定原则

（一）应届高中毕业生参加招收飞行学员医学选拔

出现下列情况之一，选拔不合格：

1. 确诊高血压；

2. 有高血压性眩晕病史。

（二）青少年航空学校毕业生参加招收飞行学员医学选拔

与应届高中毕业生参加招收飞行学员医学选拔原则一致。

（三）青少年航空学校学生入校医学选拔

与应届高中毕业生参加招收飞行学员医学选拔原则一致，更为严格。

二、航空大学学员航空医学鉴定原则

出现下列情况之一，飞行不合格：

1. 确诊高血压；

2. 高血压导致眩晕发作。

三、飞行学院学员航空医学鉴定原则

1.确诊高血压者不合格,经非药物治疗后血压控制良好,无靶器官损害和并发症者,可飞行合格;

2.高血压导致眩晕发作者不合格,经非药物治疗后血压控制良好,无靶器官损害和并发症,前庭功能正常者,飞行合格。

四、地面人员改空中战勤、技勤人员航空医学鉴定原则

(一)地面人员改空中技勤人员,下列情况不合格:

1.确诊高血压;

2.高血压导致眩晕发作。

其中高血压治疗效果好,无靶器官损害和并发症,前庭功能正常,个别评定。

(二)地面人员改空中战勤人员,下列情况不合格:

1.确诊高血压;

2.高血压导致眩晕发作。

其中高血压治疗效果好,无靶器官损害和并发症,前庭功能正常,个别评定。

五、飞行人员航空医学鉴定原则

飞行人员高血压病的航空医学鉴定,应主要依据高血压分级、预后危险性、服药情况、治疗效果及对飞行能力的影响,并考虑飞行机种、飞行职务、飞行时间等因素。

(一)空中技勤人员

1.下列情况不合格:

(1)高血压治疗效果欠佳,或出现靶器官损害,或出现并发症;

(2)高血压导致眩晕反复发作。

2.高血压治疗效果好,无靶器官损害和并发症,眩晕无复发,前庭功能正常,飞行合格。

3.高血压治疗效果好,无靶器官损害和并发症,眩晕无复发,前庭功能单侧减退已代偿,飞行合格。

(二)空中战勤人员

1.下列情况不合格

(1)高血压治疗效果欠佳,或出现靶器官损害,或出现并发症;

(2)高血压导致眩晕反复发作。

2.高血压治疗效果好,无靶器官损害和并发症,眩晕无复发,前庭功能正常,个别评定。

3. 高血压治疗效果好,无靶器官损害和并发症,眩晕无复发,前庭功能单侧减退代偿良好,个别评定。

(三)飞行员

1. 下列情况不合格

(1)高血压治疗效果欠佳,或出现靶器官损害,或出现并发症;

(2)高血压导致眩晕反复发作。

2. 下列情况合格

(1)运输(轰炸)机和直升机飞行员,高血压治疗效果好,无靶器官损害和并发症,眩晕无复发,前庭功能正常。

(2)歼击机、高性能武装直升机、舰载直升机飞行员,高血压经非药物治疗后血压控制良好,无靶器官损害和并发症,前庭功能正常。

3. 下列情况个别评定

(1)双座机飞行员,高血压治疗效果好,无靶器官损害和并发症,眩晕无复发,前庭功能单侧减退代偿良好。

(2)单座机飞行员需带药飞行。

必要时歼击机飞行员可行转换机种医学鉴定。

4. 高性能歼击机、高性能武装直升机和舰载战斗机飞行员改装体检鉴定时,高血压致眩晕史,改装不合格,原机种(型)飞行合格。

5. 航天员医学选拔鉴定时,高血压致眩晕史,选拔飞行不合格,原机种(型)飞行合格。

六、民用航空飞行人员航空医学鉴定原则

1. **招收飞行学生** 《民用航空招收飞行学生体检鉴定规范》规定:收缩压/舒张压不应持续大于 140 mmHg/90 mmHg;不应有眩晕病史。据此,有高血压性眩晕及其病史,鉴定为不合格。

2. **空勤人员和空中交通管制员** 《民用航空人员体检合格证管理规则》中有关高血压的规定:血压持续超过 155 mmHg/95 mmHg(Ⅱ级为 160 mmHg/95 mmHg)时不合格。使用药物控制血压则需满足下列条件:①首次或更换使用降压药物,经至少 2 周的观察,血压持续控制在 ≤155 mmHg/95 mmHg,无症状,无药物不良反应;②所使用的降压药物为噻嗪类利尿剂、ACEI、ARB、CCB 或 β 受体阻滞剂;③无影响安全履行职责的心、脑或肾的并发症。《民用航空人员体检合格证管理规则》中还规定:不应有前庭功能障碍。对高血压致眩晕未规定具体的鉴定标准,发病时应及时进行停飞等中止履行执照职责,对于临床治愈后的 Ⅰ、Ⅲa 级体检合格证申请人,血压控制良好,符合相应体检标准后,根据症状体征消失(至少观察 6 个月)、药物使用情况、前庭功能检查情况等多因素个别评定。

(薛军辉 张 丹 李 玲)

参考文献

[1] 田军茹.眩晕诊治[M].北京:人民卫生出版社,2015.

[2] 陈灏珠.实用心脏病学[M].5版.上海:上海科学技术出版社,2016.

[3] 杨杰孚,许峰.心脏病药物治疗学[M].2版.北京:人民卫生出版社,2018.

[4] Wang Z, Chen Z, Zhang L, et al. Status of Hypertension in China:Results from the China Hypertension Survey[J]. Circulation, 2018, 137(22):2344-2356.

[5] 邱峰,戚晓昆.神经内科门诊367例有眩晕主诉患者的病因分析[J].中华内科杂志,2017,000(35):45-46.

[6] 王朝霞,李远军,徐先荣,等.眩晕中心门诊1419例患者的病因分层研究[J].中华临床医师杂志(电子版),2018,12(04):218-222.

[7] 傅卫红,冯青,任建恭,等.飞行人员眩晕的随访及分析[J].解放军医学院学报,2020,41(01):16-20.

[8] 李婷婷,张扬,徐先荣,等.飞行人员和普通人员眩晕病因的比较研究[J].中华航空航天医学杂志,2019,30(01):17-24.

[9] 刘玉华,郑军,瞿丽红,等.2007-2010年度军事飞行人员住院疾病谱分析[J].军医进修学院学报,2012,33(12):1224-1226.

[10] 刘玉华,郑军,瞿丽红,等.2007-2009年军事飞行人员飞行不合格疾病谱分析[J].军医进修学院学报,2011,32(9):883-889.

[11]《中国高血压防治指南》修订委员会.中国高血压防治指南2018年修订版[J].心脑血管病防治,2019,19(01):1-44.

[12] 安升,陈小剑,马海.不同类型孤立性眩晕患者的临床特征与影像学特点[J].实用临床医药杂志,2018,22(23):6-9.

[13] 张欢,焉双梅,杨旭,等.前庭疾病国际分类概述[J].神经损伤与功能重建,2019,14(02):1-6.

[14] 徐先荣,熊巍.飞行人员眩晕的航空医学鉴定[J].军医进修学院学报,2011,32(9):879-882.

[15] BHATTACHARYYA N, GUBBELS S P, SCHWARTZ S R, et al. Clinical Practice Guideline:Benign Paroxysmal Positional Vertigo(Update)[J]. Otolaryngol Head Neck Surg, 2017, 156(3):1-47.

[16] Kim SH, Park SH, kim HJ, et al. Isolated central vestibular syndrome[J]. Ann N Y Acad Sci, 2015, 1343:80-89.

[17] 中华医学会神经病学分会,中华神经科杂志编辑委员会.眩晕诊治专家共识[J].中华神经科杂志,2010,43(5):369-374.

[18] 郎晓光,刘红巾.飞行人员血管源性眩晕诊治研究进展[J].解放军医学院学报,2015,36(1):9-11.

[19] 中国民用航空局.MH/T 7013-2017民用航空招收飞行学生体检鉴定规范[S].北京:中国民用航空局,2017:5. DOI:10.32629/er.v1i5.1557.

[20] 中国民用航空局.CAAR-67FS-R4民用航空人员体检合格证管理规则[S].北京:中华人民共和国交通运输部,2018:25.

第二十五章 飞行人员糖尿病致眩晕的诊治与航空医学鉴定

第一节 概 述

一、定义

糖尿病(diabetes mellitus,DM)是一组由多种病因引起的以高血糖为特征的代谢性疾病。因胰岛素分泌绝对或相对不足及外周靶器官的胰岛素敏感性降低,引起糖、蛋白质、脂肪和电解质等一系列代谢紊乱,临床上患者以高血糖为主要共同标志,可表现为多食、多尿、多饮、体重减轻等症状,久病可引起多个系统损害,特别是眼、肾、心脏、血管、神经的慢性损害及功能障碍。

糖尿病及相关并发症可导致视觉、本体觉、前庭功能障碍,损害平衡功能,引起包括头晕、眩晕、前庭 – 视觉症状及姿势症状等。罹患糖尿病的飞行员在飞行环境中更易出现眩晕、头晕症状,尤其是暴露于正加速度(+ Gz)、过度转颈、座舱遭遇缺氧等情况下,易产生空间定向障碍、视觉识别障碍、躯体和四肢肌肉调节障碍、自主神经功能紊乱等,危及飞行安全。其诊治涉及内分泌科、心血管内科、神经内科、耳鼻喉科、眼科、老年科等多个学科,是全身疾病相关眩晕、头晕诊治的难点,随着眩晕研究的深入,越来越受到临床的重视。

二、流行病学

(一)糖尿病的流行现状

国际糖尿病联盟 2019 年数据显示,全世界约有 4.63 亿人患有糖尿病,预计到 2030 年,糖尿病患病人数将达到 5.78 亿。1980 年我国普查糖尿病的患病率为 0.67%,此后 30 年来,随着经济的发展,我国成人糖尿病患病率显著增加。2013 年调查数据显示,我国 18 岁及以上人群糖尿病患病率为已经高达 10.4%,更为严重的是其中的 63% 的糖尿病患者未被诊断而无法及早进行有效的治疗。我国糖尿病流行的影响因素主要有以下几个方面:①生活方式。经济的快速发展极大地加快了我国的城市化进程,人们的生活条件得到显著改善,体力活动明显减少,生活节奏也明显加快,这都与糖尿病的发生密切相关。②老龄化。随着我国医疗卫生保障体系的不断健全,2020 年我国人均预期寿命已提高到 77.3 岁。调查数据显示 2013 年 60 岁以上的老年人中糖尿病患病率高达 20%。③超重肥胖患病率增加。《中国居民营养与慢性病状况报告(2015 年)》显示,全国 18 岁及以上成人超重率为 30.1%,肥胖率为 11.9%。2013 年调查数据显示,$25 \leqslant BMI < 30$ 者糖尿病患病率为 15.4%,而 $BMI \geqslant 30$ 者糖尿病患病率高达 21.2%。④遗传易感性。已有研究证实 2 型糖尿病的遗传易感性存在着明显的种族差异,其中亚裔人群的糖尿病患病风险显著高于其他种族。目前全球已经定位超过 100 个 2 型糖尿病易感基因位点,其中仅 30% 在中国人群中得到验证。糖尿病作为一种多基因遗传相关性疾病,发病明显具有家族聚集的特点,研究表明有糖尿病家族史人群的糖尿病患病率是普通人群的 3 倍。

(二)糖尿病在飞行人员中的流行现状

1 型糖尿病(T1DM)是一种自身免疫介导的器官特异性疾病,胰岛 B 细胞选择性破坏,通常发生在儿童或少年,常表现为典型的多尿、多饮、多食和消瘦症状,这类患者多在招收飞行学员的体格检查过程中被发现而淘汰。因此,在飞行人员中特别少见。2 型糖尿病可以发生在任何年龄,其中多数患者起病缓慢,临床症状相对较轻。虽然飞行人员年度体检项目包括血糖及尿糖项目,但是在糖尿病早期,患者往往没有明显不适的症状,且空腹血糖易受用药、饮食等因素的影响,一次或几次血糖测定不能准确反映糖尿病患者的血糖真实状态,只能反映受检时的血糖水平。因此,飞行人员患有糖尿病早期往往不容易被发现。相关调查表明,我军飞行人员糖尿病的发病率为 1.14%,糖尿病前期的发病率为 1.18%,均高于民航飞行员。虽然飞行人员的糖尿病和糖尿病前期的发病率低于普通人群,但是飞行人员培养周期长,花费成本高,尤其是军事飞行人员一旦确诊为糖尿病,即面临停飞,造成人才和资源的巨大浪费。美军飞行人员医学检查中,糖尿病在评定不合格的疾病谱中位列第四,在民航方面,位列第三。长期高血糖会对机体带来多种不利影响,导致多尿、脱水、恶心、疲劳等。糖尿病带来的微血管病变、神经损害及视网膜病变可能对患者的前庭及平衡功能造成严重影响。正常情况下,人体平衡的维持需借助前庭觉、视觉和本体觉所提供的外周信息进行综合处理,任何环节出现问题都可以导致人体平衡功能失调,出现头晕或身体不稳。有调查发现,飞行人员糖尿病视网膜病变患病高达 2.8%,应当引起特别关注。

三、病因及发病机制

糖尿病可引起多种临床症状,其中眩晕是糖尿病患者经常主诉的症状之一。正常情况下,人体的平衡主要由前庭觉、视觉和本体觉所提供的外周信息进行整合共同维持。糖尿病及其相关并发症可以造成视网膜病变、前庭功能损害、深感觉障碍及各种感觉的整合中枢损害,导致糖尿病患者的平衡功能受损。此外,糖尿病常和其他眩晕危险因素(如高血压、吸烟、肥胖等)合并存在,进一步增加了患者发生眩晕或头晕的风险。

(一)糖尿病致视觉功能损害

众所周知,视觉系统在维持人体平衡过程中发挥着关键作用。视网膜病变是糖尿病较常见的并发症之一,相关研究表明我国有超过 40% 的糖尿病患者会出现糖尿病视网膜病变。糖尿病视网膜病变是由于糖尿病患者糖代谢功能障碍导致的眼部视网膜微循环持续病变的眼部疾病。目前关于糖尿病视网膜病变的发病机制有多种假说,如血液流变学变化、炎症、氧化应激、AGEs 增多、多元醇通路激活等。李谨等通过 Smart – Equi test 动态姿势测试系统对 51 例糖尿病患者平衡控制能力进行评估。结果显示:糖尿病患者的视觉功能测试评分和运动控制测试(motor control test, MCT)评分低于对照组。糖尿病患者平衡障碍以视觉损害和运动控制能力下降为主要特征。

(二)糖尿病致前庭功能损害

前庭系统在维持人体平衡功能中起着重要作用。研究发现约有 70% 的糖尿病患者伴有不同程度的前庭功能受损,甚至在糖尿病前期阶段,前庭功能就已出现减退。目前认为糖尿病患者的前庭功能损伤主要与微血管病变、代谢和生化异常有关。前庭感受器的血液供应来自迷路动脉单一终末支,相对容易受损。糖尿病患者伴随的微血管病变常会导致迷路动脉供血不足及内耳微小血管循环障碍,造成前庭功能损害。此外,长期的高血糖、胰岛素抵抗及脂质代谢异常等各种危险因素持续累积也会加重微血管病变,进一步加重前庭损伤。Myers 等在糖尿病动物模型上发现,糖尿病会导致大鼠微血管终末器官前庭 I 型毛细胞变性及病理改变,进一步证实了微血管病变可能是糖尿病患者前庭功能受损的主要病因。糖尿病早期的患者常常表现为外周性前庭功能减退,随着病程延长,尤其是伴有其他器官或系统疾病后,进一步出现前庭中枢系统的损害。

(三)糖尿病致本体觉损害

目前普遍认为糖尿病周围神经病变导致患者本体觉减退,具体机制包括神经感知功能下降、神经传导速度减慢、小腿肌力和耐力改变等。本体系统在人体平衡功能受到干扰时最快做出适应性改变。糖尿病患者本体觉缺失现象在临床上很常见,糖尿病周围神经病变继发的本体觉缺失改变了脚和脚踝的运动和(或)感觉成分,影响患者站立和步行时的姿势稳定性,增加了跌倒风险。

(四)低血糖导致头晕、眩晕

糖尿病患者易发生低血糖,尤其是应用胰岛素或胰岛素促泌剂治疗的患者低血糖发生率更高。有数据显示在应用磺脲类药物治疗的 2 型糖尿病患者中,低血糖的发生率约 7% ,应用胰岛素治疗的 2 型糖尿病患者中,严重低血糖的发生率更是高达 10% ~30% 。但是如二甲双胍、α – 糖苷酶抑制剂、TZDs 等在单独使用时一般不会导致低血糖。应用 DPP – 4 抑制剂、GLP – 1 受体激动剂和 SGLT2 抑制剂的低血糖风险较小。低血糖是由多种因素引起的血糖浓度 <2. 8 mmol/L 的一组综合征,常表现为心率加快、焦虑、出汗、乏力、眩晕、意识模糊等。糖尿病患者发生低血糖反应往往以头晕、眩晕、姿势症状为主诉,在诊疗中应加以重视。轻、中度低血糖可损害认知功能,即使短暂发作也会影响患者平衡感、视力、意识状态等;而严重低血糖可引起昏迷、癫痫、中风甚至死亡。糖尿病导致的

自主神经病变可影响机体对低血糖的反馈调节能力,增加了发生严重低血糖的风险。同时,低血糖也可能诱发或加重患者自主神经功能障碍,形成恶性循环。

第二节　诊断治疗

一、诊断

(一)病史

详细采集糖尿病病史,包括发病时间、症状特点、血糖范围、治疗措施和效果等。在眩晕的诊断中,病史发挥着相当重要的作用,在采集病史时注意症状特点、病程的演变过程、神经系统症状、系统疾病和精神状态等,从而迅速识别和诊断疾病,进而采取针对性检查和必要的处理措施。糖尿病患者一般虽有典型的多饮、多食、多尿症状,但是早期糖尿病患者的症状多不典型。因此,对于糖尿病导致的眩晕,在采集病史时要注意眩晕出现的时机,注意询问饮食量,降糖药物服用情况,明确是否为餐前的低血糖反应,或由药物过量及副作用诱发。此外,还需要询问有无反复皮肤感染、手足麻木、跟腱反射减弱及周围神经异常等糖尿病相关症状。

(二)检查

1. **床旁检查**　优先监测眩晕患者的生命体征(血压、脉搏、呼吸、体温),并对其意识状态进行评估;通过简单的查体手段观察眼球的位置、运动及瞳孔大小;明确患者的肌力和肌张力情况,病理反射是否引出,有无脑膜刺激征等神经系统症状;利用床旁头脉冲试验、HINTS床旁检查、听功能检查、Romberg试验及加强Romberg试验等进行初步的耳科检查。通过简单快速的体格检查进一步明确眩晕的性质和可能病因。

2. **血糖检测**　空腹血糖、随机血糖、餐后2小时血糖或葡萄糖耐量试验(OGTT)是糖尿病诊断的主要依据,没有糖尿病典型临床症状时必须重复检测以尽早确诊。急性感染、创伤或其他应激情况下可出现一过性的血糖增高,若没有明确的糖尿病病史,不能以此时的血糖值诊断糖尿病,必须待刺激因素解除后,再次确定糖代谢状态。

3. **糖化血红蛋白检测**　糖化血红蛋白可以反映3个月平均水平的血糖变化,且不受进食时间及短期生活方式改变的影响,2011年WHO已经建议将其作为诊断糖尿病的关键指标之一,诊断切点为HbA1c≥6.5%。

4. **实验室检查**　完善尿常规、电解质、肝肾功等实验室指标检测。

5. **眼底视网膜相关检查**　利用裂隙灯、眼底镜及眼底荧光造影等多种检查手段明确有无糖尿病视网膜病变及程度。

6. **血管及前庭功能等检查**　利用彩色多普勒超声、血管造影等检查手段明确糖尿病大血管结构和功能的变化;利用前庭自旋转试验(VAT)、视频头脉冲试验(vHIT)、周围神经功能及自主神经功能评价等检查手段明确糖尿病神经病变,及前庭功能损害程度,进一步明确眩晕的病因。具体前庭功能检查方法见绪论部分。

7. 量表检查 主要包括眩晕评定量表(dizziness handicap inventory,DHI)和医院焦虑抑郁量表(hospital anxiety and depression scale,HADS)等。

(三)诊断依据

糖尿病导致的眩晕常常是前庭功能、视觉功能及本体觉损害共同参与。最主要的是明确眩晕的基本病因,依据病史及辅助检查确诊糖尿病,尽快启动综合治疗。目前国际通用的诊断标准和分类是 WHO(1999 年)标准,见表 25 – 1 和表25 – 2。

表 25 – 1　糖尿病的诊断标准

诊断标准	静脉血浆葡萄糖(mmol/L)
(1)典型糖尿病症状(烦渴多饮、多尿、多食、不明原因的体重下降)加上随机血糖或加上	≥11.1
(2)空腹血糖或加上	≥7.0
(3)葡萄糖负荷后 2 h 血糖无典型糖尿病症状者,需改日复查确认	≥11.1

注:空腹状态指至少 8 h 没有进食热量;随机血糖指不考虑上次用餐时间,一天中任意时间的血糖,不能用来诊断空腹血糖异常或糖耐量异常。

表 25 – 2　糖代谢状态分类

糖代谢分类	静脉血浆葡萄糖(mmol/L)	
	空腹血糖	糖负荷后 2 h 血糖
正常血糖	<6.1	<7.8
空腹血糖受损(IFG)	≥6.1, <7.0	<7.8
糖耐量异常(IGT)	<7.0	≥7.8, <11.1
糖尿病	≥7.0	≥11.1

注:IFG 和 IGT 统称为糖调节受损,也称糖尿病前期。

糖尿病的分型采用 WHO(1999 年)的糖尿病病因学分型体系,根据病因学证据将糖尿病分 4 大类,即 1 型糖尿病、2 型糖尿病、特殊类型糖尿病和妊娠期糖尿病。1 型糖尿病、2 型糖尿病和妊娠期糖尿病是临床常见类型。1 型糖尿病病因和发病机制尚不清楚,其显著的病理学和病理生理学特征是胰岛 B 细胞数量显著减少和消失所导致的胰岛素分泌显著下降或缺失。2 型糖尿病的病因和发病机制目前亦不明确,其显著的病理生理学特征为胰岛素调控葡萄糖代谢能力的下降(胰岛素抵抗),伴随胰岛 B 细胞功能缺陷所导致的胰岛素分泌减少(或相对减少)。特殊类型糖尿病是病因学相对明确的糖尿病。

二、鉴别诊断

（一）良性阵发性位置性眩晕

良性阵发性位置性眩晕（benign paroxysm positional vertigo，BPPV）是一种与体位变动明显相关的眩晕发作，持续数秒至 2 min，常伴眼震，多种手法复位试验可加以证实。BPPV常为独立的疾病，但也可以继发于头部外伤、病毒性迷路炎以及脑梗死、多系统萎缩、多发性硬化、脑萎缩、偏头痛、卡马西平中毒等中枢性病变。诊断依据：①眩晕发作与头位变化相关，眩晕一般持续在 1 min 内，无耳蜗受损症状；②神经系统阳性体征，Dix-Hallpike检查时，诱发眩晕及眼震；③眩晕具有疲劳性，无疲劳的位置性眼震常提示中枢性病变，见表25-3。

（二）前庭神经炎

前庭神经炎是病毒感染前庭神经或前庭神经元的结果，是一种不伴听力障碍以及神经系统定位体征的眩晕发作性疾病。伴随剧烈的呕吐、心悸、出汗等自主神经反应，视物旋转感剧烈且常持续 24 h 以上，有时可达数天。临床特点上，常在眩晕好转后数月仍存在不稳定感。诊断依据：①眩晕发作常持续 24 h 以上，部分患者病前有病毒感染史；②无耳蜗症状；③除外脑卒中及脑外伤；④前庭功能检查显示一侧前庭功能减退，多在数周后自愈，少见复发，见表25-3。

（三）梅尼埃病

梅尼埃病是一种原因不明的以膜迷路积水为主要病理特征的内耳疾病。发病无性别差异，首次发病年龄20~70岁。常见的发病诱因包括劳累、精神紧张及情绪波动、睡眠障碍、不良生活事件、天气或季节变化等。典型的临床表现是反复发作性眩晕，波动性听力下降、耳鸣和（或）耳闷胀感，眩晕发作持续 20 min 至数小时不等，常伴自主神经功能紊乱和平衡障碍。诊断标准：①发作性眩晕 2 次或 2 次以上，持续 20 min 至数小时，常伴自主神经功能紊乱和平衡障碍，无意识丧失；②波动性听力损失，早期多为低频听力损失，随病情进展听力损失逐渐加重；③可伴有耳鸣和（或）耳胀满感；④前庭功能检查可有自发性眼震和（或）前庭功能异常，排除其他疾病，见表25-3。

表25-3　糖尿病致眩晕的鉴别诊断

	糖尿病致眩晕	良性阵发性位置性眩晕	前庭神经炎	梅尼埃病
症状出现时机	运动中或停止运动后数十分钟	与体位变动明显相关	部分患者病前有病毒感染史	劳累、精神紧张及情绪波动后
自主神经症状	有	有	较重，常伴剧烈呕吐、心悸、出汗等	有
听力下降	少见	无	无	常见

续表 25 - 3

	糖尿病致眩晕	良性阵发性位置性眩晕	前庭神经炎	梅尼埃病
视觉功能损害	常见	无	症状加重	症状加重
持续时间	数小时,最多数天	持续数秒至 2 min	常持续 24 h 以上,有时可达数天	持续 20 min 至数小时
前庭康复	有效	有效	有效	有效

三、治疗

糖尿病导致眩晕的治疗主要包括三个方面:首先是对症治疗缓解眩晕症状;其次是病因治疗,采取包括降低血糖、调节血脂、控制体重和改善生活方式等多种治疗手段治疗糖尿病,最后采取针对性的康复治疗改善前庭及平衡功能。

(一)糖尿病相关眩晕治疗

1. 对于程度较轻的眩晕,在脱离刺激环境后,闭目安静休息,轻症者多可自行缓解。

2. 对于程度较重、持续时间较长、反复发作仅靠休息不能缓解头晕、恶心症状者,可以应用前庭抑制剂,控制急性症状。目前临床上常用的前庭抑制剂主要分为抗组胺剂(异丙嗪、苯海拉明等)、抗胆碱能剂(东莨菪碱等)和苯二氮䓬类;止吐药有甲氧氯普胺和氯丙嗪等。抑制剂不适用于前庭功能永久损害的患者,头晕一般也不用前庭抑制剂,应积极进行前庭康复。心理治疗可消除眩晕造成的恐惧心理和焦虑抑郁症状,需要时应使用帕罗西汀等抗抑郁抗焦虑药物。

3. 对于高血糖或低血糖引发的眩晕,应当及时应用降糖药物(二甲双胍、胰岛素等)或补充葡萄糖,去除诱因,并在病情得到控制后及时调整糖尿病综合治疗方案。

(二)2 型糖尿病综合治疗

糖尿病治疗的近期目标是通过控制血糖及代谢紊乱来消除糖尿病症状,防止出现急性代谢并发症,远期目标是通过良好的代谢控制达到预防慢性并发症,提高患者生活质量并延长寿命。

1. **积极开展健康教育** 对飞行人员开展经常性健康教育,提高其对糖尿病防治的认识,如糖尿病的自然进程、临床表现、急慢性并发症和危害,以及自我管理的重要性。倡导合理膳食、控制体重、适量运动、限盐、控烟、限酒和心理平衡的健康生活方式,提高飞行人员的糖尿病防治意识。

2. **饮食控制** 饮食控制是糖尿病治疗的关键。研究证实合理的饮食干预可以显著降低糖耐量异常(IGT)进展为 2 型糖尿病的风险。我军飞行人员的伙食标准有严格的规定,并由空勤营养师对食物均衡性及总热量进行监督把关。糖尿病患者饮食控制应当坚持如下原则:控制总热量,适当限制主食,膳食营养均衡,膳食中由脂肪提供的能量应占总能量的 20% ~30%,碳水化合物所提供的能量应占总能量的 50% ~65%,蛋白质所提供的能量应占总能量的 15% ~20%,并保证优质蛋白质比例超过三分之一。此外,尽量减少膳食中胆固醇的过多摄入,饱和脂肪酸摄入量不应超过饮食总能量的 7%,食谱多样化,多食高膳食纤维食物,同时需要注意不同食物对血糖波动的影响。

3. 体育锻炼 体育锻炼有助于控制血糖,减少心血管危险因素。流行病学研究结果显示:规律运动 8 周以上可将 2 型糖尿病患者的糖化血红蛋白(HbA1c)降低 0.66%。体育锻炼是飞行人员保持其良好的身体素质和强健体魄的重要手段。2 型糖尿病患者每周至少进行 150 min(如每周运动 5 d,每次 30 min)的有氧运动,运动强度建议中等(参考指标为运动时心率达到最大心率的 50% ~70%)。如无禁忌证,每周可进行 2 ~3 次抗阻运动,以锻炼肌肉力量,提高机体的抗荷耐力。运动类型及强度要与患者的年龄、病情及身体承受能力相适应,并定期评估。需要注意的是运动前后要加强血糖监测,运动量过大或激烈运动时应建议患者临时调整饮食及药物治疗方案,以免发生低血糖。此外,体育锻炼须与饮食控制、药物治疗等措施结合起来,并监测血糖变化,以期达到最好的疗效。

4. 控制体重 超重或肥胖的糖尿病患者,应减轻体重,减重目标是 3 ~6 个月减轻体重 5% ~10%。控制体重有助于改善胰岛素抵抗,改善脂代谢,预防糖尿病心血管并发症,提高免疫力,进而延缓甚至避免糖尿病并发症的产生。糖尿病患者体重控制最好是通过运动与饮食方式进行控制。在糖尿病早期,通过上述两种方式往往就能够达到控制血糖的效果。

5. 药物治疗 药物治疗是控制糖尿病患者血糖最直接有效的治疗方式,包括:磺脲类、双胍类、α - 葡萄糖苷酶抑制剂、噻唑烷二酮类药物(胰岛素增敏剂)和胰岛素。由于飞行工作的特殊性,一般不允许飞行人员在飞行中使用任何降血糖的药物。如果患者确实需要应用药物控制血糖后才能从事飞行工作,则需要进行个别评定,合格后方可飞行。

(1)用药时机:生活方式干预是糖尿病治疗的基础,如果血糖控制不达标(HbA1c≥7.0%)则进行药物治疗。在使用单一药物进行治疗时,可选择二甲双胍、α - 葡萄糖苷酶抑制剂或胰岛素促泌剂,其中二甲双胍是单一药物治疗的首选。在单一药物治疗效果不理想时可开始二联治疗、三联治疗或胰岛素多次注射。

(2)口服降糖药物:口服降糖药物可分为以促进胰岛素分泌为主要作用的药物(磺脲类、格列奈类、二肽基肽酶 - 4 抑制剂)和通过其他机制降低血糖的药物(双胍类、噻唑烷二酮类、SGLT - 2 抑制剂、α - 葡萄糖苷酶抑制剂)。磺脲类和格列奈类可以直接刺激胰岛 B 细胞分泌胰岛素;二肽基肽酶 - 4 抑制剂可以通过减少体内胰高血糖素样肽 - 1 (GLP - 1)的分解、增加 GLP - 1 浓度从而促进胰岛 B 细胞分泌胰岛素;双胍类可以减少肝脏葡萄糖的输出和改善外周胰岛素抵抗而降低血糖;噻唑烷二酮类主要通过增加靶细胞对胰岛素作用的敏感性而降低血糖,单独使用时不导致低血糖,但与胰岛素或胰岛素促泌剂联合使用时可增加低血糖发生的风险;α - 糖苷酶抑制剂通过抑制碳水化合物在小肠上部的吸收而降低餐后血糖,适用于以碳水化合物为主要食物成分和餐后血糖升高的患者;SGLT - 2抑制剂通过抑制肾小管中负责从尿液中重吸收葡萄糖的SGLT - 2降低肾糖阈,促进尿葡萄糖排泄,从而达到降低血液循环中葡萄糖水平的作用。

(3)胰岛素 胰岛素治疗是控制血糖的重要手段。2型糖尿病患者在生活方式和口服降糖药物联合治疗的基础上,若血糖仍未达到控制目标,应尽早开始胰岛素治疗。在继续口服降糖药物的基础上,联合中效人胰岛素或长效胰岛素类似物睡前注射,并根据患者空腹血糖水平调整胰岛素用量,每3~5天调整1次,直至空腹血糖达标。对于HbA1c≥9.0%或空腹血糖≥11.0 mmol/L同时伴明显高血糖症状的新诊断2型糖尿病患者,可考虑实施短期(2周至3个月)胰岛素强化治疗。胰岛素的多次注射可以采用每日2~4次或持续皮下注射胰岛素方法。

(三)康复治疗

对糖尿病相关眩晕患者进行前庭康复之前,应当对其前庭功能损害情况及原发疾病、伴随并发症进行全面的基线评估,建立前庭康复诊断。评估内容主要包括前庭损害部位、性质、程度、躯体平衡功能、患者的情绪心理和对前庭康复训练的配合程度(积极、消极),以及替代潜能(有或无,完全性或不完全性)等,根据评估结果选择适当前庭康复方法并为前庭康复疗效评价提供依据。

1. VRT 主要通过头眼协调性固视机制进行康复 包括外周性康复、中枢性康复、替代性康复、视觉强化性康复等。外周性康复常适用于累及VOR初级反射弧的疾病损害。中枢性康复常用于器质性前庭疾病造成的中枢功能障碍,可根据患者情况选择VOR抑制、反扫射、记忆VOR、记忆扫射等中枢性前庭康复方法,由易至难进行训练。替代性康复常用于完全性前庭功能丧失的患者。视觉强化性康复:视觉强化性康复主要通过视觉背景提供视觉冲突,增强VOR反应和视前庭交互反应能力,降低对运动和视觉刺激的敏感性。

2. BRT 主要由步态平衡训练构成 包括肌力、重心、步态、平衡协调训练、靶向移动训练和行走训练可重新建立前庭反射,提高前庭位置觉和视觉反应能力,提高姿势稳定性,预防跌倒。肌力强度康复主要是指加强下肢及足部肌力强度,从而增强下肢持重力度,增加活动稳定性。重心变换康复一般是指患者双腿快速交替抬起,身体尽可能前倾、后仰和侧弯,正常行走听到指令突然转髋等。平衡协调康复一般指患者马步站立头眼随手移动,弓步站立双手一上一下传球或扑克牌,双脚跟脚尖行走等。步态功能康复一般指从坐位站起计时走,脚跟脚尖成一条直线走,常速变速行走或转头摇头条件下行走。然而并非所有的前庭功能减退患者都可以从康复训练中获益,前庭代偿只在体内一些生理机制完整的情况下才能达到最佳。不同患者的前庭功能损伤程度及代偿能力不同,这就需要先检查评估患者的前庭功能,然后根据具体情况制定个体化的康复训练方案。

四、预防措施

糖尿病致眩晕和航空事故密切相关,因此,成为航空航天医学关注的主要问题之一。一方面糖尿病患者在口服降糖药控制血糖时有出现低血糖的风险;另一方面是长期的高血糖及代谢改变会导致微血管、神经系统及视力等多系统的病变损伤,诱发前庭、本体及视力的损害,加重糖尿病患者的平衡障碍,威胁飞行安全。因此,预防工作应着重从以下几个方面展开。

(一)招飞选拔

做好军事飞行人员、战(技)勤人员和航天员的医学选拔,严把招飞选拔关口。

(二)健康教育

对飞行人员开展经常性健康教育,倡导合理膳食、控制体重、适量运动、限盐、控烟、限酒和心理平衡的健康生活方式,提高飞行人员的糖尿病防治意识,降低糖尿病的发病风险。

(三)合理用药

患糖尿病飞行人员合理使用降糖药物,建议选择安全有效、副作用较少,以及低血糖风险较低的降糖药物。

(四)综合治疗

采取综合治疗,控制血糖,并尽早开展相应的康复训练,延缓糖尿病病情的进展。

第三节 疗效评估

一、评估时机

糖尿病患者在血糖控制良好的情况下,应每月监测空腹血糖、餐后血糖及糖化血红蛋白等指标,每年进行眼科相关检查。糖尿病神经病变的发生与糖尿病病程、血糖控制等因素相关,病程越长的糖尿病患者,越容易出现明显的神经病变临床表现。因此,对于病程较长的患病飞行员,应特别注意观察其有无周围神经功能障碍,如肢体疼痛、麻木、感觉异常,有无颅神经损伤如上睑下垂、面瘫、眼球固定、面部疼痛及听力损害等。对于病程超过 5 年的 2 型糖尿病患者建议至少每年筛查 1 次。

飞行人员患轻型糖尿病,无明显自觉症状,经临床治愈,全身情况良好,飞行合格。阶段性小体检应复查血糖等指标。患糖尿病飞行人员需要服药控制血糖涉及个别评定时,要经过足够的地面观察时间(1~3 个月),将空腹血糖控制在≤7 mmol/L,且餐后 2 h 血糖≤10 mmol/L,并监测有无并发症及药物副作用的发生。

二、评估内容

(一)病史询问

询问血糖、血压、体重饮食及运动变化情况,有无服药后低血糖及其他药物副作用发生,有无头晕、恶心等前庭自主神经症状,有无视觉变化,有无深感觉异常及平衡障碍等,并对症状进行综合评估。

(二)生化检查

监测糖化血红蛋白、空腹血糖、血脂代谢、肝肾功和尿常规等,进行眼科相关检查,如散瞳后眼底检查等。此外,如果口服二甲双胍药物降糖治疗时,则需要监测血常规以及维生素 B_{12} 的水平。

(三)前庭功能检测

主要针对基线评估时发现的异常情况进行复查,对客观指标进行评估。

第四节　航空医学鉴定

一、招收飞行学员航空医学鉴定原则

(一)应届高中毕业生参加招收飞行学员医学选拔

出现下列情况之一,选拔不合格:

1. 糖尿病前期(糖代谢调节受损);
2. 糖尿病。

(二)青少年航空学校毕业生参加招收飞行学员医学选拔

与应届高中毕业生参加招收飞行学员医学选拔鉴定原则相同。

(三)青少年航空学校学生入校医学选拔

与应届高中毕业生参加招收飞行学员医学选拔鉴定原则相同,且更为严格。

二、航空大学学员航空医学鉴定原则

理论学习阶段的飞行学员一旦达糖尿病前期或确诊糖尿病,均不合格,建议停学或转学其他专业,应从严把握。

三、飞行学院学员航空医学鉴定原则

确诊糖尿病者不合格。糖尿病前期经生活方式干预效果好,运输(轰炸)机和直升机飞行学员个别评定。

四、地面人员改空中战勤、技勤人员航空医学鉴定原则

(一)地面人员改空中战勤人员航空医学鉴定

确诊糖尿病者不合格。糖尿病前期经生活方式干预效果好,个别评定。

(二)地面人员改空中技勤人员航空医学鉴定

其鉴定与地面选改空中战勤人员医学选拔原则相当。

五、飞行人员航空医学鉴定原则

1. 飞行员确诊糖尿病不合格;治疗效果好,无明显症状和并发症,轰炸、运输机飞行人员个别评定。

2. 糖尿病前期(空腹血糖受损、糖耐量减低),无明显症状和并发症,轰炸、运输机飞行人员飞行合格;直升机和双座歼击机飞行人员个别评定。

3. 高性能歼击机、高性能武装直升机和舰载战斗机飞行员改装体检鉴定时,发现患糖尿病或糖尿病前期,改装不合格,原机种(型)暂时飞行不合格,治疗后再鉴定。必要时歼击机飞行员可行转换机种医学鉴定。

4. 航天员医学选拔鉴定时,发现患糖尿病或糖尿病前期,医学选拔不合格,原机种(型)暂时飞行不合格,治疗后再鉴定,必要时可行转换机种医学鉴定。

六、民用航空人员医学鉴定原则

1. **招收飞行学生** 《民用航空招收飞行学生体检鉴定规范》规定:不应有风湿性、内分泌系统及营养代谢性疾病;不应有眩晕病史。据此有糖尿病或糖尿病前期致眩晕,鉴定为不合格。

2. **空勤人员和空中交通管制员** 《民用航空人员体检合格证管理规则》中有关糖尿病的鉴定规定:无下列代谢、免疫和内分泌系统疾病:①使用胰岛素控制的糖尿病;②使用可能影响安全履行职责的药物控制的糖尿病;③其他可能影响安全履行职责的代谢、免疫和内分泌系统疾病。各级体检合格证申请人患有无须用药物控制的糖尿病,空腹血糖在 $3.9 \sim 7.5$ mmol/L,餐后 2 h 血糖在 $4.4 \sim 10.0$ mmol/L,HbA1c $< 7.0\%$(Ⅱ、Ⅲ级为 7.5%),无并发症,可鉴定为合格;各级体检合格证申请人患有需用口服降糖药物控制的糖尿病,无并发症,满足下列条件,可鉴定为合格:

(1)所服药物应为:①双胍类,如二甲双胍;②α-糖苷酶抑制剂,如阿卡波糖;③噻唑烷二酮类,如罗格列酮;④二肽基肽酶4抑制剂,如西格列汀。

(2)初次口服或换用(含调整剂量)上述降血糖药物后,观察至少 60 d,病情得到控制、无所服用药物的不良反应、近 60 d 内连续 3 次(Ⅱ、Ⅲ级为 2 次)、2 周以上时间间隔的空腹血糖、餐后 2 h 血糖及 HbA1c 符合上述标准。

《民用航空人员体检合格证管理规则》中有关眩晕的鉴定规定:不应有前庭功能障碍。对糖尿病致眩晕未规定具体的鉴定标准,糖尿病致眩晕时应及时进行停飞等中止履行执照职责,对于临床治愈后的Ⅰ、Ⅲa级体检合格证申请人,糖尿病控制良好,符合相应体检标准后,根据症状体征消失(至少观察6个月)、药物使用、前庭功能检查情况等多因素个别评定。

(刘峰舟 张 青 张梦迪)

参考文献

[1] Piker E G,Romero D J. Diabetes and the Vestibular System[J]. Semin Hear,2019,40(4):300 – 307.

[2] Zheng Y,Ley S H,Hu F B. Globalaetiology and epidemiology of type 2 diabetes mellitus and its complications[J]. Nat Rev Endocrinol,2018,14(2):88 – 98.

[3] Schmidt A M. Highlighting Diabetes Mellitus:The Epidemic Continues[J]. Arterioscler Thromb Vasc Biol,2018,38(1):e1 – e8.

[4] Mills W D,Dejohn C A,Alaziz M. The U. S. Experience with Waivers for Insulin – Treated Pilots[J]. Aerosp Med Hum Perform,2017,88(1):34 – 41.

[5] Mitchell S J,Hine J,Vening J,et al. A UK Civil Aviation Authority protocol to allow pilots with insulin – treated diabetes to fly commercial aircraft[J]. Lancet Diabetes Endocrinol,2017,5(9):677 – 679.

[6] Wu T Y,Taylor J M,Kilfoyle D H,et al. Autonomic dysfunction is a major feature of cerebellar ataxia, neuropathy,vestibular areflexia 'CANVAS' syndrome[J]. Brain,2014,137(Pt 10):2649 – 2656.

[7] 徐先荣,杨军主编.眩晕内科诊治与前庭康复[M].北京:科学出版社,2020.

[8] 常耀明总主编;马进,詹皓主编.航空航天医学全书[M].西安:第四军医大学出版社,2013.

[9] 田莉. 2型糖尿病患者低血糖发生影响因素分析[J].实用糖尿病杂志,2020,16(03):131 – 132.

[10] 李谨,辛玲玉,马肖钰,等. 2型糖尿病患者动态平衡障碍特点分析[J].首都医科大学学报,2019,40(01):1 – 5.

[11] 赫广玉,肖显超,谢晓娜,等. 糖尿病患者发生低血糖的现状及预测[J].中国糖尿病杂志,2019,27(11):877 – 880.

[12] 朱祖福,张慧萍,孔玉,等. 以眩晕失衡为主要表现的糖尿病神经病变30例分析[J].中国实用神经疾病杂志,2016,19(01):108 – 109.

[13] 孟岩,庄晓明. 糖尿病前期患者前庭功能损伤及其影响因素分析[J].首都医科大学学报,2019,40(01):11 – 15.

[14] 中国2型糖尿病防治指南(2017年版)[J].中国实用内科杂志,2018,38(04):292 – 344.

[15] 李谨,刘博,段金萍,等. 糖尿病患者的前庭功能变化特点与分析[J].中华耳科学杂志,2016,14(04):460 – 463.

[16] 周芸,刘博. 糖尿病患者平衡功能障碍的发生机制[J].中华耳科学杂志,2011,9(04):365 – 368.

[17] 李丙军,朱文峰,吴家林. 飞行人员的若干体格检查标准问题探讨[J].东南国防医药,2008(02):

119 - 121.

[18] 王璐宁,杨彩哲,朱迪,等.空军飞行人员糖尿病前期及 2 型糖尿病的临床特点与鉴定[J].空军医学杂志,2016,32(06):416 - 417.

[19] 王忠,董明宽,李东芳,等.民航空勤人员糖尿病患病率调查[J].中华航空航天医学杂志,1999(04):3 - 5.

[20] 潘婕,罗本燕.眩晕的诊断与鉴别诊断[J].中国实用内科杂志,2011,31(06):421 - 423.

[21] 李鹃,张天宇,沈建中,等.糖尿病患者前庭功能的改变及其临床意义[J].临床耳鼻咽喉头颈外科杂志,2008(01):10 - 13.

[22] 中国民用航空局.MH/T 7013 - 2017 民用航空招收飞行学生体检鉴定规范[S].北京:中国民用航空局,2017:5. DOI:10.32629/er.v1i5.1557.

[23] 中国民用航空局.CAAR - 67FS - R4 民用航空人员体检合格证管理规则[S].北京:中华人民共和国交通运输部,2018:25.

第二十六章 飞行人员颈源性眩晕的诊治与航空医学鉴定

第一节 概　述

一、定义

颈源性眩晕(cervical venigo)是因颈椎退变、损伤等颈源性因素造成颈椎内外紊乱而引起的以眩晕为主要症状的眩晕综合征,常见症状有眩晕、视物模糊、恶心、呕吐,病情重者可出现猝倒,但通常无意识障碍。

二、演变历史

早在1926年,交感神经受刺激后椎动脉收缩而引起的眩晕、恶心、呕吐、视物模糊等一系列症状就被Barre和Lieou称为Barre-Lieou综合征。1949年,Bartschi Rocharx又在研究了眩晕与交感神经的联系后提出了"颈源性眩晕"的概念。1955年,颈椎内外失调伴发眩晕或头晕等症状被Ryan和Cope称作"颈源性眩晕"。1957年,"椎-基底动脉供血不足症"这一概念首次被Denny Brown提出,但迄今为止国内外对颈源性眩晕的定义和病因尚无共识。颈源性眩晕病因的不确定性和复杂性给其治疗带来了很大的困难。目前,我们认为颈源性眩晕是由于颈部脊柱及周围软组织退变损伤等颈源性因素,造成颈椎内外力学平衡紊乱,导致一系列以眩晕为主要症状的综合征。颈源性眩晕的治疗方法包括手术治疗和非手术治疗,以非手术治疗为主,包括手法推拿按摩治疗、牵引治疗、针灸及理疗以及中西医药治疗、神经阻滞治疗等。

三、流行病学

颈源性眩晕平均发病年龄多在45岁以上,以50~60岁多见,随着年龄的增大,其发病率有上升的趋势,而且其症状多随年龄增大而日益加重,推测可能与骨赘逐步增大而压迫严重,或在颈椎病的基础上合并有椎-基底动脉硬化有关。但近10年有明显年轻化趋势,甚至小学生亦可出现,这是值得关注的新问题,其病因机制与中老年有显著不同。长期高载荷状态下,飞行人员由于颈部负荷大,发病率相对较高,根据空军特色医学中心中西医结合正骨科统计,战斗机飞行人员颈椎退变的概率比正常同龄人群显著增高,颈部不适的发病率也比正常人群明显增高,这都意味着颈椎损伤与战斗机飞行人员职业特点具有显著相关性。

四、病因及发病机制

(一)椎动脉病变

颈源性眩晕的病因和病理生理十分复杂,患者常伴有急、慢性外伤、炎症刺激、颈椎退行性变、颈椎间盘突出及周围组织对椎动脉的长期刺激、颈椎不稳,以及椎-基底动脉迂曲、狭窄、痉挛、畸形受压等病理改变。

1.颈椎间盘退行性变 颈椎间盘退行性变导致椎间隙狭窄,颈椎高度缩短,椎动脉相对延长,椎动脉与颈椎长度平衡被破坏。

2.骨赘 椎动脉第二段在横突孔内上行,其内侧是颈椎椎体的钩突关节,该关节增生向外侧可直接压迫椎动脉,使其发生迂曲和狭窄。

3.椎体滑脱横突病变 横突孔是保护椎动脉的骨性隧道,当横突孔受到骨折等外伤时,必然造成椎动脉受压症状。另外,由于关节囊、前后纵韧带的松弛,造成椎体滑脱移位,椎体后侧缘可以直接压迫椎动脉。

4.先天畸形 颈肋和第7颈椎横突肥大,可使患者出现椎动脉供血不足症状。

5.结缔组织增生 颈椎周围软组织创伤后,结缔组织增生,形成瘢痕致使椎动脉受压。

6.椎动脉本身病变 左右发育不对称,血管扭曲,动脉硬化及动脉炎。

(二)脊柱内外力学平衡失调

单(多)个椎体位移(错位),导致颈椎内外力学平衡失调。

1.内平衡 骨关节力学平衡。

(1)寰枢椎紊乱:寰枢椎不稳对椎动脉第三段周围的交感神经丛构成机械刺激,激惹颈交感神经使椎动脉血管痉挛及血流障碍,造成前庭迷路缺血而导致眩晕。

(2)下颈段椎体位移:下颈段椎体不稳也会出现眩晕等临床症状,因为在生理载荷下椎体间的位置关系异常,使椎体随头颈活动而发生错动,导致椎-基底动脉缺血。

2.外平衡 肌肉筋膜等软组织力学平衡。

颈肩部肌肉由于应力的失衡产生各种生物力学效应(如上交叉综合征),导致了整个颈椎动力失衡,使颈椎的曲度、活动度、排列顺序、椎体间的压力等改变,颈椎间盘的新陈代谢发生障碍。其中最和颈源性眩晕相关联的就是枕下肌群。枕下肌群受损:颈部肌群、颈椎间盘、颈椎韧带,特别是颈后三角软组织痉挛和无菌性炎症对椎动脉产生的影响而诱发眩晕。当枕下肌群受损时,患者可能会出现上颈段曲度变化、肌肉紧张、颈痛、头痛、头晕及头的位置控制不良等症状。

(三)交感神经刺激学说

椎动脉周围存在交感神经丛、交感神经干及其交通支,神经反射弧受刺激引起椎动脉反射性的收缩,血管挛缩导致椎–基底动脉供血不足而诱发眩晕等症状。

(四)内耳自主神经系统平衡失常

交感神经沿内听动脉进入内耳分布各处,颈椎有异常改变时刺激交感神经使其兴奋性增高,内耳血管痉挛,导致其淋巴代谢障碍,反复诱发眩晕。

(五)"幽灵感受器"

颈椎病导致眩晕可能是由于一种称之为鲁菲尼小体的本体感受器长入病变的颈椎间盘内所引起。鲁菲尼小体长入病变的颈椎间盘内,患者感觉头晕耳鸣、心慌气短、平衡障碍、行走不稳,犹如幽灵附体,就把这些致病的鲁菲尼小体比喻为"幽灵感受器"。同时,颈前路手术通过切除病变的颈椎椎间盘及"幽灵感受器",能够明显缓解颈椎病伴随的眩晕症状,从另一个角度佐证上述理论。

第二节　诊断治疗

一、诊断

(一)采集病史

1.询问患者飞行机种及飞行时间,三代机、四代机飞行载荷大会增加颈椎疲劳损伤机会。

2.既往病史,是否常常落枕或颈部损伤等,尤其注意询问是否有运动损伤史,因为战斗机飞行员体育运动作为正课活动实施。既往损伤与颈椎病具有直接关联,询问患者有无高血压、动脉硬化和糖尿病史。本病往往有慢性颈椎病史,长期伏案工作或生活不规律,可以因为疲劳或不协调损伤而诱发症状。

3.询问既往治疗情况。尤其是保守治疗的种类和疗效,门诊还是住院治疗,是否影响飞行训练,影响飞行训练的时间等。

4.了解飞行人员每次出现问题的诱发因素。不协调动作突发损伤、疲劳损伤、寒冷刺激、落枕等。

(二)辅助检查

1.X线检查　张口位可发现寰枢椎变化。动态的影像学检查更有意义,动态X线检查可以评估颈椎前屈后伸位的稳定性。

正常人寰枢椎开口位片的齿状突轴线通过寰椎轴线。当寰椎双侧前脱位时,虽齿状突轴线通过寰椎轴线,但两侧寰枢关节突关节间隙变小或重叠。侧位X线片寰齿间隙增大,在寰椎单侧前脱位时,开口位摄片主要特征表现是枢椎齿状突与寰椎两侧块间距不对称,或有脱位侧关节突关节间隙变窄。齿状突轴线与寰椎轴线的解剖关系发生改变,寰椎存在一定程度的旋转,引起齿状突轴线与寰椎轴线的交叉。而且两侧侧块大小不对称和齿状突一侧块间距大小不等,侧位 X 线片能清晰显示齿状突和寰枢椎弓之间的距离变化,正常情况下在 3 mm 以内,寰椎前弓结节后缘中点至齿状突距离(ADI)也常作为评定指标。

2.CT、MRI 可以发现颈椎的退行性改变,诸如椎间盘退变、椎管狭窄、钩椎关节增生等变化。

3.**磁共振血管成像**(magnetic resonance angiography,MRA) 通过血管流空效应,观察颈椎区域的颈动脉和椎动脉是否有狭窄等情况。

4.**经颅多普勒**(transcmnial doppler,TCD) TCD 是通过超声多普勒效应检测颅内主要动脉血流动力学的一种无创性脑血管检查。动态功能检查可大幅提高阳性率,先做静态检查然后根据患者的具体诱发症状的加重体位,分别做仰头、低头、左右转头测定。

5.**颈部血管彩超** 观察颈动脉和椎动脉是否有狭窄等情况,结合卧位和坐位转颈试验可以提高检出率,观察颈部扭转时椎动脉血流变化情况。有专家报告自然体位时阳性率仅为 24% ~32%,但转颈或低仰头试验阳性率却高达 84% ~92%。

6.**CT 血管造影**(CT angiography,CTA) 血管造影是有创检查,因此不能作为常规筛查手段,只有高度怀疑时才能应用。

(三)诊断依据

1.**病史** 往往有慢性颈椎病史,长期伏案工作或生活不规律,可以因为疲劳或不协调损伤而诱发症状。

2.**症状** 以椎动脉刺激或压迫导致的颅脑缺血性症状为主。表现为头昏、眩晕、头痛、耳鸣、耳聋(症状往往与头颈部动作改变有关);自主神经与内脏功能紊乱(恶心、呕吐、多汗、心律失常、胸闷、项背异常感觉、尿频急);运动障碍(椎体束征、延髓麻痹、其他脑神经障碍、副神经刺激、平衡障碍等);视觉障碍;深浅感觉障碍(四肢麻木、震颤);甚至出现部分精神症状。

3.**查体** 可以触到枢椎的棘突偏歪,棘上韧带钝厚,颈椎棘突、横突、枕外粗隆以及风池穴等位置会有压痛,颈椎关节囊单双侧肿胀压痛(+),颈部的肌肉僵硬,或者是两侧肌肉的紧张度不对称,旋颈试验为阳性。

4.**辅助检查** X 线片可见非特异性颈椎退变征象,椎动脉彩色超声或多普勒检查可见椎动脉狭窄(或转颈试验显现狭窄征象),MRA、CT 血管造影亦可证实椎动脉狭窄。

二、鉴别诊断

(一)耳源性眩晕鉴别

颈源性眩晕需与耳源性眩晕进行鉴别诊断,如梅尼埃病、耳石症、前庭神经元炎等(表 26-1)。

表 26 - 1 颈源性眩晕鉴别

	颈源性眩晕	梅尼埃病	耳石症	前庭神经元炎
发作间歇	不一定	有	有	无,持续发作
持续时间	无固定时间	30～40 min	不超过 1 min	24 h 以上
眼球震颤	无	有,自发性	眩晕后 3～5 s 出现	有,自发性
耳鸣、耳聋	可伴有	有,至完全耳聋	无	无
与头部体位关系	无	有,头部旋转加重	头迅速转向某一体位时出现	无
与颈部体位关系	有,颈部旋转加重	无	无	无
其他症状	头颈部疼痛、眼干等脑供血不足症状	不敢睁眼,平衡障碍	发作后有头重脚轻、漂浮感	有病毒感染或上呼吸道感染史

鉴别方法

(1)变位试验 Supine Roll 检测:水平半规管 BPPV 的重要方法,转头 90°诱出向地性眼震,眼震快相朝向地平面(耳朵向下一侧),约占 60%～80%;亦可诱出背地性眼震,眼震快相背离地平面(耳朵向上一侧),约占 20%～40%。

(2)Side - lying 手法(侧卧 BPPV 诱发手法):不宜进行颈部过度后仰的检查(例如 VBI,颈椎疾患,颈部转动受限),提倡使用侧卧诱发法取代 Dix - Hallpike 手法。先坐位直视前方,然后将头向要测试一侧转 45°,然后向要检查的一侧侧卧。在此位置停留观察症状和眼震。

(3)前庭源性因素筛查法:坐位直视正前方,头和身体一起转向一侧,停留 30～40 s,观察是否诱发症状,避免颈椎的转动。

(4)颈源性因素筛查法:坐位直视前方视靶,头不动,身体转向右侧,正中位,再转向左侧,再回到正中位。每个位置停留 20～30 s,观察是否有异常症状。

(二)高血压

当血压升高或降低幅度大时会出现头晕,当血压稳定后多能缓解,有些早期高血压就诊时以长期头晕或头痛为主诉,因此,对头晕的患者亦应常规测血压。而且颈椎病亦可引起高血压,颈椎病早期治愈后血压可恢复正常。

(三)脑动脉硬化

主诉可有头晕,而细问多数实为头昏,采集病史时留意并进行眼底检查即可鉴别。

(四)腔隙性脑梗塞

当颞叶、小脑、延髓背外侧发生腔隙性脑梗死时可出现头晕,若患者无高血压、动脉硬化和糖尿病史与体征,尤其是小脑及脑干腔隙性脑梗死,常为颈椎病所致。

三、治疗

(一)中医治疗

1.手法治疗 可放松颈部肌肉,解除颈肌痉挛,促进局部血液循环,改善脑缺血。配合脊柱定点旋转复位法可恢复颈椎小关节错位,纠正椎动脉第二段的骨性通道,减轻对椎动脉刺激,改善眩晕症状。

脊柱定点旋转复位法:患者端坐,颈部向旋转受限的一侧主动旋转至最大限度,术者一侧前臂掌面紧贴患者下颌,掌心抱住患者枕部,向上牵提并向受限侧旋转患者头部,同时另一手拇指向前轻轻顶推高隆的棘突,每周 2 次。从颈椎病发病机制来看,脊柱内外平衡理论认为,症状的出现是由于脊柱内外平衡破坏、失代偿,进而出现原发和继发性功能障碍,而脊柱定点旋转复位法解决脊柱内外平衡失调的途径,主要是软组织松解和关节调整。

2.牵引治疗 脊柱牵引是治疗颈腰疾患的一种常用的手段,但少见单纯使用牵引治疗本病的报道。牵引治疗多应用于配合中药、手法、针灸等综合治疗方案中。因为颈椎间盘突出并非颈源性眩晕的主要发病因素,而牵引疗法的治疗机制为脊柱机械性拉长效应,以减轻椎间盘压力,缓解神经根、脊髓和血管等受压。因此,单纯牵引治疗颈源性眩晕存在一定的局限性。

3.针灸治疗 针灸治疗颈源性眩晕的临床报道较多,疗效确切。针灸取穴一般以督脉、足太阳膀胱经、足少阳胆经、手少阳三焦经及颈夹脊穴、阿是穴为多,常用穴位有天柱、风池、大椎、百会等。

4.穴位注射 穴位注射疗法是一种结合药物、针刺双重作用的疗法,能直接发挥药物的治疗作用,且药物的吸收可增强穴位刺激效应强度,穴位吸收又放大药物的治疗作用,减少用药量,充分发挥药物和穴位的协调作用。常用穴位注射药物有:丹参、当归注射液,二者均为中药有效成分的提取物,具有扩张血管,降低血液黏稠度,改善微循环等功效。

5.针刀治疗 针刀治疗一方面可直接松解颈部紧张的筋膜、肌肉,降低软组织内的压力,缓解其对椎动脉的压迫;另一方面可破坏颈椎的病理构架,重新恢复其平衡状态,达到治疗目的。

6.中药治疗 分为外用热敷、贴服中药和口服汤药,原则是辨证施治,以活血化瘀,祛风散寒等药物为主。

颈源性眩晕以肝脾肾虚损为本,以风火寒痰湿等为标,虚实夹杂,上扰清窍而致眩晕,临床上应标本兼治。中医治疗方法大致分为辨证分型治疗、专方验方治疗、针灸推拿、穴位注射、针刀等,各种方法均有其优势,临床上多种方法综合应用,常可提高临床疗效。

(二)西医治疗

1. 手术治疗 颈源性眩晕手术治疗机制主要在于解除椎动脉、脊髓的机械性压迫，重建脊柱稳定性，减轻或消除交感神经刺激，恢复颈椎生理曲度和重建病变节段的稳定。文献报道及临床观察表明，颈源性眩晕症状多数不是单纯椎动脉受压引起的，多种原因所致的交感神经刺激是发病的重要因素。对于经 X 线片、CT、MRI 及椎动脉造影，明确由骨性压迫为主要原发病因的，应根据压迫部位的不同选择手术方式，这是取得良好疗效的关键。其术式主要有：横突孔切开减压术、横突孔切开减压加椎间植骨融合术、钩椎关节切除加植骨融合术。颈椎侧前方横突孔切开减压及钩椎关节切除术，一般需切除 2～3 个横突孔，并切除椎动脉周围继发性压迫物，以恢复椎动脉血供。杨俊等采用颈前路减压植骨融合内固定术治疗本病，治疗后功能评分明显升高，临床症状明显减轻，对若因椎体不稳所致眩晕患者疗效更佳，远期疗效好。

2. 药物治疗 近年来，有研究报道药物治疗颈源性眩晕取得良好的效果，主要有前庭抑制剂、改善血液流变学药物和长效糖皮质激素等。一般限制性应用前庭抑制剂，只用于控制急性症状，以避免抑制中枢前庭代偿。

3. 封闭治疗 交感神经节或关节囊封闭有效，星状神经节封闭可立竿见影；如病因清楚，部位明确，受刺激的椎动脉和伴行交感神经局部封闭有效。

4. 理疗 超短波、磁疗等对改善局部血流、缓解肌肉痉挛、改善临床症状有效。

四、康复及预防

急性期以静为主，动为辅；慢性期以动为主，可做颈部力量训练，不宜做颈部的旋转运动，体操、打太极拳、练八段锦等运动也同样具有较好的效果，可以强化颈部肌肉和韧带。

(一)调整体态，定时休息，适度活动

长期伏案工作者及长时间持续低头手工操作者，其颈椎生理曲度被破坏，导致颈椎生理曲度反张(反向弯曲)，向上看时疼痛受限，颈椎下段无法正常做颈伸运动，寰枕关节过度代偿，过度仰头，使得压力传递到寰枢关节，导致寰枢关节问题，故工作中宜定时休息并进行适度抬头训练。从事电脑操作等人员，颈部长时间固定于一个姿势，也容易导致颈部肌肉韧带的劳损，工作中也应定时休息并适当活动，以增强颈部肌肉韧带的血液供应、增强弹性，避免积累性劳损，纠正圆肩、驼背、颈前伸的异常姿态，改善颈椎承重状态，减少枕下肌群张力，可以有效改善眩晕。

(二)调整颈部运动模式，强化颈部肌肉和韧带

很多人低头时中下段颈椎先出现前屈，然后才是上段颈椎做后伸，结果上下相互限制，活动角度因关节突关节卡压在一起而受限并形成剪切力，导致无法完成正常仰头。其原因是颈椎体态异常，头颈部前移，中下段颈椎过度前屈，上段颈椎过度后伸。常见于

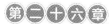

办公室白领、爱看电视的家庭主妇等人群。正确的颈伸运动为颈椎由下向上的逐节后伸运动,最后才是仰头。

有效增强颈椎生物力学结构的稳定性、强化正常的颈椎生理曲度、促进血液和淋巴循环,能有效预防并减轻颈椎病。据调查:颈部肌肉发达的人群中,颈椎病发作的概率下降80%。但是,并非所有的锻炼都是有益的,盲目、错误的锻炼甚至可能带来不可挽回的、致命的后果,特别是已经出现颈椎生物力学结构失稳的患者,不应进行激烈的如摇头、颈前伸、左右晃动、低头等锻炼。建议久坐人群定期进行颈肩部肌肉拉伸训练,可以缓解肌肉疲劳。

(三)呼吸训练

呼吸模式调整可以改变胸廓活动不足,膈肌运动受限的情况,从而改善呼吸、循环、自主神经系统功能。

(四)传统功法训练

八段锦、五禽戏、六字诀、易筋经等传统功法,能做到整体与局部结合,意念与身体结合,呼吸与动作结合,是非常好的锻炼方法。

第三节　疗效评估

一、评估时机

现役飞行人员经治疗,系统检查,排除其他疾病后进行治疗和康复训练,在治疗后4~6周进行疗效评估和鉴定。

二、评估内容

治愈标准:症状和阳性体征消失,无功能障碍,能从事现有的飞行工作。

好转标准:症状有改善,在不同程度上影响飞行或训练。

1. **病史询问**　询问包括乘坐或驾驶飞行器、模拟器、车和船等各类交通工具时头晕症状是完全消失,或减轻及减轻的程度,对症状进行评估。

2. **床旁查体**　主要针对发作时基线评估发现的异常情况进行复查,对体征进行评估。

3. **实验室前庭功能检测**　主要针对基线评估时发现的异常情况进行复查,对客观指标进行评估。

第四节 航空医学鉴定

一、招收飞行学员航空医学鉴定原则

(一)应届高中毕业生参加招收飞行学员医学选拔

出现下列情况之一,选拔不合格:

1. 有颈源性眩晕病史;

2. 颈椎运动诱发症状或转颈试验阳性。

(二)青少年航空学校毕业生参加招收飞行学员医学选拔

与应届高中毕业生参加招收飞行学员医学选拔鉴定原则相同。

(三)青少年航空学校学生入校医学选拔

与应届高中毕业生参加招收飞行学员医学选拔鉴定原则相同,且更为严格。

二、航空大学学员航空医学鉴定原则

典型颈源性眩晕发作史,或颈椎运动诱发症状或转颈试验阳性,不合格;椎动脉血流减缓或椎动脉狭窄征象,个别评定。

三、飞行学院学员航空医学鉴定原则

典型颈源性眩晕发作史,或颈椎运动诱发症状或转颈试验阳性,不合格;椎动脉血流减缓或椎动脉狭窄征象,个别评定。

四、地面人员改空中战勤、技勤人员航空医学鉴定原则

有颈源性眩晕病史,治疗效果佳,无复发,前庭功能正常,个别评定。

五、飞行人员航空医学鉴定原则

下列条件中 1~4 项同时满足,5、6 项至少具备其一,飞行不合格:

1. 以眩晕、头痛为主要表现,并排除颈椎病以外其他可能疾病;

2. 查体发现:颈椎曲度不良,单(多)个椎体位移,颈椎运动诱发症状或转颈试验阳性;

3. 颈椎 X 线检查提示颈椎退行性改变;

4. 椎动脉彩超 2 次以上(间隔 2 周以上)证实有椎动脉血流减缓,经过至少 2 次(每次不少于 20 天)正规保守治疗,经 3 个月以上观察无明确改善;

5. MRA 证实有单(双)侧椎动脉狭窄征象;

6.听诱发试验和(或)视诱发试验异常(排除其他相关疾病)。

六、民用航空人员医学鉴定原则

1.**招收飞行学生** 《民用航空招收飞行学生体检鉴定规范》规定:不应有前庭功能障碍,旋转双重试验检查不应出现Ⅱ度及以上或延迟反应;不应有内耳疾病及其病史;不应有眩晕病史。据此,有颈源性眩晕及其病史,鉴定为不合格。

2.**空勤人员和空中交通管制员** 《民用航空人员体检合格证管理规则》规定:不应有前庭功能障碍。对颈源性眩晕未规定具体的鉴定标准,发病时应及时进行停飞等中止履行执照职责,对于临床治愈后的Ⅰ、Ⅲa级体检合格证申请人,应根据症状体征消失(至少观察6个月)、前庭功能检查情况等多因素个别评定。

(郭　伟　汪　庆　汪斌如)

参考文献

[1] 谢克恭,唐毓金.颈源性眩晕病因及治疗研究进展[J].右江医学,2009,37(5):602-605.

[2] 丁旭明,赵智.颈源性眩晕的发病原因及治疗进展[J].脊柱外科杂志,2009(3):176-179.

[3] 周和平,徐素珍,周涛.颈肩肌肉病损致眩晕的经颅多普勒表现[J].中国医师杂志,2003,5(4):529-530.

[4] Yang L. Mechanoreceptors in Diseased cervical intervertebral disc and vertigo. Spine,2017,42(8):540.

[5] Yacovino DA,Hain TC. Clinical characteristics of cervicogenic-related dizziness and vertigo[J]. Semin Neurol,2013,33(3):244-255.

[6] 胡翔,陆刚锋,白莹,等.中医手法治疗颈源性眩晕的临床研究[J].中国中医骨伤科杂志,2014,22(3):36-38

[7] 郭严.针刺治疗颈源性眩晕78例[J].陕西中医,2007,28(8):1063-1064.

[8] 邹永英,曹少华,陆湖清,等.特定穴位注射当归注射液治疗颈源性眩晕的临床研究[J].中国医学创新,2012,9(5):104-105.

[9] 李国武,张冲.浮针疗法治疗椎动脉型颈椎病的疗效分析[J].西部医学,2009,21(9):1562-1563.

[10] 姜益常,邵加龙,杨志国,等.针刀疗法治疗颈源性眩晕的临床疗效观察[J].中医药信息杂志,2012,29(1):90-92.

[11] 张涛,高延征,闫守月,等.椎动脉型颈椎病的术式选择[J].骨与关节损伤杂志,2001,16(1):1-2.

[12] 杨俊,周江军,赵敏,等.颈前路减压植骨融合内固定术治疗老年性眩晕的临床研究[J].中国骨与关节损伤杂志,2013,28(1):46-47.

[13] 谢克恭,唐毓金,陆敏安.甘露醇地塞米松联合牵引治疗颈源性眩晕65例临床分析[J].右江医学,2008,36(2):178

[14] 郭伟,赵顺,龚成,等.颈椎力学评价指标在非手术疗法治疗神经根型颈椎病疗效评价中的应用[J].中医正骨,2018,30(3):22-26.

［15］潘旭东,张典学.实用脊柱神经病学［M］.北京:中国科学技术出版社,2009.

［16］李福祥.飞行人员疾病诊疗规范［M］.北京:人民军医出版社,2007.

［17］马奎云.颈源性疾病诊断治疗学［M］.郑州:河南科学技术出版社,2005.

［18］刘红巾,黄美良.飞行人员常见病诊治及鉴定［M］.北京:人民卫生出版社,2017.

［19］中国民用航空局.MH/T 7013－2017 民用航空招收飞行学生体检鉴定规范［S］.北京:中国民用航空局,2017:5.DOI:10.32629/er.v1i5.1557.

［20］中国民用航空局.CAAR－67FS－R4 民用航空人员体检合格证管理规则［S］.北京:中华人民共和国交通运输部,2018:25.

第二十七章 飞行人员良性复发性眩晕的诊治与航空医学鉴定

第一节 概　述

一、定义

良性复发性眩晕(benign recurrent vertigo,BRV)是一组对于临床症状的描述,临床症状表现为反复发作性眩晕,发病时间可从数分钟持续到数天,不伴神经系统及耳科异常症状,但可伴偏头痛症状,眩晕发作期间可有眼震体征,发作频率可从每天1次到数年1次不等,女性多于男性,不符合其他前庭疾病的诊断标准。可能与偏头痛或前庭性偏头痛或梅尼埃病相关。目前关于良性复发性眩晕的报道较少,人们对其认识仍有不足,临床诊断率较低。

二、演变历史

该病的疾病诊断概念最早于1979年由Slater提出,Slater还发现上述表现与儿童良性发作性眩晕十分相似,区别主要为发病年龄不同,儿童期发作持续时间相对较短。因其一般可自行缓解,作者将其命名为"良性复发性眩晕",时至今日有很多关于这一临床表现的研究报道,但命名各有不同,且一直没有对这一概念的统一共识,2017年我国《眩晕诊治多学科专家共识》中将其归为病因诊断中值得商榷的问题。

三、流行病学

(一)BRV与年龄和性别的关系

关于BRV的文献报道较少,其发病率尚无可靠统计。但实际临床工作中并不少见,1979年Slater的报道中,7例BRV患者,发病年龄7~55岁(平均39岁)。2009年Cha的研究中共纳入208例(女性占比77.88%)BRV患者,发病年龄30~36岁,87%伴发偏头痛或有偏头痛个人史。2011年一项研究中共纳入63例BRV患者(女性占比71%),发病年龄(41±15)岁。

（二）BRV 与遗传因素的关系

2017 年李斐等的研究报道中显示 BRV 在神经内科眩晕专病门诊病因分布中居第 7 位，发病率为 3.20%。此外亦有报道 BRV 具有家族聚集特性，呈常染色体显性遗传特性，表明其可能与遗传因素有一定的相关性。由此可推断本病发病率较高，多数于成年期发病，男女比例差异显著，女性多见，一部分可有偏头痛病史或可发展为偏头痛，可能与遗传因素相关。

（三）BRV 与偏头痛的关系

有研究报道 BRV 与偏头痛或前庭性偏头痛有较高的共患率。1979 年 Slater 在文献中就提出 BRV 可能与偏头痛相关，他发现 BRV 与偏头痛的表现有一定的相似之处，包括饮酒、缺乏睡眠、精神压力易诱发，女性多见，具有一定的家族史等方面。此后有较多的研究认为 BRV 与偏头痛或前庭性偏头痛相关，亦有研究将其称为偏头痛等位征。Cha 研究发现良性复发性眩晕患者中 87% 符合 2004 年国际头痛障碍分类中的偏头痛诊断标准，62% 偏头痛伴有先兆。在有偏头痛的 BRV 患者中，70% 的患者在每次眩晕发作或部分眩晕发作时伴发头痛、畏光、畏声等症状，符合明确的前庭性偏头痛的标准，另外 30% 在眩晕发作期间从未经历过偏头痛症状，符合可能的前庭性偏头痛标准。文献报道示大多数 BRV 患者有偏头痛的个人史且其患病率明显高于普通人群，即使那些没有偏头痛病史的患者偶尔也会在部分或每次眩晕发作过程中出现偏头痛的特征。与此同时，BRV 具有与偏头痛患者类似的眩晕发作年龄和症状持续时间。

BRV 与偏头痛或者前庭性偏头痛之间是否存在相同的致病机制，二者之间是否存在根本差异，BRV 是否是一独立的疾病实体，尚需要进一步大规模随机对照试验来证实。

四、病因及发病机制

BRV 是基于临床表现做出诊断的排他性疾病，大量临床研究显示 BRV 与偏头痛或前庭性偏头痛存在相关性，但关于 BRV 的病因及发病机制的基础研究较少，其发病机制尚不清楚。研究报道提示 BRV 具有家族性常染色体遗传特性，Lee 等进行家族性良性复发性眩晕的全基因组连锁扫描研究，该研究分析认为 BRV 是一种异质性较高的遗传性疾病，与先兆偏头痛的遗传基因不同，而与 22q12 位点存在相关性，该位点与发作性共济失调 2 型类似，可能编码一种离子通道，在此区域可能的候选基因是腺苷 A2a 受体和 B 肾上腺素能受体激酶 2。BRV 的遗传特性存在高度的异质性，有可能 BRV 的基因遗传位点会有很多个，而与偏头痛相关的尚未发现。此外，前庭功能受损也可能是 BRV 的病因。

第二节　诊断治疗

一、诊断

(一)诊断标准

本病主要依靠患者的病史及临床特征进行诊断,主要根据为反复发作性眩晕的临床表现,不伴随神经系统及耳蜗的异常症状,并排除其他可引起复发性眩晕疾病来进行诊断的,目前尚没有公认的诊断标准。

2009 年 Cha 的研究中,BRV 的纳入标准为:①由专科医师诊疗,排除中枢神经系统疾病及耳科疾病。②经历 2 次以上非诱发引起的自发性旋转性眩晕。③双侧高频感音神经性聋之外的听力损失者不能诊断 BRV。2011 年 Brantberg 的研究认为 BRV 至少有 3 次以上的自发性眩晕发作,持续时间大于 1 min,眩晕发作与头位变化及运动无关并排除非对称性听力损失者。2014 年国内李焰生认为 BRV 的诊断可参考 1979 年 Slater 的诊断标准,包括基本标准和支持标准。基本标准:有中重度的发作性眩晕症状,不伴耳蜗症状;持续时间可达数小时;不存在原因不明的听力损失;除外其他原因。支持标准:发作期间伴恶心、呕吐或共济失调,可出现眼球震颤;有偏头痛个人史或偏头痛家族史;听力正常或有由其他原因造成的对称性的听力损失;典型的偏头痛触发因素,如月经、饮酒、睡眠紊乱等。此外,针对前庭功能受损的一部分 BRV 患者而言,相关前庭功能检查也可以作为临床诊断的手段之一。

(二)临床表现

眩晕是 BRV 最显著的临床特征,多数于成年期起病,女性多见,少数儿童期发病,平均发病年龄 39(7~55)岁。眩晕症状的发病特征多为急性起病无预兆,多于清晨觉醒时发病且反复发作。前庭症状持续时间多为数分钟至数小时,个别可达数天,发作频率从每天 1 次到数年 1 次不等。前庭自主神经症状程度严重,伴明显的恶心、呕吐和面色苍白等症状,可出现眼震。部分患者持续自发性眩晕缓解后,可出现位置性眩晕。发作期或间期均无神经系统症状和体征,亦无耳蜗症状(耳聋、耳鸣和耳闷),听觉功能检查正常。女性月经前后、劳累、饮酒、紧张、兴奋多为诱发因素,有明显的个人偏头痛史或家族史。不能用其他前庭疾病解释。

二、鉴别诊断

因为 BRV 的诊断属于排他性诊断,因此要和反复发作性眩晕的疾病进行鉴别。

（一）前庭性偏头痛（vestibularmigraine，VM）

成人和儿童发作性眩晕的最常见原因。"前庭性偏头痛"这一诊断名称首先由 Dieterich 1999 年提出，2012 年国际头痛学会和国际头晕学会制定了前庭性偏头痛的诊断标准，2018 年 ICHD－3 将明确的 VM 诊断标准加入到附录，同时认为此病需进一步研究证实。VM 的眩晕表现形式多样，可为自发性眩晕、位置性眩晕、头部运动诱发性眩晕、移动视觉诱发性眩晕、不稳感等，以自发性眩晕为最常见。患者头痛与眩晕的发生没有固定的时间相关关系，眩晕发作前、发作中或发作后皆可能出现头痛，有些患者始终未出现头痛，有些患者有偏头痛既往史或家族史。患者眩晕发作时可伴随畏光、畏声、气味恐怖症、视觉或其他先兆。还有一部分患者可伴随听觉症状，如耳鸣、耳闷、听力减退等，这些听觉症状通常较轻微且短暂。BRV 与前庭性偏头痛关系密切，临床上若遇到头晕伴头痛的患者一般不易区分。

（二）儿童良性阵发性眩晕（benign paroxysmal vertigo of childhood，BPVC）

BPVC 是 20 世纪 60 年代才被认识的一种特殊类型的眩晕，多数儿童在 2～5 岁发病，表现为发作性伴随自主神经症状及共济失调的头晕，也可出现行为和情感症状。根据流行病学证据显示，儿童 BPV 与偏头痛存在高度相关性，BPV 被 ICHD－2 认定为偏头痛前期的儿童周期性综合征。

其临床特征是在没有先兆的情况下突发眩晕并伴姿势失衡，持续时间较短，一般数分钟到数小时，可自行缓解，伴自主神经症状，如恶心、面色苍白、出汗等等，无自发性眼震、无耳蜗症状，发作间歇期无神经系统及前庭系统症状。这种眩晕症状一般不需特殊治疗，一般在 10～12 岁慢慢消失。儿童 BPV 患者成年后的偏头痛患病率高于正常人。BRV 与 BPVC 的区别主要在于发病年龄和症状的持续时间不同。

（三）梅尼埃病（Meniere Disease，MD）

MD 一种内耳疾病，主要病理特征是膜迷路积水，症状为反复发作性眩晕、波动性感音神经性聋、耳鸣和（或）耳闷胀感是其最突出的临床特点。眩晕症状持续时间多 20 min 至 12 h 之间，常伴有恶心、呕吐等自主神经症状。听力下降早期多以低中频为主，间歇期听力损失早期可恢复。随着病程延长，病情进展，听力下降逐渐加重并累及全频，以至无法恢复至正常。BRV 与 MD 临床表现相似，2011 年的一项研究通过眩晕发作的临床特征以区分 BRV 和 MD，结果表明很难通过持续时间、症状的严重程度、诱发因素将两者清晰区分开来，二者比较有意义的区别是 MD 有单侧的听力症状（听力下降、耳鸣、耳闷等）。有研究表明有一小部分 BRV 患者可发展为梅尼埃病。

MD 与 BRV 之间的鉴别主要包括：①两种疾病的症状可有重叠；②患者可同时符合这两种疾病的诊断标准；③部分合并双耳高频听力损失的 BRV 患者会有 MD 疾病的提示。

（四）良性阵发性位置性眩晕（benign paroxysmal positional vertigo，BPPV）

BPPV 也称为"耳石症"，是最常见的前庭周围性眩晕，在眩晕专病门诊中占前庭性眩晕的 20% ~ 30%，女性发病率明显高于男性。BPPV 眩晕发作特点为与头位变化相关的反复位置性的眩晕发作，伴有特征性的眼震、持续时间短、自限性、易复发等。最主要的治疗方法是耳石复位的物理治疗，其眩晕发作常因为头位的变化诱发，易与 BRV 鉴别。

（五）前庭阵发症（vestibular paroxysmia，VP）

BRV 也需与前庭阵发症鉴别，后者表现为发作性眩晕，持续时间为 1 min 至数分钟，每天多次，卡马西平或奥卡西平治疗有效。Barany 协会近期也发布了前庭阵发症的诊断标准，但仍存在一定的学术争议。其发病机制可能与脑桥小脑区血管与前庭蜗神经的交互压迫有关，但能否用一元论解释其发病机制仍在探索当中。

（六）短暂脑缺血发作（transient ischemic attack，TIA）

为临床常见诊断，发病年龄多大于 60 岁，无性别差异。常伴有多种血管危险因素的眩晕患者应警惕小脑或脑干卒中。大多数脑干和小脑病变常伴随有中枢神经系统症状和体征，如单侧肢体无力或麻木、复视、构音障碍、饮水呛咳等。而部分患者中枢小梗死灶仅表现眩晕症状，与 BRV 的鉴别可进行床旁 HINTS 检查（甩头 - 凝视眼震 - 眼偏斜）联合影像学检查（MRI 平扫 + DWI）明确病因。对老年眩晕患者，长期的偏头痛病史有助于两者鉴别，BRV 患者核心症状发作时间不超过 72 h，一旦超过 72 h，应警惕后循环卒中，必要时可进行相关的影像检查，排除责任血管的病变。

三、预防与治疗

由于缺乏统一共识，几乎没有大样本的随机对照试验，故没有证据支持临床的防治决策。从报道的临床经验看，对 BRV 的预防治疗可以参考对前庭性偏头痛的治疗策略。以下为前庭性偏头痛的治疗方案。

1. **药物治疗**

（1）急性期药物治疗：主要应用曲坦类药物。

（2）预防性治疗：预防性治疗的目的是降低眩晕及头痛的发作频率及减轻发病程度，减少失能，增强急性发作期治疗的疗效。观察评定，研究中疗效评定使用的评分标准包括眩晕严重程度评分、发作频率评分、疗效评价等。预防性治疗的药物主要包括钙离子拮抗剂（氟桂利嗪），抗癫痫药物（托吡酯、拉莫三嗪、丙戊酸），β 受体阻滞剂（普萘洛尔和美托洛尔），抗抑郁药物（阿米替林，文拉法辛，去甲替林）等。

2. **非药物治疗** 前庭康复训练为有效辅助治疗，可以作为独立的非药物治疗方案。在进行药物以及非药物治疗的同时，需积极开展对飞行人员的教育，嘱其避免诱发因素，改善生活方式，加强综合管理。

第三节　航空医学鉴定

一、招收飞行学员航空医学鉴定原则

(一)应届高中毕业生参加招收飞行学员医学选拔

有良性复发性眩晕病史,不合格。

(二)青少年航空学校毕业生参加招收飞行学员医学选拔

与应届高中毕业生参加招收飞行学员医学选拔鉴定原则相同。

(三)青少年航空学校学生入校医学选拔

与应届高中毕业生参加招收飞行学员医学选拔鉴定原则相同,且更为严格。

二、航空大学学员航空医学鉴定原则

有良性复发性眩晕,停学或转学其他专业。

三、飞行学院学员航空医学鉴定原则

首次发生眩晕需与初次进入飞行环境的晕机反应相鉴别,确诊为良性复发性眩晕,飞行不合格;治疗效果好,前庭功能正常,经 3 ~ 6 个月观察无复发,运输(轰炸)机飞行学员个别评定。

四、地面人员改空中战勤、技勤人员航空医学鉴定原则

患良性复发性眩晕,不合格;有良性复发性眩晕病史超过 1 年,无复发,前庭功能正常,个别评定。

五、飞行人员航空医学鉴定原则

(一)空中技勤人员

患良性复发性眩晕,飞行不合格;治疗效果好,前庭功能正常,经 3 ~ 6 个月观察无复发,飞行合格;单侧前庭功能减退已代偿,个别评定。

(二)空中战勤人员

患良性复发性眩晕,飞行不合格;治疗效果好,前庭功能正常,经 3 ~ 6 个月观察无复发,飞行合格;单侧前庭功能减退已代偿,个别评定。

（三）飞行员

1. 患良性复发性眩晕，飞行不合格；治疗效果好，前庭功能正常，经 3 ~ 6 个月观察无复发，运输（轰炸）机、直升机飞行员，飞行合格。

2. 下列情况个别评定：

（1）双座歼击机飞行员，治疗效果好，前庭功能正常，经 6 个月观察无复发；

（2）运输（轰炸）机、直升机飞行员，治疗效果好，单侧前庭功能减退代偿良好，经 6 个月观察无复发。

必要时可行转换机种医学鉴定。

3. 高性能歼击机、高性能武装直升机和舰载战斗机飞行员改装体检鉴定时，有良性复发性眩晕病史，改装飞行不合格，原机种（型）飞行合格。

4. 航天员医学选拔鉴定时，有良性复发性眩晕病史，不合格，原机种（型）飞行合格。

六、民用航空人员医学鉴定

1. **招收飞行学生**　《民用航空招收飞行学生体检鉴定规范》规定：不应有前庭功能障碍；不应有眩晕病史。据此，有良性复发性眩晕及其病史，鉴定为不合格。

2. **空勤人员和空中交通管制员**　《民用航空人员体检合格证管理规则》规定：不应有前庭功能障碍。对良性复发性眩晕未规定具体的鉴定标准，发病时应及时进行停飞等中止履行执照职责，对于临床治愈后的Ⅰ、Ⅲa 级体检合格证申请人，应根据症状体征消失（至少观察 6 个月）、前庭功能检查情况等多因素个别评定。

（金占国　汪　庆　石婷婷）

参考文献

［1］Slater R. Benign recurrent vertigo[J]. J Neurol Neuro – surg Psychiatry,1979,42(4):363 – 367.

［2］中华医学会神经病学分会,中华神经科杂志编辑委员会. 眩晕诊治多学科专家共识[J]. 中华神经科杂志,2017,50(11):805 – 812.

［3］Cha YH,Lee H,Santell LS,et al. Association of benign recurrent vertigo and migraine in208 patients[J]. Cephalalgia,2009,29(5):550 – 555.

［4］Brantberg K,Baloh RW. Similarity of vertigo attacks due to Meniere's disease and benign recurrent verti-go,both with and without migraine[J]. Acta Otolaryngol,2011,131(7):722 – 727.

［5］李斐,王兴国,庄建华,等. 神经内科眩晕专病门诊患者病因初步分析[J]. 中华医学杂志,2017,97(14):1054 – 1056.

［6］Pan L,Deng X,Xu Y. Six cases of benign recurrent vertigo from a family[J]. Zhonghua Yi Xue Yi Chuan-Xue Za Zhi,2015,32(3):347.

［7］李焰生. 良性复发性眩晕的认识和现状[J]. 中华内科杂志,2014,53(10):822 – 824.

［8］ Dieterrich M，Obermann M，Celebisoy N. Vestibular migraine：the most frequent entity of episodic vertigo ［J］. J Neurol，2016，263 Suppl 1：S82 – S89.

［9］ Lempert T，Olesen J，Furman J，et al. Vestibular migraine：diagnostic criteria［J］. J VestibRes，2012，22（4）：167 – 172.

［10］ Furman JM，Marcus DA，Balaban CD. Vestibular migraine：clinical aspects and pathophysiology［J］. Lancet Neurol，2013，12（7）：706 – 715.

［11］ 陈正侬，殷善开. 儿童良性阵发性眩晕［J］. 临床耳鼻咽喉头颈外科杂志，2007，21（4）：187 – 189.

［12］ Marcelli V，Russo A，Cristiano E，et al. Benign paroxysmal vertigo of childhood：a10 – year observational follow – up［J］. Cephalalgia，2015，35（6）：538 – 544.

［13］ 中华耳鼻咽喉头颈外科杂志编辑委员会，中华医学会耳鼻咽喉头颈外科学分会. 梅尼埃病诊断和治疗指南（2017）［J］. 中华耳鼻咽喉头颈外科杂志，2017，52（3）：167 – 172.

［14］ Vaneschb F，Vanwensen E，Vanderzaag – Loonen HJ，et al. Clinical Characteristics of Benign Recurrent Vestibulopathy：Clearly Distinctive from Vestibular Migraine and Meniere's Disease？［J］. Otol Neurotol，2017，38（9）：e357 – e363.

［15］ 中国民用航空局. MH/T 7013 – 2017 民用航空招收飞行学生体检鉴定规范［S］. 北京：中国民用航空局，2017：5. DOI：10.32629/er. v1i5.1557.

［16］ 中国民用航空局. CAAR – 67FS – R4 民用航空人员体检合格证管理规则［S］. 北京：中华人民共和国交通运输部，2018：25.